U0211931

中华医学百科全书

基础医学

医学实验动物学

国家出版基金项目
NATIONAL PUBLICATION FOUNDATION

中国协和医科大学出版社

图书在版编目（CIP）数据

医学实验动物学 / 秦川主编 . —北京：中国协和医科大学出版社，2018.12
（中华医学百科全书）
ISBN 978-7-5679-0883-3

Ⅰ . ①医… Ⅱ . ①秦… Ⅲ . ①医用实验动物 Ⅳ . ① R−332

中国版本图书馆 CIP 数据核字 (2018) 第 209353 号

中华医学百科全书·医学实验动物学

主　　编：秦　川

编　　审：邬扬清

责任编辑：刘　婷

出版发行：中国协和医科大学出版社
　　　　　（北京东单三条九号　邮编 100730　电话 010−6526 0431）

网　　址：www.pumcp.com

经　　销：新华书店总店北京发行所

印　　刷：北京雅昌艺术印刷有限公司

开　　本：889×1230　1/16 开

印　　张：15

字　　数：400 千字

版　　次：2018 年 12 月第 1 版

印　　次：2018 年 12 月第 1 次印刷

定　　价：190.00 元

ISBN 978-7-5679-0883-3

（凡购本书，如有缺页、倒页、脱页及其他质量问题，由本社发行部调换）

《中华医学百科全书》编纂委员会

总顾问　吴阶平　韩启德　桑国卫

总指导　陈　竺

总主编　刘德培

副总主编　曹雪涛　李立明　曾益新

编纂委员（以姓氏笔画为序）

B·吉格木德	丁　洁	丁　樱	丁安伟	于中麟	于布为
于学忠	万经海	马　军	马　骁	马　静	马　融	马中立
马安宁	马建辉	马烈光	马绪臣	王　伟	王　辰	王　政
王　恒	王　硕	王　舒	王　键	王一飞	王一镗	王士贞
王卫平	王长振	王文全	王心如	王生田	王立祥	王兰兰
王汉明	王永安	王永炎	王华兰	王成锋	王延光	王旭东
王军志	王声湧	王坚成	王良录	王拥军	王茂斌	王松灵
王明荣	王明贵	王宝玺	王诗忠	王建中	王建业	王建军
王建祥	王临虹	王贵强	王美青	王晓民	王晓良	王鸿利
王维林	王琳芳	王喜军	王道全	王德文	王德群	
木塔力甫·艾力阿吉	尤启冬	戈　烽	牛　侨	毛秉智	毛常学
乌　兰	文卫平	文历阳	文爱东	方以群	尹　佳	孔北华
孔令义	孔维佳	邓文龙	邓家刚	书　亭	毋福海	艾措千
艾儒棣	石　岩	石远凯	石学敏	石建功	布仁达来	占　堆
卢志平	卢祖洵	叶　桦	叶冬青	叶常青	叶章群	申昆玲
申春悌	田景振	田嘉禾	史录文	代　涛	代华平	白春学
白慧良	丛　斌	丛亚丽	包怀恩	包金山	冯卫生	冯学山
冯希平	边旭明	边振甲	匡海学	邢小平	达万明	达庆东
成　军	成翼娟	师英强	吐尔洪·艾买尔		吕时铭	吕爱平
朱　珠	朱万孚	朱立国	朱华栋	朱宗涵	朱建平	朱晓东
朱祥成	乔延江	伍瑞昌	任　华	华　伟	伊河山·伊明	
向　阳	多　杰	邬堂春	庄　辉	庄志雄	刘　平	刘　进
刘　玮	刘　蓬	刘大为	刘小林	刘中民	刘玉清	刘尔翔
刘训红	刘永锋	刘吉开	刘伏友	刘芝华	刘华平	刘华生
刘志刚	刘克良	刘更生	刘迎龙	刘建勋	刘胡波	刘树民
刘昭纯	刘俊涛	刘洪涛	刘献祥	刘嘉瀛	刘德培	闫永平

米玛	许媛	许腊英	那彦群	阮长耿	阮时宝	孙宁
孙光	孙皎	孙锟	孙长颢	孙少宣	孙立忠	孙则禹
孙秀梅	孙建中	孙建方	孙贵范	孙海晨	孙景工	孙颖浩
孙慕义	严世芸	苏川	苏旭	苏荣扎布	杜元灏	杜文东
杜治政	杜惠兰	李龙	李飞	李东	李宁	李刚
李丽	李波	李勇	李桦	李鲁	李磊	李燕
李冀	李大魁	李云庆	李太生	李日庆	李玉珍	李世荣
李立明	李永哲	李志平	李连达	李灿东	李君文	李劲松
李其忠	李若瑜	李松林	李泽坚	李宝馨	李建勇	李映兰
李莹辉	李继承	李森恺	李曙光	杨凯	杨恬	杨健
杨化新	杨文英	杨世民	杨世林	杨伟文	杨克敌	杨国山
杨宝峰	杨炳友	杨晓明	杨跃进	杨腊虎	杨瑞馥	杨慧霞
励建安	连建伟	肖波	肖南	肖永庆	肖海峰	肖培根
肖鲁伟	吴东	吴江	吴明	吴信	吴令英	吴立玲
吴欣娟	吴勉华	吴爱勤	吴群红	吴德沛	邱建华	邱贵兴
邱海波	邱蔚六	何维	何勤	何方方	何绍衡	何春涤
何裕民	余争平	余新忠	狄文	冷希圣	汪海	汪受传
沈岩	沈岳	沈敏	沈铿	沈卫峰	沈心亮	沈华浩
沈俊良	宋国维	张泓	张学	张亮	张强	张霆
张澍	张大庆	张为远	张世民	张志愿	张丽霞	张伯礼
张宏誉	张劲松	张奉春	张宝仁	张宇鹏	张建中	张建宁
张承芬	张琴明	张富强	张新庆	张潍平	张德芹	张燕生
陆华	陆付耳	陆伟跃	陆静波	阿不都热依木·卡地尔		陈文
陈杰	陈实	陈洪	陈琪	陈楠	陈薇	陈士林
陈大为	陈文祥	陈代杰	陈红风	陈尧忠	陈志南	陈志强
陈规化	陈国良	陈佩仪	陈家旭	陈智轩	陈锦秀	陈誉华
邵蓉	邵荣光	武志昂	其仁旺其格	范明	范炳华	林三仁
林久祥	林子强	林江涛	林曙光	杭太俊	欧阳靖宇	尚红
果德安	明根巴雅尔	易定华	易著文	罗力	罗毅	罗小平
罗长坤	罗永昌	罗颂平	帕尔哈提·克力木			
帕塔尔·买合木提·吐尔根			图门巴雅尔	岳建民	金玉	金奇
金少鸿	金伯泉	金季玲	金征宇	金银龙	金惠铭	郁琦
周兵	周林	周永学	周光炎	周灿全	周良辅	周纯武
周学东	周宗灿	周定标	周宜开	周建平	周建新	周荣斌
周福成	郑一宁	郑家伟	郑志忠	郑金福	郑法雷	郑建全
郑洪新	郎景和	房敏	孟群	孟庆跃	孟静岩	赵平

赵群	赵子琴	赵中振	赵文海	赵玉沛	赵正言	赵永强
赵志河	赵彤言	赵明杰	赵明辉	赵耐青	赵继宗	赵铱民
郝模	郝小江	郝传明	郝晓柯	胡志	胡大一	胡文东
胡向军	胡国华	胡昌勤	胡晓峰	胡盛寿	胡德瑜	柯杨
查干	柏树令	柳长华	钟翠平	钟赣生	香多·李先加	
段涛	段金廒	段俊国	侯一平	侯金林	侯春林	俞光岩
俞梦孙	俞景茂	饶克勤	姜小鹰	姜玉新	姜廷良	姜国华
姜柏生	姜德友	洪两	洪震	洪秀华	洪建国	祝庆余
祝陳晨	姚永杰	姚祝军	秦川	袁文俊	袁永贵	都晓伟
晋红中	粟占国	贾波	贾建平	贾继东	夏照帆	夏慧敏
柴光军	柴家科	钱传云	钱忠直	钱家鸣	钱焕文	倪鑫
倪健	徐军	徐晨	徐永健	徐志云	徐志凯	徐克前
徐金华	徐建国	徐勇勇	徐桂华	凌文华	高妍	高晞
高志贤	高志强	高学敏	高金明	高健生	高树中	高思华
高润霖	郭岩	郭小朝	郭长江	郭巧生	郭宝林	郭海英
唐强	唐朝枢	唐德才	诸欣平	谈勇	谈献和	陶·苏和
陶广正	陶永华	陶芳标	陶建生	黄峻	黄烽	黄人健
黄叶莉	黄宇光	黄国宁	黄国英	黄跃生	黄璐琦	萧树东
梅长林	曹佳	曹广文	曹务春	曹建平	曹洪欣	曹济民
曹雪涛	曹德英	龚千锋	龚守良	龚非力	袭著革	常耀明
崔蒙	崔丽英	庾石山	康健	康廷国	康宏向	章友康
章锦才	章静波	梁显泉	梁铭会	梁繁荣	谌贻璞	屠鹏飞
隆云	绳宇	巢永烈	彭成	彭勇	彭明婷	彭晓忠
彭瑞云	彭毅志	斯拉甫·艾白		葛坚	葛立宏	董方田
蒋力生	蒋建东	蒋建利	蒋澄宇	韩晶岩	韩德民	惠延年
粟晓黎	程伟	程天民	程训佳	童培建	曾苏	曾小峰
曾正陪	曾学思	曾益新	谢宁	谢立信	蒲传强	赖西南
赖新生	詹启敏	詹思延	鲍春德	窦科峰	窦德强	赫捷
蔡威	裴国献	裴晓方	裴晓华	管柏林	廖品正	谭仁祥
谭先杰	翟所迪	熊大经	熊鸿燕	樊飞跃	樊巧玲	樊代明
樊立华	樊明文	黎源倩	颜虹	潘国宗	潘柏申	潘桂娟
薛社普	薛博瑜	魏光辉	魏丽惠	藤光生		

《中华医学百科全书》学术委员会

主任委员　巴德年

副主任委员（以姓氏笔画为序）

汤钊猷　　吴孟超　　陈可冀　　贺福初

学术委员（以姓氏笔画为序）

丁鸿才	于是凤	于润江	于德泉	马遂	王宪	王大章
王文吉	王之虹	王正敏	王声湧	王近中	王邦康	王晓仪
王政国	王海燕	王鸿利	王琳芳	王锋鹏	王满恩	王模堂
王澍寰	王德文	王翰章	乌正赉	毛秉智	尹昭云	巴德年
邓伟吾	石一复	石中瑗	石四箴	石学敏	平其能	卢世璧
卢光琇	史俊南	皮昕	吕军	吕传真	朱预	朱大年
朱元珏	朱家恺	朱晓东	仲剑平	刘正	刘耀	刘又宁
刘宝林（口腔）		刘宝林（公共卫生）		刘桂昌	刘敏如	刘景昌
刘新光	刘嘉瀛	刘镇宇	刘德培	江世忠	闫剑群	汤光
汤钊猷	阮金秀	孙燕	孙汉董	孙曼霁	纪宝华	严隽陶
苏志	苏荣扎布	杜乐勋	李亚洁	李传胪	李仲智	李连达
李若新	李济仁	李钟铎	李舜伟	李巍然	杨莘	杨圣辉
杨宠莹	杨瑞馥	肖文彬	肖承悰	肖培根	吴坤	吴蓬
吴乐山	吴永佩	吴在德	吴军正	吴观陵	吴希如	吴孟超
吴咸中	邱蔚六	何大澄	余森海	谷华运	邹学贤	汪华
汪仕良	张乃峥	张习坦	张月琴	张世臣	张丽霞	张伯礼
张金哲	张学文	张学军	张承绪	张洪君	张致平	张博学
张朝武	张蕴惠	陆士新	陆道培	陈子江	陈文亮	陈世谦
陈可冀	陈立典	陈宁庆	陈尧忠	陈在嘉	陈君石	陈育德
陈冶清	陈洪铎	陈家伟	陈家伦	陈寅卿	邵铭熙	范乐明
范茂槐	欧阳惠卿	罗才贵	罗成基	罗启芳	罗爱伦	罗慰慈
季成叶	金义成	金水高	金惠铭	周俊	周仲瑛	周荣汉
赵云凤	胡永华	钟世镇	钟南山	段富津	侯云德	侯惠民
俞永新	俞梦孙	施侣元	姜世忠	姜庆五	恽榴红	姚天爵
姚新生	贺福初	秦伯益	贾继东	贾福星	顾美仪	顾觉奋
顾景范	夏惠明	徐文严	翁心植	栾文明	郭定	郭子光
郭天文	唐由之	唐福林	涂永强	黄洁夫	黄璐琦	曹仁发
曹采方	曹谊林	龚幼龙	龚锦涵	盛志勇	康广盛	章魁华

梁文权	梁德荣	彭名炜	董　怡	温　海	程元荣	程书钧
程伯基	傅民魁	曾长青	曾宪英	裘雪友	甄永苏	褚新奇
蔡年生	廖万清	樊明文	黎介寿	薛　淼	戴行锷	戴宝珍
戴尅戎						

《中华医学百科全书》工作委员会

主任委员　郑忠伟

副主任委员　袁　钟

编审（以姓氏笔画为序）

开赛尔	司伊康	当增扎西	吕立宁	任晓黎	邬扬清	刘玉玮
孙　海	何　维	张之生	张玉森	张立峰	陈　懿	陈永生
松布尔巴图	呼素华	周　茵	郑伯承	郝胜利	胡永洁	侯澄芝
袁　钟	郭亦超	彭南燕	傅祚华	谢　阳	解江林	

编辑（以姓氏笔画为序）

于　岚	王　波	王　莹	王　颖	王　霞	王明生	尹丽品
左　谦	刘　婷	刘岩岩	孙文欣	李　慧	李元君	李亚楠
杨小杰	吴桂梅	吴翠姣	沈冰冰	宋　玥	张　安	张　玮
张浩然	陈　佩	骆彩云	聂沛沛	顾良军	高青青	郭广亮
傅保娣	戴小欢	戴申倩				

工作委员　刘小培　罗　鸿　宋晓英　姜文祥　韩　鹏　汤国星　王　玲　李志北

办公室主任　左　谦　孙文欣　吴翠姣

基础医学

总主编

　刘德培　　中国医学科学院北京协和医学院

本卷编委会

主　编

　秦　川　　中国医学科学院医学实验动物研究所

编　委（以姓氏笔画为序）

　王　刚　　广东省医学实验动物中心

　王　钜　　首都医科大学实验动物学系

　王　漪　　中国中元国际工程公司

　王春田　　辽宁中医药大学实验动物中心

　王清勤　　中国建筑科学研究院

　孔　琪　　中国医学科学院医学实验动物研究所

　代解杰　　中国医学科学院医学生物学研究所

　师长宏　　空军军医大学实验动物中心

　曲连东　　中国农业科学院哈尔滨兽医研究所

　吕　丹　　中国医学科学院医学实验动物研究所

　吕龙宝　　中国科学院昆明动物研究所

　朱德生　　北京大学实验动物中心

　刘云波　　中国医学科学院医学实验动物研究所

　刘起勇　　中国疾病预防控制中心传染病预防控制所

　刘新民　　中国医学科学院药用植物研究所

　孙秀萍　　中国医学科学院医学实验动物研究所

　苏彦捷　　北京大学心理学系

　杜力军　　清华大学生命科学学院

　李　秦　　中国医学科学院医学实验动物研究所

杨志伟　　中国医学科学院医学实验动物研究所

杨秀红　　华北理工大学基础医学院

何宏轩　　中国科学院动物研究所

汪思应　　安徽医科大学基础医学院

宋铭晶　　中国医学科学院医学实验动物研究所

张连峰　　中国医学科学院医学实验动物研究所

张京玲　　南开大学医学院

陈小野　　中国中医科学院中医基础理论研究所

岳秉飞　　中国食品药品检定研究院

郑志红　　中国医科大学实验动物部

郑振辉　　北京大学医学部

赵德明　　中国农业大学动物医学院

俞远京　　中南大学实验动物学部

恽时锋　　南京军区南京总医院动物实验科

秦　川　　中国医学科学院医学实验动物研究所

夏咸柱　　军事科学院军事医学研究院军事兽医研究所

顾为望　　南方医科大学实验动物中心

徐艳峰　　中国医学科学院医学实验动物研究所

高　苒　　中国医学科学院医学实验动物研究所

高　诚　　上海实验动物研究中心

高　虹　　中国医学科学院医学实验动物研究所

谭　毅　　重庆医科大学实验动物中心

薛　婧　　中国医学科学院医学实验动物研究所

魏　强　　中国医学科学院医学实验动物研究所

学术秘书

孔　琪　　中国医学科学院医学实验动物研究所

前 言

《中华医学百科全书》终于和读者朋友们见面了！

古往今来，凡政通人和、国泰民安之时代，国之重器皆为科技、文化领域的鸿篇巨制。唐代《艺文类聚》、宋代《太平御览》、明代《永乐大典》、清代《古今图书集成》等，无不彰显盛世之辉煌。新中国成立后，国家先后组织编纂了《中国大百科全书》第一版、第二版，成为我国科学文化事业繁荣发达的重要标志。医学的发展，从大医学、大卫生、大健康角度，集自然科学、人文社会科学和艺术之大成，是人类社会文明与进步的集中体现。随着经济社会快速发展，医药卫生领域科技日新月异，知识大幅更新。广大读者对医药卫生领域的知识文化需求日益增长，因此，编纂一部医药卫生领域的专业性百科全书，进一步规范医学基本概念，整理医学核心体系，传播精准医学知识，促进医学发展和人类健康的任务迫在眉睫。在党中央、国务院的亲切关怀以及国家各有关部门的大力支持下，《中华医学百科全书》应运而生。

作为当代中华民族"盛世修典"的重要工程之一，《中华医学百科全书》肩负着全面总结国内外医药卫生领域经典理论、先进知识，回顾展现我国卫生事业取得的辉煌成就，弘扬中华文明传统医药璀璨历史文化的使命。《中华医学百科全书》将成为我国科技文化发展水平的重要标志、医药卫生领域知识技术的最高"检阅"、服务千家万户的国家健康数据库和医药卫生各学科领域走向整合的平台。

肩此重任，《中华医学百科全书》的编纂力求做到两个符合：一是符合社会发展趋势。全面贯彻以人为本的科学发展观指导思想，通过普及医学知识，增强人民群众健康意识，提高人民群众健康水平，促进社会主义和谐社会构建；二是符合医学发展趋势。遵循先进的国际医学理念，以"战略前移、重心下移、模式转变、系统整合"的人口与健康科技发展战略为指导。同时，《中华医学百科全书》的编纂力求做到两个体现：一是体现科学思维模式的深刻变革，即学科交叉渗透/知识系统整合；二是体现继承发展与时俱进的精神，准确把握学科现有基础理论、基本知识、基本技能以及经典理论知识与科学思维精髓，深刻领悟学科当前面临的交叉渗透与整合转化，敏锐洞察学科未来的发展趋势与突破方向。

作为未来权威著作的"基准点"和"金标准"，《中华医学百科全书》编纂过程中，制定了严格的主编、编者遴选原则，聘请了一批在学界有相当威望、具有较高学术造诣和较强组织协调能力的专家教授（包括多位两院院士）担任大类主编和学科卷主编，确保全书的科学性与权威性。另外，还借鉴了已有百科全书的编写经验。鉴于《中华医学百科全书》的编纂过程本身带有科学研究性质，还聘请了若干科研院所的科研管理专家作为特约编审，站在科研管理的高度为全书的顺利编纂保驾护航。除了编者、编审队伍外，还制订了详尽的质量保证计划。编纂委员会和工作委员会秉持质量源于设计的理念，共同制订了一系列配套的质量控制规范性文件，建立了一套切实可行、行之有效、效率最优的编纂质量管理方案和各种情况下的处理原则及预案。

《中华医学百科全书》的编纂实行主编负责制，在统一思想下进行系统规划，保证良好的全程质量策划、质量控制、质量保证。在编写过程中，统筹协调学科内各编委、卷内条目以及学科间编委、卷间条目，努力做到科学布局、合理分工、层次分明、逻辑严谨、详略有方。在内容编排上，务求做到"全准精新"。形式"全"：学科"全"，册内条目"全"，全面展现学科面貌；内涵"全"：知识结构"全"，多方位进行条目阐释；联系整合"全"：多角度编制知识网。数据"准"：基于权威文献，引用准确数据，表述权威观点；把握"准"：审慎洞察知识内涵，准确把握取舍详略。内容"精"："一语天然万古新，豪华落尽见真淳。"内容丰富而精炼，文字简洁而规范；逻辑"精"："片言可以明百意，坐驰可以役万里。"严密说理，科学分析。知识"新"：以最新的知识积累体现时代气息；见解"新"：体现出学术水平，具有科学性、启发性和先进性。

《中华医学百科全书》之"中华"二字，意在中华之文明、中华之血脉、中华之视角，而不仅限于中华之地域。在文明交织的国际化浪潮下，中华医学汲取人类文明成果，正不断开拓视野，敞开胸怀，海纳百川般融入，润物无声状拓展。《中华医学百科全书》秉承了这样的胸襟怀抱，广泛吸收国内外华裔专家加入，力求以中华文明为纽带，牵系起所有华人专家的力量，展现出现今时代下中华医学文明之全貌。《中华医学百科全书》作为由中国政府主导，参与编纂学者多、分卷学科设置全、未来受益人口广的国家重点出版工程，得到了联合国教科文等组织的高度关注，对于中华医学的全球共享和人类的健康保健，都具有深远意义。

《中华医学百科全书》分基础医学、临床医学、中医药学、公共卫生学、军事与特种医学和药学六大类，共计144卷。由中国医学科学院/北京协和医学院牵头，联合军事医学科学院、中国中医科学院和中国疾病预防控制中心，带动全国知名院校、科研单位和医院，有多位院士和海内外数千位优秀专家参加。国内知名的医学和百科编审汇集中国协和医科大学出版社，并培养了一批热爱百科事业的中青年编辑。

回览编纂历程，犹然历历在目。几年来，《中华医学百科全书》编纂团队呕心沥血，孜孜矻矻。组织协调坚定有力，条目撰写字斟句酌，学术审查一丝不苟，手书长卷撼人心魂……在此，谨向全国医学各学科、各领域、各部门的专家、学者的积极参与以及国家各有关部门、医药卫生领域相关单位的大力支持致以崇高的敬意和衷心的感谢！

《中华医学百科全书》的编纂是一项泽被后世的创举，其牵涉医学科学众多学科及学科间交叉，有着一定的复杂性；需要体现在当前医学整合转型的新形式，有着相当的创新性；作为一项国家出版工程，有着毋庸置疑的严肃性。《中华医学百科全书》开创性和挑战性都非常强。由于编纂工作浩繁，难免存在差错与疏漏，敬请广大读者给予批评指正，以便在今后的编纂工作中不断改进和完善。

刘德培

凡　例

一、《中华医学百科全书》（以下简称《全书》）按基础医学类、临床医学类、中医药学类、公共卫生类、军事与特种医学类、药学类的不同学科分卷出版。一学科辑成一卷或数卷。

二、《全书》基本结构单元为条目，主要供读者查检，亦可系统阅读。条目标题有些是一个词，例如"发病率"；有些是词组，例如"疾病分布"。

三、由于学科内容有交叉，会在不同卷设有少量同名条目。例如《肿瘤学》《病理生理学》都设有"肿瘤"条目。其释文会根据不同学科的视角不同各有侧重。

四、条目标题上方加注汉语拼音，条目标题后附相应的外文。例如：

shíyàn dòngwù xíngwéixué
实验动物行为学（laboratory animal behavior）

五、本卷条目按学科知识体系顺序排列。为便于读者了解学科概貌，卷首条目分类目录中条目标题按阶梯式排列，例如：

实验动物疾病 ……………………………………………………………
　传染性疾病 ……………………………………………………………
　　人兽共患病 …………………………………………………………
　　　肾综合征出血热 …………………………………………………
　　　淋巴细胞脉络丛脑膜炎 …………………………………………

六、各学科都有一篇介绍本学科的概观性条目，一般作为本学科卷的首条。介绍学科大类的概观性条目，列在本大类中基础性学科卷的学科概观性条目之前。

七、条目之中设立参见系统，体现相关条目内容的联系。一个条目的内容涉及其他条目，需要其他条目的释文作为补充的，设为"参见"。所参见的本卷条目的标题在本条目释文中出现的，用蓝色楷体字印刷；所参见的本卷条目的标题未在本条目释文中出现的，在括号内用蓝色楷体字印刷该标题，另加"见"字；参见其他卷条目的，注明参见条所属学科卷名，如"参见□□□卷"或"参见□□□卷□□□□"。

八、《全书》医学名词以全国科学技术名词审定委员会审定公布的为标准。同一概念或疾病在不同学科有不同命名的，以主科所定名词为准。字数较多，释文中拟用简称的名词，每个条目中第一次出现时使用全称，并括注简称，例如：甲型病毒性肝炎（简称甲肝）。个别众所周知的名词直接使用简称、缩写，例如：B超。药物名称参照《中华人民共和国药典》2015 年版和《国家基本药物目录》2012 年版。

九、《全书》量和单位的使用以国家标准 GB 3100～3102—1993《量和单位》为准。援引古籍或外文时维持原有单位不变。必要时括注与法定计量单位的换算。

十、《全书》数字用法以国家标准 GB/T 15835—2011《出版物上数字用法》为准。

十一、正文之后设有内容索引和条目标题索引。内容索引供读者按照汉语拼音字母顺序查检条目和条目之中隐含的知识主题。条目标题索引分为条目标题汉字笔画索引和条目外文标题索引，条目标题汉字笔画索引供读者按照汉字笔画顺序查检条目，条目外文标题索引供读者按照外文字母顺序查检条目。

十二、部分学科卷根据需要设有附录，列载本学科有关的重要文献资料。

目　录

yīxué shíyàn dòngwùxué

医学实验动物学（medical laboratory animal science）

在医学领域开展实验动物资源研究、质量控制，利用实验动物进行医学科学实验、教学和检测的科学。是以满足医学实验研究对于高质量实验动物和准确动物实验结果的迫切需要为目的的综合性交叉学科。它以实验动物和动物实验为研究对象，结合生物学、医学、药学、兽医学、生物医学工程的相关理论和技术，在应用过程中与医学各分支学科交叉产生了实验动物微生物学、实验动物遗传学、实验动物行为学、实验动物医学、比较生物学、比较医学、实验动物管理和动物福利伦理等。医学实验动物学发展的最终目的，就是使用实验动物及其衍生资源作为医学研究对象，模拟人类健康和疾病，并将研究结果比较分析后，推用到人类，探索人类的生命奥秘，控制人类的疾病和衰老，延长人类的寿命。

简史　1909 年培育出了第一个近交系小鼠——DBA 小鼠，标志着实验动物学的诞生。医学实验动物学伴随医学实验而发展，形成了一个相对独立的学科体系。1900 年前后，通过动物实验获得的医学发现和发明很多，但用于实验的动物大多来自农场、市场或实验室的一般饲养，实验结果不稳定，重复性差。动物实验的这种随意状态一直持续到 20 世纪 40～50 年代，直到各主要国家乃至国际实验动物科学理事会成立之后才发生根本改变。

实验动物于 1918 年在中国第一次出现，原北平中央防疫处齐长庆博士开始饲养小鼠用于肺炎实验。之后，科学家们从美国、英国、日本和印度等国引进了许多动物品系。1949 年新中国成立后，实验动物科学开始发展起来，一些生物制品研究所率先成立实验动物饲养机构，培育了一些近交系或封闭群如 TA1、TA2、615、昆明小鼠等，并被小鼠标准化遗传命名国际委员会收录。

1980 年以后，实验动物科学获得新的发展。中国卫生部最早开始进行实验动物规范化管理，1983 年 11 月 28 日颁布了《卫生系统实验动物管理暂行条例》，后在 1998 年 1 月 25 日颁布了《医学实验动物管理实施细则》（卫生部令第 55 号）。1983 年开始设立国家、各省市医学实验动物管理委员会，实行医学实验动物合格证认可制度，面向卫生系统发放医学实验动物合格证、医学实验动物环境设施合格证、医学实验动物技术人员岗位资格认可证，后逐步被科技部门 2001 年开始发放的实验动物许可证代替。1992 年，卫生部发布六项医学实验动物行业标准，标志着实验动物标准化的开始，后逐步被国家质量监督检验检疫总局颁布的实验动物国家标准替代。"医学实验动物学"在国家标准《学科分类与代码》（GB/T 13745）中属于"基础医学"的二级学科，在国家自然科学基金学科分类目录中未单独列出。不少高校都设置了专科、本科、研究生层次的医学实验动物学课程，已经编写出版了多个版本的医学实验动物学教材。

医学上的许多重大发现与医学实验动物学紧密相关。1901～2017 年，共有 214 位科学家获得诺贝尔生理学或医学奖，其中 179 位科学家的研究成果来自于动物模型实验，占诺贝尔生理学或医学奖的 84%（表）。这些重大生物医学成果涉及的动物种类包括原生动物、线虫、软体动物、甲壳动物、果蝇、鱼类、鸟类、两栖类、爬行类、啮齿类（大鼠、小鼠）、兔、猪、牛、羊、马以及非人灵长类等。

表　历年诺贝尔生理学或医学奖研究成果

年份	获奖者	研究成果	实验对象
1901	埃米尔·阿道夫·冯·贝林（Emil Adolf von Behring）	开创血清治疗疾病，特别是血清治疗白喉	豚鼠
1902	罗纳德·罗斯（Ronald Ross）	阐明疟原虫生活史与疟疾防治	鸟
1904	伊万·彼得罗维奇·巴甫洛夫（Ivan Petrovich Pavlov）	消化系统生理学：创立条件反射学说	犬
1905	海因里希·赫尔曼·罗伯特·科赫（Heinrich Hermann Robert Koch）	研究和发现结核病	奶牛、绵羊
1906	卡米洛·戈尔吉（Camillo Golgi）；圣地亚哥·拉蒙-卡扎尔（Santiago Ramón y Cajal）	研究神经系统精细结构	犬、马
1907	夏尔·路易·阿方斯·拉韦朗（Charles Louis Alphonse Laveran）	发现原生动物在引起疾病中的作用	鸟
1908	伊利亚·伊里奇·梅奇尼科夫（Ilya Ilyich Mechnikov）；保罗·埃尔利希（Paul Ehrlich）	发现吞噬细胞，建立细胞免疫学说	鸟、鱼、豚鼠

续　表

年份	获奖者	研究成果	实验对象
1910	路德维希·卡尔·马丁·莱昂哈德·阿尔布雷希特·科塞尔（Ludwig Karl Martin Leonhard Albrecht Kossel）	细胞生物学：研究细胞核的核酸及其化学组成	鸟
1912	亚历克西斯·卡雷尔（Alexis Carrel）	研究血管缝合、血管移植与器官移植	犬
1913	夏尔·罗贝尔·里歇（Charles Robert Richet）	发现抗原过敏反应	犬、兔
1919	朱尔·博尔代（Jules Bordet）	发现百日咳鲍特菌	豚鼠、马、兔
1920	奥古斯特·克罗（August Krogh）	发现体液和神经因素对毛细血管运动的调节机制	蛙
1922	阿奇博尔德·维维安·希尔（Archibald Vivian Hill）	研究心脏和肌肉氧消耗及乳酸代谢	蛙
1923	弗雷德里克·格兰特·班廷（Frederick Grant Banting）；约翰·詹姆斯·理查德·麦克劳德（John James Rickard Macleod）	发现胰岛素	犬、兔、鱼
1924	威廉·艾因特霍芬（Willem Einthoven）	发现心电图机制	犬
1928	夏尔·朱尔·亨利·尼科勒（Charles Jules Henry Nicolle）	研究斑疹伤寒	猴、猪、鼠
1929	克里斯蒂安·艾克曼（Christiaan Eijkman）；弗雷德里克·高兰·霍普金斯（Frederick Gowland Hopkins）	前者发现抗神经炎的维生素，后者发现促进生长的维生素	鸡
1932	查尔斯·斯科特·谢灵顿（Charles Scott Sherrington）；埃德加·道格拉斯·阿德里安（Edgar Douglas Adrian）	发现神经细胞的功能	犬、猫
1934	乔治·霍伊特·惠普尔（George Hoyt Whipple）；威廉·帕里·墨菲（William Parry Murphy）；乔治·理查兹·迈诺特（George Richards Minot）	发现贫血的肝疗法	犬
1935	汉斯·施佩曼（Hans Spemann）	发现胚胎发育中组织者的诱导作用	两栖类动物
1936	亨利·哈利特·戴尔（Henry Hallett Dale）；奥托·勒维（Otto Loewi）	发现神经冲动的化学传递	猫、蛙、鸟、爬行动物
1938	科尔内耶·让·弗朗索瓦·埃曼斯（Corneille Jean François Heymans）	发现颈动脉窦和主动脉对呼吸的调节机制	犬
1939	格哈德·约翰内斯·保罗·多马克（Gerhard Johannes Paul Domagk）	发现磺胺类药物的抗菌作用	鼠、兔
1943	卡尔·彼得·亨里克·达姆（Carl Peter Henrik Dam）；爱德华·阿德尔伯特·多伊西（Edward Adelbert Doisy）	前者发现了维生素 K，后者阐明了维生素 K 的化学性质	鼠、犬、鸡
1944	约瑟夫·厄兰格（Joseph Erlanger）；赫伯特·斯潘塞·加瑟（Herbert Spencer Gasser）	发现单根神经纤维具有高度分化的功能	猫
1945	亚历山大·弗莱明（Alexander Fleming）；恩斯特·鲍里斯·钱恩（Ernst Boris Chain）；霍华德·沃尔特·弗洛里（Howard Walter Florey）	发现青霉素及其对多种传染性疾病的治疗效果	鸟
1947	卡尔·费迪南德·科里（Carl Ferdinand Cori）；格蒂·特雷莎·科里（Gerty Theresa Cori）；贝尔纳多·阿尔韦托·奥赛（Bernardo Alberto Houssay）	发现腺垂体激素对糖代谢的作用及糖代谢中的酶促反应	蛙、犬、蟾蜍
1949	瓦尔特·鲁道夫·赫斯（Walter Rudolf Hess）；安东尼奥·埃加斯·莫尼斯（António Egas Moniz）	前者发现动物下丘脑对内脏的调节功能，后者发现脑白质切除术对于某些精神疾病具有治疗价值	猫
1950	爱德华·卡尔文·肯德尔（Edward Calvin Kendall）；菲利普·肖沃尔特·亨奇（Philip Showalter Hench）；塔德乌什·赖希施泰因（Tadeusz Reichstein）	发现肾上腺皮质激素的结构与生物效应	牛
1951	马克斯·泰累尔（Max Theiler）	研究黄热病及其防治方法	猴、鼠
1952	塞尔曼·亚伯拉罕·瓦克斯曼（Selman Abraham Waksman）	发现首个抗结核病的抗生素——链霉素	豚鼠
1953	汉斯·阿道夫·克雷布斯（Hans Adolf Krebs）；弗里茨·阿尔贝特·李普曼（Fritz Albert Lipmann）	前者发现了三羧酸循环，后者发现了辅酶 A 及其在中间代谢中的重要作用	鸽

年份	获奖者	研究成果	实验对象
1954	约翰·富兰克林·恩德斯（John Franklin Enders）；托马斯·哈克尔·韦勒（Thomas Huckle Weller）；弗雷德里克·查普曼·罗宾斯（Frederick Chapman Robbins）	研究脊髓灰质炎病毒的组织培养与组织技术应用	猴、鼠
1955	阿克塞尔·胡戈·特奥多尔·特奥雷尔（Axel Hugo Theodor Theorell）	发现多种氧化酶的性质及其作用方式	马
1957	丹尼尔·博韦（Daniel Bovet）	合成抗组胺药物，研究其作用，特别是对血管系统和骨骼肌的作用	犬、兔
1960	弗兰克·麦克法兰·伯内特（Frank Macfarlane Burnet）；彼得·布赖恩·梅达沃（Peter Brian Medawar）	证实了获得性免疫耐受性	兔
1961	格奥尔格·冯·贝凯希（Georg von Békésy）	确立"行波学说"，发现耳蜗感音的物理机制	豚鼠
1963	约翰·卡鲁·埃克尔斯（John Carew Eccles）；艾伦·劳埃德·霍奇金（Alan Lloyd Hodgkin）；安德鲁·菲尔丁·赫胥黎（Andrew Fielding Huxley）	发现与神经细胞膜兴奋和抑制有关的离子的作用机制	猫、蛙、乌贼、蟹
1964	康拉德·埃米尔·布洛赫（Konrad Emil Bloch）；费奥多尔·费利克斯·康拉德·吕嫩（Feodor Felix Konrad Lynen）	发现胆固醇和脂肪酸的代谢与调节机制	鼠
1966	弗朗西斯·佩顿·劳斯（Francis Peyton Rous）；查尔斯·布伦顿·哈金斯（Charles Brenton Huggins）	前者发现致瘤病毒，后者开创激素治疗前列腺癌	鼠、兔、鸡
1967	朗纳·格拉尼特（Ragnar Granit）；霍尔登·凯弗·哈特兰（Haldan Keffer Hartline）；乔治·戴维·沃尔德（George David Wald）	研究眼视觉的原初生理学与化学反应过程	鸡、兔、鱼、蟹、猫
1968	罗伯特·威廉·霍利（Robert William Holley）；哈尔·戈宾德·霍拉纳（Har Gobind Khorana）；马歇尔·沃伦·尼伦伯格（Marshall Warren Nirenberg）	阐明遗传密码及其在蛋白合成中的作用	鼠
1970	贝尔纳德·卡茨（Bernard Katz）；乌尔夫·斯万特·冯·奥伊勒（Ulf Svante von Euler）；朱利叶斯·阿克塞尔罗德（Julius Axelrod）	发现神经末梢的神经递质及其储存、释放与灭活	猫、鼠
1971	厄尔·威尔伯·萨瑟兰（Earl Wilbur Sutherland Jr.）	发现激素作用机制	小鼠的肝
1972	杰拉德·莫里斯·埃德尔曼（Gerald Maurice Edelman）；罗德尼·罗伯特·波特（Rodney Robert Porter）	发现抗体的分子结构	豚鼠、兔
1973	卡尔·冯·弗里施（Karl von Frisch）；康拉德·扎卡赖亚斯·洛伦茨（Konrad Zacharias Lorenz）；尼古拉斯·廷贝亨（Nikolaas Tinbergen）	发现动物个体与社会性的行为模式的组织与诱导	蜜蜂、鸟
1974	阿尔贝特·克劳德（Albert Claude）；克里斯蒂安·德迪夫（Christian de Duve）；乔治·埃米尔·帕拉德（George Emil Palade）	发现细胞的结构与功能组织	鸡、豚鼠、鼠
1975	戴维·巴尔的摩（David Baltimore）；雷纳托·杜尔贝科（Renato Dulbecco）；霍华德·马丁·特明（Howard Martin Temin）	发现致瘤病毒与细胞遗传物质之间的相互作用	猴、马、鸡、鼠
1976	巴鲁克·塞缪尔·布隆伯格（Baruch Samuel Blumberg）；丹尼尔·卡尔顿·盖杜谢克（Daniel Carleton Gajdusek）	传染性疾病起始与播散机制的新发现	黑猩猩
1977	罗歇·夏尔·路易·吉耶曼（Roger Charles Louis Guillemin）；安德鲁·沙利（Andrew Schally）；罗莎琳·萨斯曼·亚洛（Rosalyn Sussman Yalow）	发现下丘脑分泌的肽类激素及其结构与功能，建立放射免疫法	羊、猪
1979	阿兰·麦克劳德·科马克（Allan MacLeod Cormack）；戈弗雷·纽博尔德·豪恩斯菲尔德（Godfrey Newbold Hounsfield）	开创了计算机体层扫描术	猪
1980	巴鲁赫·贝纳塞拉夫（Baruj Benacerraf）；让·多塞（Jean Dausset）；乔治·戴维斯·斯内尔（George Davis Snell）	研究组织相容性抗原的识别及其遗传机制	鼠、豚鼠

续 表

年份	获奖者	研究成果	实验对象
1981	罗杰·沃尔科特·斯佩里（Roger Wolcott Sperry）；戴维·亨特·胡贝尔（David Hunter Hubel）；托尔斯滕·尼尔斯·维泽尔（Torsten Nils Wiesel）	前者发现大脑半球的特定功能，后两者揭示了视觉系统的信息加工过程	猫、猴
1982	苏内·伯格斯特龙（Sune Bergström）；本特·英厄马尔·萨穆埃尔松（Bengt Ingemar Samuelsson）；约翰·罗伯特·文（John Robert Vane）	发现前列腺素以及相关的生物活性物质	兔、鼠、豚鼠
1984	尼尔斯·卡伊·热尔纳（Niels Kaj Jerne）；乔治斯·让·弗朗茨·克勒（Georges Jean Franz Köhler）；塞萨尔·米尔斯坦（César Milstein）	确立"免疫系统特异结构和调控作用"的基础理论，发现生产单克隆抗体的基本原理	鼠
1986	丽塔·莱维－蒙塔尔奇尼（Rita Levi-Montalcini）；斯坦利·科恩（Stanley Cohen）	发现神经生长因子与上皮细胞生长因子的分离	鼠、鸡、蛇
1987	利根川进（Susumu Tonegawa）	阐明与抗体生成多样性有关的遗传性原理	鼠
1989	约翰·迈克尔·毕晓普（John Michael Bishop）；哈罗德·埃利奥特·瓦默斯（Harold Eliot Varmus）	发现反转录病毒癌基因的细胞起源	鸡
1990	约瑟夫·爱德华·默里（Joseph Edward Murray）；爱德华·唐纳尔·托马斯（Edward Donnall Thomas）	研究器官与细胞移植在疾病治疗中的应用	犬
1991	埃尔温·内尔（Erwin Neher）；贝尔特·萨科曼（Bert Sakmann）	发现细胞的单个离子通道的功能	蛙
1992	埃德蒙·亨利·菲舍尔（Edmond Henri Fischer）；埃德温·格哈德·克雷布斯（Edwin Gerhard Krebs）	发现可逆性蛋白磷酸化的生物调节机制	兔
1995	爱德华·巴茨·刘易斯（Edward Butts Lewis）；克里斯蒂亚娜·尼斯莱因－福尔哈德（Christiane Nüsslein-Volhard）；埃里克·弗朗西斯·威绍斯（Eric Francis Wieschaus）	发现早期胚胎发育的遗传调控机制	果蝇
1996	彼得·查尔斯·多尔蒂（Peter Charles Doherty）；罗尔夫·马丁·辛克纳吉（Rolf Martin Zinkernagel）	发现细胞介导免疫防卫的特异性	鼠
1997	斯坦利·本杰明·普鲁西纳（Stanley Benjamin Prusiner）	发现朊蛋白，阐释新的感染生物学原理	鼠、地鼠
1998	罗伯特·弗朗西斯·弗奇戈特（Robert Francis Furchgott）；路易斯·伊格纳罗（Louis Ignarro）；费里德·穆拉德（Ferid Murad）	阐明一氧化氮是哺乳类动物心血管系统中的一种一过性的信号分子	兔
1999	金特·布洛贝尔（Günter Blobel）	发现控制细胞内蛋白运输和定位的内在信号	酵母、小鼠、斑马鱼、人等的细胞
2000	阿尔维德·卡尔松（Arvid Carlsson）；保罗·格林加德（Paul Greengard）；埃里克·理查德·坎德尔（Eric Richard Kandel）	发现神经系统中的神经递质与信号转导	鼠、豚鼠、海参
2002	悉尼·布伦纳（Sydney Brenner）；霍华德·罗伯特·霍维茨（Howard Robert Horvitz）；约翰·爱德华·萨尔斯顿（John Edward Sulston）	发现器官发育和细胞凋亡过程中的基因调节	秀丽隐杆线虫
2004	理查德·阿克塞尔（Richard Axel）；琳达·布朗·巴克（Linda Brown Buck）	研究气味受体与嗅觉系统的组织构造	小鼠、犬
2006	安德鲁·扎卡里·法厄（Andrew Zachary Fire）；克雷格·卡梅伦·梅洛（Craig Cameron Mello）	研究 RNA 干扰引起的基因沉默机制	秀丽隐杆线虫
2007	马里奥·兰贝格·卡佩基（Mario Ramberg Capecchi）；马丁·约翰·埃文斯（Martin John Evans）；奥利弗·史密西斯（Oliver Smithies）	通过胚胎干细胞、利用基因打靶技术建立基因敲除小鼠	小鼠
2008	下村修（Osamu Shimomura）；马丁·李·查尔菲（Martin Lee Chalfie）；钱永健（Roger Yonchien Tsien）	发明绿色荧光蛋白作为生物标记*	水母、小鼠

续　表

年份	获奖者	研究成果	实验对象
2008	哈拉尔德·祖尔·豪森（Harald zur Hausen）；弗朗索瓦丝·巴雷－西诺西（Françoise Barré-Sinoussi）；吕克·安东尼·蒙塔尼耶（Luc Antoine Montagnier）	前者发现人乳头瘤病毒，后两者发现人类免疫缺陷病毒	鸡、小鼠
2009	伊丽莎白·海伦·布莱克本（Elizabeth Helen Blackburn）；卡萝尔·W·格雷德（Carol W. Greider）；杰克·威廉·绍斯塔克（Jack William Szostak）	发现端粒和端粒酶保护染色体的机制	线虫、酵母、小鼠
2010	罗伯特·杰弗里·爱德华兹（Robert Geoffrey Edwards）	开创体外受精技术	小鼠
2011	布鲁斯·艾伦·博伊特勒（Bruce Alan Beutler）；朱尔·A·奥夫曼（Jules A. Hoffmann）；拉尔夫·马文·斯坦曼（Ralph Marvin Steinman）	前两者发现人体先天免疫系统的激活，后者发现树突状细胞及其在适应性免疫中的作用	果蝇、小鼠
2012	约翰·伯特兰·格登（John Bertrand Gurdon）；山中伸弥（Shinya Yamanaka）	发现成熟细胞可通过重新编程成为多潜能细胞	小鼠
2013	詹姆斯·爱德华·罗思曼（James Edward Rothman）；兰迪·韦恩·谢克曼（Randy Wayne Schekman）；托马斯·克里斯蒂安·聚德霍夫（Thomas Christian Südhof）	发现细胞囊泡运输的调控机制	基因敲除动物模型
2014	约翰·奥基夫（John O'Keefe）；迈－布里特·莫泽（May-Britt Moser）；爱德华·英亚尔·莫泽（Edvard Ingjald Moser）	发现组成脑内定位系统的细胞，为阐明认知、记忆和思维功能开辟了新的途径	大鼠
2015	威廉·塞西尔·坎贝尔（William Cecil Campbell）；大村智（Satoshi Ōmura）；屠呦呦（Tu Youyou）	发现蛔虫病和疟疾的治疗方法	小鼠、山羊、牛、犬和鸡
2016	大隅良典（Yoshinori Ohsumi）	研究细胞自噬机制	酵母
2017	杰弗里·康纳·霍尔（Jeffrey Connor Hall）；迈克尔·莫里斯·罗斯巴什（Michael Morris Rosbash）；迈克尔·沃伦·扬（Michael Warren Young）	发现调控昼夜节律的分子机制	果蝇

注：＊获得诺贝尔化学奖

研究范围　包括医学用实验动物的遗传育种和质量控制、实验动物医学、人类疾病动物模型制备、医学动物实验技术、动物模型表型分析以及动物福利等内容。医学动物实验指以医学科学实验研究为目的，在动物福利得到保障的前提下，对动物进行各种处理和分析，获得新的、科学的实验数据的过程。

医学实验动物学的主要任务是提供实验动物、动物模型，通过医学动物实验和比较医学分析，对医学科学研究和教学、药品、疫苗、医疗设备进行评价。研究范围主要如下。①实验动物资源和质量控制研究：包括实验动物繁殖、培育，实验动物生物学特征、表型分析，实验动物常见疾病及对医学动物实验研究的干扰，医学科学研究对实验动物质量的要求和实验动物对饲养环境、营养等的要求，实验动物微生物、寄生虫、遗传、环境、营养、病理等质量控制、检测技术及标准化等。②医学动物实验研究：包括医学动物实验的发展、原理、设计、应用、统计分析，以及安全管理、实验动物福利伦理等。③人类疾病动物模型研究：包括常见人类疾病模型的制作、评价和分析方法。使用人类疾病动物模型是现代生物医学研究中的一个极为重要的实验方法和手段，有助于更方便、有效地认识人类疾病的发生、发展规律和研究防治措施。④医学动物实验技术研究：包括实验病理、麻醉、镇痛和安乐死，动物标记与实验动物外科技术、行为学、影像学诊断及鉴别技术。⑤比较医学研究：包括基础比较基础医学和临床比较临床医学等。

分支学科　主要介绍如下。

实验动物遗传学　研究实验动物遗传育种、遗传控制、遗传工程，利用实验动物遗传资源研究基因的结构、功能及其变异、传递和表达规律的科学。

实验动物微生物学　研究与实验动物相关的微生物的形态结构、生长繁殖、遗传变异、生态分布以及其与实验动物相互作用的规律的科学。

实验动物行为学　从动物解剖学、生理学角度研究实验动物的行为、行为变化以及产生这些变化的原因和意义的科学。

实验动物环境生态学　研究理化因素（温度、湿度、气流、风速、气压、氨、有害气体等）、营养因素（饲料、水等）、栖居环境（房舍、笼架具、垫料、食饮器具等）、生物因素（个体间关系、饲养密度、微生物、寄生虫、其他动物和人类等）对实验动物产生的影响的科学。

实验动物营养学　研究不同等级和发育时期的实验动物的营养需求，进行营养监测，制订营养配方并科学化、标准化地生产饲料的科学。

实验动物管理学　对各种实验动物、动物实验及相关设施进行标准化和法制化管理的科学。

实验动物医学　研究实验动物疾病诊断、治疗、预防、控制的科学。

动物实验方法学　研究各种动物实验方法和技术标准等的科学。研究内容包括动物实验中实验动物的选择、动物模型制备、动物实验设计、操作方法、影响动物实验结果的因素及其控制、结果统计和比较分析以及医学各领域的动物实验方法等。

比较生物学　对不同种动物（包括人类）的生物学特性、自然变化和差异进行比较分析，揭示其发生发展规律的科学。通过不同学科交叉的融合形成了比较生殖和发育生物学、比较基因组学、比较胚胎学等。

比较医学　通过对不同动物疾病发生发展过程的异同进行比较分析，揭示疾病与健康的规律的科学。基于实验动物和动物实验，通过不同学科的交叉融合，形成了一系列分支学科，包括比较行为学、比较心血管病学、比较传染病学、比较肿瘤学、比较

解剖学、比较毒理学、比较免疫学等。

研究方法　医学科研中采用动物实验可以把很多人体上非常复杂的问题简单化，以进行各种因素的细微探讨，这是临床医学研究难于做到的。

观察法　是直接或间接观察实验动物的生活习性和行为的研究方法。包括观察实验动物的外观、毛色、病理改变等。通过科学观察，获取第一手科学资料，从中发现科学规律。

比较法　用比较的方法研究实验动物与人类的基本生命现象，对不同物种的疾病发生和发展进行比较，使实验动物研究的结果能够用于人类疾病研究，由此产生了比较医学。

动物实验法　是医学研究的重要方法。通过动物实验已确定人类多种传染性疾病的传染源、发病机制、药物的有效性和安全性。这些科研成果确定了各种致病因素与人类疾病的关系，使预防、治疗人类疾病成为可能。

模型法　是使用疾病动物模型作为实验对象的方法。疾病动物模型为人类疾病的发病机制研究提供了研究对象，是基因、蛋白质以及多因素作用研究的工具，极大地促进了对发病机制的认识和药物靶点的发现，进而推动了治疗理论、药物与技术的进步。疾病动物模型也为药物、疫苗、生物制剂的有效性提供活体评价体系。

基因工程技术　包括转基因、基因打靶、基因沉默和基因捕获等技术。欧美等国家和地区利用这些技术建立了大量的疾病模型资源。这些基因工程疾病资源的开发和利用，对发育生物学、免疫学、肿瘤学、神经生物学和遗

传育种等产生了深远影响。基因工程动物已经在医学研究中广泛应用。

与其他学科关系　与医学、药学、食品科学和军事医学的关系较为密切。

医学　是实验动物科学最主要的应用领域，可分为现代医学（即西医学）和传统医学（包括中医学、藏医学、蒙医学等）等。现代医学按研究领域大方向分为基础医学、临床医学、法医学、检验医学、预防医学、保健医学、康复医学等。无论哪种医学，都需要实验动物及动物模型来剖析其科学本质。中医现代化也要通过科学的动物实验来解密中医药的药理机制。实验动物的培育首先为医学服务，只要人类存在，就需要实验动物。利用动物模型对人类疾病进行研究是医学界公认的技术方法，而动物模型的建立和动物实验结果的诠释是其中的关键。

药学　新药的开发必须通过大量的动物实验，进行严格的安全性、有效性评价，包括动物急性、亚急性和慢性实验及三致实验（致癌、致畸、致突变）等，所用动物包括啮齿类动物、犬、猪和猴等不同进化程度的哺乳类动物。除药品外，许多生物制品如疫苗、血清等的生产也离不开实验动物，如猴肾培养制备脊髓灰质炎疫苗、无特定病原体级鸡胚制备麻疹疫苗等。

食品科学　食品、保健品、饮料等的安全性评价都是在实验动物身上进行的，证明对人体确实无急、慢性不良反应，无致癌、致畸、致突变作用后，方能生产和供应市场。

军事医学　许多实验研究如核辐射、冲击波、爆炸伤、弹道

伤、各种生化武器的损伤等，均是用实验动物作为人类的替身。在航天活动中，小鼠、犬、黑猩猩曾先于人类被送入太空；研究高温、高压、失重、宇宙射线等对人体生理状态的影响也是首先在实验动物身上进行的。

（秦川 孔琪）

shíyàn dòngwù wēishēngwùxué

实验动物微生物学（laboratory animal microbiology）

研究与实验动物相关的微生物的形态结构、生长繁殖、遗传变异、生态分布及其与实验动物相互作用规律的科学。其研究成果为医学微生物学提供比较医学基础，为实验动物微生物学等级、质量控制提供监测指标和依据。

简史　20 世纪初，实验动物微生物学伴随微生物学、动物学、兽医学发展而来，经过近 1 个世纪发展，逐步成为独立学科。研究发现，人类 80% 的病原微生物来源于动物，有些导致人类严重疾病，如狂犬病病毒、猴结核分枝杆菌、猴痘病毒、猴 B 病毒等，因此，在开展动物实验时，导致实验人员患病的情况时有发生，甚至引起死亡，这逐渐引起微生物学家、医学家、兽医重视，并开始对使用的动物进行病原微生物检测和防疫。实验动物种类从自然种类向人工培育品种的转化，丰富了物种资源，也使得动物遗传组成向着人类希望的方向转变。但随后发现，即使使用了遗传背景一致、遗传质量控制良好的动物，实验结果也不相同，其原因是携带的不同病原微生物干扰、影响了实验结果。因此，控制微生物携带、减少对实验的干扰也逐步引起重视。

研究范围　重点进行实验动物病毒、细菌、真菌、立克次体、衣原体等微生物的生长繁殖，以及对实验动物造成危害、疾病的研究。随着医学、生命科学的发展，实验动物的种类不断扩增，对其特有的微生物谱研究也在不断扩大和深入。

研究方法　主要包括病原学、血清学、病理生理学、免疫学以及临床研究。病原学最常用的方法是病原微生物培养以及核酸检测。血清学方法常用于检测感染病原微生物后动物体内产生的抗体。实验室人工感染的实验方法是最常用的研究方法，用此法可以动态了解微生物感染动物的过程，包括病理生理、免疫以及临床改变等。

与其他学科关系　实验动物微生物学丰富了医学微生物学的内容，拓宽了兽医学、医学的范围，开拓了微生物比较医学，形成交叉融合的综合学科。

实验动物微生物学系统研究微生物与实验动物的相互作用规律，为人类微生物学提供比较医学基础，还可协助筛选特异、敏感、便捷的检测方法，为实验动物微生物学等级确定、质量控制提供监测指标和依据。

（魏 强）

shíyàn dòngwù yíchuánxué

实验动物遗传学（laboratory animal genetics）

研究实验动物遗传育种、遗传控制、遗传工程，利用实验动物遗传资源研究基因结构、功能及其变异、传递和表达规律的科学。

简史　自格雷戈尔·约翰·孟德尔（Gregor Johann Mendel）在豌豆杂交实验中发现遗传定律，到威廉·贝特森（William Bateson）等 3 位科学家对孟德尔遗传定律的再发现和托马斯·亨特·摩尔根（Thomas Hunt Morgan）将基因定位在染色体上，确定了遗传的物质基础，拉开了动物遗传研究的序幕。美国动物学家威廉·欧内斯特·卡斯尔（William Ernest Castle）利用宠物小鼠毛色验证孟德尔遗传定律开启了小鼠遗传学以及哺乳类动物遗传学研究时代。20 世纪 90 年代至 21 世纪初，基因打靶技术、转基因技术、基因诱变技术、胚胎工程和基因编辑技术的出现和在实验动物学上的广泛应用，协助建立了大量的实验动物基因修饰品系，为研究基因结构和功能提供了丰富的遗传资源。

研究范围　主要包括以实验动物培育、繁育和实验动物化为主体的实验动物遗传育种、遗传控制等经典内容，以及基因组研究等相关内容。

研究方法　包括遗传育种技术、基因诱变技术、胚胎工程技术、基因工程技术等技术体系。

与其他学科关系　实验动物遗传学结合了动物遗传学、分子遗传学等理论体系，研究范围与细胞生物学、生理学、发育生物学、医学等学科交叉，成为基因与生命过程关系研究的前沿，在实验动物资源培育、基因修饰资源培育、基因功能研究等方面有较多应用。

（张连峰）

shíyàn dòngwù xíngwéixué

实验动物行为学（laboratory animal behavior）

从动物解剖学、生理学角度研究实验动物的行为、行为变化以及产生这些变化的原因和意义的科学。

简史　实验动物行为学起源与现代医学几乎同步。现代医学奠基者——古希腊亚里士多德（Aristotle）在公元前 384 年至公元前 322 年开始了观察、描述动物的行为，记录了 540 种动物的生活史和行为。1859 年，查尔斯·罗伯特·达尔文（Charles Robert Darwin）的《物种起源》问世，对实验动物行为学的发展产生了划时代的影响。动物学家赫伯特·斯潘塞·詹宁斯（Herbert Spencer Jennings）在 1906 年出版了《原生动物的行为》，对原生动物的行为进行了详细研究。1927 年，伊万·彼得罗维奇·巴甫洛夫（Ivan Petrovich Pavlov）利用犬完成了经典的条件反射实验，首次对动物学习记忆行为的产生现象进行了系统研究。1931～1941 年，荷兰行为生物学家尼古拉斯·廷贝亨（Nikolaas Tinbergen）和奥地利习性学家康拉德·扎卡赖亚斯·洛伦茨（Konrad Zacharias Lorenz）在自然和半自然条件下对动物进行了长期观察，形成了动物行为分析和行为生态研究相结合的实验动物行为学。伯勒斯·弗雷德里克·斯金纳（Burrhus Frederic Skinner）利用自行研制的斯金纳箱研究鸽子的操作性条件反射行为，这为后来的操作式条件反射学习记忆行为研究奠定了基础。1981 年，英国心理学家理查德·格雷厄姆·迈克尔·莫里斯（Richard Graham Michael Morris）发明了水迷宫行为学研究方法，这些都极大地推动了脑和行为科学的研究。

20 世纪以来，计算机、成像、信息和电子工程等技术不断发展，一些能同时检测和分析多种行为学和生理现象的实验技术和方法不断问世，借助生物信息学工具，对捕获、采集的庞大行为信息进行翻译和解析，获得客观的分析数据，定量、准确地评价多种动物行为发生发展的过程，为实验动物行为学研究提供了更

为自动化、客观化和智能化的研究手段和技术。

研究范围　实验动物行为学研究实验动物在正常或者异常条件下产生的行为变化以及产生这种改变的生理和生物化学机制。动物行为包括动物的自然行为和社会行为。自然行为包括学习记忆行为、情绪行为（抑郁、焦虑、恐惧）、自发活动行为、节律行为、攻击行为、防御行为、繁殖行为等，社会行为包括沟通行为、利己行为、等级行为等。常用实验动物包括大鼠、小鼠、非人灵长类动物、犬等。

研究方法　动物行为学实验是实验动物行为学的主要研究方法，包括人工观察、仪器检测和模拟等方法。基本要素包括实验动物、检测设备及评价指标。

实验动物的行为反映的是实验动物神经－内分泌－免疫系统的整体综合效应，是其生理和心理整体状态的全面反应。实验动物行为学研究是神经和精神疾病发病机制、新药研发基本和必需的实验手段，广泛应用于生命科学、医学、药学、中医药、军事、环境、食品和生物安全领域。

（刘新民　陈善广）

dòngwù jiélǜ xíngwéi
动物节律行为（animal rhythmic behavior）　动物的活动或生理功能随自然节律变化而周期性重复发生的行为。研究动物的节律行为及其分子机制可有效地保护和利用有益动物，限制和防治有害动物。

形成　动物节律行为受生物钟调控，是动物长期生活在光照、温度或海水周期性变化的环境中，适应自然节律变化的结果，但需依靠外在的定时因素作用，使动物的节律行为与环境的周期变化

保持同步。

分类　①昼夜节律：指动物的活动和生理功能与地球的昼夜相联系，大约以 24 小时为周期出现的行为。动物的昼行性（见于大多数哺乳动物）、夜行性（见于猫头鹰等）和晨昏性（见于夜鹰等）都是昼夜节律的表现。温度、光照强度、食物资源和天敌数量等因素的昼夜之差是昼夜节律形成的重要原因。②潮汐节律：指潮水的涨退引起的海洋生物的节律性行为。例如，蟹类涨潮时藏在洞穴，退潮时爬出洞穴觅食。③季节节律：指有些生物随季节改变而发生的周期性行为。包括年节律和月节律等，如鸟类的迁徙、两栖类和爬行类的冬眠行为、鱼类的洄游行为等。很多动物还具有相对较短的活动节律行为，如取食节律、饮水节律和梳理行为节律等。其中，取食节律的建立是依靠饥饿感增强和减退的交替进行。一些节律过程是间歇性的或间断性的，其发生周期没有特定的规律，称间歇节律。

意义　动物节律行为对于动物获得食物和适宜的生存环境、繁殖及躲避不良的生活条件等具有积极意义。掌握动物的节律行为可以比较研究人类和动物的节律行为，造福人类。

（孙秀萍）

dòngwù gōngjī xíngwéi
动物攻击行为（animal aggressive behavior）　同种动物个体之间为争夺食物、配偶、社会地位、巢区或领域等发生的咬、追逐等相互袭击的行为。属于种内斗争，动物在攻击行为中一般很少受到伤害。为实验动物提供环境丰富化产品，包括筑巢料、通道、纸屋、木块、纸屑等，可以有效减少攻击行为。

形成　攻击行为是遗传和环境相互作用的复杂过程。遗传因素对动物攻击行为具有独立作用，环境因素如种群密度、食物、优势序列等也影响动物的攻击行为。

分类　①维护群体等级秩序的攻击行为：不少动物群体中有等级概念，特别是实验猴，为了争夺王者地位会发生攻击行为。②争夺资源的攻击行为：如争夺饲料、饮用水、垫料等。③保护领地的攻击行为：领地是动物生存、繁衍和获取食物的重要保障，动物领地意识比较强，对入侵者会发动攻击行为。

意义　动物攻击行为对维持个体生存和种族延续必不可少。探究动物攻击行为的发生机制和各因素的交互作用，有利于避免动物攻击行为的发生，对实验动物福利和实验动物生产具有重大意义。

（孙秀萍）

dòngwù fángyù xíngwéi

动物防御行为（animal defensive behavior）
动物为减少来自外界不利环境因素及其他动物的伤害采取的行为。

形成　动物在进化过程中，为长期适应生存环境，各自形成了躲避敌害的方法。其中，下丘脑是动物防御行为的重要中枢。

分类　可分为初级防御和次级防御。

初级防御　是动物为适应环境而表现出的基本防御状态，与捕食动物是否出现无关，有助于减少与捕食动物相遇的可能性，如保护色、警戒色、穴居、拟态等。①保护色：又称隐蔽，即动物的体色与环境背景色很相似，因此不易被捕食动物发现，如水体表层的浮游动物常是透明的。②警戒色：指有毒的或不可食的动物往往具有极为鲜艳醒目的色彩，对捕食动物具有警示作用，使捕食动物见后避而远之，如胡蜂和黄蜂身体黑黄相间的条纹。③穴居：指动物在穴中或洞中生活，使捕食者难以发现，如鼹鼠和蚯蚓终年生活在地下。④拟态：指动物在形态、体色和行为上模仿另一种动物，从而使一方或双方受益（获得生存和安全）的现象。一种无毒物种模仿另一种有毒物种称贝氏拟态，如蝇类模仿蜜蜂；两种有毒物种互相模拟称缪勒拟态，如两种不适合捕食者口味的蝴蝶互相模仿，可减少因被尝试而牺牲部分个体的机会。

次级防御　是只有当捕食动物出现之后才起作用的一种防御状态，可增加和捕食动物相遇后的逃脱机会，如回撤、逃遁、威吓、假死、转移攻击部位和反击等。①回撤：是穴居动物最有效的次级防御手段，如野兔遇到危险立即逃回洞内。②逃遁：是指当捕食者接近时动物靠跑、跳、游泳或飞翔，直线运动和不规则运动相结合的方式，迅速逃离，如夜蛾和尺蠖蛾在蝙蝠离其较远时采取直线飞行，而当蝙蝠离其较近时便采取不定向飞行，使蝙蝠难以捕捉。③威吓：是指不能迅速逃跑或已被捉住的动物，往往采用恐吓手段进行防御，如蟾蜍在受到攻击时肺部会充气而使整个身体膨胀起来，造成一种身体极大的虚假印象。④假死：很多动物都以假死习性来逃避捕食动物攻击，如很多甲虫保持假死，之后突然飞走。⑤转移攻击部位：有些动物通过诱导捕食动物攻击自己身体的非要害部位而逃生，如蜥蜴在受到攻击时会主动把尾脱掉，以后再生出新的尾。⑥反击：是动物在受到捕食动物攻击时，利用一切可用的武器（如牙、角、爪等）进行反击。如麝牛遇到狼的袭击时，成年的麝牛成群地围成圆阵，把幼牛保护在中间，头朝外用犄角与狼搏斗。

意义　动物防御行为对个体生存和种群繁衍具有十分重要的意义。研究动物防御行为的类型及其影响因素能更有效地进行物种保护和管理，促进生态环境的维护。

（孙秀萍）

dòngwù fánzhí xíngwéi

动物繁殖行为（animal reproductive behavior）
动物为延续种群所进行的识别、占有空间、求偶、交配、孵卵以及哺育子代等生育后代的复杂行为。繁殖分为无性繁殖和有性繁殖。无性繁殖是母体单个细胞分裂直接产生新个体；有性繁殖是通过减数分裂产生雌雄配子，并通过配子结合形成合子，进而产生新的个体。在减数分裂期间发生的遗传重组既可以保证同源染色体的相互结合，也可保证染色体上的基因有不同的来源，使后代表现出多样性的遗传性状，有利于种群更快地进化，以适应变化的环境。繁殖行为是保证物种生存、延续最基本、最重要的生理功能。

形成　为了在有限的交配中提高生殖成功率，在复杂的自然环境中获取最大的生存机会，保证种族繁衍，动物经过长期进化，形成了各自独特而适宜的择偶机制、交配策略及育幼行为。动物生殖器官发育完全，具备了正常繁殖能力，在各种求偶信号的诱发下，与配偶产生繁殖行为。

分类　包括求偶行为、筑巢行为、交配与配偶关系及扶幼行为等。①求偶行为：指动物在繁殖季节，吸引并追求异性的行为。

动物以求偶为目的的信息传递形式多种多样，如视觉信息、听觉信息和嗅觉信息等。萤火虫发出的荧光是一种求偶信号，以此与异性取得联系；雄蛙以嘹亮的歌声呼唤配偶；许多昆虫则通过嗅觉信息（信息素）进行求偶。②筑巢行为：大多发生在繁殖季节，有助于性生理活动和后代的生长发育，是繁殖行为的重要环节。鸟类、鱼类、爬行动物等都具有筑巢行为。筑巢地址、材料及形状的选择因不同物种而不同。③交配行为：交配是雌雄个体的生殖细胞结合，产生受精卵，进行繁殖的过程。在交配过程中，雌性和雄性都最大化自身的生殖成功率。交配体制是繁殖行为的核心，分为单配偶制和多配偶制。多配偶制又分一雌多雄制、一雄多雌制和乱交型。④亲代孵育行为：包括亲代为幼体生存准备条件，如在幼体产生前建造保护性结构（巢穴或茧）、储藏食物（把卵产在保护区或靠近食物源地），以及对幼体的直接照顾，如护卵、扶幼和喂食等。亲代孵育为幼体提供或增加生存机会，对后代的生长发育有利。

意义 繁殖行为是动物适应环境的具体表现，也是动物维持其种群发展的重要策略。繁殖中产生的新个体，一部分拥有了对环境变化的适应性，这种适应性是动物在新环境中生存的保证。而这部分拥有适应性的个体在逐渐壮大的同时，环境又出现了新的变化，于是通过繁殖行为再产生新的具有适应性的个体，即通过繁殖将这种适应性进行传播。在繁殖过程中，劣势基因被淘汰，优势基因得以保留，动物得以繁衍生息，并且不断得到进化。

研究动物繁殖行为对动物的繁衍和生存及相关产业发展具有重要意义。如将动物繁殖的理论与畜牧生产实践紧密结合，可加速品种改良及优良品种的扩繁，进而促进畜牧业的发展。对于医学实验动物而言，不同品系、不同种群具有不同的繁殖特点，研究适宜的繁殖方法对培育标准化实验动物至关重要。

（孙秀萍）

dòngwù zìfā huódòng xíngwéi

动物自发活动行为（animal spontaneous locomotion behavior）

动物在清醒状态下，自主进行身体位移活动的行为。利用动物自发活动产生的位移，通过人工观察、传感、计算机视觉和信息技术，对动物自发活动进行定量检测和分析的过程，称为动物自发活动行为实验。常用的实验动物为大鼠和小鼠。

形成 动物自发活动行为是在动物与周围环境相互作用时产生的。动物刚进入新的环境时，由于恐惧，四肢会停滞不动；随后，动物对周围环境产生新奇感，表现出理毛、嗅探等动作；随着对环境的逐步适应，动物表现出自由走动、跑动、理毛、站立、跳跃等行为。

分类 分为自发习惯性活动和探究性活动，前者包括走动、跑动、抓搔等，后者包括站立、跳跃等。

评价方法 具体如下。

空场实验 主要用于测试一定时间内，动物在未知设定区域的自发活动行为。常用空场计算机图像检测分析技术，其利用视频和传感技术实时捕获包括速度、距离、时间、频率在内的三维自发活动行为信息。

洞板实验 基于大鼠喜欢探索洞穴的天性而设计，反映大鼠对新环境的探索能力。将实验动物放入洞板装置中，同时开始测量记录，以动物的总探洞次数作为自发活动评价指标。

物体认知实验 利用啮齿类动物天生对新奇事物的探索特性，评价动物自发状态下的学习记忆功能。可分为新物体识别实验、物体位置识别实验、情景记忆实验和时序记忆实验四种模式，用于不同类别的啮齿类动物的学习记忆能力评价（见动物学习记忆行为）。

步态分析实验 通过动物自由行走过程中产生的足迹，定量分析和评估足、踝、膝、髋、躯干、颈、肩、臂的肌肉和关节的协同运动，常用动物步态分析系统进行评价。

意义 动物自发活动行为是维系动物日常生活正常进行的基本功能。研究动物自发活动行为对于药物、保健品和食品的安全性评价，以及兴奋、镇静催眠、抗抑郁和焦虑药物的研究具有重要应用价值。

（刘新民 陈善广）

dòngwù lìjǐ xíngwéi

动物利己行为（animal egoism behavior）

动物采取一切手段、利用一切资源，最大限度扩展生存规模、提升生命价值、延长生命的行为。利己行为是一种复杂的生理心理活动，不同年龄和发育阶段可以有不同的生理心理系统参与，但是尚没有较为系统的评价方法和指标体系。脑内神经递质及神经肽、海马、丘脑及大脑皮质活动对于利己行为的影响是未来研究方向。

形成 利己行为是与生俱来的一种本能行为。实验动物在刚出生及其幼年所表现出的利己行为多是本能的一种体现，无主观意识，成年后的利己行为渗入了一些主观心理因素。利己行为形成机制较为复杂，与基因调控、神经内分泌等有关。

意义　动物利己行为可能是在保证自身生存的前提下，争取实现最大的繁殖率或生存机会的一种自然竞争行为。例如，一些鸟常将卵产于其他鸟巢里，由其他雌鸟为其抚养后代；哺乳类动物多有自己的地盘，常将入侵其地盘的同类杀死。动物利己行为可以用于动物高级中枢神经系统功能活动的研究，以比较探讨人类复杂的神经精神生理活动。

（杜力军　雷帆）

dòngwù gōutōng xíngwéi

动物沟通行为（animal communication behavior）　动物个体之间传递信息、交流感情和相互影响的行为。又称动物通讯行为。是维持社群结构、协同捕食、逃避敌害及繁衍后代等过程中必不可少的行为，具有生存的适应意义。

沟通行为的目的是传递信息或信号。动物借助于沟通行为把一个个体的内在生理状态等信息传递给另一个体，并引起后者做出适当的反应。信息共享能通过协调群体的活动而增加存活机会。动物靠发送信号进行沟通，这些信号包括特定的姿态、动作、声音或化学物质等，它们都有一定的含义。

信号的一个重要特征就是稳定性，动物群体中的个体都以极为相似的方式进行通讯。动物的信号可以是离散的，也可以是渐进的。有时两个或多个信号可以组成一个新的含义，有时某个信号在特定场合有特定的含义。信号的传递必须依赖一定的载体或通道。动物沟通行为的完成通常需要发出信号的个体、接受信号的个体、不同类型的特定含义的信号、信号传递的通道等要素。

形成　动物沟通行为的获得与发展有相同或相似的法则，动物的遗传因素、生存环境、社群结构和社群活动对动物的沟通行为有重要影响。动物复杂而精妙的沟通行为是自然选择的结果。为提高沟通效率，动物个体除使用容易检测的信号外，还会通过其他特殊的方式提高信号的可检测性，这些特殊方式主要包括使用冗余和炫耀信号、使用警示信号、减少信号类别等，从而保证信号的高效性。

分类　动物沟通可以通过视觉、听觉、触觉、化学和电场信号等进行。

视觉沟通　动物发出特定的视觉信号，使接受视觉信号的个体可以理解其特定的含义。视觉信号具有一定的作用距离、有确定的方向性并可被光感受器官所感受。视觉信号包括光照度的变化、物体的移动、图形、颜色和平面偏振光等。这种行为具有标识功能，可以传递种属、年龄或性别等信息，还能传递情感和动机行为。

听觉沟通　动物发出特定的声音信号，使接受听觉信号的个体可以理解其特定的含义。听觉沟通可以通过调频或调幅的方式进行，通常具有种的特征和群体特征。在夜间视觉受限的情况下，这种行为有利于协同捕食和进行其他社群活动。听觉沟通主要用于动物求偶、攻击、辨认、警报和寻求保护等。

触觉沟通　指动物个体间特定含义的信息交流依靠身体接触来进行，见于很多动物。这种沟通方式交流范围较小，如黑猩猩在小范围内可以通过身体接触的方式进行个体间的通讯。刚出生的动物视觉和听觉发育不全，但皮肤触觉却较发达，可以通过对母亲的接触吸乳，获取生存机会。身体接触行为还与动物维持个体间等级、强化社群关系、异性间求爱等有关。

化学沟通　动物释放含有特定信息的化学物质——信息素，通过嗅觉和味觉通路进行传导，可以在同种个体和异种个体间进行传递。嗅觉和味觉通路是传递信息的重要通道。信息素可分为外激素和异源外激素。外激素是在同种个体间起作用的化学信号，异源外激素是在异种个体间起作用的化学信号。昆虫和哺乳类动物的气味通讯、鱼类和爬行动物的嗅觉通讯均属于化学沟通。通过这种沟通方式可以进行种间识别、个体或群体辨别、性别辨别、领域标记、配偶选择、诱导交配行为或攻击行为等。小鼠或大鼠产仔后，雌鼠主要靠嗅觉识别幼仔特有的化学气味来辨别自己的幼仔，如果人用手直接触摸刚产下的幼仔，会留下人的气味，雌鼠会误认为该幼仔不是自己所产，甚至会咬死该幼仔，以防其他幼仔受到疾病或其他威胁。

电场沟通　有些鱼类能够释放电波，其形式具有物种特异性，即每种电鱼都有其特有的放电形式。在黑暗浑浊的水中，动物的电场沟通是一种有效的信息交流和目标定位途径，也可见于海豚。动物还可以通过放电识别性别，保持群体一致，传递威胁、警告和臣服等信息。

意义　动物不同方式的沟通行为可以引导动物与其他个体发生联系、相互认识，减少动物间的格斗和逃亡次数，也有助于群体中各个体间行为同步化，使群体共同适应环境的变化，也有利于动物个体和种群间的繁衍生息。动物的沟通行为存在于动物的全部生命活动之中，是种群存在和发展的基础之一，也是动物进化的结果。进化程度不同的动物因不同的社会等级而发展不同的沟通行为，满足不同的群体功能。

识别个体、社会等级、种群和物种　动物可以通过化学、视觉、听觉、电场信号等进行沟通，进行个体识别。个体识别是保持社群结构完整的一个重要环节，如果动物个体间相互不能识别，则稳定的社群结构将不可能保持，甚至连母仔关系都不能正常维持。动物也可以通过化学信号进行沟通、识别社会等级。在社会性昆虫中，每个成员都会通过所分泌的信息素亮明自己的等级，以便其他个体对自己做出适当的反应。识别等级后，可以使个体相对稳定，减少打斗行为。动物还可以通过区分环境或遗传差异引起的不同信号来识别不同物种或种群，以维持该物种或种群的繁衍。

吸引异性、求偶　动物可以通过触觉、化学、视觉、听觉信号等进行沟通，这种沟通与繁殖功能有关，雌性或雄性个体利用通讯信号表明状态，向异性求爱，要求交配。

乞食和喂食　包括幼仔恳求照料时向双亲发出特有的声音信号，以及双亲向幼仔提供照料行为使用的各种信号。这种行为一般是先天性的，但也有一部分是后天习得。

同步孵化　有些鸟类在出壳之前几天就开始发声，雌鸟可以据此听觉信号控制孵化的进度。同步孵化可以减少稚鸟出壳的时间差，雌鸟可与稚鸟一起离巢觅食和汲水，可以防止受到其他动物的伤害。

招募　是特殊类型的集合，即群体成员直接汇集到一个特定地点去完成一项特定的任务，如搬运食物、筑巢、防卫或迁移等。动物通过分泌化学信息素进行招募，招募行为在社会性昆虫中最常见。

报警和求救呼叫　动物通过听觉信号进行沟通，在面临危险时，如发现捕食者，动物可以突然中止正常活动，发出警报和求救呼叫，使群体其他个体随之进入警戒状态，也可以使用声音发出警报，使子代及其他个体得到保护。

保持社会联系　有些动物个体之间的社会联系是靠身体接触而保持和加固的，这些动物常被称为接触动物，这种行为常被称为梳理行为。梳理行为普遍存在于昆虫、鸟类和哺乳类等各种动物中，常与取食、争斗、求偶等行为紧密相连。

(杜力军　谢伟东)

dòngwù lìtā xíngwéi

动物利他行为（animal altruistic behavior）

动物个体不计较自身利益得失而自愿帮助其他个体的行为。动物所表现出的利他行为与其社会结构、社会组织、自然环境、基因和性激素等因素有关，利他行为给接受者带来好处的同时，对行为实施者没有好处甚至带来一定损失。实验动物中同样存在利他行为，如小鼠之间的理毛行为、猴子之间的抓虱和分享食物行为等。

形成　动物利他行为是一种生存行为的表现方式，在自然界普遍存在。群居动物的利他行为有助于种群成为一个"齐心合力"的整体，共同捕食或哺育后代，使种群更好地生存下去。汉密尔顿法则认为动物之间的利他行为跟亲缘关系正相关，也就是亲缘关系越近，利他行为越强烈，反之亦然。道金斯在其著作《自私的基因》中，认为是基因决定了动物的利他行为。

分类　从整个生物圈的个体表现来看，利他行为大致可以分为亲缘利他、互惠利他和纯粹利他等表现形式。

亲缘利他　指有血缘关系的生物个体为自己的亲属提供帮助或者做出牺牲。亲缘利他有助于"基因遗传频率的最大化"，在生存竞争中具有明显的进化优势。

互惠利他　指没有血缘关系的生物个体为了日后得到回报、获得更大收益而相互提供帮助。例如，在灵长类动物社会群体中，不具亲缘关系的个体存在着利他行为，包括相互理毛、婴儿照顾、交配权、食物资源共享或攻击支持等。

纯粹利他　指动物不追求任何针对其自身的客观回报的利他行为。

意义　动物的互惠利他行为为群体的生存发展提供了重要保证。利他行为属于较高级的精神心理行为，探究其发生原因及其复杂机制，对于研究观察动物的复杂社会心理学行为及保障其福利和生产有重要意义。

(杜力军　雷帆)

dòngwù děngjí xíngwéi

动物等级行为（animal ranking behavior）

动物在形态和行为上形成适应于完成某一特定工作，并且具有一定时间和空间排列顺序特征的个体、群体的行为。等级行为常见于具有社会行为特征的动物群体，成员之间有明确的分工，群体中可形成等级。

形成　动物等级行为是动物

在后天行为和生存活动过程中逐渐形成的，因此，动物等级行为的获得及发展与动物的生存环境、遗传因素、社群结构及其社群行为活动有密切关系。这种"高度社会化"的行为方式表现为多个个体协同作战、共同捕猎或御敌，有利于个体生存、种群繁衍。但是，由于自然界食物、空间、配偶等资源的有限性，以及同种个体生存需求高度相似性，动物个体间经常因资源分配不均而发生激烈争斗，从而对种群的延续、进化产生不利影响。在长期的进化过程中，社会性动物不断磨合、调整，适应性地产生了相应的等级行为，以求趋利避害。同一种群内的动物等级行为的建立有利于该种群的和谐稳定及繁衍生存。一些动物为了避免弱肉强食而形成的天然躲避行为也属于一种等级行为，是在长期进化过程中形成的，并具有一定的遗传性。这种不同种动物间的等级行为有助于种群自我保护、繁衍生息，也因此形成了完整的食物链。

等级行为的形成与个体形态、生理特征、格斗能力、获取资源能力、年龄或资历等有关。在社会性昆虫中，执行不同任务的个体在形态、生理和行为上存在明显的差异，这些动物的等级关系主要由动物分泌的信息素来决定，如蜂群和蚁群中的蜂后和蚁后、鸟类啄食食物时的先后顺序。

在较大的群体中会形成稳定的线形等级关系，优势等级体制形成后，动物群体中社会排位稳定，一些个体总是服从于另一些个体，并常把可利用的资源让给优势个体优先利用而无需战斗。这种等级序位很难以成对竞争为基础来解释。随着群体增大，出现线形等级的可能性下降。等级

关系可以随时间变化、成员增减或能力剧变而变化。在母系等级关系中，群体中很少发生等级剧变，但如果雌性个体只支持它自己的母系成员，这种线形等级关系也会变得不稳定，进化稳定的等级关系应该是有非亲属支持的等级模式。个体之间的联盟可能也会危及群体中的等级关系。

哺乳类动物的社会等级关系通常与个体竞争能力有关，常通过打斗结果来决定，也可以通过个体之间的行为相互作用。在某些动物中，体重在等级关系形成过程中起十分重要的作用，通常体重较大的个体容易获得相对较多的资源，形成优势等级，具有攻击性，如雄性地鼠和家鸡。等级关系还与早期等级关系、年龄或资历有关，也可由个体拥有相对资源的能力确定。当个体之间年龄或者体型相当时，其等级关系可通过资源占有能力的不对称解决。

以小鼠笼养为例，将不同笼具饲养的成年小鼠合笼饲养。合笼后，小鼠之间立即比试胡须长短，然后进行激烈打斗。战斗力强但体重不一定占优势的雄鼠常将处于劣势者的胡须拔光，自己保留胡须。这类小鼠被形象地称为"理发师"。胡须越长，表明等级地位越高。激烈打斗结束后，该笼小鼠稳定地生活在一起。如果再将其他笼具饲养的小鼠放到该笼饲养，由于稳定的等级关系受到挑战，小鼠之间又会立即进行新一轮等级竞争，直至稳定。

意义　社会中的每个成员都会表明自己所属的等级，都有明确的分工，以便其他个体对自己做出适当反应。等级关系一旦确定，从属个体会顺从高等个体。优势等级的动物有优先获得资源

或食物的权利，从而性成熟早、产仔间隔短，可以补充更多的后代。稳定的优势等级关系可能通过减少剧烈的打斗事件而使优势个体和从属个体均受益。动物等级行为对于维持不同物种动物及动物个体生存有重要的意义。研究动物等级行为的形成及发生的原因和机制，对野生动物保护以及实验动物的福利和生产具有重要意义。

（杜力军　谢伟东）

dòngwù xuéxí jìyì xíngwéi
动物学习记忆行为（animal learning and memory behavior）动物在与外界环境接触的过程中形成新的行为和经验，并对获得的行为和经验进行保持的行为。学习和记忆是互相联系、密不可分的神经活动过程，学习过程中必然包含记忆，记忆以学习为先决条件。学习记忆行为是动物在生存与进化中的一种高级神经活动行为，也是脑的基本功能之一。学习记忆行为研究常用的动物包括大鼠、小鼠、犬、鱼、果蝇、非人灵长类动物等。

形成　学习记忆行为是动物对有不同生物学意义的环境做出的相应反应。当环境变得更复杂时，学习记忆能力较强的动物被保留下来的机会更多，因此不断发展和进化。动物学习记忆行为是动物在遗传因素和环境因素相互作用下，通过生活经验产生的。动物在获得外界信息后，将感知的内容在大脑皮质留下痕迹，然后痕迹由短时不稳定记忆状态转化为长时稳定牢固的记忆状态。这种记忆痕迹通过回忆或再认的方式进行重现，完成学习记忆的过程。

分类　学习主要可以分为非联合型学习和联合型学习。非联

合型学习是一种在刺激与反应之间没有明确联系的简单学习形式；联合型学习是刺激和反应之间存在确定联系的学习，最常见的两种模式为经典条件反射和操作式条件反射。

记忆可以分为程序性记忆和陈述性记忆。程序性记忆又称内隐性记忆、反射性记忆，是对运动技能、感知觉、程序和规则等的记忆，具有自主或反射的性质，不需要有意识地回忆。这种记忆形成缓慢，需要多次重复和演习才能完成，但形成后可保持较长时间。陈述性记忆又称外显性记忆，是对地点、事件等的回忆，需要有意识地进行。这种记忆形成迅速，但容易遗忘。陈述性记忆又可分为情景记忆和语义记忆。情景记忆是将特定事件与其发生的时间、地点相互联系形成记忆；语义记忆是对经验的抽象概括，一般通过多次经验形成。许多学习条件下所形成的记忆可同时包含上述两种类型，不能截然分开。

评价方法　科学家建立了多种行为实验方法检测动物的学习记忆行为。其中，小鼠和大鼠的学习记忆行为检测方法按检测原理分为三类：惩罚（跳台、避暗、穿梭和迷宫）、奖赏（奖赏操作条件反射、食物性迷宫）和自主选择（物体识别）。

奖赏操作条件反射实验　奖赏操作条件反射是以能引起奖赏效应的物质（食物、酒精与影响精神的药物等）作为强化物质，结合非条件刺激信号（灯光、声音），使动物在随机发现和主动探索中获得经验，并使记忆强化和再现，最终使动物形成条件反射的过程。奖赏操作行为评价指标有踏板次数、鼻触次数、获得奖赏次数、成功概率、反应率、有效操作平均反应时间、有效鼻触平均反应时间、条件反射潜伏期等。这种行为学评价技术对动物的行为和心理伤害刺激小，对相关递质分泌和神经信号传导不产生干扰。通过设计奖赏训练、固定比率操作训练、信号辨识和信号消退的分等级组合实验方案，能更精准地研究动物对复杂操作方式与辨识信号的学习记忆能力，可用于检测动物在执行操作任务时的学习记忆能力，尤其适合于现代高科技条件下执行复杂操作任务时的认知作业能力评价。

物体认知实验　利用啮齿类动物天生对新奇事物的探索特性，评价动物自发状态下的学习记忆功能。评价指标包括潜伏期、探索次数、探索时间和辨别指数等，对实验动物在不同时间、不同地点、不同环境下接触到的物体的探索情况进行比较，评价其学习记忆行为。通过设计"新奇事物辨别""物体位置识别""物体情景识别"和"时序记忆"等多种行为学实验模式，配合配对、延缓配对物体等程序，模拟各种行为作业的获得、巩固和再现等不同学习记忆阶段，可对大鼠、小鼠的认知功能和心理进行精细、准确的分类研究，具有高度的敏感性和可靠性，因此被科学界作为对动物学习记忆行为研究的新方法而受到广泛重视。

穿梭实验　测试的是动物复杂的联想式学习记忆行为，常在穿梭箱中进行。在动物意识到条件性刺激（光刺激）与非条件性刺激（电刺激）的关联性的过程中，研究推理、理解、计划以及决策力等方面的学习记忆行为。

跳台实验　利用厌恶性刺激（电刺激），迫使动物跳上安全跳台，反映动物对空间位置辨知的能力。是研究小型动物学习记忆行为常用的行为学测试方法之一。

避暗实验　是利用厌恶性刺激（电刺激）作为对动物进入暗环境的习惯性行为的惩罚，使动物形成厌恶性条件反射，使动物学会避开暗环境而免受惩罚的实验。反映动物对明暗环境的学习记忆能力。

水迷宫实验　是利用大鼠、小鼠会游泳的天性，强迫其在水中游泳，在水迷宫中寻找固定位置的隐蔽平台，使其形成稳定的空间位置认知的实验。这种空间认知是以异物为参照点的参考认知，所形成的记忆是空间参考记忆，主要涉及边缘系统（如海马）及大脑皮质有关脑区，属于陈述性记忆。

意义　动物通过学习记忆，不断调整和适应自身的生存环境，因此学习记忆行为对于动物的生存繁衍、发展进化必不可少。对动物学习记忆行为的研究也是阐释老年性痴呆、各种应激所致的学习记忆减退等认知功能障碍的发病机制，寻找有效防护药物的主要实验方法。

(刘新民　陈善广)

dòngwù jiāolǜ xíngwéi

动物焦虑行为（animal anxiety behavior）　动物面临不可避免或即将发生的厌恶性刺激时由于发生趋避冲突所表现出的特定行为。又称类焦虑行为。包括抑制性回避、警觉性增高、神经内分泌改变等。利用条件性恐惧可以诱导实验动物产生类似的趋避冲突。例如，饮水冲突是将口渴动物的饮水行为和不确定的电击结合起来，动物如果想满足饮水的需要就可能会受到电击的创伤，由此造成动物在饮水和避免电击之间产生冲突，模拟期待性焦虑行为。

形成 动物在进化过程中，常由于环境因素或社群活动在不同程度上产生焦虑行为，因此焦虑行为是其在生存进化过程中不可避免的一种心理反应形式。动物的遗传因素、生存环境、社群结构和社群活动对动物的焦虑行为的发生有重要影响。动物焦虑行为的产生大多由于生存环境的改变，有时候也会源于社群结构的改变。动物在适应这种变化的过程中由于其适应能力有限而产生趋避冲突。一些动物由于遗传因素而具有焦虑易感性。在生物医学的实验研究中，动物的焦虑行为常可通过不同的实验方法诱导。

冲突与焦虑 焦虑通常建立在趋避冲突的基础上，可以根据冲突的程度进行评价，通常回避的倾向性越高，焦虑的程度越重。冲突的建立分两类。

利用实验动物的天性建立冲突 包括高架十字迷宫、空旷场地、社会交往、灯光/黑暗探寻等。①高架十字迷宫：迷宫由对称的2个开臂、2个闭臂以及中央区组成，大鼠在探索行为的驱动下进入开臂，受抑制性回避返回闭臂。大鼠在迷宫开臂中的停留次数和时间越多，焦虑程度越轻。②空旷场地：大鼠天生对陌生环境有天生靠近周边的倾向，避免来自空中食肉动物的攻击。在总的运动水平没有明显变化的情况下，大鼠进入场地中央的次数和时间越多，焦虑程度越轻。③社会交往：将成对的大鼠置于一个明亮的环境中，大鼠间天生的社交行为会受到抑制。大鼠间相互嗅、咬、理毛等社交行为的次数越多，焦虑程度越轻。④灯光/黑暗探寻：大鼠具有回避光亮的天性，抑制性回避促使大鼠倾向于

在昏暗一边活动，探索行为又驱动大鼠进入明亮一边。大鼠穿越明暗的次数越多、在明亮处滞留的时间越长，焦虑程度越轻。

利用条件性恐惧建立冲突 包括电击探头埋藏、沃格尔（Vogel）饮水冲突、盖勒（Geller）条件冲突等。①电击探头埋藏：在笼子内的一处墙面上粘贴一些通电的探头，当大鼠探索并触及这些探头时便受到电击，其通常会回避、远离探头。之后，大鼠会直接面向探头，用鼻子和前爪铲起木屑或其他铺垫材料掩埋探头。埋藏探头的时间越长，焦虑程度越轻。②沃格尔饮水冲突：口渴的大鼠在生理的驱动下会去舔水；舔水时，大鼠会接通电路而遭受固定或随机电击，促使大鼠不敢饮水。在固定的时间内，口渴大鼠饮水次数越少，焦虑程度越重。③盖勒条件冲突：饥饿状态下的大鼠通过压杆获得食物奖赏。奖赏分持续奖赏和可变间期奖赏。持续奖赏是指动物无论何时压杆都可获得食物，但会发生足部电击；可变期奖赏是指每隔一段时间给予一个可变间期，只有在可变间期内，动物压杆才能获得食物。实验由持续奖赏和可变期奖赏组成，大鼠在持续奖赏期内的压杆次数越多，焦虑程度越轻。

意义 动物焦虑行为可促进动物对生存环境的适应及社群结构的改变或适应，从而进化或者强化其生存能力，使动物以最小的代价获得生存优势。研究动物焦虑行为的发生机制和产生因素，避免在饲养过程中动物相互之间产生的不良影响，对于实验动物福利和生产具有重要的意义。根据实验动物焦虑行为的评价方法，设计出相应的行为学实验装置，

主要用于抗焦虑药物的药效评价，以及与焦虑行为相关的神经化学、生物化学等方面的基础性研究。药效评价广泛应用于新的抗焦虑药物的研发。基础性研究已确证 γ-氨基丁酸、谷氨酸、5-羟色胺、神经肽 Y、缩胆囊素、P 物质、促肾上腺皮质激素释放激素等神经递质与动物的焦虑行为密切相关。

（杜力军 赵玉男）

dòngwù kǒngjù xíngwéi
动物恐惧行为（animal fearful behavior） 动物面临生存威胁时由于惊慌、害怕和紧张所表现出的特定行为。又称恐惧样行为。包括逃跑、僵滞、惊愕等行为，并伴有神经内分泌改变等。

形成 恐惧行为是动物在长期进化中形成的。动物在进化的过程中需要有发展较为完善的防御系统，以应对威胁和扰乱动物繁衍过程中基因传递的各种危险。

分类 按照引起动物恐惧的来源通常分为先天性和条件性两大类。无论先天性还是条件性恐惧，动物均会出现一系列的神经内分泌变化，包括交感神经兴奋和下丘脑-垂体-肾上腺轴激活，释放去甲肾上腺素和糖皮质激素，引起动物出现排粪、心率改变、尖叫、痛觉丧失等表现。

先天性恐惧行为 主要为先天激起恐惧的刺激引起，动物以往并无感受此刺激的经验，如天敌暴露。先天性恐惧行为主要包括动物行为学诱导的僵滞和声惊反应。①TMT 诱导的僵滞：TMT 是狐狸粪便中的一个气味性成分。TMT 释放之后，出于对捕食者的先天恐惧，大鼠会表现出僵滞以及探究性活动减少等恐惧行为。②声惊反应：实验通常在隔音盒内进行，大鼠受到突然性的听觉

刺激会出现惊愕，表现为快速的连续性肌肉收缩，并伴面部、颈部和肩部的明显反应，可能是为了减少逃跑反应的潜伏期或防御对手的攻击。

条件性恐惧行为 动物个体通过后天习得。例如，将光照和电击同时作用于实验大鼠，大鼠反复学习后就会将光照和电击联系在一起；之后即使在只给予光照、缺乏电击的情况下，大鼠同样会出现恐惧行为。经典的条件性恐惧行为主要包括足部电击诱导的僵滞以及恐惧诱导性惊愕。①足部电击诱导的僵滞：大鼠在一个无法逃避的足部电击环境中接受训练。当大鼠再次暴露于同一环境中，即使不再受到电击，大鼠依然会表现出僵滞的恐惧行为。②恐惧诱导性惊愕：大鼠进入一个黑暗的盒子里，以噪声作为听觉刺激，同时给予电击，电击发生时还配以灯光刺激作为条件化线索。再将大鼠放入，仅给予噪声、不接受电击，大鼠会表现出先天性的惊愕行为；如果同时给予噪声和灯光，不接受电击，大鼠的惊愕行为会得到增强，可能与条件化恐惧行为有关。

意义 恐惧的一个主要特点是激发躲避和逃逸等恐惧行为，能触发动物对环境突发事件的灵活处理。这些恐惧行为是动物在进化过程中应对紧急事件的常用策略。在此过程中，动物用以识别危险的知觉系统是必不可少的，并且还需要运动系统以脱离危险，增加生存机会。根据实验动物恐惧行为的评价方法，设计出相应的行为学实验装置，主要用于抗焦虑药物的药效评价、恐惧消退评价，以及与恐惧行为有关的脑区、神经生化等方面的基础性研究。药效评价广泛应用于新的抗焦虑药物的研发，恐惧消退评价广泛用于研究物理训练或刺激对消退动物恐惧行为的作用，为临床治疗创伤后应激障碍提供有效的物理疗法。

（杜力军 赵玉男）

dòngwù yìyù xíngwéi

动物抑郁行为（animal depressive behavior） 动物面临不可避免或即将发生的厌恶性刺激时由于发生行为绝望、快感缺失等所表现出的特定行为。主要表现为兴趣丧失、情绪低落、绝望甚至自残等。动物抑郁行为研究常用的动物包括小鼠、大鼠和非人灵长类动物。

形成 动物在遗传、环境因素相互作用过程中，由于客观事物和主体需求之间关系失衡，伴随着认知和意识过程，逐步形成对外界事物的一种负性态度。

评价方法 动物的心理活动不能通过语言检测，但可采用化学（药物模拟）、物理（手术、电刺激）、生物（基因）及复合因素诱导动物发生抑郁，通过测量动物是否放弃逃避对其生命有威胁的刺激（绝望）、对奖赏性物质或新奇环境的兴趣是否缺乏（兴趣缺失）等行为实验方法来评价其抑郁行为。

强迫游泳实验 实验动物被迫在一个局限的空间中游泳，它们首先试图挣扎逃跑，随后处于间歇性静止状态，这种状态被称为"行为绝望"。

悬尾实验 将动物头部向下悬挂，动物为克服异常体位，首先产生以逃避为导向的剧烈挣扎运动，在经过努力仍不能摆脱困境后，出现间断性静止，表现出"行为绝望"。

获得性无助实验 获得性无助是检测动物在接受无法控制或预知的厌恶性刺激后所表现的长期逃避能力缺乏的行为实验。实验过程分为获得性无助诱导期和条件性回避反应学习期。①获得性无助诱导期：将实验动物放入电击诱导实验箱，使其遭受不可逃避的足底电击，诱导获得性无助行为。②条件性回避反应学习期：经获得性无助诱导期后，将实验动物放入可以逃避的环境（穿梭箱）中，观察其逃避反应。当动物在仅有灯光的条件刺激期穿梭到箱的另一侧以免遭电击时，记为主动回避反应；当动物在同时具有灯光和电击刺激的情况下穿梭到箱的另一侧以躲避电击时，记为被动逃避反应。经过一段时间后，动物一般表现为主动回避反应和被动逃避反应明显减少，即逃避能力缺乏。

糖水偏爱实验 该实验基于啮齿类动物（主要为大鼠、小鼠）喜好糖水的天性，是使用最为广泛的评价快感缺失的动物行为学测试方法。在训练动物适应糖水的前提下，在一定时间内同时给予动物纯水和糖水，计算动物的糖水消耗量和糖水偏爱指数，观察动物对糖水的偏嗜度，以评价动物快感缺失的症状。

自发活动实验 观察在一定时间内动物（一般为啮齿类动物）在特定陌生环境中的自发活动行为。当动物抑郁时，表现为在空场中自发活动减少，探究性下降。

新奇环境摄食抑制实验 禁食后的动物被置于新奇环境时，对新环境中放置的食物有强烈的探索和摄取欲望。如禁食动物在新奇环境中摄食潜伏期延长，则可判断有抑郁行为。

意义 避免动物产生抑郁对于维系动物的正常发育和进化非常有帮助。研究动物的抑郁行为对抑郁症的发生机制研究、抗抑郁新药研发具有重要意义。

（刘新民　孙秀萍　陈善广）

bǐjiào shēngwùxué

比较生物学（comparative biology）

对不同种动物（包括人类）的生物学特性、自然变化和差异进行比较分析，揭示其发生发展规律的科学。是用比较的方法理解单细胞或更高级别的系统发育分类单元、驱动机制和模式。生物关系（发展史、血统）通常表示为一个比较分析系统发育树或进化分支图。

简史　比较生物学很早就随着生物学的发展而出现。18世纪下半叶，生物学不仅积累了大量分类学资料，而且积累了许多形态学、解剖学、生理学资料。科学家们开始用比较的方法全面地考察物种的各种性状，分析不同物种之间的差异和共同点，将它们归并成自然的类群。英国解剖学奠基人约翰·亨特（John Hunter）提倡实验研究，在比较生物学、比较解剖学、比较生理学和比较病理学方面做了大量重要的实验和研究工作。法国比较解剖学和古生物学家乔治·居维叶（Georges Cuvier）在比较解剖学方面、德国自然哲学家约翰·沃尔夫冈·冯·歌德（Johann Wolfgang von Goethe）在动植物形态学方面，都是用比较的方法研究生物学问题的著名学者。19世纪中叶，查尔斯·罗伯特·达尔文（Charles Robert Darwin）提出的进化论对比较方法影响巨大。早期的比较仅是静态比较，进化论确立后，形成动态的、历史的比较。

1900年前后，生物学研究方法分为比较方法和实验方法两大类，实验生物学和比较生物学互为补充。比较生物学通过自然变化和差异来理解生活模式中各种生物所有基因水平在生态系统的重要作用，对生物学的发展发挥了重要作用，与现在的系统生物学一脉相承。到了现代，随着基因组计划、生物信息学的发展，高通量生物技术、生物计算软件设计的应用，系统比较生物学进入了新时期，形成了各种组学与系统生物学。

欧美一些国家成立了比较生物学的学术组织和专业期刊。美国系统和比较生物学学会是比较生物学领域中最大、最著名的专业学会之一，成立于1902年，最初命名为美国动物学家协会，1996年改为现名。其工作重点是整合比较生物学各个领域，主办了《系统和比较生物学》杂志。

研究范围　比较生物学是用多学科的方法来理解机体的多样性（生物多样性），用自然变化和差异来说明系统的发展历史。其研究对象是各种生物体，包括生物学各个分支学科的比较。①比较生物化学：研究物种间不同的生物化学过程的科学。②比较神经生物学：用比较的方法研究神经生物学的科学。③比较形态学：用比较的方法研究形态学的科学。其他还有比较生殖和发育生物学、比较基因组学、比较心理学和比较胚胎学等。

研究方法　生物学的研究方法都适用于此学科研究。①描述法：生物学用描述的方法来记录生物性质，再用归纳法将这些不同性质的生物归并成不同的类群。②比较法：是比较生物学最常用的方法。运用比较的方法研究生物，力求从物种之间的相似性找到生物的结构模式、原型甚至某种共同的结构单元。③实验法：人为地干预、控制所研究的对象，并通过这种干预和控制所造成的效应来研究对象的某种属性。在比较生物学中，有些需要实验的方法来提供基础数据进行比较分析。④系统法：从系统水平来理解生物学系统。通过计算生物学来定量阐明和预测生物功能、表型和行为。

与其他学科关系　比较生物学是生物学的一个分支，丰富了动物学、植物学、进化生物学、生物分类学、近代生物学、古生物学、动物行为学、人类学、生物物理学、发育生物学、基因组学、生理学、生态学等相关学科的内涵，开拓了不同种间或种内生物之间的比较学，形成了不同生物学科之间交叉融合的综合性学科，并与其他领域的生物科学密切相关。大部分生物学分支往往将注意力集中于一个单一的范例生物体或生物模型的一个小子集，而比较生物学是用跨系方法来理解系统发育历史和个人或更高的分类单元之间的交互。比较生物学数据可以为比较医学研究提供理论基础和重要参考。

（秦川　孔琪）

bǐjiào shēngzhí hé fāyù shēngwùxué

比较生殖和发育生物学（comparative reproductive and developmental biology）

对不同种动物（包括人类）的生殖和发育过程进行比较分析，从整体水平解析动物生殖和发育的生理和遗传机制的科学。主要任务是应用现代分子生物学、细胞生物学、免疫学等技术和方法，比较研究人和其他动物从精子和卵子发生、受精、发育、生长、衰老到死亡的规律和相似性；揭示调控这些过程的分子机制，进而探索生命生长、成熟、衰老的规律和起源。

简史　比较生殖和发育生物

学是 20 世纪形成并迅猛发展的前沿科学。其发展基于发育生物学、比较胚胎学、遗传学、细胞生物学、分子生物学等诸多学科的积累。尤其在二十世纪八九十年代分子生物学技术揭示了基因对人和其他有机体各个发育阶段的调控作用，以及在进化过程中的保守性后，对线虫、果蝇、小鼠等其他生命有机体与人的比较生殖和发育研究成为可能。

比较生殖和发育生物学各个分支学科的发展和进展深度差异比较大。最早的有关发育学的研究是公元前 300 多年古希腊亚里士多德（Aristotle）写的有关动物生殖和发育方面的论文，但发育生物学直到 20 世纪 70 年代才正式成为一门独立的学科。胚胎学的兴起始于 16 世纪，遗传学和细胞学的相关研究始于 19 世纪 60 年代，分子生物学则始于 20 世纪 80 年代。

研究范围 比较生殖和发育生物学是对动物（包括人类）的全部生命过程，从雌雄生殖细胞的发生、形成，到个体的衰老等各阶段的相似性，从细胞和分子水平进行比较研究。由于在生物进化中功能基因的保守性，可以将调控果蝇、线虫、蟾蜍、小鼠、大鼠或非人灵长类等动物的繁殖和发育过程的基因的研究成果应用于人类的相应研究中。小鼠的胚胎发育模型是人类胚胎发育研究的动物模型，而调控果蝇繁殖的基因调控模型也是人类繁殖基因调控研究的动物模型。

研究方法 比较生殖和发育生物学为多学科交叉形成，它利用多个学科的技术方法和研究成果，阐释生命发育中的生长、成熟、衰老的规律和起源问题。其技术方法包括细胞培养或组织培养技术、分子生物学技术、免疫学技术等。

与其他学科关系 比较生殖和发育生物学反映的是人类与其他动物全部生命过程的相似性和差异性，揭示调控这些过程的分子机制，其相关学科包括分子生物学、遗传学、发育生物学、细胞生物学、胚胎学等。

比较生殖和发育生物学是经济动物人工繁殖、遗传育种等生产应用技术发展的基础，又是控制人口数量、开展优生优育的基础，还是器官与组织培养以及基因工程等新兴的医学产业发展的基础。无论是低等的线虫、卵生的果蝇和蟾蜍，还是高等的胎生哺乳类动物，其生殖细胞的发生、形成、生长直至衰老死亡的遗传机制都相对保守。衰老实际上是发育的一个阶段，而癌症是细胞逃离衰老和死亡的既定发育程序走向异常的分化。因此对衰老和癌症的预防和控制都依赖比较生殖和发育生物学的发展和应用。

（宋铭晶）

bǐjiào jīyīnzǔxué
比较基因组学（comparative genomics）

对不同物种（包括人类）的同源基因在基因组水平上进行比较分析，揭示其功能与进化规律的科学。也可泛指不同基因组之间的比较分析。主要方法是基于基因组图谱和序列分析，对已知基因和基因组结构进行比较，以阐明基因功能、表达机制和物种进化等。研究目的是利用模式生物基因组与人类基因组在编码顺序上和结构上的同源性，克隆人类疾病基因，揭示基因功能和疾病分子机制，阐明物种进化关系及基因组的内在结构。

简史 从 1990 年开始，随着"人类基因组计划"的实施，产生了基因组学。随着基因组学的研究，基因数据爆炸式增长，需要对海量基因组数据进行比较、分析，比较基因组学应运而生。比较基因组学通过对系统发育中的代表性物种之间的全方位基因和基因组的比较分析，构建系统发育的遗传图谱，揭示基因、基因组的起源和功能，以及其在进化过程中复杂性和多样性的机制。已有 1300 多种生物完成基因测序，与实验动物相关的包括面包酵母（1996 年）、大肠埃希菌（1997 年）、果蝇（2000 年）、小鼠（2002 年）、大鼠（2004 年）、鸡（2004 年）、犬（2005 年）、黑猩猩（2005 年）、恒河猴（2007 年）、牛（2009 年）等。

研究范围 ①种间比较基因组学研究：包括全基因组的比较研究、系统发生的进化关系分析。通过对不同亲缘关系物种的基因组序列进行比较，能够鉴定出编码序列、非编码调控序列及给定物种独有的序列。②种内比较基因组学研究：研究同种群体内基因组存在的变异和多态性，包括单核苷酸多态性和拷贝数多态性等。正是这种基因组序列的差异构成了不同个体与群体对疾病的易感性和对药物与环境因子不同反应的遗传学基础。通过对多种生物基因组数据及其垂直进化、水平演化过程进行研究，了解对生命至关重要的基因的结构及其调控作用。③基因相关数据库构建：根据基因测序和基因表达的结果，已经构建了核酸数据库、基因数据库、基因组数据库、蛋白质数据库、转录组数据库、代谢组数据库、突变数据库和线粒体数据库等。④系统进化研究：生物进化是系统发生、进化关系分析最本质的特征。比较基因组学的理论基础包括生物进化，其研究结果反过来又能丰富和发展生物进化理论。对基因组间的序列比较分析，能够阐明基因序列在系统发生树中的进化关系。

研究方法 主要包括研究模式生物基因组的不同方法，如DNA测序技术、突变研究、cDNA表达图的构建、原位杂交和比较基因组（在基因和核苷酸水平）分析、转录组分析（基因表达分析、表达序列标签、基因表达序列分析、差异显示、表现度示差分析、DNA微阵列）、蛋白质组分析（二维凝胶电泳、蛋白质鉴定、蛋白质 – DNA 和蛋白质 – 蛋白质相互作用的研究、生物芯片法分析蛋白质组）、基因组序列分析的计算方法 ［点阵图、两序列比对、内德勒曼 – 翁施（Needleman-Wunsch）算法、史密斯 – 沃特曼（Smith-Waterman）算法、cDNA及基因组 DNA 序列比对、基因组比对、清除序列库中的冗余序列、同源序列相似度的计算］等。

与其他学科关系 比较基因组学是比较生物学的一个分支学科，主要在基因层面比较分析，以在分子层面上探索基因结构和基因功能。比较基因组学丰富了基因组学的内容，拓宽了遗传学、基因工程技术的范围，开拓了不同物种或种间基因组学的比较，形成了交叉融合的综合学科。与比较蛋白质组学、比较代谢组学、比较神经生物学、比较生理学等相关学科一脉相承。

基于模式生物的比较基因组学研究能够揭示人类疾病基因功能，甚至克隆人类疾病基因。模式生物体内实验系统具有不可代替的优越性，在人类基因组研究中有较多的应用，人们能够作图分析基因的复杂性状，深入了解

基因组结构。各种模式生物基因组在人类基因组研究与人类基因鉴定中发挥重要作用。比较基因组学主要应用于探索所有生物基因组进化的连续性和变异性、生物之间的亲缘关系、阐明基因结构和演化、调控序列的结构和功能、内含子的进化以及基因功能等方面。综合分析这些比较基因组学数据能深入了解物种形成机制、揭示非编码功能序列、发现新基因、发现功能性单核苷酸多态性、阐述物种间的进化史、阐明人类疾病过程的分子机制等。

(孔 琪)

bǐjiào pēitāixué

比较胚胎学（comparative embryology） 对不同种动物（包括人类）的胚胎的胚前发育和胚胎发育过程进行比较分析，揭示胚胎发生过程和规律的科学。是胚胎学的分支学科。脊椎动物从水生到陆生、从低等到高等，其生殖方式包括了从无羊膜到有羊膜、从羊膜卵生到羊膜胎生等不同的胚胎发生和发育类型，通过比较分析不同类群动物胚胎发育的相同或相似之处，可以判断成体形态各异的两个类群的亲缘关系，从分类和进化的角度认识动物多样性。

简史 早在古希腊时期，亚里士多德（Aristotle）就对多种动物的胚胎进行观察，指出某些软骨鱼是胎生而非卵生。16世纪，意大利解剖学家希罗尼穆斯·法布里修斯（Hieronymus Fabricius）解剖并比较了鼠、猫、狗等动物的胚胎。1651年，英国生理学家和医师威廉·哈维（William Harvey）发表《论动物的生殖》，记述了多种鸟类与哺乳类动物胚胎的生长发育，提出"一切生命皆来自卵"的假设。显微镜问世后，

17世纪中叶，荷兰学者安东尼·范·列文虎克（Antonie van Leeuwenhoek）与雷尼尔·德·赫拉夫（Regnier de Graaf）分别发现精子与卵泡；意大利学者马尔切洛·马尔皮吉（Marcello Malpighi）观察到鸡胚的体节、神经管与卵黄血管，他们都主张生命"预成论"，认为在精子或卵内存在初具成体形状的幼小胚胎，其逐渐发育长大为成体。18世纪中叶，德国学者卡斯帕·弗里德里希·沃尔夫（Caspar Friedrich Wolff）指出，早期胚胎中没有预先存在的结构，胚胎的四肢和器官是经历了由简单到复杂的渐变过程而形成，因而提出了"渐成论"。19世纪，俄国胚胎学家卡尔·恩斯特·冯·贝尔（Karl Ernst Von Baer）在比较研究脊椎动物各纲的胚胎发育之后，提出了著名的"贝尔法则"，即所有动物都有的一般结构总是比用以区分不同种类的特殊结构先发生，高等动物的胚胎与低等动物的胚胎很相似，出版《动物胚胎学》，从此奠定了比较胚胎学的基础。1866年，德国生物学家恩斯特·黑克尔（Ernst Haeckel）提出"生物发生律"（或称"重演论"），即动物个体发生过程是系统发生过程的重演。19世纪中叶，随着研究工具和方法技术的进步，胚胎学研究的范围进一步扩大。在无脊椎动物研究方面，亚历山大·科瓦列夫斯基（Alexander Kovalevsky）比较了扁虫、线虫、软体动物等，证明动物界在胚胎发育的原则上有共同的形式，同时指出，文昌鱼和海鞘的发育代表一种过渡类型，是无脊椎动物到脊椎动物的中间环节。德国学者弗里茨·米勒（Fritz Müller）研究多种甲壳动物的幼虫，提出个体发育可以为祖

先的历史提供来源和线索。俄国动物胚胎学家伊利亚·伊里奇·梅奇尼科夫（Ilya Ilyich Mechnikov）发现并肯定某些无脊椎动物的发育与鸟类、哺乳类的胚胎有共同之处。英国生物学家弗朗西斯·梅特兰·鲍尔弗（Francis Maitland Balfour）比较文昌鱼、鲨鱼、两栖类、鸟类等动物的卵裂、原肠胚等发育特点的异同，著有《比较胚胎学》一书（共 2 卷），分别介绍了无脊椎动物和脊椎动物，使比较胚胎学渐趋完善，成为独立的学科。自 19 世纪末，人们开始探讨胚胎发育的机制。1924 年，德国学者汉斯·施佩曼（Hans Spemann）应用显微操作技术对两栖动物胚胎进行了分离、切割、移植、重组等实验，发现"组织者"现象。

在中国动物胚胎学研究始于 20 世纪 20 年代，朱洗等研究了蛙类卵球的成熟与排卵关系，开展人工单性生殖，于 1961 年在世界上首次培育出"没有外祖父的蟾蜍"。童第周等利用蟾蜍和鱼卵研究细胞核质关系，开展细胞核移植，于 1965 年获得克隆鱼，而后又获得远缘克隆鱼。庄孝僡等研究了鱼类、两栖类卵的胚层分化与诱导等机制。

研究范围　通常将个体的发育过程分为胚前发育、胚胎发育和胚后发育，比较胚胎学一般只研究胚前发育和胚胎发育。胚胎发育包括卵裂、胚层分化和器官发生。比较胚胎学的研究范围非常广泛，不仅涉及由低等到高等各个动物门类及动物胚胎发育的不同阶段，而且涉及每个器官和系统的发生。当比较胚胎学深入到分子水平，并与细胞生物学、遗传学、分子生物学等学科相互渗透，研究方向着重于胚胎从单细胞的受精卵发育为多细胞的个体这个过程中的细胞增殖、分化、凋亡与基因调控时，逐渐发展建立了发育生物学。发育生物学的主要模式生物包括海胆、水螅、线虫、果蝇等无脊椎动物，以及非洲爪蟾、斑马鱼、鸡、小鼠等脊椎动物。

在实验动物领域，比较胚胎学主要研究哺乳类动物的排卵及胚胎发育历程等生理特征（表），重点探索人类与其他哺乳类动物在胚胎发育过程中的异同，寻求有科学价值的生殖特性。大多数哺乳动物的卵细胞成熟之后自发地从卵巢排出，如人类的排卵随机发生在两侧的卵巢，非人灵长类动物则两侧卵巢交替排卵，但兔、猫、雪貂等动物需要交配才能诱发排卵。哺乳类动物尽管都有胎盘发生，但是胚泡植入子宫的方式以及成熟胎盘的结构有区别。从绒毛膜上绒毛的分布位置和外部形态、母体与胎儿血液之间的组织层次、分娩时子宫内膜的脱落程度等角度分析，小鼠、大鼠等啮齿类动物的胎盘与灵长类动物最相似。然而在胚泡植入和妊娠维持时，雌激素对小鼠和人类的作用又不完全相同。

研究方法　①横向比较：指对同类的不同对象在统一标准下进行比较的方法。属于不同对象同一时间点的比较，涉及较多类群。动物胚胎的发生分为卵生、卵胎生和胎生 3 种类型，绝大多数动物是卵生，包括无脊椎动物、鱼类、两栖类、爬行类和鸟类，其受精卵也在体外孵化；哺乳类因具有胎盘、依靠母体供应营养成分和氧气而属胎生；少数动物处于中间过渡类型。爬行类、鸟类和哺乳类又因适应陆地生活，

表　哺乳类动物排卵及胚胎发育历程

物种	排卵时间	胚泡形成时间（天）	胚泡进入子宫时间（天）	胚泡植入时间（天）	妊娠期（天）
小鼠	发情后 1~2 小时	3	3	4.5	19~20
大鼠	发情后 8~10 小时	3	3	6	21~22
兔	交配后 10~12 小时	3	3.5	7~8	28~31
猫	交配后 24~30 小时	5~6	4~8	13~14	52~69
犬	发情后 48~60 小时	5~6	8~15	18~21	53~71
牛	发情后 8~12 小时	8~9	3~4	17~20	277~290
绵羊	发情后 24~27 小时	6~7	2~4	15~16	144~152
山羊	发情后 40 小时	6~7	2~4	15~16	146~151
猪	发情后 38~42 小时	5~6	2~2.5	11~14	112~115
马	发情后 1~2 天	8~9	4~10	28~40	330~345
人	月经前 14 天左右	4~5	4~5	7~9	270~290

在胚胎外面进化有羊膜、卵黄囊等胚外构造以保护胚胎，故统称为羊膜动物。生殖细胞在雌雄成体内发育成熟之后的受精分为体外与体内受精两种方式，体外受精的受精卵在体外继续发育直至幼体孵出，如大多数鱼类和部分两栖类；体内受精的受精卵除哺乳类之外，均在体外完成个体的最终孵化，如爬行类、鸟类、某些软体动物和昆虫等。②纵向比较：指对同一对象在不同时间的状态进行比较的方法。属于同一对象不同时间点的比较，可以比较不同类群的发育历程。大多数脊椎动物没有幼虫时期，可以对器官的发生进行比较。鱼类用鳃呼吸，胚胎和成体都具有鳃裂。鸟类、哺乳类用肺呼吸，但在胚胎发育的一定时期仍出现鳃裂，说明高等脊椎动物在系统发育中，曾经历用鳃呼吸的阶段，这是所有脊椎动物有共同起源的一个著名例证。

比较胚胎学对人类胚胎的研究有非常重要的作用，并取得了一系列成果。科学家们以模式动物为研究对象，对不同物种的胚胎进行研究，开创了动物胚胎工程、克隆技术和人类辅助生殖技术等。动物胚胎工程技术的进一步发展使胚胎细胞和体细胞的核移植获得成功，陆续克隆了羊、猪、小鼠、恒河猴、马、犬等哺乳类动物。盘羊与牛、虎与牛、大熊猫与兔等动物之间的异种体细胞克隆也取得了进展，为优良牲畜的大量繁殖、稀有濒危动物的种族延续提供了新的解决办法。

（谭　毅）

bǐjiào xīnlǐxué

比较心理学（comparative psychology）

对不同种动物（包括人类）的心理现象及其影响下的行为和能力特点进行比较分析，揭示人类心理生物演化和行为、心理的本质及其特点的科学。是心理学的分支学科，亦可归入实验心理学、发展心理学或生物心理学。其在野外自然状态下或实验室中系统地了解和研究各种动物（包括人类）的行为和能力之间的异同，从共同方面追踪人类行为、能力的生物演化来源，从差异方面了解人类行为、心理的本质。比较心理学也从动物本身出发，对其感觉、学习、动机、发展等进行研究，揭示每个物种的特殊心理和行为特点如何适应其日常需要和环境压力。

简史　人类对动物行为的兴趣从旧石器时代已经开始，但比较心理学作为一门独立的学科只有100多年历史。19世纪中叶以后，随着查尔斯·罗伯特·达尔文（Charles Robert Darwin）创立进化论，一些研究者继承和发扬了有关人类与其他动物身体特征和心理能力发展的连续性思想，积极搜集证据并试图做出理论解释，同时开始出版以比较心理学为题的教材和学术著作，逐渐形成一门新的学科。比较心理学从欧洲起步，在美国得到最充分的发展。研究也从多在自然观察和轶事传说中搜集证据转向严格的实验室工作。

1892年，美国心理学会成立，其下设有行为神经科学和比较心理学学会，并创办了《比较心理学杂志》。1951年，国际心理科学联合会成立。作为联合会成员之一，国际比较心理学会于1980年成立。

20世纪20~60年代，美国心理学实际上是行为主义的同义词，行为主义理论的研究越来越集中在几种实验室"模型动物"的有限能力和行为方面，只注重分析行为和控制行为的条件，忽视了动物本身。20世纪60年代开始，比较心理学拓展了研究课题范围，增加实验对象种类，研究方法多样化。20世纪70年代以后，使用信息加工过程来概括和解释动物心理活动的认知心理学迅速发展，促使比较心理学越来越多地关注动物行为的内部心理机制及其认知过程，主要体现在比较认知研究的兴起、对动物意识问题的重新关注，以及行为遗传学、演化心理学和神经科学多层次整合研究的深入。20世纪80年代末，学者们提出比较心理学应坚持比较取向的特色和多样化发展的策略。虽然还会继续关注比较心理学经典的研究主题，但研究兴趣从基本的学习记忆转向更高级的认知过程，结合实验室方法和自然观察法，比较心理学更加注重在演化的框架中展开研究。

研究范围　比较心理学研究涉及动物行为与心理特点的4个方面，即发展、机制、功能和演化。行为发展研究关心行为从何而来，又如何发展，考察遗传因素和环境因素；行为机制指行为与神经系统、内分泌系统等有关生理系统活动的相互作用和关系，以及有机体与环境的相互关系；功能研究探索动物行为和心理特点，以及其对动物适应环境及生存和延续种族的作用。在某些情况下，一种行为的功能是明显的，如进食是为生存提供所需的营养，但有些功能不甚清楚。某种行为模式或行为能力的演化必须进行比较分析。

研究方法　比较研究是比较心理学研究动物行为的基本方法，对两个或两个以上物种之间的行为进行比较分析，探索和阐明动物在长期适应环境过程中行为的进化历程。通常会比较亲缘相近的物种，有时也对种系较远的物种进行比较，如比较蜜蜂与人的社会行为等，主要依据介绍如下。①与其他适应特征一样，动物行为的发展受遗传基因和生存的自然环境的影响。②具有共同祖先的物种，有可能具有某种共同的行为模式。③在有种系关系的物种中，一种行为模式越具有普遍性，就表明这种行为模式近似祖先的行为模式的可能性越大。

与其他学科关系　与多门学科密切相关。

习性学　是研究动物在自然环境中进化的、有意义的行为的科学。又称动物行为学。一般认为由荷兰行为生物学家尼古拉斯·廷贝亨（Nikolaas Tinbergen）和奥地利习性学家康拉德·扎卡赖亚斯·洛伦茨（Konrad Zacharias Lorenz）创始于 20 世纪 20 年代。其工作结合实验室研究与野外观察，与生态学、进化论和神经解剖学关系密切。比较心理学与习性学一样，都是研究动物行为，但侧重点和研究方法不同。比较心理学最初侧重研究动物各个物种或个体的感知能力和学习能力的发展，习性学侧重研究动物的各种本能行为模式和适应意义。前者侧重采用实验方法，从严格控制各种条件的实验结果中分析所观察动物行为的性质；后者侧重在动物的自然栖息地系统观察动物各种行为的适应意义，探讨一个物种的各种行为种系演化的渊源（远因）和个体经验对行为的影响（近因）。

第二次世界大战后，比较心理学与习性学无论在研究课题还是研究方法上出现逐渐融合的趋势。20 世纪 60 年代以后，在此基础上产生了比较认知学，主要是用认知心理学和信息理论的概念，解释动物对实验设置的任务或对自然事件的认知过程。其研究动物的智能（指介于经验和行为之间的认知结构、过程、技能和表征的运作等），把动物当作是有智力的信息加工器，能够通过各种认知技能（包括学习、记忆、问题解决、规则和概念的形成、知觉和认知等）来适应环境，试图以动物与环境交互作用时应用的技能、表征和过程来解释其行为。重点是比较各种动物的认知过程和能力。与神经科学关系密切，研究有关认知过程的脑机制，可作为神经科学和认知科学之间的桥梁。

比较生理心理学　是借助实验手段研究和比较不同动物的生理、行为和心理现象规律的科学。又称行为神经科学。关于大脑生理过程的早期知识主要来自对脑外伤患者的临床观察。之后，关心脑机制的科学家们用实验的方法，损坏动物脑的局部区域，以揭示其功能。比较生理心理学和比较心理学研究各有侧重，前者侧重比较分析心理活动的生理基础和脑的机制，后者侧重研究包括人类在内的动物智能及其心理现象发生和发展的过程。

比较心理学的一些基础研究的成果经常应用到与人类福利有关的心理问题中，在探究动物行为和心理能力的研究以及动物保护、医药开发、农林环保、教育与行为矫正治疗和行为训练（特别是宠物训练）中都有重要应用。对动物先天的行为模式及其个体间社会关系的了解，可对动物的驯养繁殖以及濒危物种的保护等起到积极作用。

(苏彦捷)

bǐjiào yīxué

比较医学（comparative medicine）　通过对不同动物疾病发生发展过程的异同进行比较分析，揭示疾病与健康的规律的科学。是实验动物学与兽医学、医学的交叉学科。在不同的横向研究领域，比较医学有不同的研究内涵。在兽医领域，比较医学是为了促进动物健康，比较不同动物间疾病的异同，并结合比较生物学阐明不同动物间疾病发生和发展的规律，研究不同动物特异的诊疗策略。在医学领域，比较医学是以临床疾病为对象，以人类疾病动物模型为工具，比较研究不同物种、不同类型的动物模型与临床疾病的发生、发展和转归等各层面的异同，促进对人类健康和疾病本质的认识，并为医药研究提供精准的动物模型及信息。在纵向研究领域，比较医学又包含诸多分支学科，各个分支学科的发展速度和进展深度相差很大，比较解剖学、比较生理学等学科已有上百年历史，文献和专著丰富，比较免疫学、比较行为学、比较毒理学等学科只有几十年的历史，而比较肿瘤学、比较蛋白组学等起步才 10～20 年。

简史　比较医学最早可追溯到古希腊时期，形成于 19 世纪，一直到 20 世纪中叶之后其主体框架才逐渐确立。基于实验动物学、比较生物学、比较解剖学和比较胚胎学等的知识积累，比较医学的概念在 19 世纪末最早由生物学和兽医学一些先驱者提出，并在医学领域得到发展，其诞生和发展始终伴随着动物学和医学的发展，目的是用比较分析的方法寻求两者之间的联系，反过来又推动动物学和医学的进一步发展。

在肿瘤研究中，啮齿类动物

是几十年来癌症研究的常用动物模型，但是在大鼠或小鼠身上行之有效的治疗方案一旦用于人体，治疗效果就大打折扣甚至无效。比较基因组学证实小鼠并不是人类肿瘤的合适模型。比较肿瘤学发现某些宠物犬的自发癌症与对应的人类癌症不论在形态上还是行为上都非常相似，如牧羊犬易发鼻癌、洛威犬易发骨癌、松狮犬易发胃癌、金毛寻回犬易发淋巴癌、拳师犬易发脑肿瘤等。金毛寻回犬淋巴癌与人类霍奇金淋巴瘤非常相似，在显微镜下很难区分青少年的骨肉瘤细胞与洛威犬的骨癌细胞。普通肿瘤细胞会随着宿主的死亡而消亡，但是发生于哈士奇犬的施蒂克肉瘤可以通过交配和接触而传播，是脊椎动物中发现的几种潜在的寄生肿瘤之一，已经存活了几个世纪。2003 年，美国国家癌症研究所启动"比较肿瘤计划"，主要研究对象是宠物犬。其生命周期短，面临与人类相同的环境风险因素，更容易观察癌症的发生、发展，因此已经成为癌症机制研究和治疗方案筛选的新模型。淡水鱼类机体的所有组织都会发生新生物性病变，其临床经过和形态学表现与其他纲目的脊椎动物（包括人类）的肿瘤相似，因此也是比较肿瘤学尤其是水环境致癌物研究的模型动物。

比较医学在全世界的发展极不平衡，只在少数发达国家建立了比较医学体系和机构。美国是比较医学发展最早的国家，有 30 多所院校设有比较医学系（部）。比较医学的概念从 20 世纪 90 年代开始逐渐被中国的科学家认识、理解和接受。由中国实验动物学会主办的《中国实验动物学杂志》于 2003 年更名为《中国比较医学

杂志》，由上海实验动物学会主办的《上海实验动物学》于 2005 年更名为《实验动物与比较医学》。2007 年，北京协和医学院成立中国首个比较医学中心，随后卫生部批准成立中国首个人类疾病比较医学重点实验室。同年，中国科学技术信息研究所发布科技新词汇"比较医学"，初步确定比较医学是探讨医学比较研究方法及其应用的一门医学科学研究的方法学。2008 年，教育部批准北京协和医学院设置比较医学二级学科，开始进行比较医学的研究生教育。

北京协和医学院专家最早将比较医学理论技术体系用于人类疾病动物模型的研制和应用，从临床疾病角度出发，通过多物种动物模型体系比较、系统比较医学分析、比较医学信息库建立等完善了比较医学体系，在医学领域赋予了比较医学新的内涵和研究范畴。例如在传染性疾病研究中，针对疾病的临床表现，选择不同物种动物和不同感染方式，建立了各种疾病的系列动物模型。以流感为例，根据不同动物受体特征及分布、解剖学结构与人的差异，分别建立满足不同研究目的的动物模型，如禽类表达唾液酸 α-2、α-3 型受体，对禽流感病毒易感（人多表达 α-2、α-6 型受体，对人流感病毒易感），因此是禽流感病毒的天然宿主模型；猪同时表达禽流感病毒和人流感病毒受体，是禽流感病毒的中间宿主模型，适合研究两类病毒的混合感染、重组和变异；雪貂的病毒受体分布及肺部解剖学结构与人体相似，适合用于流感致病性和传播能力评估研究；小鼠对禽流感和人流感都敏感，又可通过基因改造编辑建立转基因小鼠，

适合用于发病机制研究和发现作用靶点；在流感药效学研究中一般选择雪貂或小鼠模型。这些模型系列的组合形成了反映流感传播、变异、感染、宿主免疫反应和致病的全病程的动物模型体系。

研究范围　以对不同种动物之间、动物与人类之间的生物学特性（包括分子、蛋白、生理、代谢、免疫、解剖等层面）进行比较分析为基础，研究动物生物学差异与疾病发生发展的关系，从而揭示疾病与健康的规律。主要研究方式是建立各种疾病动物模型，研究同一病因对不同动物所致疾病的发生、发展和转归过程的异同，在生物学进化差异层面探索了解相应疾病的本质。主要研究范围如下。①从现代生物学各分支学科的角度对各种动物的生物学特性进行研究，并与人体的相应特征进行比较，相关学科包括比较解剖学、比较生理学、比较免疫学、比较胚胎学、比较心理学、比较行为学、比较基因组学、比较蛋白组学等。②从现代医学各分支学科的角度研究动物自发或诱发疾病的病理发生过程和特征，并与人类相同、相似或相近疾病进行比较，相关学科包括比较流行病学、比较药理学、比较毒理学、比较病理学等。

研究方法　具体如下。

动物模型制作　建立各种人类疾病动物模型是比较医学的主要研究方法。其主要任务是模拟人类疾病病因，在动物身上重现人类疾病，从而应用于医学研究。对不同实验动物和人类之间进行生物学比较，加深对疾病病因的理解，是研制和选用动物模型的基础。

比较医学分析　基于模式动物或动物模型，利用数字病理、

动物行为学、分子影像学、比较代谢组学等技术方法和设备，开展比较医学分析，获得比较医学数据，为医学研究服务。

与其他学科关系　具体如下。

医学实验动物学　比较医学与其联系非常紧密，但两者研究目的和范畴不同。医学实验动物学包括实验动物新资源培育、动物模型研制与分析、野生动物驯化、质量标准和检测、条件设施、饲养管理、疾病预防和控制、动物伦理、法律法规等体系内容，目标侧重于为教学、科研、检验、生产等提供合格动物、动物设施和技术服务；比较医学则以疾病为核心，通过类比分析将不同患病动物和患者作为整体横向比较，对疾病在不同动物和人类之间的表现异同从基因、细胞、组织、器官、系统乃至整体、行为、心理等各方面进行系统比较和解释，目标侧重于为疾病本质的阐明提供生物学进化差异层面的比较理论方法，以及解决由于物种差异而限制动物实验结果应用的难题。

进化医学　比较医学所反映的人类与其他动物之间的异同，本质是人类与其他动物长期适应自然环境的进化结果，进化过程是动态连续的。综合比较医学各科知识，从进化的角度分析人类的生理结构与功能以及对疾病的易感性，促成了进化医学的诞生。进化医学能够解释现代医学不能解答的多种人类疾病，如男性疝的根源是从鱼类到人类的进化过程中，性腺位置下移至阴囊内，使得连接睾丸和尿道的精索形成一个迂回曲折的圈；呃逆（打嗝）是快速吸气的同时关闭会厌所致，遗留自两栖类动物的幼体在水中用鳃呼吸时需要关闭声门防止水流进入肺；大多数哺乳动物的编码维生素 C 合成酶的基因都有活性，而人类和其他灵长类动物的这个基因在 4000 万年前就失去了活性，变成了假基因。因此，人类和其他灵长类动物自身不能合成维生素 C，必须从食物中补充，否则可能患维生素 C 缺乏病。

比较医学既是生命科学研究的综合性基础科学，又是知识创新和技术创新的源泉之一。在医学领域，比较医学是连接基础医学和临床医学的桥梁，为基础医学研究的深入证实、机制阐明和向临床转化提供支撑。

（秦　川　谭　毅　谭冬梅　刘江宁）

bǐjiào shēnglǐxué

比较生理学（comparative physiology）　对不同种动物（包括人类）机体各组成部分的功能及实现其功能的内在机制进行比较分析，从进化的角度揭示动物生理功能演化机制的科学。属于生理学的分支，由实验动物学、人体生理学、动物生理学、分子生物学等知识体系交叉融合产生。其核心是利用模式动物研究有机体生理过程的生物学机制，并外推到其他物种（包括人类），完善生理学的知识体系。

简史　生理学是在人类与疾病斗争的过程中形成的一门学科，最初主要进行人体功能方面的研究。生理学家和医师为探讨一些基本的生理规律和疾病治疗方法，开始对不同生物体的生理学功能进行比较研究。法国生理学家克劳德·贝尔纳德（Claude Bernard）进行了大量的动物实验，他认为"生理学或病理学问题的解决常有赖于所选择的动物"。1929 年，丹麦生理学家奥古斯特·克罗（August Krogh）提出"对于大多数的科学问题，总会有某些动物或者少数的这些动物，最适合于这些问题的研究"。比较生理学正是在"克罗原理（Krogh principle）"基础上逐渐形成的一门独立新兴学科。20 世纪 50 年代，随着实验动物科学的诞生和比较医学的迅速发展，在美国许多大学开始进行比较生理学教学，其成为生命科学和医学知识体系的重要部分。

研究范围　主要研究不同动物的生理功能及其变化规律。人和其他动物具有一些共同的生命特征，如摄食、呼吸、代谢和生殖等，通过研究动物这些生命活动的机制，认识自然界中生命的基本特性和普遍规律，为人体生理学研究及临床实践提供科学理论基础。例如，鸟类能够在低氧的高空中飞翔，而人体突然进入高原会出现头晕等明显的脑缺氧症状，严重者可导致脑死亡等。比较生理学从结构差异、生理生化机制与生态条件等方面，探讨各类生物对环境的适应机制，从而为人类疾病的治疗提供新的启示和线索。

研究方法　比较生理学在最初的探索阶段只是对不同机体的功能进行分类学描述。现代比较生理学已发展为综合运用多学科对生物体功能进行研究，如运用遗传学、古生物学以及生态学等手段。比较生理学常用方法如下。①比较分析：阐明生物体之间、生物体与环境的相互作用，如测试不同动物在低氧等一些特殊环境下某些生理活动的变化。②动物实验：包括离体实验和在体实验，研究动物某些生理功能及变化规律，如应用膜片钳技术研究细胞膜单个离子通道的电流特性。③模式系统：研究一些特殊的生理功能，如应用枪乌贼的巨大神经轴突来研究细胞的生物电，应用变温动物研究温度变化对生理功能的影响。④系统发生比较：探讨同一种机制在各类生物中的演变及其进化过程中的适应机制，例如研究不同动物的呼吸器官如被膜、气管、鳃和肺等。⑤分子生物学技术：制备基因工程动物，将动物的基因剔除或转入外源基因，研究基因表型和功能的改变。

与其他学科关系　比较生理学作为一门独立和交叉的学科，与许多学科有不可分割的联系。①生理学：在生物学研究中，生理学的研究范围更加广泛，以动物（包括人类）、植物和微生物等为研究对象。比较生理学是生理学的一个分支，研究对象主要是动物。②实验动物学：两者的研究对象都是动物，但实验动物学是一门综合性学科，比较生理学是比较医学的主要基础学科，是认识实验动物和实验动物应用的基础。③比较医学：是对不同种动物（包括人类）的健康和疾病状态等进行类比研究的科学。比较生理学作为比较医学的一部分，主要研究正常动物的生理功能差异。④生态学和进化学：在方法学方面，生态学研究环境因素的作用机制离不开生理学方法，比较生理学知识能更深入地说明生态学的进化关系；比较生理学研究生物体的功能变化机制需要考虑环境因素、生物体的演化并结合生态学及进化学的方法研究。

比较生理学是近代生理学中较为活跃的研究领域之一。从进化的角度阐明不同动物生理功能在进化过程中的演化规律，有助于认识高等动物复杂功能本质的内在机制，揭示生物适应环境的过程。比较生理学理论对国民经济也有一定意义，如动物功能机制的多样性是长期进化的产物，

是在适应不同环境过程中逐步完善的，在许多方面为人们在工程设计和建造中所模仿，因而有仿生学的诞生与发展。

（杨秀红）

bǐjiào bìnglǐxué

比较病理学（comparative pathology）

对不同生物体的病因、发病机制、病理改变、临床病理联系、疾病转归等进行比较分析，揭示疾病发展规律的科学。是介于基础科学与临床科学之间的桥梁学科。主要任务是研究人类与其他生物的各组织器官病理改变的异同，并利用实验手段从不同的角度揭示疾病的病理特征和发展规律。

简史　比较病理学是在医学病理学的基本知识和研究方法的基础上，融合实验病理学、动物病理学的内容，逐步完善发展而来。人体病理学的发展始于18世纪，学者通过尸体解剖观察器官的大体改变。19世纪得益于显微镜的发明，研究人员可以观察到细胞层次的改变。随后病理学知识逐步积累，病理学成为完善的学科，主要通过肉眼观察组织器官的病理改变，以及通过显微镜观察细胞水平的改变，对病变进行描述，即解剖病理学和细胞病理学。随着电子显微镜的出现，以及免疫学、分子生物学、遗传学等学科的发展和学科之间的渗透，病理学出现了很多新的分支，如超微病理学、免疫病理学、分子病理学、遗传病理学等，对疾病的认识也进一步深入。动物病理学随着医学病理学的发展逐步发展起来。现代病理学创始人鲁道夫·路德维希·卡尔·菲尔绍（Rudolf Ludwig Carl Virchow）描述了可传播给人的动物疾病，并被授予"首席兽医病理学家"的

称号。20世纪初，动物病理学在北美逐渐形成完整的系统，现已成为独立和完善的学科。实验病理学的发展有悠久的历史，较早的比较系统的动物实验始于公元2世纪，古罗马医学家盖伦指出动物实验研究是科学发展的基础，19世纪以来，研究人员进行了大量的动物实验，利用动物对疾病过程进行研究的方法逐步完善，并积累了极为丰富的人类疾病动物模型制作和评价的经验，为人类健康做出了重大的贡献。比较病理学在医学病理学、兽医病理学和实验病理学的基础上，随着新的技术方法开发和理论知识的积累，不断进步。

研究范围　主要对人类和其他生物（主要是动物）的基本病理改变进行类比研究，包括病因、发病机制、病理改变、临床病理联系、疾病转归等。除研究自身原因和环境因素引起的病理改变外，也可以通过实验病理学的方法，复制出人类疾病动物模型，探索疾病发生发展的规律。动物病理学也是比较病理学研究的内容之一。动物疾病的病因、发病机制和病理过程与人类既有相通之处，又存在巨大差异，研究这些异同对于更好地认识疾病、保障人类和其他生物的健康有重大意义。

研究方法　包括尸体剖检和大体观察、组织学检查、细胞学检查、免疫组织化学观察、组织化学染色、超微结构观察、原位杂交、图像分析、临床病理学检查、动物实验等。

与其他学科关系　对人和动物病理过程的比较，需要有扎实的医学病理学和动物病理学知识，因此比较病理学与医学病理学、动物病理学有密切的联系。比较

病理学作为比较医学的分支学科，以比较组织学、比较遗传学、比较生理学、比较发育学、比较传染病学的知识为基础，对动物和人类的病理结果进行正确的比较分析，从动物实验得出的结果理解人类疾病的病理过程。

比较病理学对人类和其他生物疾病的研究有非常重要的作用，也取得了很多成果。目前已经建立了大量的人类疾病动物模型，用于研究疾病发病机制和病理过程以及干预措施，对人类医学研究做出了巨大贡献。例如，实验性肿瘤对于研究肿瘤的发病机制、药物筛选、新的抗癌药物的开发有着不可替代的作用；对人类传染性疾病模型的研究使人类能够有效地预防和控制传染性疾病，对人类健康、经济发展、社会稳定有重要意义；对人类慢性疾病模型的研究可大大提高人类的健康水平，改善人类的生存质量；对于其他生物的病理学研究也为疾病的诊断、治疗和预防起到重要作用。由于其他生物和人类在疾病发生的各个层面都存在巨大差异，如何借助传统和现代方法进行正确分析和类比，是比较病理学面临的挑战之一。

（徐艳峰）

bǐjiào jiěpōuxué

比较解剖学（comparative anatomy）

对脊椎动物鱼纲、两栖纲、爬行纲、鸟纲和哺乳纲的形态结构和生理功能进行比较分析，找出它们在系统发生的关系，揭示进化途径和规律的科学。是比较医学和动物学的分支学科。该学科不是研究一种动物的器官结构，而是以一系列脊椎动物为研究对象，用比较和实验分析的方法，结合动物的个体发生和系统发生来研究动物形态和功能的进化，认识动物多样性以及起源、进化的历史和动因。

简史 无论是古希腊文明、古埃及文明还是中国古代文明，对生命的认识都充满了宗教迷信色彩，忌讳伤害人类生命和伤残尸体，解剖活体动物如犬、猫、猪、马等成为认识了解生命的第一步。西方医学奠基人希波克拉底（Hippocrates）通过动物解剖，认为动物分为红色血液（基本是脊椎动物）和无血（基本是无脊椎动物）两类，创立了四体液病理学说（血液、黏液、黄胆汁与黑胆汁）。古希腊亚里士多德（Aristotle）不仅是伟大的哲学家，也是伟大的博物学家，他亲自解剖各种动物，著有多本有关动物的图书。古罗马医学家克劳迪厄斯·盖伦（Claudius Galenus）以各种动物为模式，通过大量的解剖知识，形成了最早的生理学体系，但是盖伦完全以动物作为模式推导建立的人体解剖学存在不少谬误。欧洲文艺复兴时期，比利时解剖学家安德烈亚斯·维萨里（Andreas Vesalius）采取比较解剖和活体解剖不同动物的方法，指出盖伦在人体解剖上的千百处错误。1543 年维萨里发表《人体的构造》，其被公认为是现代解剖学的奠基人。法国解剖学家皮埃尔·贝隆（Pierre Belon）将鸟类骨骼与人体骨骼逐一对比，使解剖学由单纯的描述性工作阶段进入比较解剖阶段。1735 年，瑞典博物学家卡尔·冯·林耐（Carl von Linné）将各种动物的形态解剖资料加以比较，发表《自然系统》，创立了动物分类系统。

进入 18 世纪，比较解剖学逐渐完成资料积累，成为独立的学科。法国比较解剖学和古生物学家乔治·居维叶（Georges Cuvier）著有《比较解剖讲义》，是比较解剖学的创始人。法国解剖学家圣伊莱尔（Saint-Hilaire）著有《解剖学的哲学》，发现动物各种器官处于动态平衡状态，一个器官发生变化，其他也发生适应性改变，不同动物的前肢虽然功能不同，但基本结构相似，从而提出了"器官相似"的观点。德国解剖学家约翰·弗里德里希·梅克尔（Johann Friedrich Meckel）著有《比较解剖学的系统》。英国学者理查德·欧文（Richard Owen）提出器官同源和同功的原则，1846 年著有《脊椎动物比较解剖学与生理学讲义》。俄国动物学家路里耶将动物的结构与生存环境联系起来，给比较解剖学的分析提供了生态学基础。随着查尔斯·罗伯特·达尔文（Charles Robert Darwin）创立进化论，比较解剖学遵循动物进化的理论基础得到了迅猛发展；日益丰富的比较解剖学资料与古生物学等学科一起，也不断支持和验证了进化论的科学性。亚历山大·科瓦列夫斯基（Alexander Kovalevsky）、伊利亚·伊里奇·梅奇尼科夫（Ilya Ilyich Mechnikov）等一批俄国科学家比较研究不同动物的胚胎结构和发育过程，证明动物起源的统一性。德国生物学家恩斯特·黑克尔（Ernst Haeckel）提出"生物发生律"（或称"重演论"），阐明动物个体发生过程是系统发生过程的重演。

进入 20 世纪，随着遗传学、细胞生物学等新兴学科的发展，特别是 50 年代以后，分子生物学的发展突飞猛进，经典的解剖学和比较解剖学的发展一度停滞。直到 80 年代，新技术和新方法的渗透、与其他学科的交叉，才使原来侧重形态学的比较解剖学重新焕发生机，转变为从进化角度和功能角度研究动物的结构，强调宏观与微观结合、定性与定量结合、静态与动态结合、正常与异常结合，除保留传统的描述、分析与比较方法外，更多地引进了细胞生物学、分子生物学等现代生物技术的实验方法。

研究范围　比较解剖学研究较广泛，主要任务是从皮肤、肌肉与骨骼、消化、呼吸等系统水平比较研究脊椎动物的同源器官、鉴别同功器官，从而解释动物对生态环境的适应性变化，以及生理功能的巨大差异。同源器官具有共同的起源，在胚胎发生和基本结构上相同或者相似，但形状和功能可能相似、也可能千差万别，如人和猿的前臂、鸟和蝙蝠的双翼（图1）、海豹和鲸的胸鳍、蝾螈和青蛙的前肢，这些都是四肢动物的前肢，但是在进化过程中，由于所处的环境不同，这些动物的前肢在结构上出现形态和功能的差异。在哺乳类动物中，牙齿与食性及动物的身体结构密切相关，同一种动物的牙齿数目和形状相同，不同动物的齿式不尽相同（表），牙齿的形状、大小也不同。通过比较研究动物个体的同源器官，可以判断该动物的大致分类地位，以及该类群动物与其他类群动物亲缘关系的远近。同功器官的基本结构和胚胎发生虽不相同，但在不同动物身上履行相同的生理功能，如鱼类的鳃和哺乳类动物的肺。结合已经灭绝动物的化石（古生物学）和胚胎早期发生阶段各器官的发生演变（比较胚胎学），比较解剖学揭示了动物进化发生的途径与规律。

研究方法　见比较医学。

与其他学科关系　比较解剖学为比较生理学、仿生学、人体医学等多学科的发展和应用提供了重要的基础资料。例如，利用昆虫复眼的结构研发出可全方位监视空中飞行物的跟踪系统；借鉴蝙蝠喉部发出超声波和回声定位原理，发明了水底声呐探测仪；利用鸟类的翼和鱼类的鳍研制出在空气和液体动力学上性能更优越的推进器；根据猫头鹰等夜行性动物眼在夜间瞳孔发达和图像增强的结构和原理发明出夜视仪、红外夜视仪、热成像仪等仪器；对内耳结构的认识促成了人造耳蜗的诞生，帮助很多耳聋患者恢复了听觉。

在实验动物科学领域，比较解剖学所揭示的各种动物结构与功能的异同，对于如何选择实验动物进行生命科学研究具有重要的指导意义。例如，与大鼠、小鼠和豚鼠等啮齿类动物以及猪、

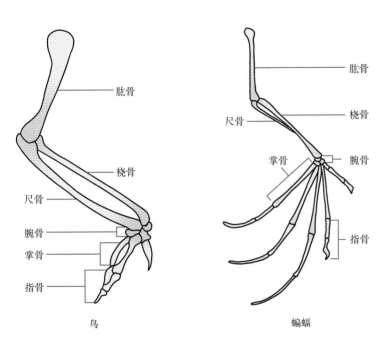

图1　鸟类和蝙蝠双翼的骨骼结构示意

注：鸟类和蝙蝠的双翼都具有飞翔功能，尽管形态上有差异，但是来自共同祖先的相同结构

表　常用实验动物与人类的齿式对比

物种	齿式	牙齿总数
小鼠	$I\frac{1}{1}C\frac{0}{0}Pm\frac{0}{0}M\frac{3}{3}$	16
大鼠	$I\frac{1}{1}C\frac{0}{0}Pm\frac{0}{0}M\frac{3}{3}$	16
家兔	$I\frac{2}{1}C\frac{0}{0}Pm\frac{3}{2}M\frac{3}{3}$	28
犬	$I\frac{3}{3}C\frac{1}{1}Pm\frac{4}{4}M\frac{2}{3}$	42
小型猪	$I\frac{3}{3}C\frac{1}{1}Pm\frac{4}{4}M\frac{3}{3}$	44
人	$I\frac{2}{2}C\frac{1}{1}Pm\frac{2}{2}M\frac{3}{3}$	32

注：1. 齿式：是哺乳类动物单侧上下牙齿的数目分别列于分数线上下的表示方法，分子与分母分别代表上、下颌骨牙齿的数目；2. 牙齿总数：单侧的数目乘以2；3. I（incisor）指门齿或切齿，C（canine）指犬齿，Pm（premolar）指前白齿，M（molar）指白齿

羊相比，犬的消化系统发达，其消化腺和消化道的构成、分泌与消化吸收方式与人类相同，常用于慢性消化系统瘘道的制作与研究；在所有实验动物中，猪的皮肤结构与人类最相似，包括表皮与真皮的厚度和相对比例、皮下脂肪层等特点，是皮肤烧伤、冻伤及其他创伤等研究的理想模型。子宫是哺乳类动物胚胎发育生长的器官，但是不同类群动物的子宫在结构上仍有差别（图2）。比较解剖学通过研究哺乳类动物间子宫的差异，阐明动物子宫的进化、解剖和功能。

（谭 毅）

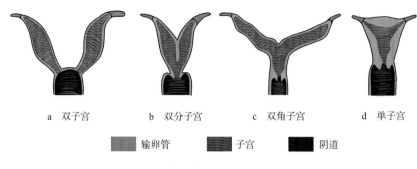

a 双子宫　　b 双分子宫　　c 双角子宫　　d 单子宫

■ 输卵管　　■ 子宫　　■ 阴道

图 2　哺乳类动物子宫类型示意

注：小鼠、大鼠、家兔等很多啮齿类动物是双子宫，左右宫相对独立，分别开口于产道；猫等多数食肉动物是双分子宫，子宫体内腔前部有纵隔；犬、马、蝙蝠、鲸鱼等是双角子宫，左右子宫基本相通；猿、猴、人等是单子宫

bǐjiào miǎnyìxué

比较免疫学（comparative immunology）

对不同种动物（包括人类）的免疫系统的结构、功能及实现其功能的内在机制进行比较分析，从进化的角度揭示动物免疫系统演化机制的科学。是比较医学的分支学科。机体的免疫系统由免疫器官（胸腺、骨髓、脾、淋巴结等）、免疫组织（黏膜相关淋巴组织等）、免疫细胞（吞噬细胞、自然杀伤细胞、T 淋巴细胞和 B 淋巴细胞）、免疫分子（表面抗原、抗体、补体等）组成，具有免疫防御、免疫监视、免疫耐受和免疫调节等功能。从无脊椎动物到低等脊椎动物鱼类、两栖类、爬行类，再到高等的鸟类和哺乳类动物，免疫组织器官的发生过程逐渐复杂，细胞因子的数目逐渐增多，免疫途径和方式逐渐多样化，但是新的免疫功能并不能代替原有的、最早的免疫功能，新的、较高水平的免疫功能与原有的功能共同协作，使免疫功能在进化过程中日益完善。

简史　比较免疫学的历史与免疫学发展历史基本同步，甚至更早，因为现代免疫学是在分析研究各种动物身上免疫现象的基础上发展起来的。俄国动物胚胎学家伊利亚·伊里奇·梅奇尼科夫（Ilya Ilyich Mechnikov）早在 1862 年就描述了白细胞吞噬染料颗粒的现象；1865 年研究涡虫时，第一次观察到吞噬过程，以后在水蚤、海星幼虫、人类白细胞中也发现了吞噬现象，可能具有防卫功能，于是提出细胞免疫学说。20 世纪前后，抗原和抗体概念建立后，体液免疫理论被提出。1956 年，美国密西西比大学动物学家布鲁斯·格利克（Bruce Glick）发现切除鸡的法氏囊（图）后抗体产生出现缺陷，提出法氏囊是抗体生成细胞的中心，将这类细胞称为 B 淋巴细胞（取自"囊"的英文"bursa"的第一个字母）。20 世纪 60 年代，美国学者罗伯特·艾伦·古德（Robert Alan Good）和出生于法国的澳大利亚学者雅克·弗朗西斯·阿尔贝·皮埃尔·米勒（Jacques Francis Albert Pierre Miller）等发现，切除新生小鼠的胸腺可导致严重细胞免疫缺陷，抗体产生也严重减少，于是将执行细胞免疫功能的细胞命名为 T 淋巴细胞（取自"胸腺"的英文"thymus"的第一个字母），证明胸腺是 T 淋巴细胞

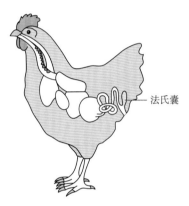

图　鸡法氏囊示意

注：法氏囊由意大利解剖学家法希罗尼穆斯·法布里修斯（Hieronymus Fabricius）发现并以其姓命名，又名腔上囊，是鸟类免疫系统中生成 B 淋巴细胞的淋巴器官，是位于泄殖腔背面的一个盲囊，幼体时发达，性成熟后逐渐退化

发育成熟的器官。T 淋巴细胞、B 淋巴细胞在执行特异性免疫功能时，具有免疫记忆作用，即再次接触相同抗原后可迅速发挥效应，称为适应性免疫（adaptive immunity）；吞噬细胞、自然杀伤细胞等对多种病原体具有即刻杀伤清除作用，发挥作用时间早于适应性免疫，称为固有性免疫（innate immunity）。从低等动物的固有性免疫到高等脊椎动物的适应性免疫，免疫理论体系逐渐完善。1974 年，美国学者马克斯·戴尔·库珀（Max Dale Cooper）等证实，哺乳类动物的骨髓具有与法氏囊相同的功能。20 世纪 70 年

代以来，分子生物学的发展促使比较免疫学与分子免疫学相互融合，侧重从进化与发育角度研究各种动物的免疫功能。1976 年，国际发育与比较免疫学学会在英国成立。

在实验动物科学领域，比较免疫学展示了常用实验动物淋巴系统的组织解剖特点，比较了人类与常用实验动物在免疫功能上的异同，获得了关于机体免疫机制的重大发现。20 世纪初，美国学者欧内斯特·爱德华·泰泽（Ernest Edward Tyzzer）等发现将近交系小鼠的肿瘤移植到同一近交系小鼠体内后，肿瘤能够生长，而移植到另一近交系小鼠体内则遭到排斥。20 世纪 50 年代，英国生物学家彼得·布赖恩·梅达沃（Peter Brian Medawar）发现正常组织移植也出现了类似现象，并在大鼠身上证明了获得性免疫耐受学说的正确性。美国科学家乔治·戴维斯·斯内尔（George Davis Snell）在小鼠身上发现了主要组织相容性复合体（major histocompatibility complex，MHC），MHC 存在于许多高等脊椎动物体内，在人类则称为人类白细胞抗原系统（human leukocyte antigen system，HLA）。从 20 世纪 60 年代开始，运用比较免疫学的方法和成就，相继发现缺乏 T 淋巴细胞、B 淋巴细胞、自然杀伤细胞以及联合免疫功能缺陷的免疫缺陷动物（表），开创了免疫缺陷动物研究开发和应用的新局面，各种免疫缺陷动物已成为肿瘤学、免疫学、遗传学、病原生物学等研究的重要动物模型。

研究范围　比较免疫学的主要任务是研究不同进化等级动物的免疫功能，揭示免疫系统结构从简单到复杂的物质基础和生物学意义。无脊椎动物没有专门的免疫组织，依靠吞噬作用清除有害细菌及其他异种物质；原始脊椎动物的淋巴器官发育不完善，淋巴组织分散，没有形成胸腺和淋巴系统；鱼类的胸腺和脾发育较完善，可生成早期的 T 淋巴细胞、B 淋巴细胞，具有一定的免疫记忆；两栖类的胸腺发育完善，出现皮质和髓质，形成典型的淋巴结，T 淋巴细胞、B 淋巴细胞分化分明；鸟类具有生成 B 淋巴细胞的法氏囊，与胸腺和脾分别培育 T 淋巴细胞、B 淋巴细胞，发挥细胞免疫和体液免疫作用；哺乳类动物具有胸腺、骨髓、脾、淋巴结等多种免疫器官和组织，以及吞噬细胞、自然杀伤细胞、T 淋巴细胞和 B 淋巴细胞等多种免疫细胞，B 淋巴细胞在骨髓中生成。包括人类在内的灵长类动物的免疫系统更加完善，T 淋巴细胞、B 淋巴细胞的亚群齐全，补体系统发达。

比较免疫学通过比较分析各类群动物免疫功能的特点，寻找适应性免疫逐步形成的进化规律。种系发育和个体发育都是先有细胞免疫，后有体液免疫。单细胞等原始无脊椎动物只发生固有性免疫，绝大多数无脊椎动物也只具备非特异性或半免疫性的防御功能。脊椎动物皆有 T 淋巴细胞。鱼类首先出现 IgM 类抗体；两栖类及爬行类产生 IgM 和 IgG；鸟类的 B 淋巴细胞发达，能产生 IgM、IgG 和 IgA 三类抗体；哺乳类动物中的啮齿类有 IgM、IgG、IgA 和 IgE，兔、猴等动物的淋巴细胞膜上已被证明还有 IgD，但未见于血清，进化到人则 5 种免疫球蛋白俱全。随着免疫化学、分子生物学的发展，各类免疫球蛋白的基因定位、在不同动物中的亚类分型、在不同动物血液和体液中的分布和浓度等被广泛而细致地研究。

研究方法　比较医学和免疫学的方法都可以用来研究比较免疫学，常用的方法有免疫学检测、免疫标记技术、酶联免疫斑点试验、流式细胞术、免疫磁珠技术、细胞增生等。

（谭　毅　谭冬梅）

bǐjiào dúlǐxué

比较毒理学（comparative toxicology）

研究外源的化学、物理和生物因素对不同生物体和生物体赖以生存的环境生态系统损害的效应，对不同生物体的反应进行比较分析，揭示外源影响因素的作用机制以及预防、救治或改善措施的科学。外源影响因素可通过表观遗传的方式改变基因的表达，导致不同生物体对相同的理化因素产生不同的生物学反应。毒物可以通过干扰染色质构象和

表　常见免疫缺陷动物的主要免疫特征

动物品系	基因名称	染色体定位	主要免疫特征
裸小鼠	*nu*	11	无毛，无胸腺，T 淋巴细胞缺陷
SCID 小鼠	*scid*	16	T 淋巴细胞和 B 淋巴细胞缺陷
Beige 小鼠	*bg*	13	自然杀伤细胞缺陷
XID 小鼠	*xid*	X	B 淋巴细胞缺陷，X 染色体隐性遗传

活性，包括染色质上 DNA 的磷酸化、乙酰化、甲基化、泛素化等修饰作用，破坏表观遗传编程而产生有害效应。

简史 18 世纪 50 年代后期，随着麻醉剂和消毒剂的出现，现代意义上的毒理学也诞生了。19 世纪 50 年代中期，美国国会通过并经总统签署了食品、药品和化妆品法令的附加修正案。其中，Delaney 条款（1958 年）规定，被证明对实验动物有致癌危险的化学物质都不得添加入食品。这意味着比较毒理学的雏形开始形成。其内容在 1962 年美国的《工业卫生与毒理学》和苏联的《工业中有害物质》中已有记载，尽管未提及"比较毒理学"这一专业名词。之后，比较毒理学逐步建立，伴随基因组学的发展，比较毒理学也采取基因技术与方法进行研究，如建立了一个公开、免费、大规模的毒理基因组学数据库，即开放式 TG 数据库（Open TG-GATEs）。有学者利用这个数据库进行了急性和慢性药物性肝损伤大鼠细胞因子的比较基因和蛋白表达分析研究。

研究范围 ①研究不同生物体对外源影响因素反应的同一性与差异性。②研究同一生物体在生命的不同时期对外源影响因素反应的差异性。③研究不同种属动物的代谢规律，尤其注重研究外源性化学物进入机体后的代谢、解毒、排毒过程及规律，同时研究影响这些过程的因素，为防治中毒提供依据。

研究方法 比较医学和毒理学的方法都可以用于比较毒理学研究，常用的方法有动物实验、体外实验、人体观察和流行病学调查等。除采用传统的毒理学方法研究不同生物的毒理学反应外

（如急慢性毒理反应、生殖毒性反应、靶器官毒性反应等），比较毒理学还从分子水平研究毒物与生物体相互作用。由于不同生物体具有一定的基因同源序列，研究不同生物体在相同因素的作用下分子标志物的变化，可以反映基因的变化，为比较研究不同生物的毒理反应提供了一种准确与可行的研究策略。

比较毒理学除使用哺乳类模式动物外，还使用斑马鱼、果蝇、秀丽隐杆线虫、蚯蚓等，甚至使用不同生物的细胞系进行观察。例如，在研究斑马鱼胚胎暴露于不同种类（雌二醇和壬基酚）和浓度（1mg/L 和 0.1mg/L）的内分泌干扰物时蛋白质谱的变化的过程中，发现暴露于不同浓度雌二醇和壬基酚的蛋白质表达谱明显不同，表明这两种化合物的反应路径不同，因此推论了一个特定基因/蛋白表达式的代谢特征，从而找出了其作用机制。

基因芯片技术也是比较毒理学的重要技术手段之一，可通过观察基因表达谱的变化从基因水平验证以往的一些认识，还可揭示毒物的基因表达谱的特点，筛选一批毒性相关基因，丰富人们对毒性反应的认识。

与其他学科关系 比较毒理学丰富了毒理学研究内容，拓宽了动物医学和医学的研究范围，开拓了毒理学比较研究方法，形成交叉融合的综合学科。

比较毒理学从立体的角度观察外源影响因素对不同生物的毒性作用，从本质上阐释毒物对人类和其他生物以及对环境生态造成的影响，这对于毒物的评估、控制、预防及救治具有实际的应用意义。

（俞远京）

bǐjiào xīnxuèguǎnbìngxué
比较心血管病学（comparative angiocardiology） 对不同种动物（包括人类）的心血管正常及疾病状态进行比较分析，研究心血管疾病的发生、发展规律及预防、诊断、治疗方法的科学。作为比较医学的重要分支，其研究和发展对比较医学乃至整个生命科学的发展都起着至关重要的促进和推动作用。

简史 20 世纪 50 年代初，比较医学已成为一门独立的新兴学科，伴随着实验动物学发展。作为比较医学的重要组成部分，比较心血管病学的发展及科研成果与实验医学、实验动物学的发展紧密相连。早在 17 世纪，人类已开始利用动物逐渐认识心血管系统。1628 年，英国生理学家和医师威廉·哈维（William Harvey）通过解剖不同动物，了解心脏跳动情况并阐明了血液循环。法国医师亚历克西斯·卡雷尔（Alexis Carrel）因在犬身上进行血管缝合和移植而获得 1912 年诺贝尔生理学或医学奖；1958 年，首次原位心脏移植术用犬完成。在实验动物身上进行的心脏移植实验为后来临床心脏病患者心脏移植的成功奠定了重要基础。1958 年以来，科研人员建立的动物模型几乎涵盖了各种临床心血管疾病类型，相关分析技术也有了飞跃式的发展，包括不同种系心血管疾病模型的复制方法、不同层次心脏功能及形态的分析技术，以及在后基因组时代对心血管疾病相关分子及信号网络分析技术的探索。

传统的心血管疾病动物模型的建立方法主要包括环境、手术或药物诱导，还有先天/遗传性心血管疾病动物模型。随着基因工程技术的飞速发展，基因工程修

饰的心血管疾病动物模型已逐渐成为重要组成部分。已用于建立心血管疾病动物模型的物种包括小鼠、大鼠、豚鼠、地鼠、兔、鸽、猪、犬和非人灵长类等，不同物种心血管动物模型各具特色。

研究范围　比较心血管病学的研究对象是人和实验动物，是将人与不同种系动物以及不同种系动物之间，针对心血管系统进行有意义的类比及分析，包括对心血管系统解剖结构和生理功能进行类比分析，以及在自发或诱发心血管系统疾病的病理情况下进行类比分析。根据临床心血管系统疾病的特点建立动物模型时，要考虑到模型的表型与人类疾病病理进程的相似性联系；在动物模型上得到的研究结果用于人类疾病治疗时，也要考虑到人和其他动物间的差异性联系，这也是比较心血管病学学科发展的重要性之所在。

研究方法　心血管疾病动物模型的建立是开展比较心血管病学研究的重要基础和途径。已经应用的建立心血管疾病动物模型的方法主要包括基因工程修饰，环境、手术或药物诱导，以及先天/遗传性心血管疾病动物模型。已建立的心血管疾病动物模型几乎涵盖了各种临床心血管疾病类型，主要包括心肌缺血、心肌病、心力衰竭、动脉粥样硬化、瓣膜损伤、心律失常及心肌炎等。在人和实验动物以及不同种系动物间类比分析的过程中，涉及的经典方法和技术包括心脏电生理测量和分析、超声检查及分析、多普勒血流成像、血压测量及分析、磁共振影像分析等。随着生命科学的飞速发展，基因组学、转录组学、蛋白质组学及表观遗传学的相关技术都已经在比较心血管

病学的研究中广泛应用。

比较心血管病学研究的重要目的，是对人与不同种系动物在生理及病理情况下进行有意义的类比及分析，并通过建立人类疾病动物模型，了解人类疾病发生及发展规律，最终用于解释人类心血管疾病的预防、诊断及治疗问题，探索生命的奥秘，直接为人类健康服务。比较心血管病学在未来要解决的重要课题包括：新种系动物模型的寻找与发现，并与已有种系动物模型进行类比；动物模型制备方法的创制和研发，特别是利用基因工程修饰技术制备模型的方法；人和不同种系动物转归类比方法的总结，以及利用后基因组时代的先进技术进行类比方法的开发和应用研究。

（吕　丹）

bǐjiào chuánrǎnbìngxué

比较传染病学（comparative medicine of infectious disease）对传染性疾病病原体感染不同种动物（包括人类）后，传染性疾病的发生发展进程进行比较分析，揭示病原体和宿主之间相互作用和传染性疾病发生发展规律的科学。是比较医学的分支学科。主要研究人及传染性疾病动物模型在传染性疾病学相关问题中的相似性和差异性，通过病原学、病毒学、病理学、免疫学、生物化学等方面的比较，阐明传染性疾病的疾病特征和致病机制，为探寻传染性疾病的感染、致病和传播机制，疫苗筛选和药物评价，以及传染性疾病防控等方面提供重要理论和技术支撑。

简史　从 19 世纪确定细菌、真菌、病毒、立克次体、衣原体等微生物和寄生虫是传染性疾病病原体以来，开展了大量流行病学研究。其中最为重要的发现是，

一些病原体既能导致人类发病，也能导致其他动物发病，这类病原体称为人兽共患病病原体。但是，这些病原体引起人类和其他动物发病的程度不尽相同，大部分病原体随着宿主的进化也在发生适应性进化。物种协同进化的结果，一方面导致病原体对宿主的致病性千差万别，另一方面又存在不同程度的相关性。因此，从事医学、兽医学、生物学、微生物学、寄生虫学、传染病学、动物学的科研人员，开始从不同角度展开研究并逐步共享成果、进行验证。特别是动物感染性实验研究，利用传染性疾病动物模型，将分散的发现进行比对研究，经过一个多世纪的发展，逐步形成比较传染病学这一独立学科。

研究范围　主要进行病原体的特性、传染性和动物敏感性研究。该学科以传染性疾病动物模型为研究对象，比较分析不同动物（包括人类）之间的相似性和差异性，从不同层面揭示病原体和宿主之间相互作用和疾病发生发展规律。

研究方法　鉴于实验动物与人类的物种差异，以单一实验动物、单一感染途径制作的动物模型，仅能反映疾病的某个特征，难以反映传染性疾病发病的整个过程。例如，病毒类病原体感染机体往往通过特异性受体进入细胞，而不同动物体内受体的进化程度有所不同，因此，比较传染病学的研究方法涉及医学、药学、兽医学、分子生物学、病理生理学、免疫学等，如针对特定病原体特性、动物种属遗传特征等信息进行分析，利用建立的多物种参比动物模型和多种感染途径动物模型，系统地比较传染性疾病动物模型与人类疾病的病原体特

性、疾病过程、病理特征、免疫反应、生化指标等生物学特性的差异，为研究人员使用传染性疾病动物模型提供信息指南，为阐明传染性疾病的感染、致病和传播机制，以及疫苗筛选和药物评价提供重要实验依据。

与其他学科关系 比较传染病学丰富了传染病学的研究内容，拓宽了兽医学、医学的研究范围，为动物疫病学和人类传染病学搭建了桥梁，开拓了传染性疾病比较医学，形成了交叉融合的综合学科。

应用比较传染病学可进行如下研究。①病原学研究：利用传染性疾病动物模型和科赫法则，鉴定传染病病原体，并开展病原生物学研究。②传染性疾病研究：利用传染性疾病动物模型和比较医学分析技术，为传染病学研究提供实验依据。③免疫学研究：免疫学的一个重要特征是抗原刺激引起免疫反应，比较传染病学可以病原体为抗原，研究传染性疾病相关免疫规律和特点。④传染性疾病防控研究：各种传染性疾病防控措施都可使用比较传染病学方法研究并转化为医学应用。

（薛 婧）

bǐjiào zhǒngliúxué

比较肿瘤学（comparative oncology） 对不同种动物（包括人类）肿瘤的发生发展进程进行比较分析，研究肿瘤的发生发展规律及预防、诊断、治疗方法的科学。是实验动物学和肿瘤学的交叉学科，也是比较医学的分支学科。主要任务是通过对人类与其他动物肿瘤疾病的比对研究，了解肿瘤发生发展规律，寻找诊断、预防和治疗肿瘤的新方法，促进人类健康。

简史 比较肿瘤学发展较晚，仅有 10～20 年时间。起初，在自发性肿瘤的科学研究中发现，不同种类肿瘤发生的条件与人和其他动物环境中常见的因素存在联系，这些因素包括地理区域、营养、年龄、神经激素、污染因子以及固有属性等。虽然肿瘤具有一些普遍的特征，但是不同种属动物之间、不同肿瘤类型之间，以及不同个体之间均存在特殊性。人类和其他动物病理状态之间存在的差异有时也会导致错误的结论，给疾病的诊断和治疗带来混乱。这些对比与差异启发人们通过各种生物的生物特性和疾病特点与人类肿瘤进行比较研究，最终寻找预防和（或）战胜癌症的方法。

研究范围 研究多种动物（包括人类）肿瘤的发生发展，探索治疗方法和验证疗效，筛选、研究和试用抗肿瘤药物，研究肿瘤转移机制及防治、控制，建立和完善肿瘤监测手段，以及对肿瘤患者进行生存治疗等。比较肿瘤学有两个分支，包括自发性肿瘤学（spontaneous oncology）和实验性肿瘤学（experimental oncology）。①自发性肿瘤学：是将其他动物的自发性肿瘤的病因、流行病学、诊断及治疗，与已知的人类肿瘤进行比对研究的科学。动物自发性肿瘤研究的结果和结论能够在一定程度上反映人类肿瘤，有利于更好地理解人类肿瘤疾病。自发性肿瘤模型也可以用于肿瘤治疗药物的临床前试用。②实验性肿瘤学：是研究不同动物的诱发性肿瘤的科学。包括与致癌性相关的病毒、化学及放射性物质、污染残留物、食品添加剂及环境条件等对肿瘤的影响，肿瘤发生发展的一般过程、肿瘤细胞的生物学特点、肿瘤动物模型的要求

等。已经发展为专门研究肿瘤的发生、发展、诊断及治疗的科学。肿瘤临床诊断领域的进展，肿瘤发生、发展理论知识的更新，以及肿瘤治疗药物及方案的日新月异，在很大程度上归功于实验条件下获得的成果。动物中的自发性肿瘤模型或人工诱发的肿瘤模型，与人类相对应的肿瘤病种具有相似之处，但它们不可能完全相同，阐明其相异之处并给予科学解释，也会提供新知识。

研究方法 通过比较肿瘤动物模型及人类肿瘤的肿瘤生物学、生理学及病理学等技术方法，更全面地了解肿瘤疾病的发生、发展及诊治。肿瘤动物模型是肿瘤病因学、发病机制以及防治等研究的重要工具，按肿瘤发生的原因可分为自发性肿瘤动物模型、诱发性肿瘤动物模型、移植性肿瘤动物模型、转基因肿瘤动物模型、转移及侵袭性肿瘤动物模型及比较人体肿瘤异种移植性和体内转移模型。其中移植性肿瘤动物模型是应用最为广泛的肿瘤动物模型，尤其是人体肿瘤免疫缺陷动物移植模型为肿瘤的基础和应用研究做出了较大贡献。

研究者们通过建立肿瘤动物模型，探索肿瘤生长的本质及其发生发展的规律，为寻找对肿瘤成长及发展有抑制作用的药物及治疗方法以用于临床提供实验依据，为研究人类肿瘤的病因学、发病学、实验治疗和新抗癌药物的发现提供条件。可用于肿瘤研究的动物种属多达数十种，涉及鱼类、爬行类、两栖类、鸟类及非人哺乳类动物。其中，可用于肿瘤研究的小鼠品系或亚系就有200 多个。

与其他学科关系 比较肿瘤学与肿瘤生物学、生理学、病理

学等学科密切相关，是生物比较医学的应用科学。比较肿瘤学在《比较医学》《临床肿瘤学》《现代肿瘤免疫靶向治疗》等著作中所述的理论基础上，强调肿瘤学研究中相关动物模型的建立方法，比较不同肿瘤类型及不同实验动物类型的关系，丰富肿瘤学的研究手段。

比较肿瘤学通过建立自发性、诱发性、移植性、转移性及转基因肿瘤动物模型，对肿瘤进行深入研究，可进行肿瘤治疗药物研发及临床前应用。特别是人源性肿瘤组织异种移植（PDX）小鼠模型的建立，将实验动物与临床紧密联系，寻找不同癌症患者肿瘤组织中的突变基因，根据癌症患者对不同治疗药物的敏感性（或药物有效性），为其筛选出合适的治疗药物，为癌症患者的个性化治疗提供新途径。关于肿瘤的研究和治疗，比较肿瘤学还有诸多重要问题需要解决。例如，虽可将实验动物与临床紧密联系，但由于实验动物造模周期长，各肿瘤类型诱导、自发或移植成瘤等周期较长，研究费用较高，结合较多癌症患者为中晚期、肿瘤生长速度快等情况，较难将基于实验动物的研究成果转化为临床个体化治疗手段。因此，应加快推动比较肿瘤学的发展，比较不同肿瘤类型与不同实验动物肿瘤模型，选择快捷的肿瘤研究手段和有效的临床治疗途径，缩短肿瘤治疗的临床试验周期，为癌症患者争取更多、更快及更有效的治疗手段。

（高莙）

bǐjiào xíngwéixué

比较行为学（comparative behavior）　研究动物模型的行为及行为变化，对人类和其他动物的行为进行比较分析，揭示人类行为的原因、机制、进化与适应功能等的科学。是比较医学的分支学科。是通过日常细微的观察、理论研究和科学实验，掌握动物习性的特征，揭示人或其他动物行为本质的研究过程。最终用以研究行为异常相关疾病，改善人和其他动物行为能力，提高人和其他动物的生活质量。

简史　20世纪以前是动物行为学的萌芽时期，是一个缓慢发展的阶段。早在旧石器时代，人们就已经开始注意观察周围的动物，随着动物家养开始，人类需要了解动物的生活周期、习性和行为。文明时代早期，古埃及论著中就记录了540种动物的生活史和行为，对人类关于生命的认识产生了重大影响。17～18世纪，人们开始比较研究不同物种行为和进行行为理论的探讨。1859年，查尔斯·罗伯特·达尔文（Charles Robert Darwin）发表《物种起源》，对动物行为学的研究产生了深远影响。其《人类的由来》一书比较研究了人与其他动物的本能行为。19世纪末，人们开始使用迷宫来研究动物的学习行为。20世纪是动物行为学迅速发展和真正延伸的世纪，并真正开创了"行为学"这一学科。动物学家H·S·赖马鲁斯（H. S. Reimarus）发展了达尔文的思想，并正式建立了"比较行为学"这一学科，为现代的行为生物学奠定了基础。随后C·劳埃德·摩根（C. Lloyd Morgan）和W·詹姆斯（W. James）以及J·洛布（J. Loeb）等都在方法、概念上对行为学研究的发展做出了贡献。动物行为学与生命科学中许多分支学科相互渗透，衍生出许多新的研究领域，并从不同角度进一步完整、系统地阐述了动物行为的原因、机制、发生或发育、进化与适应功能等问题。

研究范围　研究动物模型的行为内涵，建立可评价的行为研究方法，与人类行为内涵比较，为研究人类病理生理行为提供基础。人类行为有多种分类标准和方法，如按照行为的获得来源可分为本能行为（指通过遗传获得的行为，如初呼吸、初吮、排便、争夺异性和护幼行为）、习得行为（指从生活实践中学习而得的行为）、学习行为（指在实践活动中获得知识或技能的行为）。人类与其他动物的行为在很多方面表现非常相似，可以通过其他动物行为研究揭示人类的行为本质。

研究方法　以动物正常行为为基础，以某种疾病患者的行为能力为重点指征，以行为量化为必要前提，以观察、记录、分析、评价、总结、归纳、演绎为手段，对疾病动物模型开展研究。①"以动物正常行为为基础"指对造模前的动物的正常行为细节进行充分了解，为与将出现的异常行为进行比较打好基础。②"以某疾病患者的行为能力为重点指征"指研究者必须清楚某种疾病患者的行为能力特点。③"以行为量化为必要前提"指所有的行为改变都可以量化。研究人员根据对动物行为的理解，结合对动物观察的经验，将主客观因素糅合在一起，将动物行为变化的程度以分值或量化数据的形式表现出来。行为量化的方法包括完全主观量化和主客观共同量化。不管采用何种量化方法，一旦确定了量化指标，在行为分析的过程中都必须严格执行既定标准，确保行为分析的结果误差最小。对动物行为进行量化评价的方法集合称为"行为研究的评价体系"。④观察和记录时除用肉眼观察、用书写记录外，还可以通过影像系统记录，并进行特殊的图像处理，以便更好地识别行为变化的细节；"分析"和"评价"指将观察记录的行为资料，按照预先制定好的行为变化量化标准，人工或者智能地量化为行为数据；总结、归纳、演绎是导出研究结果和结论的必需方法和必由之路。

随着科学技术不断进步，比较行为学的研究方法不断增加，相应的硬件和软件层出不穷，研究人员可以获得更多的人工智能帮助，并在尽可能减少主观评价误差的同时，最大限度地提高行为研究过程中每个研究环节的客观性和研究结果的可信度。

人类行为涉及人类生活的方方面面，因此，理论上讲，比较行为学研究的应用也无所不及。摄食行为动物模型在摄食与疾病关系研究中广为应用，繁育行为模型、运动行为模型、感观功能行为模型、认知行为模型等已经大量应用于生物医学研究的各个领域。

（李 秦）

shíyàn dòngwù yīxué

实验动物医学（laboratory animal medicine）

研究实验动物疾病的诊断、治疗、预防和控制的科学。是实验动物学的主要研究内容之一，也是兽医学的一个专业领域。

简史 随着 1947 年美国兽医公共卫生部和美国兽医病理学家协会先后成立，美国兽医协会开始正式认可兽医学的各专业领域。1957 年，依据伊利诺伊州的法律成立了美国实验动物医学部，由18 名"研究员"组成，他们认可

实验动物医学这门科学。1961 年8 月，美国实验动物医学部改为美国实验动物医学学会，"研究员"这一称呼不再使用，改用其他专业都采用的"专科医师"这一称呼。

成立美国实验动物医学学会的目的在于促进实验动物医学的教育、培训和科研事业；制定实验动物专家资格培训和经历的标准；通过考核认可实验动物专家。这些如今已被广泛理解和接受的目标，在 20 世纪 50 年代早期还是一个模糊的概念。1952 年 6 月23 日，在美国兽医协会会议期间，34 名兽医人员探讨了兽医人员在实验动物管理方面的作用，组成了实验动物医学管理委员会，编制一系列在今后历届美国兽医协会会议中与实验动物兽医专业人员相关的计划。此后 4 年，随着人们对实验动物管理和作用的认识，逐步采用了"实验动物医学"这一术语，用于将兽医人员的活动与在实验动物科学的广阔领域工作的专业性或技术性人员的业务活动区别开来。在此期间，一批实验动物兽医人员在其供职的研究单位内建立了各种学术性机构，称实验动物医学或比较医学；等级也不同，有的设组，有的设科，也有的设学部。经过这一系列的发展过程，实验动物医学终于确立了其独特的地位。此时，实验动物医学管理委员会开始争取并最终得到美国兽医协会对实验动物医学的认可。1956 年后期，该委员会宣告解散，以支持美国实验动物医学部。除美国外，欧洲、日本、韩国等国家和地区先后成立实验动物医学会。

欧洲的实验动物医学教育开始于 20 世纪 70 年代，在各个设立畜牧兽医和医学院系的大学开

设实验动物课程。欧洲实验动物科学联盟建立于 1979 年，致力于欧盟 25 国实验动物相关规则的统一、教育培训与资格认证工作。

日本的实验动物医学大学教育主要分布在兽医系、畜牧系、生物系，大学培养的从业人员为实验动物研究人员和实验动物技术专家。

基于其本身的科学意义，加之先进的科学和社会利益都要求对实验动物加强管理，实验动物医学作为一个学科迅猛成长。

研究范围 保证实验动物的质量是应用实验动物开展生命科学及医药研究，确保其科学性、重复性与可比性的基础，因此，实验动物质量控制是实验动物医学的主要研究内容，具体包括以下几方面。

实验动物疾病和异常情况观察与检疫 观察鼻、口、眼、耳、肛门、阴户、四肢、被毛状态、呼吸、体温、食欲、尿、粪便、妊娠等是否出现异常，是否拒绝哺乳，以及死亡时症状、患传染性疾病时的异常表现等。还应进行相关检疫以及疾病预防和疾病发生后的处置。

实验动物饲养过程中卫生管理 需注意以下几方面：传染性疾病及其传播方式、感染原因、易感动物、感染途径（粪便、唾液、皮肤、水、空气等）、管理者的卫生情况（手、指甲、身体的清洗和消毒等）、人兽共患病及其传播模式、清洗和消毒灭菌的目的、消毒方法（湿热和干热灭菌、高压灭菌、消毒剂等）、清洗效果以及卫生处理的必要性及其方法（动物隔离、使用过的垫料处理、尸体处理、废弃方法、饲育器具保管等）。

实验动物自发疾病或诱发疾

病管理 及时进行疾病预防、控制、诊断和治疗。

实验动物疼痛管理 掌握疼痛的生理基础、患病动物的检测、重症护理和术后护理技术等，能够识别、减轻或消除疼痛和不安、实施安乐死。

研究方法 为保证和提高实验动物质量，必须充分了解实验动物的生活习性及生理结构特点，采用的主要研究方法包括以下几种。①大体解剖：对各种实验动物进行解剖，并对其各个器官的形态、位置等进行观察和记录，必要时可将某些典型、特别的器官固定制作标本。②组织学检查：将各种实验动物的器官组织进行切片，并在显微镜下观察器官组织的基本结构及细胞组成。③病原学检查：定期对实验动物口、鼻分泌物和粪便进行微生物和寄生虫检测。

实验动物医学作为主要的医学辅助学科之一，在生物学和医药学领域的研究过程中发挥非常重要的作用，其中主要作用是为临床医学和基础生物学研究提供健康、合适的实验动物。

（赵德明）

shíyàn dòngwù jíbìng yùfáng

实验动物疾病预防（laboratory animal disease prevention） 为防止实验动物发生疾病所采取的措施。主要包括传染性疾病、营养代谢性疾病和外科疾病的预防。实验动物体内外可携带多种病原体，包括细菌、病毒和寄生虫等。有的病原体为条件性致病，有的病原体可引起人兽共患。有些非致病性微生物和低致病性微生物，平时存在于动物体内和周围环境中，不会引起动物发病，但在合适的环境条件下，这些微生物可导致动物发生严重感染。过冷、过热、断水、饥饿等应激可降低动物的抵抗力，当机体正常生理功能受损时，就会发生疾病。实验动物疾病的严重程度与侵入机体的病原体的强度和数量密切相关。动物患病后，会影响动物正常的生理生化指标，干扰实验结果。

为避免实验动物疾病的发生，应注意动物饲养管理和人员管理，根据疾病的种类和特点，制订预防措施。①动物检疫：引进的动物要进行检疫，发现患病动物及时隔离、淘汰。②定期检测和驱虫：定期对动物进行微生物、寄生虫检测。定期驱虫，以预防寄生虫病。③饲养管理：不同种属、不同等级的动物要分开饲养，防止交叉感染；动物设施要有防止昆虫和野生动物进入的措施，防止动物饲料受到污染；根据实验动物特点选择全价饲料，可以预防营养代谢性疾病；使用合格的笼具、调整动物饲养密度，可以避免动物外伤；降低动物饲养密度，便于控制和减少动物间交叉感染；动物饲养设施的温湿度要避免大范围波动；注意笼具及周围环境的消毒；对死亡动物的尸体进行无害化处理。④人员管理：与动物接触的工作人员应定期体检，发现感染人兽共患病病原体时，应停止与动物接触。⑤预防接种：实验动物的预防接种应按照国家标准《实验动物 微生物学等级及监测》（GB 14922.2）的要求执行。需要实施预防接种的动物，应进行免疫接种，并定期检测抗体的效价水平，对效价水平达不到要求的动物及时补种。⑥营养补充：实验动物在妊娠、哺乳、生长发育阶段要补充相应的营养物质，并按照不同动物级别和品种选择使用。

无菌级动物和悉生动物因所携带的微生物已知，可以杜绝传染性疾病的发生；清洁级以上的动物，基本可以杜绝传染性疾病的发生。

（高 虹）

shíyàn dòngwù jíbìng zhěnduàn

实验动物疾病诊断（laboratory animal disease diagnosis） 对患病实验动物进行详细检查，获得全面的资料，对资料进行综合分析、明确疾病实质的过程。主要包括实验动物传染性疾病、营养代谢性疾病和外科疾病的诊断。诊断的过程，也就是诊查、认识、判定和鉴别疾病的过程，正确的诊断是实施有效治疗的先决条件。

常用的检查方法介绍如下。①临床检查：全面真实地收集临床症状等相关资料，检查内容包括心血管系统、呼吸系统、神经系统、消化系统、泌尿生殖系统等，使用的方法包括触诊、视诊、听诊、嗅诊和叩诊。②实验室检查：实验室常用动物的体液进行血液学、血液生化、尿常规、抗体测定、病原体分离等指标检查。对于传染性疾病，实验室检查能准确定位动物所感染的病原体，通过对动物的体液和组织的检查，确定动物所患疾病的类型。使用的实验方法包括光学显微镜观察形态、细胞培养、酶联免疫吸附试验、免疫组化技术、聚合酶链反应等。③其他检查：主要包括X线、心电图、超声、内镜、组织病理学等检查。

（高 虹）

shíyàn dòngwù jíbìng zhìliáo

实验动物疾病治疗（laboratory animal disease treatment） 对患病实验动物实施的使其恢复健康或减轻痛苦的措施。主要包括实验动物传染性疾病、营养代谢性疾病和外科疾病的治疗。对动物疾病坚持预防为主、治疗为辅、及时诊断、早期治疗、合理用药的原则。疾病诊断是选择用药的前提，根据药物的适应证，科学合理地选择药物。只有正确地认识疾病，掌握其发生发展规律，才能制订合理、有效的治疗措施。治疗患病动物的同时，要兼顾同群健康动物的疾病预防。

针对实验动物疾病，主要采用药物治疗和改善饲养环境等措施。①药物治疗：包括口服给药、注射给药（肌内注射、静脉注射、腹腔注射、皮下注射和皮内注射等）、局部给药（阴道给药、直肠给药、脑内给药、关节腔给药、眼内给药、呼吸道给药等）。还应根据动物的状态和疾病进程，适当补充体液（糖盐水）和电解质。②改善饲养环境：良好的饲养管理是控制疾病的关键，包括将患病动物进行隔离，给患病动物充足的营养和舒适的饲养环境；对患病动物进行保温，防止其体温急剧下降；对饲养动物的笼具和设施进行消毒，防止疾病传播和扩散。

（高　虹）

shíyàn dòngwù

实验动物（laboratory animal）

用于和（或）拟用于科学研究、教学和检定的动物。是美国国立卫生研究院、美国实验动物科学学会以及欧洲实验动物科学联盟等主流科学组织认可的定义。中国实验动物学家曾把实验动物定义为人工饲养、携带的微生物和寄生虫得到控制、遗传背景明确或者来源清楚，用于科学研究、教学、生产、检定及科学实验的动物。此定义来自于美国杰克逊实验室，用于小鼠、大鼠、兔、犬、猴等常用实验动物。但是，由野生动物培育成的实验动物不符合此定义，因此，中国实验动物学家创造了"实验用动物"一词来定义这类未归入标准化实验动物范围的用于科学研究、教学和检定的动物。

实验动物是生命科学研究最重要的支撑条件之一，实验动物资源是国家生命科学领域研究、开发的重要科技资源。实验动物资源的充分合理利用是生命科学领域包括生物医药科技创新在内的基础和保障。实验动物按照来源可以分为常用实验动物、基因突变动物、基因工程动物，以及可能培育发展为实验动物的野生动物，尤其是中国特有的野生动物。中国在生命科学研究领域使用的实验动物品种、品系，以从国外引进的品种、品系为主，如BALB/c 小鼠、C57BL/6 小鼠、ICR 小鼠、SD 大鼠、Wistar 大鼠、Hartley 豚鼠、比格犬等。中国特有的实验动物资源亦占有一定比例，其中昆明小鼠的用量占全部小鼠用量的 70% 左右。

实验动物最初来源于野生动物、农场动物、伴侣动物、畜禽类动物等，如实验动物中的小鼠多来源于野生鼠和宠物鼠；小型猪来源于特殊品系的家猪，如五指山小型猪（海南）、香猪（贵州、广西壮族自治区）、藏猪（西藏自治区）等。实验动物的种类非常多，包括斑马鱼、小鼠、大鼠、豚鼠、兔、犬、鸡、鸭、猴、猪等。

常用的实验用动物有沙鼠、田鼠、棉鼠、鼠兔、旱獭、雪貂、猫、羊、牛、鸽、蟾蜍等。实验用动物种类繁多，其生物学特性各不相同，在使用时根据其某些特性加以选择。实验用动物的繁育可综合参考标准化实验动物和未标准化动物的繁育方式进行。随着人兽共患病的流行，实验用动物的质量控制越来越受到重视，应特别注意排除人兽共患病，避免威胁实验人员的健康安全。目前主要针对遗传、微生物学、寄生虫学、环境、营养等方面进行控制，并制定了一些地方标准和行业标准，未来会制定国家标准，加以统一规范。

简史　在人类文明进化的过程中，动物很早就被用于实验研究。中国早在商周时期即有使用动物试验毒药的记载。17 世纪时，在一些欧洲国家，小鼠被用于比较解剖学研究。遗传学的兴起和蓬勃发展对所研究的动物提出了特殊要求，催生了实验动物的出现。实验动物最早出现于 19 世纪末的美国，当时的科学家们开始考虑培育特定品系的动物用于实验研究，以取得较为稳定的结果。动物经过人工培育，遗传背景清楚，其携带的微生物、寄生虫得到控制。1918 年，原北平中央防疫处长齐长庆首先开始在中国饲育从国外引进的小鼠进行动物实验。1950 年，中国自主培育了一些实验小鼠新品系并获得国际同行认可，如中国 1 号（C1）小鼠、津白 1 号（TA1）小鼠、津白 2 号（TA2）小鼠、615 小鼠（中国医学科学院输血及血液学研究所于 1961 年 5 月培育而成）、军事医学科学院（AMS）小鼠和第二军医大学（SMMC）小鼠等。

生物学特性　不同种系的实验动物表现出来的生理学、解剖学等生物特征不同。选用解剖学、生理学特点符合实验目的要求的实验动物，是保证实验成功的关键。实验动物具有的某些解剖生理特点，为实验所要观察的器官或组织等提供了很多便利条件。

熟悉实验动物的生物学特性，根据这些特性选择实验动物，能简化操作，使实验易于成功。实验动物的生物学特性决定其对同一因素可出现共同反应，也会出现特殊反应。如何充分利用这些特殊反应，选用对实验因素最为敏感的动物，对实验研究也十分有价值。

不同药物或化合物在不同品种、品系实验动物上引起的反应有很大差异。如雌激素能终止大鼠和小鼠的早期妊娠，但不能终止人的妊娠；吗啡对家犬、兔、猴和人的主要作用是中枢抑制，而对小鼠和猫则引起中枢兴奋；家兔对阿托品极不敏感；苯胺及其衍生物可引起犬、猫、豚鼠和人产生相似的变性血红蛋白等病理变化，对兔则不易产生作用，对大鼠、小鼠等啮齿类则完全没有作用等。在选择实验动物时必须加以注意。

同种但不同品系的动物对同一刺激的反应差异也很大。如C57BL小鼠对肾上腺皮质激素的敏感性比DBA及BALB/c小鼠高12倍；DBA小鼠对声音刺激非常敏感，闻电铃声可出现特殊的阵发性痉挛，甚至死亡，而C57BL小鼠根本不会出现这种反应。DBA/2及C3H小鼠对新城疫病毒的反应和DBA小鼠完全不同，前者发生肺炎而后者发生脑炎。C57BL小鼠各种肿瘤的发病率低，但A系小鼠中80%的繁殖雌鼠患乳腺癌；津白1系小鼠为低癌系，而津白2系小鼠为高癌系；对仙台病毒的敏感性，DBA系与C57BL/6J系相差百倍。地鼠的一个品系——LHC/LAK系对慢病毒感染敏感，绵羊痒病、牛海绵状脑病、传染性貂脑病和人类的克雅病都能在此系动物群里传播。

品系 中国常用实验动物（包括实验用动物）有30余个品种、100多个品系（包括引进和中国特有的资源）。生产量最大的是小鼠（54%），其次是地鼠（24%）、大鼠（13%）、兔（5%）等；使用最多的为小鼠（44%），其次是地鼠（32%）、大鼠（18%）、兔（2%）、豚鼠（1%）等。常用小鼠11个品系，大鼠7个品系，地鼠、豚鼠、家兔、实验犬各2个品系，家兔以大耳白兔、新西兰兔为主，其他动物还有猴、猫、鸡、小型猪等。中国特有的实验动物品系介绍如下。①小鼠：包括KM小鼠、615小鼠、TA1小鼠、TA2小鼠、T739小鼠、IRM2小鼠、NJS小鼠、AMMSP1小鼠、豫医无毛小鼠、BALB/c突变无毛小鼠等。②大鼠：包括TR1大鼠、白内障大鼠等。③地鼠：包括中国地鼠、白化地鼠、布氏田鼠、东方田鼠、灰地鼠等。④豚鼠：包括Emn21豚鼠、DHP豚鼠、FMMU白化豚鼠等。⑤家兔：包括大耳白兔中国兽药监察所封闭群、哈尔滨大白兔、南昌兔、青紫兰兔等。⑥犬：包括小型比格犬、华北犬、西北犬、山东细犬等。⑦猕猴：包括恒河猴等。⑧小型猪：包括巴马香猪、贵州香猪、五指山小型猪、版纳微型猪等。⑨水生动物：包括剑尾鱼、红鲫、银鲫等。⑩家禽：包括京白鸡等。⑪其他：包括高原鼠兔、树鼩、旱獭、兔尾鼠等。

保种单位 中国有300多家有一定规模的实验动物生产单位，每年生产实验动物1900多万只。中国主要实验动物种子资源保存与利用的相关机构有国家啮齿类实验动物种子中心（北京）、国家啮齿类实验动物种子中心上海分中心（上海）、国家遗传工程小鼠资源库（南京）、国家实验灵长类种质资源中心（昆明）、国家实验用小型猪种质资源基地（北京）、国家实验兔种质资源基地（上海）、国家实验禽类种质资源中心（哈尔滨）、国家实验用比格犬种源基地（广州）。

繁育 具有不同遗传特点的实验动物应分别选择相应的繁殖方法（见实验动物遗传标准和实验动物遗传质量控制）。

质量控制 实验动物是经过人工繁育的动物，繁育方法和质量检测对保证实验动物质量起到重要作用。中国实验动物质量检测主要包括遗传、微生物学、寄生虫学、环境、营养和病理六大部分，是依照有关法规、规章和标准，由检测机构开展的质量评价活动，是实验动物行政主管部门依法管理的技术支撑和技术保证。在推动和实施许可证管理制度、实验动物质量控制和实验动物科学发展等方面，实验动物质量监测网络发挥了重要保障作用。

在中国科学技术部和有关部门的支持下，国家实验动物质量检测中心开展检测技术方法和检测试剂标准化的研究，为省级实验动物质量检测机构提供配套的诊断试剂。各检测机构依据国家标准开展实验动物监督检验，为行政主管部门颁发许可证提供可靠的检测数据。在接受实验动物生产单位委托的常规检验、查处实验动物生产和动物实验中的不端行为、突发事件的应急检验和疫病防控工作中，检测机构发挥着不可替代的重要作用。

欧美发达国家一般不制定统一的实验动物国家标准，由实验动物生产机构在遵守国家管理法规的基础上，参考实验动物相关国际组织（如国际实验动物科学理事会）标准，制定各自的实验动物企业标准，主要包括对重要的人兽共患病、动物烈性传染性疾病和对实验结果有严重干扰的病原体的控制标准。为监控实验动物质量、及时准确地评价，国外许多实验动物机构都建有自己的监测体系，并建立了一整套检测标准和检测规程。

应用　绝大多数的实验动物用于科研，其次用于检定、安全评价、相关产品生产和教学。

（孔琪）

xiǎoshǔ

小鼠（mouse）　哺乳纲、啮齿目、鼠科、小鼠属、小家鼠种。来源于野生小家鼠，是一类常用的实验动物品种。小鼠最初是作为宠物而被人工驯养的。

实验简史　17世纪时，小鼠被用于比较解剖学的实验研究。美国动物学家威廉·欧内斯特·卡斯尔（William Ernest Castle）使用小鼠等脊椎动物进行变异特征的遗传研究，应用白化小鼠繁殖实验证明了格雷戈尔·约翰·孟德尔（Gregor Johann Mendel）遗传定律。1909年，克拉伦斯·库克·利特尔（Clarence Cook Little）开始采用近亲繁殖的方法研究小鼠的毛色基因，数年后首次培育出近交系DBA小鼠，DBA小鼠的名称取自淡化（dilute）、褐色化（brown）和去杂色化（nonagouti）3种变异毛色的英文缩写。1913年，哈尔西·J·巴格（Halsey J. Bagg）成功培育BALB/c小鼠。1919年，利特尔在巴尔港建立了杰克逊实验室，该实验室目前是全球最大的小鼠遗传资源中心，每年向全世界的各研究机构提供200万只各种品系的小鼠。1941年，杰克逊实验室出版了第一部

关于小鼠的专著——《实验小鼠生物学》。1948年，利用A系、C57BL和DBA近交小鼠，伦敦大学的彼得·哥尔（Peter Goner）和乔治·戴维斯·斯内尔（George Davis Snell）发现了小鼠组织相容性复合体基因，斯内尔于1980年获得诺贝尔生理学或医学奖。20世纪60年代在英国、80年代在美国先后发现并培育的裸小鼠和重症联合免疫缺陷小鼠，为免疫学、肿瘤学、药理学、组织或器官移植等研究提供了珍贵的动物模型。各具特色的实验小鼠已成为世界上研究最详尽、应用最广泛的实验动物。

生物学特性　具体如下。

一般特性　①小鼠在哺乳类动物中体型最小，饲养条件简单、节省场地，易于饲养管理。成年小鼠的食料量为4~8g/d、饮水量为4~7ml/d、排粪量为1.4~2.8g/d、排尿量为1~3ml/d。②小鼠性情温顺、胆小易惊，对外来刺激极为敏感，经过长期培育后，用于科研实验时易于抓捕、操作简便。③小鼠喜居于光线暗的安静环境，属于昼伏夜行的动物，进食、交配、分娩多发生在夜间。④小鼠体小娇嫩，不耐饥饿与冷热，对疾病的抵抗力差，对于多种毒素和病原体具有易感性，反应极为灵敏，对致癌物也很敏感，自发性肿瘤多见。⑤小鼠为群居动物，雄鼠间好斗。⑥小鼠的食性很杂，人类的食物几乎皆可食。喜啃咬、钻洞。⑦小鼠身上的寄生物和排泄物可传播多种危害人类健康的疾病。

解剖学特性　①小鼠面部口鼻向前端尖凸，面部有19根触须，两耳耸立在颅后两侧呈半圆形，眼呈圆形、大而鲜红。小鼠全身被毛，颜色和种类较多，但

最为人们熟知的是褐色的小家鼠。②小鼠尾较长，约与体长相等，被有短毛和环状角质鳞片，鼠尾有运动平衡、调节体温、自我保护等功能。③小鼠的骨骼由头骨、躯干骨、四肢骨和尾椎骨组成。头盖骨包括前头骨、后头骨、头顶间骨、鼻骨、两侧的颚间骨、上颚骨、颧骨和颧骨突起。下颌骨的喙状突较小、髁状突发达。运用下颌骨形态的分析技术可进行近交系小鼠遗传监测。④小鼠的齿式为门齿1/1，犬齿0/0，前臼齿0/0，臼齿3/3。上下颌各有2个门齿和6个臼齿，门齿终生生长，需经常磨损来维持齿端的长度。⑤小鼠的脊柱由55~61个椎骨组成。肋骨有12~14对，其中7对与胸骨接连，其他呈游离状态。颈椎7块、胸椎13块、腰椎6块、骶椎4块，尾椎变化较大，一般为27~30块。前肢骨由肩胛骨、锁骨、上腕骨、桡骨、尺骨、手根骨、中手骨和指骨组成；后肢骨由髋骨、大腿骨、胫骨、腓骨组成。⑥小鼠无汗腺，有褐色脂肪组织，参与代谢和增加热能。⑦小鼠的胸腔内有气管、肺、心脏和胸腺。气管由15个软骨环组成，肺由4叶组成。心脏位于第4肋间，胸腺由2叶组成，位于胸骨下。腹腔内有胃、肠、肾、膀胱、胰腺、胆囊、肝、脾、生殖器官等。小鼠胃容量小，为1~1.5ml，功能较差、不耐饥饿，肠道较短，盲肠不发达，以谷物性饲料为主。⑧雄鼠的生殖器官包括睾丸、附睾、输精管、精囊及前列腺、尿道球腺、凝固腺、包皮腺。幼年时睾丸藏于腹腔，性成熟后下降到阴囊。雌鼠的生殖器官包括卵巢、输卵管、子宫、阴道、阴蒂腺、乳腺。子宫为双子宫，呈Y形。卵巢外有卵巢系

膜包绕，不与腹腔相通。乳腺发达，胸部 3 对、腹部 2 对。⑨小鼠的淋巴系统特别发达，外界刺激可导致淋巴系统增生，因此易患淋巴系统疾病。

生理学特性 ①新生小鼠赤裸无毛，全身为红色，闭眼，两耳与皮肤粘连。3 日龄脐带脱落，皮肤由红转白，开始长毛；4 ~ 6 日龄双耳张开耸立；7 ~ 8 日龄开始爬动，被毛逐渐浓密，下门齿长出；9 ~ 11 日龄听觉发育齐全，被毛长齐；12 ~ 14 日龄睁眼，长出上门齿，开始采食和饮水；3 周龄可离乳独立生活；4 周龄雌鼠阴腔张开；5 周龄雄鼠睾丸降落至阴囊，开始生成精子。新生仔鼠体重约 1.5g，哺乳 1 个月后可达 12 ~ 15g，哺乳、饲养 1.5 ~ 2 个月可在 20g 以上。成年小鼠体重随品系不同略有差别，体重范围在 18 ~ 45g，体长约为 110mm。小鼠寿命为 2 ~ 3 年。②成年小鼠的呼吸频率为 84 ~ 230 次/分，呼气量为 11 ~ 36ml/min，心率为 470 ~ 780 次/分，通气量为 11 ~ 36ml/min，潮气量为 0.09 ~ 0.23ml，收缩压为 12.6 ~ 18.4kPa（95 ~ 138mmHg）、舒张压为 8.9 ~ 12kPa（67 ~ 90mmHg）。小鼠的体温变化较大，但随日龄增长而趋于恒定。40 日龄以前，其体温是被动调节的，新生仔鼠在被毛长齐之前主要依靠母体维持体温；40 日龄以后，体温在正常情况下是恒定的，只有在生活环境改变时才会失去体温的恒定性。正常情况下，成年小鼠的体温为 37 ~ 39℃。③小鼠的总血液量约占体重的 1/15，易发生贫血。幼年小鼠的红细胞略小于成年小鼠，成年小鼠的红细胞数为（7.3 ~ 12.5）× 10^{12}/L，红细胞直径为 5.7 ~ 6.9μm，血红蛋白含量为 100 ~ 190g/L，红细胞平均体积为 48 ~ 51fl，血液总蛋白为 42 ~ 55g/L。成年小鼠的血小板计数为（100 ~ 400）× 10^9/L，白细胞为 8 × 10^9/L。

繁育 小鼠成熟早，繁殖力强，属于全年多发情动物。小鼠 6 ~ 7 周龄时性成熟，雌雄稍有差异，雌鼠 35 ~ 50 日龄性成熟，雄鼠 45 ~ 60 日龄性成熟；配种一般以雌鼠 65 ~ 75 日龄、雄鼠 70 ~ 80 日龄为宜；性周期为 4 ~ 5 天，妊娠期为 19 ~ 21 天，哺乳期为 20 ~ 22 天，有产后发情便于繁殖的特点；1 次排卵 10 ~ 23 个（视品种而定），每胎产仔数为 8 ~ 15 只，1 年产仔胎数为 6 ~ 10 胎，属于全年多发情动物，繁殖率很高，生育期为 1 年。性周期可分为 4 个阶段，动情前期（求偶前期）、动情期（求偶期）、动情后期（求偶中期）和动情间期（求偶后期）。在这 4 个阶段中，雌鼠仅在动情期内才接受雄鼠的交配。成年雌鼠在动情周期不同阶段，阴道黏膜可发生典型变化，根据阴道涂片的细胞学改变，可以推断卵巢功能的周期性变化。成年雌鼠交配后 10 ~ 12 小时阴道口有白色的阴道栓，这是受孕的标志。动情期往往始于晚间，最普遍的是在晚 10 点到凌晨 1 点，偶尔在凌晨 1 点到早 7 点，很少在白天。雄鼠性成熟后，开始分泌雄性激素，副性腺分泌精液。

质量控制 具体如下。

遗传质量控制 小鼠遗传质量检测应作为常规工作进行。遗传质量检测分为定期常规检测和新培育的品系鉴定。定期常规检测是对已知遗传概貌的品系进行确认。国家标准《实验动物 哺乳类实验动物的遗传质量控制》（GB 14923）规定，近交系小鼠应具有明确的品系背景资料，包括品系名称、近交代数、遗传组成、主要生物学特性等，并能充分表明新培育的或引种的近交系动物符合近交系动物定义的规定。用于近交系保种及生产的繁殖系谱及记录卡应清楚完整，繁殖方法科学合理。经遗传检测如生化标记检测法、皮肤移植法和免疫标记检测法等质量合格。对于封闭群动物的遗传质量控制主要针对两方面，一是在群体内保持其个体间较大的遗传性状差异；二是所有基因的相对频率保持稳定，如果一个群体足够大，而且没有选择力量的存在，群体的遗传特性几乎可以不发生变化。20 世纪 80 年代中期，由 K·G·拉普（K. G. Rapp）提出的"二次优选法（quadric optimization）"，将生物学特性监测的结果用于指导封闭群的选种。

新培育的品系鉴定是对未知遗传概貌的品系进行测定，新培育的品系应该符合遗传育种的基本条件，近交系应兄妹交配 20 代以上，谱系清楚，能稳定遗传。一般而言，应采用多种方法进行检测，从毛色基因、染色体核型、生化位点和皮肤移植，到分子遗传标记都要进行检测，了解其遗传组成。

微生物学、寄生虫学和病理学质量控制 采用培养、血清学检查和显微镜观察等方法定期对小鼠进行微生物学、寄生虫学和病理学检查，及时发现和控制病原微生物及寄生虫感染，包括隐性感染，及时发现和控制疾病的发生与流行。国家标准《实验动物 微生物学等级及监测》（GB 14922.2）和《实验动物 寄生虫学等级及监测》（GB 14922.1）规定了不同微生物学和寄生虫学等级小鼠的病原体检测项目。一些潜在的病原体可能会干扰实验结果，故也列入检测项目之中，以确保小鼠种群的质量与实验人员的健康。

饲料营养学质量控制 针对小鼠的营养需求，实施饲料营养学监测，包括对营养素的监测，如水、蛋白质、氨基酸、碳水化合物、脂肪、微量元素（矿物质）、维生素等，不同品种、品系的小鼠因消化系统功能与消化吸收能力不同，对营养谱和营养的需求量也各不相同。在完全满足其营养谱、营养需求量的基础上，因小鼠自身生理状态的不同也会对营养需求产生不同的要求。国家标准《实验动物 配合饲料通用质量标准》（GB 14924.1）和《实验动物 配合饲料卫生标准》（GB 14924.2）和推荐性标准中对小鼠的饲料营养质量均做出了明确规定，应按照标准执行。

环境生态学质量控制 环境包括动物实验设施和环境条件。作为实验动物的小鼠是在人工限制的条件下、非自主选择的生活环境中生存。其环境条件和实验设施包含物理因素如温度、湿度、气流、气压、照明等，化学因素如氧气、二氧化碳、氨、硫化氢等浓度，居住因素如设施、设备、笼具、垫料等条件，种内关系如社会地位、争斗、种群密度等。按对微生物控制的程度，作为实验动物的小鼠，其生存环境可分为屏障环境与隔离环境，国家标准《实验动物 环境及设施》（GB 14925）对小鼠的屏障环境与隔离环境的标准做出了明确的规定，可参照执行。

应用 ①药物毒性实验：急性毒性实验等常选用小鼠。药物对生命影响的程度，包括致癌、致病、致畸、致毒、致突变、致残、致命等都可从小鼠的实验中获得结果。②药物筛选实验：一般药物的筛选实验动物用量比较大，大多数先用小鼠进行初筛，通过筛选获得一个药物的综合效果后，再用纯系小鼠或大动物进一步确定。③生物效应测定和药效比较实验：小鼠被广泛用于血清、疫苗等生物鉴定工作，照射剂量与生物效应实验以及各种药物效价测定等实验。④肿瘤与白血病研究：小鼠已被广泛地用于癌、肉瘤、白血病以及其他恶性肿瘤的研究。⑤避孕药和营养学实验：因为小鼠的繁殖能力强、妊娠期短、生长速度快，很适合避孕药和营养学实验研究。小鼠常被选用于抗生育、抗着床、抗早孕和中孕及抗排卵实验。⑥镇咳药研究：小鼠在氢氧化铵雾剂刺激下有咳嗽反应，因此小鼠常被用于研究镇咳药。⑦遗传学和遗传性疾病研究：常用小鼠毛色做遗传学分析实验。重组近交系用于研究基因定位及其连锁关系，同源近交系用于研究多态性基因位点的多效性、基因的效应和功能以及发现新的等位基因。小鼠具有与人相似的自发性遗传疾病，如黑色素病、白化病、家族性肥胖、遗传性贫血、系统性红斑狼疮、尿崩症等，可作为人类遗传性疾病的天然动物模型进行各种科学实验研究。⑧传染性疾病研究：因小鼠对多种病原体具有易感性，适合用于研究血吸虫感染、疟疾、马锥虫感染、流行性感冒、狂犬病等。还有沙门菌病、脊髓灰白质炎、钩端螺旋体病、淋巴细胞脉络丛脑膜炎、巴氏杆菌病等，也常应用小鼠进行研究。⑨免疫学研究：可利用各种免疫缺陷小鼠来研究免疫机制等，

BALB/c 小鼠、C57BL/6J 小鼠等常被用于单克隆抗体的制备和研究。⑩职业性中毒防治：职业性中毒包括铅、苯、汞、锰、矽酸、一氧化碳、有机化合物等中毒，其防治方法常在选用小鼠进行实验后才能确定。

（张京玲）

Kūnmíng xiǎoshǔ

昆明小鼠（Kunming mouse, KM） 哺乳纲、啮齿目、鼠科、小鼠属、小家鼠种。是一种常用的小鼠种（图）。

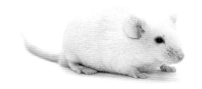

图 昆明小鼠

实验简史 1926 年，美国洛克菲勒医学研究所从瑞士引入白化小鼠培育成瑞士种小鼠（Swiss 小鼠）。1944 年，中国科学家汤飞凡从印度霍夫肯研究所引进瑞士种小鼠，将其饲养在中国昆明中央防疫处。经过多年培育，瑞士种小鼠形成了独立的品系特点。由于该小鼠最初被引入中国的地方是昆明，故被命名为昆明小鼠。1952 年，昆明小鼠由昆明被引入北京生物制品所，1954 年，全国开始广泛使用昆明小鼠。

生物学特性 ①解剖学特性：毛色为白化，其他同小鼠。②生理学特性：不同地区饲养的种群生长发育与繁殖性能存在一定差异，但其共同特点是抗病力和适应力很强。③实验室检查（8 周龄雄鼠）：外周血红细胞计数为 $(7.14 \pm 0.63) \times 10^{12}/L$，白细胞计数为 $(6.86 \pm 1.01) \times 10^9/L$，淋巴细胞比例为 75.26% $\pm$

22.58%，血小板计数为（614.74 ± 74.18）× 10^9/L，血糖为 2.53 ± 0.79mmol/L，谷丙转氨酶为 41.8 ± 6.7U/L，谷草转氨酶为 137.3 ± 35.1U/L，血肌酐为 10.03 ± 1.39μmol/L，血尿素氮为 8.58 ± 1.05mmol/L，三酰甘油为 1.69 ± 0.42mmol/L。④肿瘤发病率：肿瘤自发率较高，占淘汰鼠的 22%，且从生产第一胎就开始出现。雌鼠乳腺肿瘤发病率为 25%。⑤遗传学特性：远交系昆明小鼠基因库大、基因杂合率高。

繁育　无特定病原体级昆明小鼠 54 日龄性成熟，雄鼠体重为 31g，平均日增重 0.55g，雌鼠平均日增重 0.37g。平均窝产仔数为 12.97 ± 0.47 只，平均离乳率为 97.94%，平均胎间隔为 22.69 ± 0.47 天。离乳后小鼠的体重有一个快速增长期，5 周龄后，增长速度放慢，10 周龄时基本达到体成熟。繁殖率和成活率高，其繁殖性能以第 2 胎最好、第 3 胎次之，从第 3 胎开始，逐胎下降，第 6 胎最差。

应用　广泛用于药理、毒理、病毒和细菌学的研究，以及生物制品、药品的鉴定。

（汪思应）

BALB/c xiǎoshǔ

BALB/c 小鼠（BALB/c mouse）

哺乳纲、啮齿目、鼠科、小鼠属、小家鼠种的白色隐性等位基因 *recessive epistasis* 被鉴定为 c/c 的小鼠品系。是动物实验中常用的一种近交系小鼠（图）。

实验简史　1913 年，美国纽约哈尔西·J·巴格（Halsey J. Bagg）从美国俄亥俄州的宠物商处购得白化（白色毛发和粉红色眼）小鼠原种，以群内繁殖的方法培育出 "Bagg Albino 小鼠"。1920 年，美国冷泉港科学家克拉

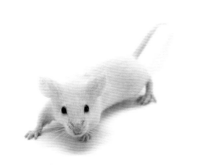

图　BALB/c 小鼠

伦斯·库克·利特尔（Clarence Cook Little）和 E·C·麦克道尔（E. C. MacDowell）获得该小鼠。1923 年，麦克道尔在冷泉港开始培育该小鼠的近交系，至 1927 年，获得近亲交配的第 12 代小鼠。1932 年，得克萨斯大学科学家赫尔曼·约瑟夫·马勒（Hermann Joseph Muller）从麦克道尔处获得该小鼠，传给同事乔治·戴维斯·斯内尔（George Davis Snell）。1935 年，斯内尔携带近亲交配的第 26 代小鼠（已成为近交系）前去杰克逊实验室。因该小鼠白色隐性等位基因被鉴定为 c/c，所以斯内尔将此小鼠命名 BALB/c，并获得国际小鼠标准化遗传命名委员会认可。

生物学特性　①解剖学特性：形态学上，BALB/c 小鼠毛色白化，每侧上、下颌各有门齿 1 个、臼齿 3 个。肝分左叶、右叶、中叶和尾叶，脾有明显的造血功能，雄鼠的脾比雌鼠大 50% 左右。雄鼠生殖器官中有凝固腺，交配后的分泌物可凝固于雌鼠阴道和子宫颈内形成阴道栓；雌鼠子宫为双子宫型，雌鼠有 5 对乳腺，3 对位于胸部，可延续到背部和颈部，2 对位于腹部，延续到鼠蹊部、会阴部和腹部两侧，并与胸部乳腺相连。其淋巴系统特别发达，性成熟前胸腺最大，35 ~ 80 日龄渐渐退化。小鼠有褐色脂肪组织，

位于肩胛下方，参与代谢和增加热能。皮肤无汗腺，尾部有 4 条明显的血管，背腹部各有 1 条静脉，两侧各有 1 条动脉，尾有散热、平衡、自卫等功能。②生理学特性：与其他近交系相比，肝、脾重量与体重的比值较大。无特定病原体级雌鼠寿命平均为 561 日，雄鼠平均为 509 日。③实验室检查（8 周龄雄鼠）：外周血红细胞计数为（10.19 ± 1.30）× 10^{12}/L，白细胞计数为（8.90 ± 3.14）× 10^9/L，淋巴细胞比例为 68.90% ± 9.58%，血小板计数为（1062.86 ± 432.77）× 10^9/L，血糖为 3.58 ± 2.10mmol/L，谷丙转氨酶为 66.42 ± 28.38U/L，谷草转氨酶为 164.35 ± 104.83U/L，血肌酐为 11.27 ± 4.83μmol/L，血尿素氮为 7.49 ± 1.65mmol/L，三酰甘油为 1.53 ± 0.32mmol/L。雌鼠血糖明显偏低，但其他指标稍高于雄鼠。④肿瘤发病率：乳腺癌发病率低，约为 3%；当用小鼠乳腺肿瘤病毒诱发时发病率增高。卵巢、肾上腺和肺部肿瘤有一定的发病率，偶见甲状腺肿瘤。在 BALB/c 小鼠腹腔注射矿物油，可发生多发性骨髓瘤，其发病率高达 60%，但其发病率可因亚系的不同或饲养条件的不同而有差异。⑤遗传学特性：小鼠体细胞（2n）染色体数为 40 条。⑥病理学特性：老年鼠心脏有某些病变，两性小鼠均有动脉硬化。⑦其他特性：易患慢性肺炎。补体活性高，在 6 月龄时，多数个体非常明显地出现高球蛋白血症，主要是 IgG1 和 IgA 增加。干扰素产量低。大部分雄鼠在 20 月龄时发生脾淀粉样变。对 X 线照射敏感性高，半数致死量（LD_{50}）为 500R。与其他品系比较，毛缺乏光泽，甚至有脱毛现象。对促性腺激素

有超排卵反应。对弓形虫、鼠伤寒沙门菌 C5、麻疹病毒（中等）、利什曼原虫、斑点热、立克次体和曼氏血吸虫等病原体敏感。

繁育 性成熟期为 8 ~ 10 周，雌鼠发情周期为 4 ~ 5 天，发情持续时间为 10 ~ 20 个小时。其接受交配时间为半小时，不完全受光线影响，交配适龄期为 75 天。妊娠周期为 19 ~ 21 天，一般每窝产仔 5 ~ 6 只，出生体重为 1 ~ 2g，离乳体重为 7 ~ 12g，8 周龄鼠体重为 20g 左右。哺乳期为 21 天。繁殖期为 8 ~ 12 个月。

应用 用于肿瘤学、生理学、免疫学、核医学的研究，以及单克隆抗体的制备等。

（汪思应）

C57BL/6 xiǎoshǔ

C57BL/6 小鼠

（C57BL/6 mouse） 哺乳纲、啮齿目、鼠科、小鼠属、小家鼠种的毛色基因为 *aaBBCC*（黑色）的小鼠品系。是一种常用的小鼠近交系（图）。

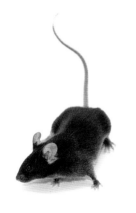

图　C57BL/6 小鼠

实验简史 1921 年，克拉伦斯·库克·利特尔（Clarence Cook Little）对阿比·莱恩罗普（Abby Lathrop）品系进行近亲交配，育成数个近交系动物，后以其中 57 号雌鼠与 52 号雄鼠交配为起源者标为 C57，而 C57 中毛色固定为巧克力色者称为 C57BR，

固定为黑色者称为 C57BL，其亚系很多。1937 年，研究者分离出 6 号系，标记为 C57BL/6，毛色基因为 *aaBBCC*。C57BL/6 经过多年的培育形成了包括 C57BL/6J，C57BL/6JCrl，C57BL/6JBomTac，C57BL/6N 等 20 多个有细微区别的亚系。

生物学特性 ①解剖学特性：毛色为黑色，其他同小鼠。②生理学特性：收缩压为 117mmHg。平均寿命雌鼠为 692 天，雄鼠为 676 天，最长达 1200 天。③实验室检查（8 周龄雄鼠）：外周血红细胞计数为（10.03 ± 0.28）× 10^{12}/L，血细胞比容为 49.4%，白细胞计数为（8.75 ± 2.92）× 10^9/L，淋巴细胞比例为 68.90% ± 9.58%，血小板计数为（1255.4 ± 109.63）× 10^9/L，血糖为 12.87 ± 2.25mmol/L，谷丙转氨酶为 38.47 ± 7.36U/L，谷草转氨酶为 92.40 ± 22.10U/L，血肌酐为 10.60 ± 3.53μmol/L，血尿素氮为 51.29 ± 6.25mmol/L，三酰甘油为 1.55 ± 0.49mmol/L。④肿瘤发病率：18 月龄以上小鼠各种肿瘤发病率低，14 ~ 30 月龄鼠中肉眼可见黏液瘤发病率为 6% ~ 61%，乳腺癌发病率低（约 1%），用致癌剂难以致癌。老龄鼠淋巴瘤自发率为 20% ~ 25%，雌鼠白血病发病率为 7% ~ 16%，经照射后肝癌发病率增高。较老的动物中有垂体腺瘤发生。⑤遗传学特性：品系稳定，是第一个完成基因组测序的小鼠品系。⑥其他特性：对艾美球虫最敏感，对狂犬病病毒、结核分枝杆菌敏感。对猫后睾吸虫和疟原虫及曼氏血吸虫、白念珠菌、鼠痘病毒等有一定抵抗力。嗜酒精性强，肝中醇脱氢酶活性极高；有较强的吗啡嗜好；对己烯雌酚敏感；

肾上腺储存脂质少；对放射线抗性中等；注射酪蛋白后易引起淀粉样变，用可的松可诱发出 20% 腭裂。

繁育 体成熟期为 8 ~ 10 周，常用交配比例为 1∶2。发情周期一般为 4 ~ 5 天，妊娠期为 19 ~ 21 天。第一胎平均每窝产仔数为 6 只，第二胎平均每窝产仔数为 7 只。新生鼠出生体重为 1 ~ 2g，离乳体重为 9 ~ 13g。哺乳期为 21 天。繁殖率较低、需补给高脂饲料，离乳时幼仔往往会出现原因不明的脱毛，饲养中除固型饲料外，补给鸡蛋可防止脱毛。种鼠淘汰周期通常为 7 ~ 9 个月。

应用 用于肿瘤学、生理学、遗传学等方面的研究。

（汪思应）

DBA xiǎoshǔ

DBA 小鼠

（DBA mouse） 哺乳纲、啮齿目、鼠科、小鼠属、小家鼠种的毛色基因为 *abCd* 的小鼠品系。是在动物实验中常用的一种近交系小鼠，常用的亚系有 DBA/1 和 DBA/2（图）。

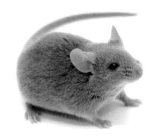

图　DBA/2 小鼠

实验简史 1909 年，该品系由美国科学家克拉伦斯·库克·利特尔（Clarence Cook Little）在品系毛色分离实验中培育，是实验动物培育历史上最早育成的近交系。1929 ~ 1930 年，在亚系间进行杂交，建立了一些新亚系，

包括当时称为 12（现称 DBA/1）和 212（现称 DBA/2）的亚系。1951 年，美国国立卫生研究院引入第 34 代。1974 年，美国查理士河公司从美国国立卫生研究院引入并于 1975 年行剖宫产净化。实验常用的是 DBA/2 小鼠。

生物学特性 不同亚系生物学特性有所不同。

DBA/1 小鼠 ①解剖学特性：毛色无纹，呈浅褐色，其他同小鼠。②生理学特性：无特定病原体级雌、雄鼠平均寿命分别为 684 天和 487 天。③实验室检查（8 周龄雄鼠）：体内红细胞较多。④肿瘤发病率：对 DBA/2 的大部分移植肿瘤有抗性，在 DBA/1 小鼠体内移植鼠白血病细胞株 P1534 的成瘤率约 50%。老年雌鼠可发生乳腺癌，经产雌鼠的乳腺癌发病率为 61.5%，1 年以上的经产小鼠和 18 月龄的未繁殖雌鼠中大约有 3/4 发生乳腺肿瘤。白血病发病率为 8.4%。⑤微生物和寄生虫感染：对实验性结核分枝杆菌的易感性强。对疟原虫感染有一定抵抗力，对曼氏血吸虫有极高的敏感性，对利什曼原虫、伯纳特立克次体敏感。由于具有 $Hc1$ 等位基因，对新型隐球菌有抵抗力。⑥其他特性：几乎全部经产雌鼠可见心脏钙质沉着。对鼠斑疹伤寒补体 C5 敏感。

DBA/2 小鼠 ①解剖学特性：毛色无纹，呈浅褐色，其他同小鼠。②生理学特性：血压较低。无特定病原体级雌、雄鼠平均寿命分别为 719 天和 629 天。③实验室检查（8 周龄雄鼠）：体内红细胞多。④肿瘤发病率：对大部分 DBA/1 的瘤株有抗性。经产雌鼠乳腺癌发病率为 50%～60%，未繁殖雌鼠为 3%。白血病的发病率，雌鼠为 34%，雄鼠为 18%；

雌鼠、雄鼠中均有淋巴瘤生长。⑤微生物和寄生虫感染：对百日咳组胺易感因子敏感，对猫后睾吸虫、曼氏血吸虫较敏感。对鼠伤寒沙门菌补体、白念珠菌、疟原虫、新型隐球菌有一定抵抗力。⑥其他特性：36 日龄鼠听源性癫痫发作率为 100%，55 日龄后为 5%；约 50% 的小鼠肝可出现巨噬细胞构成的蜡样肉芽肿。普通环境饲养的 3 月龄鼠血清免疫球蛋白量为 1000μg/ml，仅相当于 C57BL/6 小鼠、C3H/He 小鼠和 BALB/c 小鼠的 1/2，其中 IgM 值较高，为 221.6μg/ml；IgG 值较低，为其他品系小鼠的 1/4～1/2，在 IgG 的各亚类中，IgG1 值较高、IgG2b 最低，缺乏补体 C5，DBA/2 小鼠和 CBA 小鼠的杂交一代于 18 月龄时发生浆细胞性白血病，可在血清中检测出与 BALB/c 浆细胞瘤相同的 M 成分。对鼠斑疹伤寒补体 C5 较敏感。

繁育 性成熟期为 8～10 周，交配比例通常为 1∶2。发情周期为 4～5 天。妊娠期一般为 19～21 天。平均每窝产仔 3～4 只，仔鼠出生体重为 1～2g，离乳体重为 8～12g。种鼠淘汰周期为 7～9 个月。该品系产仔数少，不宜哺育，较难繁殖。

应用 常用于肿瘤学、遗传学和免疫学等方面的研究。

（汪思应）

129 xiǎoshǔ

129 小鼠（129 mouse） 哺乳纲、啮齿目、鼠科、小鼠属、小家鼠种的浅腹棕灰色小鼠。在动物实验中，是一种较常用的近交系小鼠（图）。

实验简史 该品系由美国杰克逊实验室的 L·C·史蒂文斯（L. C. Stevens）在研究工作中培育。1970 年，史蒂文斯将该品系

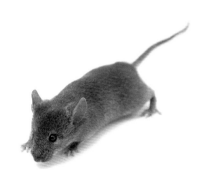

图 129 小鼠

引入法国巴斯德研究所。1996 年，法国查尔斯河实验室引入该品系。1999 年，根据国际命名法改名为 129/S2。2002 年，中国从法国查尔斯河实验室引入第 8 代核心群。129/RrJ 品系是 1945 年由 L·C·邓恩（L. C. Dunn）等人从 101 品系中培育而来。129/Sv-W 品系是 129 小鼠反复回交产生的研究 W^+ 基因与畸胎瘤发生关系的品系，并由 129/Sv-W 品系培育出 129/terSv。

生物学特性 不同亚系的生物学特性有所不同，以 129S2/SvPasCrlVr 小鼠、129/RrJ 小鼠为例进行介绍。

129S2/SvPasCrlVr 小鼠 ①解剖学特性：毛色为棕灰色，腹部有浅色的深浅环纹，其他同小鼠。②生理学特性：回避反应能力较差，略喜好甜食（如糖精、蔗糖等），红细胞凝集性较高，对右旋糖酐反应能力强。③肿瘤发病率：淋巴瘤发病率，雄鼠为 2%，雌鼠为 7%；软组织肉瘤发病率，雄鼠为 2%，雌鼠为 1%；良性肿瘤发病率，雄鼠为 2%，雌鼠为 3%；肺部肿瘤发病率为 4%～46%；睾丸畸胎瘤发病率为 1%。④其他特性：外周血淋巴细胞对植物血凝素反应性高。制作系统性红斑狼疮模型时可出现严重的肉眼可观察到的改变。

129/RrJ 小鼠　①解剖学特性：毛色为棕灰色，腹部有浅色的深浅环纹，其他同小鼠。②生理学特性：所有年龄段小鼠对雌激素高度敏感，对卵巢和原卵移植研究有重要意义。对 X 射线有抵抗力，心率较慢。③肿瘤发病率：自发性睾丸畸胎瘤发病率为5%，对乳腺肿瘤刺激物敏感。④微生物和寄生虫感染：对利什曼原虫有抵抗力，对仙台病毒特别敏感。⑤其他特性：可发生尿路结石。

繁育　孕期为 20～21 天，通常每窝生产 5～6 只，按常规小鼠饲养条件进行饲养（见小鼠）。

应用　129 小鼠的胚胎干细胞全能性好，易于培养，广泛用于基因敲除模型研究。国际上通用的胚胎干细胞绝大多数来源于 129 小鼠，分离胚胎干细胞的传统方法也是用 129 小鼠建立起来的。由于肿瘤发病率高（主要为性腺肿瘤和睾丸畸胎瘤），多用于肿瘤学和生殖生理学等方面的研究。

(汪思应)

C3H/He xiǎoshǔ
C3H/He 小鼠（C3H/He mouse）　哺乳纲、啮齿目、鼠科、小鼠属、小家鼠种的野鼠色小鼠。作为常用的小鼠近交系，属于肿瘤高发品系（图）。

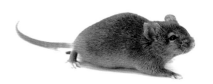

图　C3H/He 小鼠

实验简史　1920 年，科学家 L·C·斯特朗（L. C. Strong）将哈尔西·J·巴格（Halsey J. Bagg）白化的雌鼠与 DBA 雄鼠杂交，产生 C3H 祖系，然后对 C3H 祖系中乳腺肿瘤发病率高的个体进行选择育种，结果发现导致高乳腺肿瘤发病率的原因是外源性小鼠乳腺肿瘤病毒通过母亲乳汁进行传播。现在 C3H 通过无菌技术处理，可以排除外源性小鼠乳腺肿瘤病毒的感染。C3H/He 小鼠是 C3H 中使用最广泛的亚系，1941 年被引入英国赫斯顿，1947 年被引入美国杰克逊实验室，1985 年从英国牛津实验动物养殖场引入中国医学科学院医学实验动物研究所。

生物学特性　①解剖学特性：毛色为棕灰色（野生型），其他同小鼠。②生理学特性：红细胞及白细胞较少。③肿瘤发病率：C3H/He 小鼠肝癌发病率较高，对致肝癌因子敏感，14 月龄雄鼠肝癌发病率平均为 85%。10 月龄雌鼠乳腺癌发病率平均为 97%。④遗传学特性：由于第 6 号染色体倒位，产生了不同的 C3H/He 亚系，每个亚系均为纯合子，倒位占有第 6 号染色体 20% 的区域，位于 D6Mit124（约 30.3cM）和 D6Mit150（约 51.0cM）位点之间。C3H/He 和相关亚系的视网膜变性突变基因（$Pee6b^{rd1}$）均为纯合子，动物在断乳之后均出现失明症状。C3H/He 小鼠具有视网膜白斑的表型，其斑点大小为微小的发丝状白点到明确可辨的斑点。⑤微生物和寄生虫感染：对狂犬病病毒敏感，对炭疽杆菌有抗力。由于脂多糖应答位点（$T/r4^{Lps-d}$）的突变，C3H/He 小鼠产生对内毒素的抵抗性。C3H/He（$T/r4^{Lps-d}$）突变小鼠对革兰阴性杆菌如沙门菌有高度易感性，感染沙门菌后表现为趋化因子产生延缓、一氧化氮释放受损以及细胞免疫衰减，导致小鼠感染病死率升高的原因是细菌在肝巨噬细胞内大量增殖。⑥其他特性：补体活性高，较易诱发免疫耐受。5 周龄 C3H/He 小鼠约有 0.25% 会发生局限性脱毛，而长到 12～18 月龄，局限性脱毛发病率高达 20%；雌鼠在 3～5 月龄就会发生局限性脱毛，但雄鼠比雌鼠延迟 6 个月。通过手术将某个患有局限性脱毛的老龄动物的一小块皮肤移到同源的 C3H/He 小鼠受体个体内，受体动物会发生局限性脱毛。

繁育　性成熟期为 8～10 周，发情周期为 4～5 天，妊娠期为 10～21 天；第一胎每窝产仔数为 5 只，第二胎为 6 只；出生体重为 1～2g，雄鼠离乳体重为 8～12g，雌鼠为 7～11g；哺乳期 21 天，种鼠淘汰周期为 8～12 个月。

应用　主要用于肿瘤学、生理学、核医学、免疫学等方面的研究。

(俞远京)

ICR xiǎoshǔ
ICR 小鼠（ICR mouse）　哺乳纲、啮齿目、鼠科、小鼠属、小家鼠种的白色小鼠品系。是在动物实验中较常用的一种封闭群小鼠（图）。

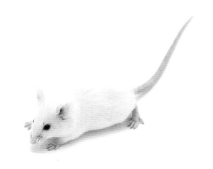

图　ICR 小鼠

实验简史　1926 年，美国洛克菲勒医学研究所的克拉拉·林奇（Clara Lynch）博士从瑞士德库隆实验室引入了 2 只雄性和 7 只雌性白化瑞士种小鼠。1948 年，美国费城癌症研究所用洛克菲勒医学研究所的瑞士种小鼠培育出Hauschka Ha/ICR，并由爱德华·米朗（Edward Mirand）引入洛斯维·帕克纪念研究所，命名为HaM/ICR。1959年，法国查尔斯河实验室引入该品系并于同年进行剖宫产净化。之后，美国癌症研究所将其分送至各国饲养实验，称之为ICR。1973年，中国从日本国立肿瘤研究所引进该品系。

生物学特性 ①解剖学特性：毛色白化，其他同小鼠。②生理学特性：性格温顺、适应性强、体格健壮、繁殖力强、生长速度快、实验重复性较好，易用于实验。外周血象和骨髓细胞具有较好的稳定性，是良好的血液学实验动物。ICR小鼠肾、脑脏器系数有性别差异，雌鼠肾脏器系数比雄鼠小，脑脏器系数比雄鼠大。③实验室检查（8周龄雄鼠）：外周血红细胞计数为$(9.18 \pm 0.55) \times 10^{12}$/L，白细胞计数为$(9.07 \pm 1.87) \times 10^9$/L，淋巴细胞比例为$68.90\% \pm 9.58\%$，血小板计数为$(1168.80 \pm 160.03) \times 10^9$/L，血糖为$11.52 \pm 1.00$ mmol/L，谷丙转氨酶为48.34 ± 17.78U/L，谷草转氨酶为101.02 ± 33.46U/L，血肌酐为106.08 ± 35.36μmol/L，血尿素氮为55.41 ± 10.39mmol/L，三酰甘油为1.14 ± 0.25mmol/L。④肿瘤发病率：18月龄至2年龄小鼠会出现自发性肿瘤。雌鼠自发性畸胎瘤和管状腺瘤发病率为$0 \sim 1\%$，用氨基甲酸乙酯诱发时，$11 \sim 16$天胚胎期时，其畸胎瘤和管状腺瘤发病率为5.9%；离乳个体管状腺瘤和囊腺瘤发病率为30%，孕鼠为3%。⑤其他特性：对肺炎克雷伯菌较DBA/2小鼠敏感。随着年龄增长，下颌关节易发生退行性病变。

繁育 ICR小鼠成熟早、繁殖力强，寿命为$1 \sim 3$年。雄鼠性成熟期为$10 \sim 12$周，雌鼠为$8 \sim 10$周；通常交配比例为$1:2$或$1:5$。平均每窝产仔$10 \sim 11$只。仔鼠出生体重为$1 \sim 2$g，雄鼠离乳体重为$10 \sim 12$g，雌鼠为$8 \sim 10$g。种鼠淘汰周期为$8 \sim 12$个月。

应用 广泛用于药理、毒理、肿瘤、放射、食品、生物制品等领域的科研、生产和教学。

（汪思应）

luǒxiǎoshǔ
裸小鼠（nude mouse） 哺乳纲、啮齿目、鼠科、小鼠属、小家鼠种的基因突变造成胸腺发育缺陷和T淋巴细胞免疫缺陷的全身无毛的无胸腺小鼠。又称裸鼠（图）。

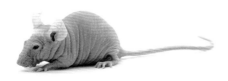

图 裸小鼠

实验简史 1962年，英国格拉斯哥鲁奇尔医院的诺曼·R·格里斯特（Norman R. Grist）在非近交系的小鼠中偶然发现个别无毛小鼠。1964年，爱丁堡动物研究所的S·P·弗拉纳根（S. P. Flanagan）证实其是基因突变造成的，称为裸小鼠，用nu作为裸基因符号。1966年，弗拉纳根证实这种无毛小鼠是第11对染色体上等位基因突变引起的。1969年，丹麦的乔根·吕高（Jorgen Rygaard）首次将人类结肠腺癌组织移植到裸小鼠并获得成功，为免疫缺陷动物的研究和应用开创了新局面。常用的裸小鼠突变系有BALB/c-nu小鼠、NC-nu小鼠、C3H-nu小鼠、Swiss-nu小鼠等。

下面以BALB/c-nu小鼠为例进行阐述。

生物学特性 ①解剖学特性：无毛、裸体、无胸腺，皮肤随年龄增长逐渐变薄，头颈部皮肤出现皱褶，生长发育迟缓。②生理学特性：裸小鼠纯合子全身几乎无毛，偶见背部有稀疏的带状毛。无胸腺，原胸腺残留结构中，部分上皮样细胞呈巢状排列，部分呈外分泌腺结构；淋巴结内胸腺依赖区的淋巴细胞消失，外周血中的淋巴细胞减少。新生裸小鼠以无鼻毛为特征，足尖经常收缩呈螺旋样畸形。新生裸小鼠3周后生长明显迟缓。成年雌鼠发情期无规律，卵巢小，用绒毛膜促性腺激素不能诱发排卵。BALB/c-nu小鼠皮肤色素为浅红色，运动功能正常。寿命为半年至一年。③免疫学特性：由于无胸腺而仅有胸腺残迹或异常胸腺上皮，T淋巴细胞不能正常分化，导致缺乏成熟的T淋巴细胞的辅助、抑制和杀伤功能，因而细胞免疫功能低下。但其B淋巴细胞功能基本正常，B淋巴细胞分泌的免疫球蛋白以IgM为主，仅含少量的IgG。但成年（$6 \sim 8$周龄）裸小鼠的自然杀伤细胞活性高于一般小鼠。无接触敏感性，无移植排斥反应。④其他特性：由于抵抗力差，容易患病毒性肝炎和肺炎。

繁育 两性性成熟期为$6 \sim 8$周，发情周期为$4 \sim 5$天，妊娠期为$17 \sim 21$天，平均每窝产仔$6 \sim 7$只，但每窝产裸鼠$2 \sim 3$只。裸小鼠出生体重为$1 \sim 2$g；离乳时雄鼠体重为$7 \sim 9$g，雌鼠体重较轻，为$6 \sim 8$g；平均日饲料消耗量为5克/百克体重，平均日饮用水消耗量为$6 \sim 7$毫升/百克体重。种鼠淘汰周期为$5 \sim 6$个月。裸小鼠生长发育不良，抵抗力低下，繁殖力低下，母性差。为提高繁殖率和存活率，一般采用纯合型雄鼠与杂合型雌鼠交配的繁殖方式，可以获得 1/2 纯合型仔鼠。

应用 广泛用于免疫生物学、免疫病理学、移植免疫、肿瘤免疫、麻风、胸腺功能和寄生虫感染等的研究；可用于建立人癌移植瘤模型，进行抗肿瘤药物的化学治疗研究。

（汪思应）

FVB/N xiǎoshǔ

FVB/N 小鼠（FVB/N mouse）

哺乳纲、啮齿目、鼠科、小鼠属、小家鼠种的 *FV1b* 等位基因纯合的小鼠品系。

实验简史 该品系是 1966 年从美国国立卫生研究院的封闭群瑞士小鼠培育而来。当时用百日咳疫苗对组胺敏感和不敏感的小鼠个体进行选择与育种，近交到第 8 代时（20 世纪 70 年代早期），发现敏感性品系 HSFS/N 携带对 Friend 白血病 B 病毒易感的 *FV1b* 的等位基因，然后将这种带有 *FV1b* 等位基因的个体进行近交繁殖与培育，最终育成了 FVB/N 小鼠品系（图）。

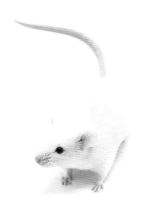

图　FVB/N 小鼠

生物学特性 ①解剖学特性：毛色为白色，其他同小鼠。②生理学特性：FVB/N 小鼠有高于小鼠平均的活动性和基础体温，并

有一定程度的焦虑，对热处理导致的应激反应性较低。③免疫学特性：与其他近交系小鼠比较，FVB/N 小鼠对哮喘具有高度的敏感性，并伴随 IgE 显著增高。尽管 FVB/N 具有 H2q 的主要组织相容性复合体单倍体型，但其对胶原性关节炎具有明显的抵抗性。这种抗性源自于 *Tcra-VII.1* 基因编码的多态性以及含有 *Tcra-V8.2* 片段的 *Tcrb-V* 某些基因的基因组缺失。④肿瘤发病率：虽然 FVB/N 小鼠通常自发性肿瘤的发病率较低，但极易受到化合物诱导产生鳞状细胞癌，而且具有很高的恶性转化率，即转化为癌变的乳头状瘤。⑤遗传学特性：*Pde6brd1* 基因纯合的个体能发生早发性视网膜变性。

繁育 见小鼠。

应用 由于该近交系小鼠的受精卵的原核特征以及产仔鼠多，常用于转基因小鼠的制备。

（俞远京）

KK xiǎoshǔ

KK 小鼠（KK mouse）

哺乳纲、啮齿目、鼠科、小鼠属、小家鼠种的自发性 2 型糖尿病小鼠品系。以高血糖症、高胰岛素血症、胰岛素抵抗以及食欲过盛为主要特征。KK 小鼠（图）包括 KK/Upj-A^Y/J 小鼠以及 KK.Cg-A^Y/J 小鼠等几个亚系。

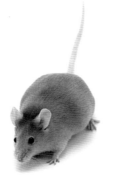

图　KK 小鼠

实验简史 1941 年，日本学者近藤（Kondo）用日本的春日部（kasukabe）小鼠原种群培育出一种轻度肥胖的 2 型糖尿病小鼠，属于先天性遗传缺陷小鼠。1983 年，日本学者西村（Nishimura）以 KK/Upj 小鼠为背景品系，将决定毛发为黄色的毛色基因 A^Y 导入 KK 小鼠品系内，培育出了同源导入近交系 KK/Upj-A^Y。A^Y 基因是一种显性突变致死基因与多效基因，位于 2 号常染色体上。A^Y 为杂合子时，野生毛发蛋白表达异常，呈现黄色毛，但眼与野生型 KK 小鼠一样为黑色。在出生后不久，动物常表现为肥胖和毛发稀少。

世界许多实验室都饲养 KK 小鼠，作为 2 型糖尿病动物模型。如美国杰克逊实验室从德国糖尿病研究所引进 KK 小鼠，已繁殖了 64 代以上，将其命名为 KK.Cg-A^Y/J。中国医学科学院医学实验动物研究所、国家啮齿类实验动物种子中心等单位分别从杰克逊实验室引进并保种有 KK 小鼠。

生物学特性 ①解剖学特性：毛色为黄色，其他同小鼠。②生理学特性：表现为高血糖、高胰岛素血症和葡萄糖耐受不良，7 月龄及以上的小鼠尿糖和血糖水平为 17.8mmol/L（320mg/dl）。胰腺中胰岛素含量增加，进行组织学观察发现 B 细胞和胰岛细胞肥大；肝切片显示糖原减少和脂质含量增加。可出现垂体激素增加和明显的肾小球损伤。③肿瘤发病率：KK/Upj-Ay/J 小鼠与正常小鼠相比，对一些肿瘤更为敏感。④遗传学特性：A^Y 基因为一种肥胖基因，携带有 A^Y 基因的小鼠与野生型 KK 小鼠相比，高胰岛素血症和胰岛素抵抗等病理生理学特征更为典型。

繁育 通过近交繁殖的方式，

培育野生色近交系小鼠。由于A^Y纯合子具有胚胎致死性，KK. cg-A^Y小鼠进行繁殖时，需根据具体需要制订不同的繁殖策略，一般有 3 种不同的杂交组合。①A/a作父本与隐性纯合子a/a作母本繁殖。②杂合子A^Y/a与杂合子A^Y/a繁殖。③杂合子A^Y/a作母本与隐性纯合子A/a繁殖。采用这3 种方式繁殖时，妊娠率、窝产仔数、胎产子率及离乳率都呈下降趋势，但以第一种最高，后两种差别不大。KK/H 小鼠由于是近交系，一般按近交系的全同胞（亲兄妹）交配方式进行繁殖。

质量控制 约过 1 年，KK 小鼠的高血糖症有所缓和，对其进行食物限量，可使其保持正常。但禁食将削弱其对葡萄糖的耐受性，口服降血糖药格列吡嗪能改善葡萄糖代谢，降低肾病变程度，减轻 KK 小鼠 2 型糖尿病的蛋白尿症。其他见小鼠。

应用 用于生物医学研究的许多领域，主要进行糖尿病和肥胖研究。由于 KK. cg-A^Y小鼠有A^Y基因，可用于与A^Y基因的相关研究，如毛色的分子生物学机制、免疫与炎症、内分泌疾病、脂肪的合成与缺乏、动物的攻击行为等方面的研究。

（俞远京）

NOD xiǎoshǔ

NOD 小鼠（NOD mouse） 哺乳纲、啮齿目、鼠科、小鼠属、小家鼠种的自发性 1 型糖尿病小鼠品系。是以没有肥胖表型但出现胰岛 B 细胞免疫性损伤为主要特征的近交系小鼠（图）。是一种常用的自发性 1 型糖尿病模型小鼠。将 NOD 小鼠与不同遗传背景的小鼠进行杂交 – 回交，可获得具有不同生物学特性和用途的同类系，如 NOD. C3（B6)-Faslgld/Lwn 小鼠、NOD. 129S4（B6)-Icam1tm1Jcgr 小鼠、NOD. B6-Tg（ML5sHEL)5Ccg/Dvs 小鼠、NOD. FVB-Tg（Itgax-DTR/EGFP）57Lan/Jdk 小鼠、NOD. NOR-（D2Mit490-Ada)/Lt 小鼠等。

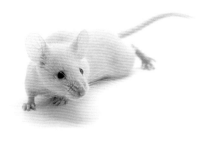

图　NOD 小鼠

实验简史 1980 年，日本学者牧野（Makino）通过近亲交配和选择繁殖从易发白内障的 ICR/Jcl 小鼠中获得该品系。1988 年，中国医学科学院医学实验动物研究所从美国杰克逊实验室引进。

生物学特征 ①解剖学特性：毛色为白色，其他同小鼠。②生理学特性：NOD 小鼠发病后，充分呈现出小鼠糖尿病的临床特征，即尿频、多饮、高血糖。在数周内，血糖迅速升高，空腹血糖高于 13.9mmol/L（250mg/dl），饮用水量剧增，大量排尿。在此过程中，病鼠血糖呈先迅速上升，后逐步下降，但仍维持高于正常值的状态，体重直线下降，最后昏迷而死亡。饲喂条件一致的情况下，不同性别糖尿病发病率有差异，30 周龄的雌鼠发病率为90% ~ 100%，而雄鼠为 40% ~60%。这种性别差异可能与雌激素能通过增强 IL – 12 诱导的信号转导和转录激活因子的活性，提高 Th1 的免疫应答有关。③其他特性：NOD 小鼠不管是否发生临床型糖尿病，均于产后第 4 周时出现胰岛病变，这是一种累及胰岛的单核细胞性浸润。最初的 3周可没有任何临床表现，胰岛正常（没有细胞浸润），在第 4 周时胰岛炎会突然发生，并很快扩散，能累及几乎全部的胰岛。

繁育 对该品系小鼠选种时，将离乳幼鼠均予保留，发现亲代发病则需及时交配。

应用 主要用于肥胖和糖尿病研究。

（俞远京）

SCID xiǎoshǔ

SCID 小鼠（SCID mouse）哺乳纲、啮齿目、鼠科、小鼠属、小家鼠种的含有致病等位基因$Prkdc^{scid}$的小鼠品系。由于具有细胞免疫以及体液免疫发育缺陷，呈现重症联合免疫缺乏症，又称严重联合免疫缺陷小鼠（图）。SCID 小鼠的同类系主要有 NSG（NOD. Cg-Prkdc^{scid} Il2rg^{tm1Wjl}/Sz）小鼠、NOD scid（NOD scid-NOD.CB17-Prkdc^{scid}）小鼠、BALB scid（CBySmn. CB17-Prkdc^{scid}）小鼠、B6scid（B6. CB17-Prkdc^{scid}/Sz）小鼠、NOD. Cg-Prkdc^{scid} B2m^{tm1Unc}小鼠。

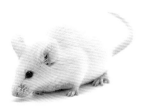

图　SCID 小鼠

实验简史 1980 年，博斯马（Bosma）从美国福克斯詹士癌症中心饲养的 C. B – 17/lcr 小鼠群中发现 SCID 小鼠。由带有免疫球蛋白重链等位基因（Igh – 1b）的BALB/cAnIcr 小鼠与 C57BL/ka 小鼠杂交 17 代（CB – 17）时被发现并育成同源导入近交系。

生物学特性 ①解剖学特性：毛色为白色，外观与普通小鼠无差异。②生理学特性：SCID 小鼠外周血白细胞较少，主要是淋巴细胞减少所致，其淋巴细胞只占白细胞总数的 10%～20%，而正常动物为 70% 左右。但是 SCID 小鼠骨髓组织结构呈正常状态。胸腺、脾相对重量分别为同龄正常对照小鼠的 6% 和 3% 左右，淋巴结极小，常散在于脂肪组织之中，其大小仅为正常的 1/3。SCID 小鼠胸腺没有皮质结构，仅保留残存的髓质，主要由网织细胞和成纤维细胞构成。脾白髓不明显，红髓正常。脾小体无淋巴细胞聚集，主要由网状细胞构成。淋巴结无明显皮质区，副皮质区缺失，呈淋巴细胞脱空状，由网状细胞所占据。小肠黏膜下和支气管淋巴集结较少见，结构内无淋巴细胞聚集。

繁育 SCID 小鼠几乎完全丧失 T 淋巴细胞和 B 淋巴细胞，其同类系还伴有其他免疫系统缺乏，故对生活环境有严格的要求，应在无特定病原体条件下饲养，并定期进行微生物检测。

应用 广泛用于人类免疫学和病毒学、肿瘤学、生理学、血液病学、病理学等方面的研究。可通过异体组织移植而成为一种嵌合体小鼠（即 SCID-hu 模型），用于人体免疫功能重建和肿瘤学研究。

（俞远京）

jīnbái xiǎoshǔ

津白小鼠（Tientsin Albinao, TA）

哺乳纲、啮齿目、鼠科、小鼠属、小家鼠种的自发性乳腺癌小鼠品系。包括津白 1 系、津白 2 系和津白 3 系。

实验简史 ①津白 1 系：自 1956 年夏季起，天津医学院用来自市场家养的白化小鼠，按同胞兄妹交配（b×s）的方式繁育。至 1962 年，每 1 系已达 20 代，代号为 TA1 系。②津白 2 系：自 1962 年起，天津医学院将昆明种小鼠按同胞兄妹交配的方式进行繁育。至 1969 年培育成功，代号为 TA2 系。③津白 3 系：1956 年，天津医学院从天津某动物商店购得鼠祖不明的全白小鼠，按同胞兄妹交配的方式繁育。至 1986 年，已繁殖至 90 代，代号为 TA3 系。

生物学特性 具体如下。

津白 1 系 ①解剖学特性：同小鼠。②生理学特性：繁殖力中等，2 月龄体重 20～25g，对甲基胆蒽和射线敏感。③肿瘤发病率：自发性乳腺癌的发病率很低，经产早鼠为 1%，见瘤鼠龄平均为 279 天；未配雌鼠及雄鼠均未见乳癌发生。其他自发性肿瘤也少见，TA1 为低癌品系白化小鼠。④遗传学特性：毛色白化，毛色基因为 aa，bb 和 cc。组织相容性基因为 $H-2by$。⑤其他特性：易患慢性肺炎。

津白 2 系 ①解剖学特性：同小鼠。②生理学特性：繁殖力中等，对射线敏感。③肿瘤发病率：自发性乳腺癌的发病率很高，经产早鼠为 62%，见瘤鼠龄平均为 255 天；未配雌鼠乳腺癌的发病率为 41.4%，见瘤鼠龄平均为 453 天；未配雄鼠乳腺癌的发病率为 32%。自发性乳腺癌发生的时间最早为 4 个月，最晚为 22 个月，多数为 10～14 个月。TA2 为乳腺癌高发品系白化小鼠。④遗传学特性：毛色白化，毛色基因为 aa，BB 和 cc。组织相容性基因为 $H-2by$。

津白 3 系 ①解剖学特性：同小鼠。②生理学特性：繁殖力中等。③肿瘤发病率：自发性肿瘤发病率为 9.7%，肺腺瘤发病率为 3.1%，白血病为 0.5%，未见乳腺肿瘤，其他肿瘤也少见。肿瘤的发生时间最早为 7 个月，最晚为 27 个月，多数为 15～19 个月。未生殖小鼠肿瘤的发病率为 5.7%，生殖小鼠为 15.2%。TA3 为低发肿瘤品系白化小鼠。

繁育 津白 1 系雌鼠平均寿命为 673 天，雄鼠为 555 天。雌鼠 43 天平均体重为 20g，雄鼠为 21g。津白 2 系雌鼠平均寿命为 416 天，雄鼠为 479 天。雌鼠 40 天平均体重为 17g，雄鼠为 19g。津白 3 系雌鼠 50 天平均体重为 18g，雄鼠为 18g。津白小鼠均为近交系小鼠，繁殖方式为同胞兄妹交配（b×s）。

应用 用于药理学和肿瘤学研究，津白 2 系在肿瘤学的研究中得到广泛应用。

（刘云波）

yíchuán duōyàngxìng xiǎoshǔ

遗传多样性小鼠（genetic diversity mouse）

哺乳纲、啮齿目、鼠科、小鼠属、小家鼠种的由遗传背景清晰、遗传信息丰富的 8 个亲本近交系相互杂交，再进行全同胞兄妹交配 20 代以上所获得的大型重组近交小鼠。每一个遗传多样性小鼠品系同时拥有 8 个亲本品系的遗传信息，因此是能够体现人类个体差异性的新型研究工具。

简史 人类遗传病大多为多基因病，由多个基因共同参与，且和环境因素相互作用决定表型。为了解决单一遗传背景小鼠无法有效复制人类多基因病的问题，中国医学科学院医学实验动物研究所于 2015 年启动了遗传多样性小鼠项目。截止到 2018 年 6 月，已完成 100 多种遗传多样性小鼠的繁育和基因测序工作。遗传多样性小鼠更适于研究复杂性状或复杂病因疾病，可以模拟人群基因多样性进行复杂性状相关研究。

生物学特性　一般特性同小鼠，遗传学特性包括以下几方面。①遗传背景清晰：用于建立遗传多样性小鼠的 8 个亲本品系均为完成全基因组测序的近交系，拥有丰富、完整的遗传信息数据库提供支持与应用。②遗传多样：亲本品系包括 3 种实验室常用近交系（A/J 小鼠、C57BL/6J 小鼠和 129S1/SvImJ 小鼠）、2 种可用于糖尿病与肥胖症研究的品系（来自日本的 NOD/LtJ 小鼠和来自新西兰的 NZO/iLtJ 小鼠）、3 种来自小家鼠种不同亚种的野生近交系（来自捷克的 PWK/PhJ 小鼠、美国的 WSB/EiJ 小鼠以及泰国的 CAST/EiJ 小鼠）。8 个亲本品系小鼠的遗传信息可以覆盖小鼠全基因组的 90%，品系间共存在 36M 的单核苷酸多态性，确保子代重组近交系群体遗传多样性的最大化。③遗传位点分散：遗传多样性小鼠的 8 个亲本间具有相对较远的亲缘关系，保证了子代小鼠遗传位点的分散性。④表型多样：遗传多样性小鼠同时拥有基因多态性和分离多态性，驱动了遗传多样性小鼠群体表型的多样性。不同品系遗传多样性小鼠在生长、发育、寿命、疾病的发生和发展方面表现出品系间的差异性，因而可用于模拟人群中不同个体间的差异性。

繁育　8 个亲本品系通过连续 3 代子代品系的相互杂交，获得具有 40 000 种可能的 G3 代子代杂交小鼠，G3 代杂交小鼠再进行 20 代以上的全同胞兄妹交配，最终繁育形成彼此独立的、具有不同遗传特性的小鼠品系。每个遗传多样性小鼠品系随机获得 8 个亲本品系小鼠全部的遗传变异，这种繁育模式称为"漏斗式育种"。在遗传多样性小鼠的育种过程中，任何一个遗传位点上的各亲本品系的等位基因频率理值为 0.125（1/8）。这是基于常染色体位点而非线粒体基因组和性染色体的运算，因此，在重组近交系繁育过程中，还应注重性染色体（X/Y）和常染色体重组的平衡。

质量控制　包括遗传学、微生物学、寄生虫学、病理学、饲料营养学及环境生态学等方面的质量控制（见小鼠）。

应用　主要用于人类疾病动物模型建立、复杂性状疾病遗传学分析、基因功能与基因定位方面的研究。①研究复杂性状疾病的发生、发展和诊断：包括肿瘤、代谢性疾病、神经退行性疾病等，通过分析不同遗传多样性小鼠品系表型的差异可以快速鉴定多基因控制性状的主效应基因，寻找疾病易感基因，为疾病的早期诊断和监测提供依据。②研究传染性疾病：病原体（病毒、细菌、寄生虫）感染遗传多样性小鼠后，不同品系遗传多样性小鼠呈现出表型多样性，一方面可用于建立模拟人类患者不同病理表征的多品系小鼠模型资源库；另一方面可进行小鼠与人类患者临床表征的比较医学分析，在不同病原体引发疫情时快速搭建有效的诊断及药物研发平台。③评价药物有效性和副作用：在遗传多样性小鼠群体中发现疾病易感小鼠和（或）抵抗的小鼠品系，建立非基因修饰的易感和（或）抵抗小鼠模型，可用于有效药物的快速筛选。在遗传多样性小鼠群体中，不同品系小鼠对同一药物的药效和（或）副作用不同，可用于寻找药物作用靶点和（或）副作用敏感位点。④推动精准医疗发展：遗传多样性小鼠作为一种新的小鼠资源，为解释人群中个体间差异性和推动个性化医疗提供新的研究线索和思路。

（秦　川　王欣佩）

dàshǔ

大鼠（rat）　哺乳纲、啮齿目、鼠科、大家鼠属、大鼠种。是一类常用的实验动物品种。大鼠性情温顺，喜安静环境，夜间活跃。常用大鼠品系有几十个，包括近交系和封闭群，有多种毛色，如白、黑、棕、黄等。

实验简史　19 世纪初，美国费城的威斯塔研究所开发大鼠作为实验动物，1907 年成功培育了 Wistar 大鼠。1915 年，朗（Long）和埃文斯（Evans）用野生褐家鼠（雄）与白化大鼠（雌）进行杂交，育成了 Long Evans 大鼠。1920 年，哥伦比亚大学肿瘤研究所的 M·R·柯蒂斯（M. R. Curtis）育成了 F344 大鼠。1925 年，美国斯普拉格·道利农场用 Wistar 大鼠育成了 SD 大鼠。1926 年，柯蒂斯和同事邓宁（Dunning）培育出 ACI 大鼠。1930 年，牛津大学培育出 GH 系大鼠。1960 年，冈本（Okamoto）用东京远交系 Wistar 大鼠培育出 SHR 大鼠。1971 年，美国国立卫生研究院用从京都大学引进的 Wistar 大鼠近交培育成 WKY 大鼠。20 世纪以后，大鼠在生命科学领域得到广泛应用。

生物学特性　①解剖学特性：上、下颌各有 2 个门齿和 6 个白齿，门齿终生生长；胃内有一条皱褶，收缩时会堵住贲门，这是大鼠不能呕吐的原因。无胆囊，肝分泌的胆汁通过胆总管进入十二指肠，受十二指肠括约肌的控制；肝分 6 叶，再生能力强，切除 60%~70% 后仍可再生；肺结构特别，左肺为 1 个大叶，右肺分成 4 叶。心脏的血供既来自冠状动脉，也来自冠状外动脉，后者起源于颈内动脉和锁骨下动脉；无扁桃体。角膜无血管，有棕色脂肪组织。长骨有骨骺线长期存在，不骨化。大鼠汗腺极不发达，仅在爪垫上有汗腺，尾是散热器官，当周围环境温度过高时，靠流出大量唾液调节体温。②生理学特性：大鼠对空气中的粉尘、氨、硫化氢敏感，长期慢性刺激可引起肺部大面积坏死。③其他特性：湿度太低常导致大鼠环尾病。大鼠抵抗力较强，容易饲养，但对营养缺乏，尤其是维生素缺乏敏感，可出现典型的缺乏症。

繁育　一般成年雄鼠体重为 300～600g，成年雌鼠为 250～500g，寿命为 2.5～3 年。2 月龄时性成熟，为全年多发情动物，有产后发情，发情周期为 4～5 天。妊娠期为 19～23 天，每窝产仔 6～14 只。大鼠对外界刺激敏感，强烈噪声能引起食仔。大鼠的繁育因遗传控制不同，主要分为近交系繁育和封闭群繁育方式。

近交系　繁殖应以满足近交系动物同基因性和基因纯合性为准则。繁殖用原种应遗传背景明确、有完整的背景资料（包括品系名称、近交代数、遗传基因特点及主要生物学特征等），引种数量不限。近交系大鼠的保种繁育体系可采用单线法、平行线法或选优法，推荐采用选优法。当采用选优法时，应使系谱形成树状结构，其后代中的所有个体向上追溯 4～6 代，都能找到一对共同祖先。谱系记录的方法宜参照近交系小鼠的谱系记录方法。生产繁殖体系宜采用红绿灯繁殖体系，由基础群、血缘扩大群、生产繁殖群和供应群构成。

封闭群　繁殖应尽量保持封闭群动物遗传基因的异质性及多态性，避免随繁殖代数增加近交系数上升过快。为保持其群体遗传基因的稳定性，群体数量应保持足够大，对种鼠不加倾向性地选择，并尽量避免近亲交配。依据封闭群大鼠种群大小、选种方法的不同，选用相应交配方法。当封闭群中每代交配的雄种数量为 10～25 只时，一般采用最佳避免近交法；当封闭群中每代交配的雄种数量为 26～100 只时，一般采用循环交配法，也可采用最佳避免近交法；当封闭群中每代交配的雄种数量多于 100 只时，一般采用随选交配法，也可采用循环交配法。一般大鼠每胎生育仔鼠可在 10 只以上。

建议每窝保留 8 只哺乳仔鼠，多于 8 只时予以淘汰，个别产仔不足 8 只的可从其他富余的窝内补充至 8 只。这是因为当哺乳仔鼠超过 8 只时，相对较弱的仔鼠因得不到足够的乳汁而发育不良，导致仔鼠个体之间发育不均匀。仔鼠的哺乳期一般为 21 天，留种的仔鼠可延长到 23 天。哺乳期满的仔鼠要与母鼠分开，雌雄分笼饲养。

质量控制　应饲养在屏障环境及以上环境条件的实验动物设施中，微生物学和寄生虫学控制级别在清洁级以上（见实验动物遗传质量控制、实验动物寄生虫学标准、实验动物微生物学标准和实验动物环境及设施标准）。

应用　广泛用于药物药理学、毒理学、病理生理学、营养学等学科的实验研究，以及食品、药品和生物制品的安全评价等。

生理学研究　大鼠垂体-肾上腺系统发达，垂体摘除比较容易，可用来进行肾上腺、垂体、卵巢等内分泌研究。利用大鼠对新环境易适应、有探索性、易训练、对惩罚和暗示敏感等特性可以进行行为学和高级神经活动研究。大鼠无胆囊，但胆总管较粗大，可采用胆总管插管收集胆汁进行消化功能研究。

营养学研究　大鼠对营养缺乏比较敏感，是研究营养学的首选动物。常用于蛋白质缺乏，氨基酸、维生素和无机离子代谢，及营养不良和饥饿等方面的研究。

药理学和毒理学研究　大鼠血压和血管阻力对药物反应敏感，适合心血管药物的药理研究和药物筛选，如用直接血压描记法研究降压药的药效、用灌流肢体血管和离体心脏研究心血管药物的药理作用。大鼠踝关节对炎症反应敏感，可用于抗关节炎药物的研究，大鼠足跖水肿法是最常用的筛选抗炎药物的方法。利血平和阿扑吗啡可诱导大鼠出现神经性异常行为，可用迷宫测验、有条件回避惩罚或获得奖励的能力测试选择和评价治疗神经病药物的药效。大鼠在药理学研究方面的应用极为广泛，几乎所有药物的药理研究中都会使用大鼠。大鼠还广泛用于各种药物的毒理学研究中，如急性毒性实验、长期毒性实验、生殖毒性实验和药物依赖实验等。

肿瘤研究　有些大鼠品系具有较高的肿瘤自发率，还可被诱发形成肝癌、肺癌、肺腺癌、食管癌等，可进行多种肿瘤的移植生长研究。

遗传性疾病研究　有些大鼠品系具有自发性遗传疾病，如白内障、尿崩症、肥胖、高血压、癫痫等，这些疾病具有与人类相似的特征，可作为人类遗传性疾病良好的动物模型。

传染性疾病研究　多种病原

体可使大鼠产生与人类相似的疾病，因此大鼠被用于相关研究，如血吸虫病、钩虫病等的研究。

环境污染与人类健康研究 大鼠对空气污染非常敏感，50～100ppm 的一氧化碳可造成大鼠视神经和判断能力的永久性损害；1ppm 的二氧化氮，4 小时即可引起大鼠肺组织异常，5ppm 时生活 9 个月，会产生严重肺积水；在烟雾下长期生活的大鼠易发生肾病。所以，大鼠常被用于空气污染对人类和其他动物健康影响研究。重金属污染也可导致大鼠病理改变，因而其常作为相关研究的动物模型。例如，汞对大鼠的生殖胚胎发育、生长发育等有阻碍作用，铅污染可造成大鼠胎儿畸形，使神经和脑髓受累。

口腔医学研究 用变异链球菌接种大鼠口腔，然后喂给含蔗糖食物，大鼠的龋齿在宏观和微观上与人类的龋齿相似，可用来研究龋病。

心血管疾病研究 大鼠是研究心血管疾病的首选动物，已培育出多种类型的高血压大鼠品系及自发性动脉硬化大鼠品系。通过诱发大鼠可形成肺动脉高压、心肌劳损、动脉粥样硬化、局部缺血性心脏病等模型，但其结构功能、代谢与人类不完全相同。

（郑振辉）

F344 dàshǔ

F344 大鼠（Fischer 344 rat） 哺乳纲、啮齿目、鼠科、大家鼠属、大鼠种的毛色基因为 *a* 和 *c* 及 *h*（白色）的近交系大鼠。

实验简史 1920 年，哥伦比亚大学肿瘤研究所的 M·R·柯蒂斯（M. R. Curtis）购买当地 Fischer 种鼠用于癌症研究，在 344 号鼠的后代中得到该品系并于同年将其培育成近交系动物。1949 年

被引入英国赫斯顿，之后又被引入美国国立卫生研究院，1950 年贝塞斯达（Bethesda）将其繁殖 51 代。1960 年，美国癌症研究所引入第 68 代核心群并于 1990 年将其剖宫产净化。20 世纪 80 年代中期，中国从美国国立卫生研究院引进。

生物学特性 ①外观特性：毛色为白色（图），其他同大鼠。②免疫学特性：原发和继发的脾红细胞免疫反应性低。特殊活动性能高，与远交系 Sprague-Dewley 大鼠比较，其 NADPH – 细胞色素 C 还原酶的诱发力低。③生理学特性：旋转运动性低，肝结节状增生的发病率为 5%，血清胰岛素含量低，雄鼠乙基吗啡和苯胺的肝代谢率高，脑垂体大，对囊尾蚴敏感，已烯雌酚吸收快并易引起死亡，尸检时脂肪肝常见。戊巴比妥钠的半数致死量（LD_{50}）低，为 70mg/kg；肾疾病发病率低。④肿瘤发病率：自发性肿瘤发病率高且种类多，如乳腺癌、脑垂体腺瘤、睾丸间质细胞瘤、甲状腺癌、单核细胞白血病、多发性子宫内膜肿瘤等。还可诱导发生膀胱癌、食管癌和卵黄囊癌。

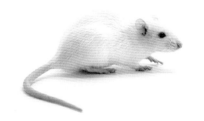

图　F344 大鼠

繁育 成熟期为 8～10 周，发情周期为 4～5 天，妊娠期为 19～21 天，平均每窝产仔鼠 6 只。雄鼠寿命平均为 31 个月，雌鼠为 29 个月。按近交系实验动物饲养繁殖方式，雄雌配种比例为 1∶1，种鼠 8～12 个月淘汰，环境温度

控制在 20～26℃，湿度 40%～70%（见实验动物遗传标准和实验动物遗传质量控制）。

应用 广泛用于毒理学、肿瘤学、生理学等领域。

（王　刚）

BN dàshǔ

BN 大鼠（BN rat） 哺乳纲、啮齿目、鼠科、大家鼠属、大鼠种的毛色基因为 *a* 和 *b* 及 *h1*（棕褐色）的近交系大鼠。

实验简史 1930 年，美国费城威斯塔研究所的 D·H·金（D. H. King）在野外捕获野生大鼠，他和 P·阿普捷克曼（P. Aptekman）将其维持繁育，其中一个大鼠品系发生棕褐色突变。1958 年，西尔弗斯（Silvers）和比林厄姆（Billingham）利用金和阿普捷克曼培育的棕褐色突变型大鼠，通过兄妹间近亲交配繁殖的方式培育而成。

生物学特性 ①外观特性：毛色为棕褐色，尾比身体短，成年体长超过 40cm（图）。②免疫学特性：对实验性变态反应性脑脊髓炎和自身免疫性肾小球肾炎有抵抗力。③生理学特性：31 月龄大鼠心内膜疾病的平均发病率为 7%，先天性高血压为 30%。对戊巴比妥钠中度敏感，半数致死量（LD_{50}）为 90mg/kg。④肿瘤发病率：雌鼠、雄鼠上皮瘤的发病率分别为 28% 和 2%；雌鼠输尿管肿瘤的发病率为 20%，雄鼠为 6%；雄鼠膀胱癌自发率为 35%、胰腺腺瘤为 15%、垂体腺瘤为 14%、淋巴网状细胞肉瘤为 14%、肾上腺皮质腺瘤为 12%、肾上腺嗜铬细胞瘤为 8%，雌鼠脑垂体腺瘤的发病率为 26%、输尿管癌为 22%、肾上腺皮质腺瘤为 19%、子宫颈肉瘤为 15%、乳腺纤维腺瘤和胰腺腺瘤均为 11%。

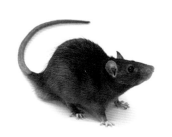

图　BN 大鼠

繁育　出生后 10～12 周成熟配种，妊娠期为 22～23 天，断乳期为19～23 天，产仔数为 5～8 只。成年体重可达 500g。雄鼠平均寿命为 29 个月，雌鼠为 31 个月。按近交系实验动物饲养繁殖方式，雄雌配种比例为 1∶（1～5），环境温度控制在 20～26℃，湿度 40%～70%（见实验动物遗传质量控制和实验动物遗传标准）。

应用　广泛用于过敏性呼吸系统疾病、肿瘤、老化、白血病、肾疾病及器官移植的研究。

（王　刚）

luǒdàshǔ

裸大鼠（nude rat）哺乳纲、啮齿目、鼠科、大家鼠属、大鼠种的自发性突变大鼠。

实验简史　裸大鼠首先由英国阿伯丁大学的罗维特研究所在 1953 年发现，基因符号为 rnu，但在开放系统环境下仅维持了 15～16 代。1975 年再次发现纯合子裸大鼠，证实属于常染色体隐性遗传。1976 年，新西兰维多利亚大学发现另一株裸大鼠，基因符号为 nznu。1983 年引入中国。

生物学特性　①外观特性：毛色为白色、黑色或黑白相间，体毛稀少，有时暂时完全消失，以后又复现（图）。年龄较大的雄鼠尾根往往多毛。生长发育相对缓慢。体重相当于正常大鼠的 70%。②免疫学特性：免疫器官在组织学上与裸小鼠近似。先天性无胸腺，缺少 T 淋巴细胞，T 淋巴细胞功能明显丧失；B 淋巴细胞功能正常，自然杀伤细胞活力增强。在 3 周龄纯合子（rnu/rnu）裸大鼠纵隔的连续切片中，只见胸腺残体，内有未分化的上皮细胞及小囊肿，未见淋巴细胞。纯合子（rnu/rnu）的肠系膜及腘淋巴结相对杂合子（rnu/+）小，其肠系膜及腘淋巴结中的胸腺依赖性皮质实际上是游离的淋巴细胞。在脾的外形及重量上，杂合子与纯合子并无区别。与淋巴结的作用相比，裸大鼠脾中胸腺依赖性部分的退化并不显著，依赖胸腺部位的小动脉周围淋巴细胞。裸大鼠的白细胞总数在正常鼠的范围之内，但其分类计数有明显不同。

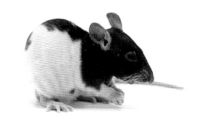

图　裸大鼠

繁育　对饲养环境要求严格，需饲养于屏障环境或隔离器内。对饲料营养要求高。生产繁育采用雄纯合鼠（rnu/rnu）与雌杂合鼠（rnu/+）交配繁殖方式。后备种鼠达到 3 月龄时配种，仔鼠 4 周左右断乳。

应用　广泛用于肿瘤生物学和肿瘤移植研究，如皮肤肿瘤与皮肤癌、中枢神经系统肿瘤，还可用于外伤与整形外科等方面的研究。

（王　刚）

zìfāxìng gāoxuèyā dàshǔ

自发性高血压大鼠（spontaneous hypertension rat、SHR）哺乳纲、啮齿目、鼠科、大家鼠属、大鼠种的自然突变形成的、稳定的遗传性高血压大鼠品系。又称 SHR 大鼠。用遗传育种法已纯化了 8 个可遗传的高血压大鼠品系，即遗传性高血压品系（GH）、盐敏感品系（DS）、自发性高血压品系（SHR）、中风型高血压品系（SHR/SP）、米兰种高血压品系（MHS）、Munster 品系（SHM）、Sabra 高血压品系（SBH）和 Lyon 高血压品系（LH）。

实验简史　1963 年，日本京都医学院利用有显著高血压症状的远交 Wistar Kyoto 雄鼠和有轻微高血压症状的雌鼠交配，此后兄妹交配并连续选择自发性高血压性状。1966 年，美国国立卫生研究院引入了该品系的第 13 代。1973 年，美国查理士河公司从美国国立卫生研究院引入第 32 代并进行剖宫产净化。

生物学特性　①外观特性：白色，头部较宽，耳较长。体长为 15～20cm，尾长为 10～15cm，尾的长度小于身长。②生理学特性：除有较高的高血压自发率外，还有高血压性心血管病变。SHR 大鼠育成后血压平均值高达 200mmHg。雄鼠约在 7 周龄时平均血压达到 135mmHg，并随年龄增长血压值平缓升高，4 月龄以后血压平均值可达到或高于 200mmHg，无明显的原发性肾或肾上腺损伤。

繁育　采用无特定病原体级的屏障环境饲养，近亲交配。易激动，需要安静的环境。一般每日更换新鲜饲料，饮用水 3 天换 1 次，饮用水为 2% 的高渗盐水。饲料的营养成分含量见表，其他见大鼠。

应用　SHR 大鼠的病理生理学及组织病理学变化与人类高血压有相似之处，因此作为高血压动物模型，用于人类高血压发病机制的研究及防治高血压药物的筛选。

表　SHR 大鼠饲料的营养成分含量

成分	含量（%）
水分	8.40
粗蛋白	25.80
粗脂肪	6.53
粗灰分	6.20
粗纤维	4.12
无氮浸出物	46.80
钙	1.26
磷	0.89
赖氨酸	1.36
蛋氨酸＋胱氨酸	0.75

（孔　琪）

túnshǔ

豚鼠（guinea pig）　哺乳纲、啮齿目、豚鼠科、豚鼠属、豚鼠种。又称几内亚猪、荷兰猪、海猪、天竺鼠。为草食性动物，是一类常用的实验动物品种（图）。根据被毛特性不同分为短毛、硬毛和长毛 3 种，实验用豚鼠多为短毛。

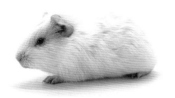

图　豚鼠

实验简史　豚鼠祖先原产于南美洲，作为食用动物被驯养，16 世纪作为玩赏动物传入欧洲。1780 年，安托万－洛朗·德拉瓦锡（Antoine-Laurent de Lavoisier）首次用豚鼠进行热原实验。1920 年，英国培育出 Dunkin Hartley 实验用豚鼠品系。1973 年，中国从英国实验动物中心引进该品系，经过 8 代兄妹间近亲交配繁殖后改用随机交配培育形成。

生物学特性　①行为学特性：性情温顺，喜干燥、清洁、宽敞的生活环境。胆小易惊，对声音、温湿度突变等刺激敏感，可引起应激反应。居住环境空气浑浊或高温、寒冷时，易发生肺炎；噪声、惊吓易造成孕鼠流产。喜欢运动，不善于攀登和跳跃。群居生活，一只雄鼠、几只雌鼠和一群幼崽为一群体一起生活，雌鼠之间可相互哺育幼仔。喜食富含粗纤维的饲草、饲料，喜卧食具。②解剖学特性：头大、耳小、上唇分裂，无尾、留有残迹，体躯短圆、四肢短小、全身被毛短粗、贴皮肤，前足 4 趾、后足 3 趾，足趾带甲。门齿呈弓形尖利，终生生长，臼齿发达。胃壁薄，盲肠发达。淋巴系统发达，对机械因素或细菌感染等刺激反应性强。③生理学特性：属胚胎发育完善动物。出生时即具视力、牙齿、被毛，能自由活动、采食。体内不能合成维生素 C，自身温度调节能力差，听觉、嗅觉发达，耳蜗管敏感，易过敏，耐缺氧。

品种和品系　常见品种和品系介绍如下。

英国种　又称荷兰种，背毛短、光滑，毛色有白、黑、棕、灰等单色，也有白黑双色或白、棕、黑三色。有四个品系：Dunkin Hartley 豚鼠、Hartley 豚鼠、Pirbright Hartley 豚鼠以及 Shorthair 豚鼠。

近交系 2 号　是美国培育的近交系，毛色为黑、棕、白三色，1950 年由美国国立卫生研究院分赠给世界各地。该品系成年豚鼠体重小于近交系 13 号，但脾、肾和肾上腺比近交系 13 号大，对实验诱发自身免疫性甲状腺炎比近交系 13 号敏感，对结核分枝杆菌抵抗力强。

近交系 13 号　培育历史与近交系 2 号相同，体型较大，毛色为黑、棕、白三色。繁殖能力比近交系 2 号差，对实验诱发自身免疫性甲状腺炎抵抗力比近交系 2 号强。

繁育　非近交系（封闭群或远交群）和近交系动物各有其固定的繁殖方法（见实验动物遗传质量控制和实验动物遗传标准）。

选种　从 2～4 胎中选仔种鼠，仔种鼠需健康活泼、眼明亮、被毛浓密光泽并紧贴皮肤、身躯匀称、腹部紧系、四肢短小、行动敏捷、外生殖器发育正常。

育种　仔种鼠生长发育达到体成熟。

配种　豚鼠出生时的体重为 50～150g，生长发育较快，2 月龄体重为 350～400g，5～6 月龄体成熟，一般雌鼠体重为 600～700g，雄鼠为 700～800g。雌鼠在 30～45 日龄有性早熟特征，雄鼠为 70 日龄。达到体成熟和相应体重时，可一雄多雌合笼，进行配种繁殖。性周期为 13～20 天。

妊娠和分娩　妊娠期平均为 68 天。受孕 20 天后腹部两侧有隆起，可触摸到球状胎儿。孕鼠营养需求量大，食欲旺盛、被毛光泽度好。分娩多在夜间，雌鼠舔舐胎儿、吞吃胎盘。一般产仔 3～5 只。产后发情。

哺乳和离乳　雌鼠有一对乳头，以哺乳 4 只仔鼠为宜。哺乳期内仔鼠生长速度快，15 日龄体重翻倍。仔鼠 21 日龄、体重达到 180g 时，可以离乳。离乳仔鼠雌雄分开饲养。豚鼠的寿命一般为 4～5 年，长者达 8 年。

质量控制　主要包括饲养环境、笼具、营养以及兽医卫生防疫等。

环境　参照《实验动物　环

境及设施》（GB 14925），饲养环境需严格要求，控制温度、湿度、氨浓度、气流速度等条件因素。

笼具 常用的有饲养池、饲养箱、托盘式笼（箱）等。①池养：为传统的饲养方式，用于饲养基础级（普通级）动物，池高40cm，池内添加垫料，定期清洁更换。②托盘式笼（箱）养：常用于屏障设施内饲养清洁级以上动物。笼（箱）底配可更换底板，易清洁，呈网格状，网格边长小于8mm；下摆放托盘，承接粪便。

饲养面积 体重300g豚鼠需要的活动面积约为30cm³，体重800g豚鼠一般需1000cm³。

营养 对粗纤维需求量大，配合饲料中粗纤维比例要适当，要满足维生素C需求。

应用 广泛用于免疫学、传染病学、药物学、营养学、耳科学等研究领域。

免疫学研究 豚鼠对致敏物敏感，为过敏或变态反应研究的首选动物。其血清中富含补体且性状稳定，多为免疫学实验提供。

传染性疾病研究 豚鼠对多种病原体敏感，尤其对结核分枝杆菌高度敏感，因此是病原体分离、鉴别、诊断及病理研究的首选动物。

药物学研究 豚鼠对多种抗生素类药物敏感，对组胺极敏感，常用于此类药物的药理学研究。适用于皮肤刺激、胎儿毒性等药物或毒物实验。

营养学研究 豚鼠对维生素C缺乏十分敏感，是研究实验性维生素C缺乏病和维生素C生理功能的理想动物模型。

耳科学研究 豚鼠的听神经对声波极为敏感，常用于听觉及内耳疾病的研究。

（王 刚）

dìshǔ
地鼠（hamster） 哺乳纲、啮齿目、仓鼠科、仓鼠亚科。是一类常用的实验动物品种。仓鼠亚科动物广泛分布于欧亚大陆，有5个属、12个种、52个亚种。

实验简史 实验用地鼠由野生地鼠驯化而来。实验用金黄地鼠由耶路撒冷大学希伯来（Hebrew）教授于1930年在叙利亚进行动物学调查时带回实验室进行繁殖，并与同事一起用其进行黑热病研究，目前已遍及世界各国。实验用中国地鼠是美国学者于1948年从中国取得，经数年研究，在实验室繁殖成功，现亦已遍及世界各国。

生物学特性 ①行为学特性：昼伏夜出，一般在夜晚8~11点最为活跃，运动时腹部着地，行动不敏捷。胆小、警觉度高；具有储食习性，有食仔癖；喜居温度稍低、湿度稍高环境；嗜睡，睡眠很深时，全身肌肉松弛且不易醒，有时被误认为死亡；室温低时出现冬眠，一般于8~9℃时可出现冬眠，此时体温、心率、呼吸频率、基础代谢率均降低；16℃以下停止繁殖；好斗，成年地鼠间易打架和撕咬，难于成群饲养。②解剖学特性：尾粗短，耳小；有颊囊，用于运输和储存食物，颊囊位于口腔两侧，由一层薄而透明的肌膜组成。牙齿坚硬，齿式为 $2\left(\dfrac{1\cdot0\cdot0\cdot3}{1\cdot0\cdot0\cdot3}\right)=16$；脊椎43~44节；肺分5叶，右4叶、左1叶；肝分7叶，左右各3叶，有1个很小的中间叶；胃分前胃和腺胃两部分，胃小弯很小；肾乳头很长，延伸到输尿管内。③生理学特性：地鼠对皮肤移植反应很特殊，同一封闭群的个体间的皮肤移植均可成活，并能长

期生存，但不同种群间的移植100%被排斥。

品系 作为实验动物主要有金黄地鼠和中国地鼠。金黄地鼠（Golden hamster）又称叙利亚地鼠、金毛鼠、熊仔鼠、金丝熊，1930年自叙利亚引种并开始培育。世界上育成的金黄地鼠近交系有数十个，还有突变系、封闭群数十个，目前使用的金黄地鼠大部分属于封闭群。金黄地鼠身体粗壮、尾短、被毛柔软，常见地鼠脊背为鲜明的淡金红色，腹部与头侧部为白色，耳呈圆形，眼小而亮。由于突变，毛和眼的颜色产生诸多变异，毛色可有野生色、褐色、乳黄色、白色、黄棕色等，眼亦有红色和粉红色。成年雌鼠体长15~20cm，成年雄鼠体长15~18cm；成年雌鼠体重90~130g，成年雄鼠体重85~120g。金黄地鼠有22对染色体。

繁育 60日龄左右性成熟，性周期为4~5天，属全年发情动物，发情持续时间为4~12小时；妊娠期平均为16（15~17）天，是妊娠期最短的哺乳类实验动物，雌鼠生殖高峰期为6个月，雄鼠生殖高峰期相对较长。哺乳期为19~21天，平均窝产仔11只（一般为5~18只），初生重1.3~3.2g，幼仔出生后生长发育很快。出生时全身裸露，4日龄开始长被毛，12日龄可爬出窝外觅食，14日龄睁眼，寿命为2~3年。地鼠属昼伏夜行动物，成年雌鼠、雄鼠的交配都在夜间进行。雌鼠70日龄、雄鼠80日龄即可配种繁殖，地鼠繁殖通常采用两种方式进行。①按1雌1雄比例配种，傍晚将雌鼠放入雄鼠笼盒内，第二天早晨，将雌鼠取出放回原笼盒内，受精后一般在雌鼠的阴道处可观察到阴栓。②按1雄2雌

比例配种，将 2 只雌鼠放入雄鼠笼盒内，同居 4 ~ 5 天后，将雌鼠分别取出放回原笼盒内，配种后 12 天左右检查雌鼠是否受孕。

质量控制 可饲养于屏障环境及隔离环境。其携带的微生物和寄生虫应符合《实验动物 微生物学等级及监测》（GB 14922.2）、《实验动物 寄生虫学等级及监测》（GB 14922.1）等国家标准的有关要求（见实验动物寄生虫学标准、实验动物微生物学标准和实验动物环境及设施标准）。

应用 广泛用于生命科学、医药学研究。

肿瘤相关研究 瘤组织接种于颊囊中易于生长，利用颊囊观察其对致癌物的反应。金黄地鼠对移植肿瘤接受性强，比其他实验动物易生长，因此被广泛用于移植肿瘤研究。地鼠对可以诱发肿瘤的病毒易感，还能成功地接受某些同源正常组织细胞或肿瘤组织细胞等移植，因而是肿瘤学研究中最常用的动物，广泛应用于肿瘤的增殖、致癌、抗癌、移植、药物筛选、X 线治疗等研究。

寄生虫研究 可用于溶组织内阿米巴、利什曼原虫病、旋毛虫病等的研究。

细菌、病毒研究 可用于小儿麻疹病毒等的研究。由于金黄地鼠对病毒非常敏感，已成为病毒研究领域的重要实验材料。

生殖生理研究 雌鼠妊娠期短，出生后 28 天即可繁殖。性周期比较准，为 4 ~ 5 天，适合于计划生育的研究。

生理学研究 可用于老化、冬眠、行为等研究，如诱发冬眠可研究冬眠时的代谢特点。

营养学研究 可用于维生素 A、维生素 E、维生素 B_2 缺乏的研究等。

微循环和血管反应性研究常选用颊囊黏膜观察淋巴细胞和血小板的变化及血管反应性变化。

遗传学研究 选用近交系地鼠进行遗传学研究。中国地鼠已为细胞遗传学、辐射遗传学等学科广泛应用，其地理分布、生活习性和繁殖特点也成为进化遗传方面饶有兴趣的研究对象。

染色体畸变和染色体复制机制研究 中国地鼠染色体大、数量少且易于相互鉴别，是研究染色体畸变和染色体复制机制的极好材料。其还被更多地应用于组织培养的研究，在对各种组织细胞的体外培养中，容易建立保持染色体在二倍体水平的细胞株，在抗药性、抗病毒性、温度敏感性和营养需要的选择中，建立了许多突变型细胞株。

（郑振辉）

Zhōngguó dìshǔ

中国地鼠（Chinese hamster）

哺乳纲、啮齿目、鼠科、仓鼠亚科、仓鼠属。学名为黑线仓鼠，因背部有一黑色条纹而得名。原产于中国，由中国学者首次将其野生原种引入实验室用于肺炎链球菌的检定，故在实验动物学上称其为中国地鼠。是一种常用的地鼠品系。

实验简史 1948 年，美国学者从中国带走 10 对野生原种进行人工饲养繁殖，直到 1950 年获得初步成功。在美国成功培育 3 个 1 型糖尿病动物模型，其后日本培育出 2 型糖尿病动物模型。国外培育出的近交系如下。①A/Gy 系 F_{42}：特点是针毛异常，为伴性（♀）自身免疫性疾病品系。②Aa/Gy 系 F_{27}：特点同 A/Gy 系 F_{42}。③B/Gy 系 F_{39}：为遗传性糖尿病品系。④C/Gy 系 F_{17}：为癫痫品系。在中国，对该动物野生原种人工繁

育进行实验动物化的历史较短。山西医科大学培育出中国第一个近交系——山医群体中国地鼠近交系 SYB_1。中国人民解放军军事医学科学院成功培育了世界上第一个白化突变群——中国地鼠白化突变群 A:CHA。

生物学特性 ①行为学特性：见地鼠。②解剖学特性：全身被毛，背部、尾根背面、四肢背面的毛为灰褐色、土黄色或黄褐色，腹部白色，背中央自耳基部至尾基部有一条黑色条纹。其体型较小，颈部、四肢较短，躯干较粗壮。成年体重 35g 左右，体长约 10cm，雌鼠较雄鼠略重。其齿式为 $2\left(\dfrac{1 \cdot 0 \cdot 0 \cdot 3}{1 \cdot 0 \cdot 0 \cdot 3}\right)=16$，门齿终生生长。脊椎为 43 ~ 44 节，肺 5 叶、肝 6 叶，心脏位于 2 ~ 4 肋间，胃由一明显收缩部分分为前胃和腺胃两部分，前胃具有发酵功能。睾丸较大，约占体重的 1/7 ~ 1/6。口腔内两侧各有一个颊囊用于贮存食物，一直延伸到耳后颈部，由一层透明的肌膜构成。颊囊缺少腺体和完整的回路，容易翻脱。没有胆囊。③遗传学特性：染色体有 11 对，染色体大且数量少，易于识别，X 染色体与人类的形态相似，而 Y 染色体形态独特。

繁育 近交系中国地鼠需采用全同胞兄妹交配的方式繁殖生产，以确保其遗传特性的稳定。因其性情好斗，一般单笼饲养，交配时将发情雌鼠放入雄鼠笼内，交配完成后取出。在人工饲养环境下，动情周期为 4 天左右，妊娠期为 20 天左右。初生仔鼠为肉红色，14 天后眼睛开，被毛完整，可进行直立活动觅食，哺乳期为 20 ~ 45 天。仔鼠离乳后，雌雄分开饲养。

质量控制 普通环境温度控制在 18 ~ 29℃，屏障环境和隔离环境为 20 ~ 26℃，相对湿度 40% ~ 70%，饲养室保持安静、通风良好。应饲以全价地鼠饲料，注意饲料中蛋白质的含量，蛋白质不足会引起成年鼠性能力减退、幼鼠生长发育缓慢。种鼠和幼鼠饲料中的蛋白质含量应不低于 20%，其余见地鼠。

应用 中国地鼠约占地鼠使用总量的 10%，因其独特的生理特点，有着广泛的用途。中国地鼠可自发产生糖尿病，是真性糖尿病的良好动物模型。它对链球菌、分枝杆菌、白喉杆菌、狂犬病病毒和马脑炎病毒等病原体均易感，是黑热病的理想实验动物。它的颊囊是微循环研究和肿瘤移植的理想部位。睾丸是研究传染性疾病极佳的接种器官。还可作为癫痫研究、放射生物学研究的模型。

（朱德生 李大港）

dōngfāng tiánshǔ
东方田鼠（reed vole）
哺乳纲、啮齿目、仓鼠科、田鼠属。是体型较大的田鼠品系，分布于中国东北、华北、华中、华东和华南地区，栖息于低洼多水、草茂盛、土松软的稻田、湿草甸以及水边林地。

实验简史 20 世纪 80 年代，中国开始人工饲养东方田鼠，用于抗血吸虫感染的研究，并逐步实验动物化。

生物学特性 成熟期体重通常不超过 100g，体长 110 ~ 190mm，尾长约占体长的 39.15%。背毛赤褐色至暗褐色，腹毛略带白色，耳明显，尾被密毛。后足长 22 ~ 24mm，足掌前部裸露，有 5 枚足垫，足掌基部被毛。东方田鼠昼夜均外出活动，但以夜间活动较多。游泳能力强，可在水中潜行。主要以植物的绿色部分为食，有时也会取食种子、树皮、谷、瓜、薯、菜等。

繁育 ①选种：选择体质健壮和繁殖性能优良的亲本所产的仔鼠，一般选留第 2 ~ 4 胎仔鼠，每胎保留 6 ~ 7 只。仔鼠离乳后，按性别分笼精心饲养 2 个月，挑选生长发育快、被毛紧密光泽、眼有神、体型匀称、运动敏捷的个体留种，到 3 月龄后配对。②繁殖：雌鼠性成熟期为 41 日龄，雄鼠为 46 日龄；雌鼠发情周期为 6 ~ 7 天，间期为 2.3 天、前期为 0.7 天、发情期为 2 ~ 3 天、发情后期 1 天，有产后发情特性。封闭群繁殖采用随机交配法，一般采取雄：雌为 1：1 或 1：2 终生同居；近交系的繁殖见实验动物遗传标准和实验动物遗传质量控制。每年 10 月至翌年 4 月为繁殖高峰，1 只雌鼠 1 年可产 2 ~ 4 窝，每窝 4 ~ 11 只。室内饲养时，一年四季均能产仔，无明显季节性差异，但每年 3 月份产仔胎数相对较多。

质量控制 东方田鼠能够感染汉坦病毒，并感染人；能感染沙门菌、多杀巴氏菌和鼠棒状杆菌，并出现相应症状；能携带条件致病菌和体外寄生虫。饲养过程中，除了规范饲养管理技术，还要对繁育种群进行药物净化或剖宫产净化，动物实验时要求排除人兽共患病病原体和对实验研究影响大的病原体。尚无遗传、微生物学和寄生虫学质量控制标准，应注重保持生物学特性和环境清洁。①环境条件：维持室温在 18 ~ 23℃，相对湿度 50% ~ 70%，自然采光、光线暗淡、环境安静。②饲料及喂养方式：人工饲养条件下，以小鼠繁殖颗粒料为主。

应用 ①抗日本血吸虫机制研究与日本血吸虫疫苗筛选：东方田鼠经人工感染血吸虫尾蚴后，虫体在感染后 11 天内能正常发育，但从第 12 天开始，虫体生长发育停滞，第 20 ~ 28 天虫体在体内全部消亡。用酶联免疫吸附试验证明东方田鼠的抗血吸虫童虫抗体含量最高，其血清和淋巴细胞在体外对血吸虫童虫也有杀伤作用。东方田鼠的巨噬细胞和嗜酸性粒细胞对日本血吸虫童虫具有天然黏附能力，血清具有明显的杀伤日本血吸虫童虫的作用。②糖尿病动物模型制作：作为草食性啮齿类动物，其糖代谢特点与其他杂食性啮齿类动物有所不同。采用链脲佐菌素的常规方法，可以诱发不同年龄组的封闭群东方田鼠发生糖尿病，使其成为糖尿病的动物模型。

（刘起勇）

Bùshì tiánshǔ
布氏田鼠（Brandt's vole）
哺乳纲、啮齿目、仓鼠科、毛足田鼠属。是体型中等的田鼠品系（图）。主要栖息在北温带的针茅草原，分布于中国、蒙古国、俄罗斯（外贝加尔）。在中国集中分布于大兴安岭以西和集二铁路以东的地区。

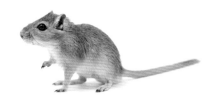

图 布氏田鼠

实验简史 2007 年，中国医学科学院医学实验动物研究所从中国农业大学引入雄性布氏田鼠 30 只、雌性 60 只，采用最大限度避免近交系统进行配对繁殖。2010 年，建立了连续繁殖 5 代的清洁级布氏田鼠封闭群，但还没有完全实现实验动物化。

生物学特性 成熟期体重通常不超过 75g，体长 95～200mm，尾长 18～32mm。背毛沙黄色或黄褐色，腹毛浅灰色、稍带黄色，背部和腹部间毛色无明显分界线。尾部背腹面毛色均与体背毛色相同，尾端毛较长。

繁育 ①选种：选择体质健壮和繁殖性能优良的亲本所产的仔鼠，一般选留第 2～4 胎仔鼠，每胎保留 6～7 只。仔鼠离乳后，按性别分笼精心饲养 2 个月，挑选生长发育快、被毛紧密光泽、眼有神、体型匀称、运动敏捷的个体留种，到 2 月龄后进行配对。②繁殖：布氏田鼠性成熟期为 30 天左右；雌鼠发情周期为 5～6 天，间期为 1.7 天、前期为 1 天、发情期为 1.7 天、发情后期为 1 天。封闭群繁殖采用随机交配法，一般采取雄：雌为 1：2 终生同居。

质量控制 ①环境条件：保持饲养室温度在 22～25℃，湿度 50%～70%，光照条件为 16 小时照明和 8 小时黑暗，自由饮用水和进食。实验室每周更换 1 次高压消毒过的独立通气笼具和垫料，补充饲料和饮用水 3 次。②饲料及喂养方式：人工饲养条件下，以小鼠繁殖颗粒料为主。

应用 常用于呼吸道病毒感染的研究。①流感病毒感染模型研究：布氏田鼠对于 A/WSN/33（H1N1）流感病毒易感性很强，而且感染后能够表现出比较明显的与人相似的症状，从易感性、临床症状和组织病理学改变等方面来说，布氏田鼠可以作为流感病毒感染动物模型的备选动物。②H5N1 病毒感染研究：布氏田鼠对 H5N1 病毒感染非常敏感，尤其是幼年布氏田鼠更易感，同居饲养可以获得有效感染，因此布氏田鼠可以成为研究 H5N1 病毒感染的理想实验动物。

（刘起勇）

tù

兔（rabbit） 哺乳纲、兔形目、兔科。是一类常用的实验动物品种。在分类学上曾列为哺乳纲、啮齿目。兔形目包括两个科：鼠兔科和兔科。兔科下主要有兔属、棉尾兔属和穴兔属。常见的家兔来源于穴兔，有 50 多个品种，用于肉食、观赏以及实验研究与测试等。

实验简史 兔作为实验动物应用较早。18 世纪，以兔和马作为实验动物，狂犬病疫苗研制成功。19 世纪以来，兔作为实验动物被广泛应用，在医学科学研究领域中发挥独特的作用。20 世纪初，美国用弗朗德巨兔、美国白兔和安哥拉兔等杂交选育而成新西兰兔；其中，白色新西兰兔作为实验兔最为出名。实验兔在中国被广泛使用起始于 20 世纪，现已广泛应用的实验兔有日本大耳白兔、白色新西兰兔、青紫兰兔和中国白兔等。

生物学特性 ①行为学特性：兔具有夜行性和嗜眠性，夜间十分活跃，而白天表现十分安静，胆小易惊。性情温顺但群居性差，如果群养同性别成年兔，经常发生斗殴咬伤。具有啮齿类行为，喜磨牙且有啃木习惯。②解剖学特性：尾短而向上翘、耳长，头部略像鼠，上唇中间裂开，后腿比前腿稍长，善于跳跃和奔跑。③生理学特性：家兔为草食单胃动物，对粗纤维的消化能力强，有食粪性。听觉和嗅觉都十分灵敏。兔一生经常换毛，分大换毛和小换毛。出生 100 天换乳毛，130～190 天大换毛，换毛后进入成年。以后春秋各发生 1 次小换毛。换毛期抵抗力下降。

品系 各国供实验兔可分为 3 类：便于采血的大型兔，如白色新西兰兔和弗朗德巨兔等；用作肿瘤动物模型和其他特殊实验的小型兔，如波兰兔、荷兰兔等；可用于多种目的的中型兔，如喜马拉雅兔、畸形大耳兔等。在美国供研究用的有 12 个品种，其中白色新西兰兔的应用最广；在日本主要使用的品种是日本白兔和白色新西兰兔。中国常用品系包括中国白兔（又名白家兔、菜兔）、青紫蓝兔、大耳白兔、新西兰兔、喜马拉雅兔、长毛兔。

繁育 兔属于刺激性排卵的多胎动物。母兔在发情期间，必须通过公兔的交配刺激才能排卵（10～12 小时）并发生妊娠。妊娠期为 30～35 天，每胎生产 1～12 只，依品种而异。哺乳期为 40～45 天，性成熟需 3～6 个月，依品种、性别、营养、环境而不同，体成熟比性成熟晚 1 个月。仔兔出生时体重约 50g，无毛，眼、耳紧闭，趾趾相连，不能自由活动。30 天后被毛长好，体重达 500g。

质量控制 按照国家的相关标准《实验动物 寄生虫学等级及监测》（GB 14922.1）、《实验动物 微生物学等级及监测》（GB 14922.2）、《实验动物 配合饲料营养成分》（GB 14924.3）以及《实验动物 环境及设施》（GB 14925）中的规定，对实验兔的微生物、寄生虫、生理生化、疫苗抗体水平、营养状况等进行定期监测，保证其健康生长。

应用 兔作为实验动物在医学生物学上的应用十分广泛，主要用于发热研究及热原实验、兔疫学研究、生殖生理和避孕药研究、心血管疾病和慢性肺源性心脏病研究、遗传性疾病和生理代谢失常研究、眼科学研究、皮肤反应实验、急性动物实验等。

(顾为望)

Xīnxīlán tù

新西兰兔（New Zealand rabbit）

哺乳纲、兔形目、兔科、兔属。是一种常用的实验兔品系，已培育成近交系，是实验兔中饲养量较多的品种之一（图）。

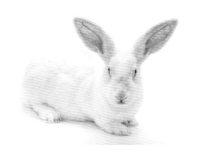

图 新西兰兔

实验简史 20 世纪初，美国用弗朗德巨兔、美国白兔和安哥拉兔等杂交选育而成。其中，白色新西兰兔最为出名，是美国用于实验研究最多的品种，已培育成近交系。

生物学特性 ①行为学特性：新西兰兔具有夜行性和嗜眠性，胆小易惊，易于饲养管理。②解剖学特性：被毛纯白，眼呈粉红色，头宽圆而粗短，耳宽厚而直立，臀部丰满，腰肋部肌肉发达，四肢粗壮有力，具有肉用品种的典型特征。③生理学特性：新西兰兔为草食单胃动物，对粗纤维的消化能力强，有食粪性。听觉和嗅觉都十分灵敏。

品系 新西兰兔有白色、黑色和红棕色 3 个变种，其中白色新西兰兔最常用。

繁育 初配年龄为 6 月龄；平均窝产活仔 7.1 只，年均产仔 5 窝；28～56 日龄日增重 40～42g，

28～84 日龄日增重 35g，28 日龄断乳重 550g，56 日龄重 1.7kg，84 日龄重 2.5kg，120 日龄重 3.5kg。

应用 新西兰兔除广泛应用于皮肤反应实验、药物热原实验、致畸实验、毒性实验和胰岛素检定外，亦常用于妊娠诊断、人工授精实验和制造诊断血清等。

(顾为望)

Rìběn dà'ěrbáitù

日本大耳白兔（Japanese white rabbit）

哺乳纲、兔形目、兔科、兔属。又称大耳兔、大白兔或大耳白。是一种常用实验兔品系，属中型皮肉兼用品种（图）。耳皮薄、血管清晰，适宜注射和采血，是理想的实验动物品系。

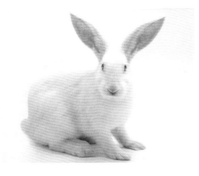

图 日本大耳白兔

实验简史 原产于日本，通过中国白兔和日本兔杂交选育而成。19 世纪广泛应用于实验研究，目前中国各地均有饲养。

生物学特性 ①行为学特性：日本大耳白兔具有夜行性，胆小易惊。②解剖学特性：被毛纯白、浓密柔软，头长，额较宽，耳大直立、耳根细，中部较宽，耳端尖形似柳叶。眼鲜红，颈部粗壮，母兔颈下有肉髯，胸部浅显，后躯发育良好，体型较长，四肢比中国白兔长，体质结实。③生理学特性：皮板大，适应性强，耐寒冷，成熟早，生长发育快。听觉和嗅觉都十分灵敏。

品系 日本大耳白兔分三型：大型兔，体重为 5～6kg（最高达 8kg）；中型兔，体重为 3～5kg；小型兔，体重为 2～3kg。

繁育 母兔繁殖力强，每窝可产仔 6～8 只（多者达 12 只），年产 5～6 窝。母兔性情温顺，母性强，泌乳量大，奶质好，哺育率高，仔兔成活率高。大耳白兔成熟早，生长发育快，初生仔兔体重为 50g 左右，2 月龄体重为 1.4kg，3 月龄体重为 2.1kg，4 月龄体重为 3kg，成年体重为 4～6kg（高者达 7.5～8kg），体长为 45cm，胸围为 34cm。

应用 日本大耳白兔作为实验动物在免疫、药理毒理、心脑血管疾病等方面应用十分广泛。

(顾为望)

qīngzǐlántù

青紫蓝兔（chinchilla rabbit）

哺乳纲、兔形目、兔科、兔属。因毛皮酷似产于南美的珍贵毛皮兽青紫兰毛丝鼠而得名。是一种常用的实验兔品系。

实验简史 20 世纪初原产于法国，1913 年首先在法国展出。20 世纪中叶开始在中国作为实验用兔，在中国分布很广，主要用于药品检验。

生物学特性 ①行为学特性：青紫蓝兔具有夜行性，胆小易惊。②解剖学特性：被毛蓝灰色，每根毛纤维自基部向上分为 5 段，即深灰色－乳白色－珠灰色－雪白色－黑色。耳尖及尾面黑色，眼圈、尾底及腹部白色，腹毛基部淡灰色。青紫蓝兔外貌匀称，头适中，颜面较长，嘴钝圆，耳中等、直立而稍向两侧倾斜，眼圆大，呈茶褐色或蓝色，体质健壮，四肢粗大。③生理学特性：耐粒饲，适应性强，皮板厚实，生长发育快。听觉、嗅觉十分灵敏。

品系 青紫蓝兔包括三个类型：最先育成的标准型青紫蓝兔，后来育成的中型青紫蓝兔（美国型）和大型青紫蓝兔。

繁育 繁殖力和泌乳力强，初生仔兔平均体重为45g，高者达55g，40天断乳体重为0.9～1kg，3月龄体重为2.2～2.3kg。

应用 青紫蓝兔作为最常见的实验研究用兔，在医学生物学上的应用十分广泛。常用于发热研究和热原实验、免疫学研究、心血管疾病和慢性肺源性心脏病研究、生殖生理和避孕药研究、眼科学研究、遗传性疾病和生理代谢失常研究等。

（顾为望）

quǎn

犬（dog） 哺乳纲、食肉目、犬科。是一类常用的实验动物品种。

实验简史 20世纪40年代，犬开始被实验动物化，现已广泛应用于医学、生物学。已培育出的专用于实验的品种有比格犬、四系杂交犬、墨西哥无毛犬、中国猎犬、华北犬、西北犬、西藏牧羊犬、狼犬、四眼犬等。

生物学特性 ①行为学特性：犬可调教性较强，喜食肉类、脂肪，习惯啃骨。②解剖学特性：健康犬的鼻尖呈油状滋润，触摸有凉感。犬骨骼包括头骨、椎骨、胸骨、肋骨、前后肢骨及阴茎骨；无锁骨，肩胛骨由骨骼肌连接躯体。犬的牙齿具备食肉目动物的特点，犬齿、白齿发达、撕咬力强；犬的汗腺不发达，皮肤汗腺极不发达，趾垫有少许汗腺，散热主要靠加速呼吸频率。公犬无精囊腺和尿道球腺，有一块犬科动物特有的阴茎骨；母犬有双角子宫，乳头4～5对。③生理学特性：具有发达的血液循环和感官、神经系统，胸廓和心脏较大。犬

的听觉灵敏度是人的16倍，嗅觉也很灵敏，嗅觉灵敏度是人的1000倍，嗅脑、嗅觉器官、嗅神经发达，鼻黏膜上布满嗅神经。晶状体较大，视力很差，视网膜无黄斑，即没有清楚的视觉点，每只眼有单独视力，视角＜25°，正面景物无法看清，但对移动物体感觉灵敏，视野仅20～30m，红绿色盲，因此不能以红绿色作为条件刺激进行条件反射实验。犬的寿命为15～22年，染色体2n＝78。

繁育 6～10月龄性成熟。犬为单发情动物，多数在春（3～5月）、秋（9～11月）季发情。性周期为180天（一般为126～240天），发情期为8～14天，妊娠期为55～65天，每胎产仔1～14只，平均6只，哺乳期为45～60天。公犬适配年龄为1.5～2岁，母犬为1～1.5岁。

质量控制 按照国家的相关标准《实验动物 寄生虫学等级及监测》（GB 14922.1）、《实验动物 微生物学等级及监测》（GB 14922.2）、《实验动物 配合饲料营养成分》（GB 14924.3）和《实验动物 环境及设施》（GB 14925）中的规定，对实验犬的微生物、寄生虫、生理生化、疫苗抗体水平、营养状况等进行定期监测，保证其健康生长。

应用 犬是基础医学研究和教学中最常用的动物之一，常用于制作失血性休克、急性心肌梗死、急性肺动脉高压、肾性高血压等动物模型和新药临床前的各种药理实验、代谢实验以及毒性实验等。

（顾为望）

bǐgéquǎn

比格犬（beagle dog） 哺乳纲、食肉目、犬科、犬属、犬种。又

称米格鲁猎兔犬。是一种常用的实验犬品系（图）。是原产于英国的小型猎兔犬，世界名犬之一，名字来自法语"beagle"，即"小"的意思。在英国被视为猎犬，且因体型属于小型犬，专门用来猎捕兔，有"猎兔犬"的称号。比格犬由于体型适中、性情温顺、对人友好、遗传性状稳定、生物反应均一性好、实验结果重复性好、适应性强等优点，已成为标准实验用犬。

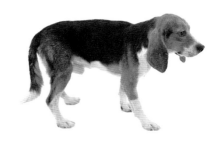

图 比格犬

实验简史 原产于英国，1880年引入美国开始大量繁殖。1950年美国极力推崇作为实验用犬，之后世界各国纷纷引进进行培育繁殖。20世纪80年代初中国开始引进，并在全国各地繁殖成功。现已成为生命科学研究工作中最标准的犬种。

生物学特性 ①行为学特性：喜近人并能领会人的简单意图，易于驯养，经短期训练能很好地配合实验；喜群居，习惯不停运动。食性杂，喜食肉类、脂肪，喜啃骨，善于撕咬和切断食物，咀嚼不完全即吞食入肚。②解剖学特性：头部呈大圆顶形，眼大、呈榛色，具有阔长垂耳，躯体肌肉结实，尾粗。具有浓密生长的短硬毛，毛色为白、黑、棕，也有白茶色、白柠檬色。公犬无精囊腺和尿道球腺，阴茎内有一块阴茎骨；母犬有双角子宫，乳头4～5对。③生理学特性：听觉灵

敏度是人的 16 倍，嗅觉灵敏度是人的 1000 倍；红绿色盲；唾液中缺少淀粉酶。皮肤汗腺极不发达，环境温度高时呼吸频率加速，舌伸出口外以喘式呼吸加强散热。

品系 按地域不同，可以分为英国种（按肩高线划分，体型大小为 16 英寸，1 英寸 ≈ 2.54cm）、美国种（按肩高线划分，体型大小为 13 英寸）和日本种（萨摩比格犬）；按颜色可以分为柠檬色系、黄褐色系等。①柠檬色系比格犬：主要毛色为柠檬黄与白色相间，可能是由于早期交配问题产生的基因差异，各方面均与传统比格犬无异。②黄褐色系比格犬：与柠檬色系比格犬相同，只是毛色主要为黄褐色、白色、黄红色。③萨摩比格犬：最早在第二次世界大战之前经英国人从鹿儿岛引进日本，可能与当地犬种混血而成。

繁育 比格犬性周期约 180 天，发情期为 3～19 天，妊娠期约 60 天，哺乳期约 60 天，交配需 10～50 分钟。

质量控制 采用标准的实验动物饲料喂饲，饲料配方按照实验动物相关标准执行。由兽医师负责饲养场内的日常管理及疾病防治，制订防疫消毒制度，定期接种犬用七联疫苗以及狂犬病疫苗，定期驱除体内外寄生虫，其余见犬。

应用 主要用于实验外科，如心血管外科、脑外科、断肢再植、器官和组织移植、药理毒理学等，也是基础医学实验研究中最常用的实验动物之一。

（顾为望）

hóu

猴（monkey） 哺乳纲、灵长目。是动物界里进化地位最高，与人类亲缘关系最近的哺乳类动物。

猴类的历史可追溯到约 5000 万年以前，全世界现存非人灵长类动物共有 11 科、58 属、约 243 种，中国分布有 4 科、7 属、22 种，共 40 亚种。灵长目又分为原猴亚目（原始的猴类）和类人猿亚目（或称简鼻亚目）。原猴亚目分为 7 个科：鼠狐猴科、指猴科、大狐猴科、狐猴科、婴猴科、懒猴科、鼯狐猴科；类人猿亚目分为 6 个科：狨科、卷尾猴科、僧面猴科、猴科、长臂猿科和猩猩科。实验常用新大陆猴（阔鼻猴类）和旧大陆猴（狭鼻猴类）。新大陆猴，如普通狨猴、棉顶狨猴，主要分布在中南美洲；旧大陆猴，如恒河猴、食蟹猴，主要分布于非洲和亚洲。

实验简史 20 世纪 50 年代末，美国威斯康星大学动物心理学家哈里·哈洛（Harry Harlow）为探索心理问题进行了恒河猴母婴分离实验。20 世纪 60 年代以来，美国建有 7 大灵长类研究中心、日本有筑波灵长类中心、荷兰有医学灵长类研究中心、德国有哥廷根灵长类中心，其他还有苏呼米灵长类中心等，拥有非洲绿猴、狨猴、食蟹猴、恒河猴、臀尾猴、白眉猴、松鼠猴等资源，并用于生命科学和生物医药研究。1958 年，中国以恒河猴为材料进行辐射遗传学研究，并利用猴肾生产脊髓灰质炎疫苗。自 1979 年以来，中国利用藏酋猴、叶猴、金丝猴、平顶猴、恒河猴、食蟹猴、短尾猴、非洲绿猴和狨猴等，开展饲养与繁殖、形态学、行为学、神经生理学、免疫学、病毒学、药理学与毒理学、生殖与避孕、病理学、遗传学、传染性疾病与疫苗研制等方面的研究。2005 年，中国国家发展和改革委员会投资建立了"国家昆明高等

级生物安全灵长类动物实验中心"，加速了人类重大传染性疾病研究的进程。2010 年，首例转基因恒河猴在中国诞生；2014 年，中国创造了全球首对靶基因编辑孪生食蟹猴；2017 年，中国创造了世界上首对体细胞克隆猴——"中中"和"华华"。

生物学特性 猴的大脑发达，眼眶朝向前方、眶间距窄，指（趾）分开，拇指灵活，多数能与其他指（趾）对握，体被毛，杂食性。原猴亚目颜面似狐，无颊囊和臀胼胝，前肢短于后肢，拇指与第一趾发达，能与其他指（趾）相对，尾不能卷曲或无尾。类人猿亚目中的猴有缠卷的尾，鼻中隔宽阔，左右鼻孔开向两侧，有 3 个前臼齿。旧大陆猴双侧鼻孔靠紧，方向朝前或朝下，如有尾亦不能缠卷，上、下腭两侧各具 2 个前臼齿，一些种类有臀胼胝。狐猴有较长的鼻部，金丝猴和豚尾叶猴有上仰的鼻孔。绝大多数猴群居、树栖或半树栖生活，白天活动，但环尾狐猴、狒狒和叟猴属地栖或在多岩石地区生活，指猴、某些大狐猴、夜猴等在夜间活动。猴具有社会行为，首领优先享有食物和配偶，其他成员对它表现为顺从的姿态，当群体受到攻击时，为首的猴会先站出来抗敌。

繁育 每年繁殖 1～2 次，每胎产 1 仔。幼体生长比较缓慢，哺乳期多抓爬在母体胸、腹部或骑在母背上，由母带着活动。旧大陆猴具有典型的交配、繁殖季节。性成熟的母猴有月经和性皮肤周期。人工繁殖方式有 3 种：半自然繁殖式、群体繁殖式和单个繁殖式。半自然繁殖的优点在于劳动力和耗费少、饲养量大、动物行为和社会性好、所繁殖的

后代具有较好的繁殖能力，缺点是对患病的动物难以捕捉和治疗，繁殖率低；群体繁殖的优点在于劳动强度较小、繁殖率高、能够有效利用雌雄动物的组合、疾病易于控制、动物遗传背景清楚，缺点是动物的群居秩序不稳定，在有限的空间中会相互争斗，每当引进一只新的母猴常会发生一场争斗；单个繁殖的优点在于能够准确了解胎龄，对生殖研究具有重要的科学价值，缺点是饲养成本贵、繁殖率低。

质量控制 根据国家标准《实验动物 微生物学等级及监测》（GB 14922.2）和《实验动物 寄生虫学等级及监测》（GB 14922.1）要求，按照微生物学和寄生虫学等级将猴划分为普通级和无特定病原体级。普通级猴不携带主要人兽共患病病原体和严重危害动物种群健康的微生物和寄生虫，包括沙门菌、皮肤病原真菌、志贺菌、结核分枝杆菌、猴 B 病毒（猕猴疱疹病毒 1 型）、体外寄生虫和弓形虫等。无特定病原体级猴除普通级猴应排除的病原体外，还应不携带主要潜在感染或条件致病的病原体，包括猴 D 型反转录病毒、猴免疫缺陷病毒、猴痘病毒、猴 T 淋巴细胞趋向性病毒 1 型、溶组织内阿米巴、疟原虫、鞭毛虫及全部蠕虫等（见实验动物寄生虫学标准和实验动物微生物学标准）。营养应符合《实验动物 配合饲料通用质量标准》（GB 14924.1）和《实验动物 配合饲料卫生标准》（GB 14924.2）要求。环境及设施标准按《实验动物 环境及设施》（GB 14925）执行。

应用 用于科学研究的猴类与人类的遗传物质有 75% ~ 98.5% 的同源性，在组织结构、生理和代谢功能等方面与人类相似，作为实验动物模型最易揭示人类疾病的发病机制。有些人类疾病研究只有用猴作为实验模型才能成功，是其他实验动物不可替代的、解决人类健康与疾病问题的基础研究和临床前研究的理想实验动物模型。自 1950 年使用猕猴生产脊髓灰质炎疫苗以来，实验用猴已广泛应用于生殖、发育与认知、获得性免疫缺陷综合征、帕金森病、抑郁症、阿尔茨海默病、肝炎等的研究和干细胞治疗等新药研发。

（代解杰）

hénghéhóu

恒河猴（rhesus macaque） 哺乳纲、灵长目、猴科、猕猴属。因最初发现于孟加拉的恒河河畔而得名（图）。俗称猕猴。是分布最广、数量最多的一个品种。分布在亚洲南部、东部及其岛屿，在中国分布于西南、华南、华中、华东、华北及台湾地区。中国的恒河猴分为 6 个亚种：海南亚种、指名亚种、川西亚种、西藏亚种、福建亚种、华北亚种。为中国二级保护动物。

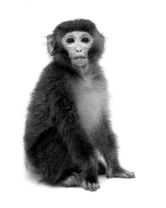

图 恒河猴

实验简史 20 世纪 50 年代末，美国威斯康星大学动物心理学家哈里·哈洛（Harry Harlow）为探索心理问题进行了恒河猴母婴分离实验。1958 年，中国科学院在昆明西郊玉案山花红洞建立生物站，开展以恒河猴为材料的辐射遗传学的研究；与此同时，中国医学科学院在同一地区建立了医学生物学研究所，开展恒河猴的生理学、病理学和病毒学研究，并利用猴肾生产脊髓灰质炎疫苗。20 世纪 60 年代初，中国科学院生理研究所和生物物理研究所、复旦大学、军事医学科学院等机构以恒河猴为材料，开展神经生理学、放射生物学和放射医学研究。1979 年，中国科学院上海实验动物中心成立，进一步开展恒河猴的饲养和繁殖研究。1980 年，中国科学院昆明动物研究所建立了以恒河猴为主的灵长类生物学研究室。1982 年，中国卫生部在中国医学科学院医学生物学研究所成立了全国医学灵长类研究中心，保存 3000 余只恒河猴；中国科学院昆明动物研究所成立了昆明灵长类研究中心，保存有 2000 余只恒河猴。1983 年，由中国科学技术委员会投资在西双版纳组建了云南灵长类实验动物中心，保存有 4000 余只恒河猴，并向国内外提供恒河猴。20 世纪 90 年代以来，在中国四川、广东、广西、福建、北京、浙江、江苏、湖北和河南等地区先后建成了恒河猴养殖繁育与研究基地，保存有 4 万余只恒河猴。

生物学特性 体长为 48 ~ 64cm，尾长近体长的 1/2。成年母猴体重 5 ~ 10kg，公猴 6 ~ 12kg。头背部毛色为棕灰色，体背部为棕黄色，腰部以下为橙黄色，胸腹部和腿部为深灰色，尾毛长而密。颜面和耳裸出，幼时呈白色，成年后呈肉色至红色，臀部胼胝明显并呈红色。鼻孔向下，两颊有颊囊，用以暂时贮藏食物。

栖息于热带、亚热带及温带，半树栖生活。具社会性，白天活动，喧哗好闹，善于攀援跳跃。杂食性，以素食为主，体内缺乏合成维生素 C 的酶，需要从食物中摄取维生素 C。生命力强，适应多种环境。寿命为 25～30 岁。

恒河猴染色体为 2n = 42。美国国家人类基因组研究所测序显示，恒河猴全基因组与人类相比，基因组序列相似度为 92%～95%，具有与人类相似的生理生化和代谢特征，大脑发达。视觉较人类敏锐，视网膜的黄斑上有视锥细胞，具有立体视觉能力，有色觉，能分辨颜色；听觉很敏感，但嗅觉不是很发达。牙齿在解剖学上与人类相似，齿式为 $2\left(\dfrac{2\cdot1\cdot2\cdot3}{2\cdot1\cdot2\cdot3}\right)=32$。单室胃，盲肠发达，肺叶不对称。具有与人类相同的血型，为 B 型。

繁育 4～5 岁性成熟，母猴发情期间性皮肤肿胀变红。每年产 1 胎，每胎产 1 仔，偶见双胞胎。具有典型的生殖季节，为每年 9 月至次年 2 月。生殖生理与人类接近，母猴在生殖季节内有规律的月经周期，约为 28 天，月经出血时间为 2～4 天，可分为卵泡期和黄体期。妊娠期约 165 天，多在春夏季夜间生产。哺乳期为 4～8 个月，幼猴离乳后，母猴休息 2 个月后可再行交配。人工饲养恒河猴种群按封闭群繁育方式管理，尽可能维持动物的遗传多样性和进化潜能。

质量控制 用于生物医学研究的实验恒河猴，需要按照国家标准进行微生物学、寄生虫学、遗传、营养以及环境质量控制（见猴）。

应用 恒河猴的许多生物学和行为学特性与人类相似，是多种人类疾病研究的理想动物模型，如传染性疾病、肿瘤、代谢性疾病、神经性疾病等。特别在传染性疾病研究方面具有非常重要的用途，如恒河猴对脊髓灰质炎病毒、麻疹病毒、猴 B 病毒（猕猴疱疹病毒 1 型）、志贺菌等病原体易感，也是结核分枝杆菌的易感宿主。在制造和检定脊髓灰质炎疫苗时，恒河猴是唯一的实验动物。恒河猴因分布广、数量多，人工饲养繁殖技术成熟而被广泛应用于医学、生命科学研究的各领域。

（代解杰　孙晓梅）

shíxièhóu

食蟹猴（crab-eating macaque）

哺乳纲、灵长目、猴科、猕猴属。因喜欢在退潮后到海边觅食螃蟹及贝类而得名（图）。由于尾长，又称长尾猴；由于在爪哇岛首先发现，又称爪哇猴。是常用的实验动物。广泛分布在马来半岛、苏门答腊岛、爪哇岛、加里曼丹岛、菲律宾群岛等东南亚许多岛屿上，活动于原始森林、次生林、红树林及其他靠近水域的森林地区。至少有 20 个亚种，主要依据毛色、体长、头型、面颜及尾长来区分。属中国二级保护动物。

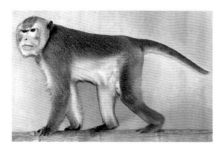

图　食蟹猴

实验简史 20 世纪 60 年代初，美国、日本、荷兰和德国等发达国家先后建成了多个灵长类中心，并利用食蟹猴开展繁殖生物学、免疫学、病毒学、神经生物学和病理学等方面的研究。自 20 世纪 80 年代，中国在广东、广西、海南、云南、北京和江苏等地区先后建成了 30 余个灵长类动物养殖基地。据中国实验灵长类养殖开发协会 2017 年统计，中国人工繁殖的食蟹猴存栏量 30 余万只，平均每年向国外供销高质量的食蟹猴近 3 万只，已跻身为世界非人灵长类实验动物第一大供给国。同时，中国应用食蟹猴开展生殖生理学、免疫学、毒理学、病毒学、药理学和药物安全性评价等方面的研究。2014 年季维智研究团队在国际权威杂志《细胞》报道了全球首对靶基因编辑孪生食蟹猴。

生物学特性 成年体长 38～55cm，尾长近体长或略长于体长，一般为 40～65cm，体型比恒河猴小，成年公猴体重 5～7kg，母猴 3～4kg。毛色呈黄、灰、褐色等，腹毛及四肢内侧毛色浅白；冠毛后披，中线处形成一条短嵴；面带须毛，眼围皮裸，眼睑上侧有白色三角区；耳直立，目色黑；尾为圆棍状，色黑。栖息地不离水域，善于游泳。群居，几十只为一群。杂食性，以水果和种子为主。寿命约 30 岁。食蟹猴具有与恒河猴极为相似的遗传学、生理生化学和代谢生物学特征。染色体数 2n = 42。生理生化和代谢特征与人类相似，血型主要是 B 型、A 型、AB 型，少见 O 型。

繁育 3～5 岁性成熟，母猴发情期间性皮肤肿胀，仅波及小部分尾基，呈青灰色；公猴阴茎小，龟头呈纽扣状圆形。平均每年产 1 胎，每胎产 1 仔，极少 2 仔。繁殖季节不明显，全年均可交配繁殖。生殖生理与人类接近，母猴有规律的月经周期，约29天，月经出血时间为2~4天，可分为卵泡期和黄体期，月经周期中雌激素、孕激素的变化规律与人类相似。妊娠期为167天左右，哺乳期为4~7个月；采用人工哺乳技术，哺乳期缩短到2~3个月，可提高繁殖率。

质量控制　用于生物医学研究的实验食蟹猴需按照国家标准进行微生物学、寄生虫学、遗传、营养和环境质量控制（见猴）。

应用　食蟹猴性情温顺、易于抓捕和实验操作、繁殖率高、生命周期长、体型比恒河猴略小、生物学特性与人类酷似，是研究人类慢性疾病的最佳实验材料，用它建立人类疾病动物模型有利于观察疾病及其并发症的发生发展规律，为药物疗效和安全性评价提供可靠的依据，已成为医学生物研究中使用较多的一种灵长类实验动物，需求量日益增大。食蟹猴疟原虫感染发病过程与对药物的反应性和人的间日疟近似可用于相关研究。食蟹猴广泛应用于传染病学、神经生理学、行为学、内分泌学、老年病学、肿瘤学、器官移植等研究。

（代解杰　孙晓梅）

duǎnwěihóu
短尾猴（stump-tailed macaque）

哺乳纲、灵长目、猴科、猕猴属。又称红面猴或断尾猴。是中国猕猴属中除恒河猴外分布最广、数量最多的一个种（图）。

短尾猴共有3个亚种：模式亚种、马来亚种和中国亚种。模式亚种分布在印度、越南、老挝、柬埔寨；马来亚种分布在马来半岛北部和泰国；中国亚种分布在中国南部和西南部、四川省西北部和广东省。被纳入《濒危野生动植物种国际贸易公约》附录Ⅱ，

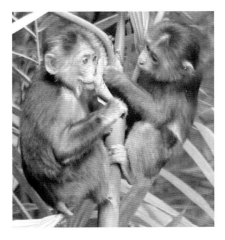

图　短尾猴

列为中国二级保护动物。

实验简史　1966年，蒙塔尼亚（Montagna）首先描述了短尾猴的秃发特征。1967年，乌诺（Uno）发现公猴会随年龄增长发生秃毛，这个过程类似于人类男性型秃发，并于同年提出了急性痛风性关节炎模型。1977年，斯特普尔（Staple）发现母猴是苯妥英诱导牙龈增生的理想模型。1986年，研究者利用米诺地尔对秃毛的短尾猴进行治疗，发现米诺地尔能促进毛发再生长。这是人类首次应用非人灵长类动物测试药物的功效及安全性，以研发人类可使用的药物。美国著名的灵长类动物学家弗兰斯（Frans）认为短尾猴群体中具有人类社会中的合作和竞争关系。短尾猴主要被用于社会学、行为学、嗅觉、心理学、肝炎病毒等研究。

生物学特性　颜面宽阔，呈鲜红色，体型浑圆、四肢粗壮，耳较小，尾很短。成年公猴体长70~82cm、体重8~16kg，母猴体长50~58cm、体重5~11kg。体背毛一般呈黑褐色，头毛颜色随年龄增长与性别差异稍不同，有的几乎全黑，有的为褐色，胸腹部及四肢内侧毛稀疏且色泽较淡，肩部、颈部和背部的毛较为

粗糙，胼胝周围基本裸露无毛。短尾猴比较畏惧寒冷，为昼行性、树栖动物，栖息于多岩石、树林稀疏的山坡。多在地面活动，喜欢群居，每个群体数量10~30只不等，喜食野果、树叶、竹笋等，也食昆虫、螃蟹等。短尾猴在人工饲养情况下容易患胃肠道疾病，抗病力弱、胆怯，不太活泼。染色体数目2n=42。

繁育　繁殖具有明显的季节性，每年7月至翌年2月为交配期，9~10月份为交配的旺季，产仔方式为产仔节律型，妊娠期为180天。公猴6岁左右性成熟，发情时性器官皮肤变红，但肿胀程度甚微。母猴性成熟年龄为5岁，可连续2~3年产仔，每胎1仔，7~12岁为母猴的最佳生育年龄。

质量控制　人工饲养条件下，短尾猴主要食用全价配合饲料以及新鲜的瓜薯、水果等青饲料。青饲料应使用0.1%的高锰酸钾溶液浸泡消毒30分钟。笼舍、食盒要及时清洗，保持干净卫生。人工饲养条件下，短尾猴每年应进行1~2次体检，主要进行猴B病毒（猕猴疱疹病毒1型）、结核分枝杆菌、寄生虫等项目的检测，对于有问题的动物要及时隔离治疗，其余见猴。

应用　短尾猴的许多生物学和行为学特性与人类相似，常用于生殖繁育、行为学方面的研究；在生态学、遗传学、男性型秃发研究中，短尾猴也是理想的动物模型。短尾猴对甲型肝炎病毒易感，经口服或静脉注射接种病毒后可发生肝炎，病毒可以在体内繁殖并连续传代；短尾猴接种人乙型肝炎病毒血清后，病毒也可在肝内繁殖及表达，是进行病毒学研究的理想动物模型。

（吕龙宝　张晓迪）

píngdǐnghóu
平顶猴 (pig-tailed macaque)

哺乳纲、灵长目、猴科、猕猴属。因头顶平而有一毛旋而得名。又称豚尾猴或猪尾猴。根据地理分布不同和形态差异，分为明打威猴、巽他平顶猴和北平顶猴。明打威猴分布于印度尼西亚及苏门答腊岛以西的明打威群岛；北平顶猴和巽他平顶猴在东南亚国家和南亚国家广泛分布，以北纬8°30′为界，以北为北平顶猴，以南为巽他平顶猴。中国境内分布的平顶猴为北平顶猴，主要栖息于云南西南部和西藏东南部，是国家一级保护动物。

实验简史 1992年研究人员发现人类免疫缺陷病毒 – 1（human immunodeficiency virus – 1, HIV – 1）能够感染北平顶猴。随后，北平顶猴被大量用于获得性免疫缺陷综合征（acquired immune deficiency syndrome, AIDS）的研究中。经过多年研究，科研人员在2007年发现北平顶猴不表达限制HIV – 1复制的TRIM5α蛋白，而TRIM5α与亲环蛋白A（cyclophilin A）形成 *TRIM5 – CypA* 融合基因，该融合基因产物不限制HIV – 1的复制，从而阐明了北平顶猴对HIV – 1易感的分子机制，在细胞水平上证实了北平顶猴是较理想的AIDS模型动物。巽他平顶猴和明打威平顶猴无用于实验的科学文献报道。

生物学特性 体型与恒河猴相似，略大，性情温善。毛松软有光泽，全身毛被长且呈浅灰褐色，唯背中线色较深暗，略呈一脊纹，胸腹部毛色灰白。头顶有毛旋呈放射状，黑褐色头毛齐顶平生。颜面肉色稍白，脸部两侧有白色长毛。额头较窄，吻部长而粗，面部较长，面周毛斜向后

方，耳周毛则向前方，彼此相连似一围带。尾根粗大，尾较细长，常上翘呈"S"形；尾为两色型，背面暗黑，腹面赭黄，尾端毛少且短，较蓬松，呈帚状或猪尾状。染色体数目2n = 42。栖息于热带、亚热带森林中，是一种昼行性、树栖、杂食性动物。喜欢群居，每群3～20只不等。主要以热带果实和昆虫、小鸟、鸟卵等为食。在地面活动的时间较多。寿命与恒河猴相差不多，一般为25～30岁。中国科学院昆明动物研究所人工饲养的北平顶猴最长寿命为27岁。

繁育 生殖特性与恒河猴相似。母猴约3.5岁性成熟，公猴约5.5岁。母猴在交配期尾根周围性皮肤高度红肿。月经周期平均为31天，妊娠期为170天左右。多在凌晨生产，每胎产1仔，哺乳期为6～8个月。

质量控制 用于生物医学研究的实验平顶猴，需按照国家标准进行微生物学、寄生虫学、遗传、营养和环境的质量控制。平顶猴人工繁育需要建立完整的个体档案，每年进行2次体检，主要检测普通级和无特定病原体级需排除的病原体，并进行体重测量、体表外科检查等，其余见猴。

应用 平顶猴是医学、生物学研究中珍贵的实验动物，也是稀有的观赏动物。其生殖道组织结构及月经周期与人类相似，全年均可繁殖，适合性传播疾病的研究，已广泛用于AIDS动物模型的研究。此外，在神经、认知和药物代谢等研究领域，平顶猴也得到了越来越多的应用。

（吕龙宝　张晓迪）

rónghóu
狨猴 (marmoset)

哺乳纲、灵长目、狨科。属新大陆猴，是一种生活在南美洲亚马孙河流域森林中的世界上最小的非人灵长类动物。主要分布在亚马孙盆地的西南部、哥伦比亚南部、厄瓜多尔东部、秘鲁东部、玻利维亚北部以及巴西西部。包括普通狨猴（图）、棉顶狨猴、金狮狨猴、侏儒狨猴、节尾狨猴等。中国科学研究使用比较多的是普通狨猴。与其他非人灵长类动物如恒河猴、食蟹猴相比，普通狨猴具有性成熟更快、妊娠期更短、繁殖后代多的特点。

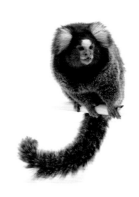

图　普通狨猴

实验简史 20世纪70年代以来，狨猴被广泛用于神经科学、行为学等领域。日本科研人员于2009年成功培育出转基因普通狨猴，并确认转入基因在第二代普通狨猴体内也能表达，普通狨猴因此成为首个第二代能够继承转入基因的转基因非人灵长类动物。

生物学特性 体小、尾长，体被毛呈丝绒状，色泽多样，有银白、红、黑褐、黑灰、黑等颜色。头圆大而裸露或仅有稀疏的毛发，鼻中隔宽阔、左右鼻孔开向两侧。无颊囊，牙齿为32颗。除拇指和第一趾有扁甲外，其他趾均为尖爪。尾部具有缠绕性，末端多具长毛。野生狨猴主要栖息于热带雨林或热带森林草原的树冠上层，很少在地面活动。一般白天觅食，夜间睡在树洞里，

以昆虫、水果和一些树木的汁液为生。狨猴喜群居，一般的狨猴家庭以 3～12 只结群生活。在野生环境中，有时两个不同的群体也会暂时合伙，成员群体则可达到 30 多只。

繁育　繁殖无季节性，具有性成熟快（14 个月）、妊娠期短（144 天）的特点。性周期为 16 天，包括 6 天滤泡期和 10 天黄体期，无月经出血现象。可在笼内人工繁殖，每胎产 1～3 仔，2～3 个月断乳，双胞胎概率约为 80%，存活率较高。

质量控制　狨猴喜食动物性食物，尤其是昆虫，因此，室内饲养时最好以无脊椎动物作为主食，也可饲喂蛋白质含量高（>20%）的全价配合饲料。狨猴不能自主合成维生素 C，每天必须给予一定量的维生素 C 含量丰富的果蔬，如香蕉、苹果、梨等。狨猴生活在南美洲的热带雨林，因此在室内饲养时必须保持较高的温度和湿度。一般室温需控制在 24～30℃，相对湿度 50%～80%。人工光照应模仿热带地区白昼时长的变化，日照时间应该设置为昼夜 12 小时交替。人工饲养条件下，每年应进行 1～2 次体检，主要进行结核分枝杆菌、猴 B 病毒（猕猴疱疹病毒 1 型）、寄生虫、消化道常见病原菌的检测，其余见猴。

应用　由于狨猴具有体型小、进食少、饲养费用低、繁殖后代多和易笼养等优点，从 20 世纪 70 年代起已被广泛应用于神经科学、行为学、发育学、免疫学、病毒学、肿瘤学、寄生虫学、药理毒理学和生殖生理学等生物医学研究领域。近年多用于脑科学、神经干细胞和甲型肝炎病毒的研究。

（吕龙宝　赵旭东）

shùqú
树鼩（tree shrew）　哺乳纲、树鼩目、树鼩科、树鼩属。是小型哺乳类动物（图），全世界共 12 个种、约 50 个亚种，中国现仅有中缅树鼩 1 种，有 6 个亚种：滇西亚种、高黎贡山亚种、海南亚种、越北亚种、滇南亚种、瑶山亚种，其中滇西亚种资源最为丰富，被广泛应用于国内外的科学研究。树鼩主要分布在东南亚各国，在中国分布于云南、广西、海南、西藏等地区。主要栖息活动于丘陵、山地的森林或村寨附近以及校园的树林灌丛，善于攀援，营地栖和树栖生活，白天活动。生活于马来西亚丛林中的笔尾树鼩，以玻淡棕榈花蕾的花蜜（发酵可产生高达 3.8% 的酒精）为食。

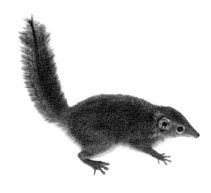

图　树鼩

实验简史　人类对树鼩的研究已有 200 多年历史，早期研究主要集中于其分类地位，到二十世纪六七十年代，树鼩在生物医学方面的应用逐渐引起较多的关注。1968 年，诺耶斯（Noyes）选用 1～2 岁的树鼩开展了苯并芘致肿瘤实验。1970 年，亚当森（Adamson）用树鼩进行了甲基胆蒽致肿瘤实验，观察到了纤维肉瘤。1976 年，雷迪（Reddy）等通过饲喂黄曲霉毒素初步建立了树鼩肝癌模型。1978 年，达拉尔（Daral）等用 I 型与 II 型单纯疱疹病毒感染树鼩，发现幼龄树鼩对单纯疱疹病毒易感，感染后出现了类似疱疹病毒性肝炎的表现，肝与脾出现了高效价病毒。1979 年，施魏尔（Schwaier）把树鼩作为胆石症研究的新的实验动物模型。1981 年，詹美云等学者用树鼩成功获得甲型病毒性肝炎动物模型。同年，庞其方等的研究表明树鼩能感染人乙型肝炎病毒，实验感染率达 90%。1982 年，万新邦等应用成年树鼩进行人轮状病毒的易感性实验，随后又在此基础上开展了治疗轮状病毒肠炎的药物——"秋泻灵"的疗效评价研究。1986 年，朱宇同等用树鼩感染流感病毒 A3 型、新 A1 型和 B 型均获成功，动物出现规律排毒且有抗体增多，多数有上呼吸道感染症状。1997 年，王海平等在研究中发现树鼩可感染人丙型肝炎病毒。2005 年，赵西平等在体外实验中证实丙型肝炎病毒可感染树鼩原代肝细胞，人们在此基础上先后发现了丙型肝炎病毒感染树鼩肝细胞的几个关键受体——CD81、SR-BI 及 Claudin-1。2012 年，李文辉团队在乙型肝炎病毒感染树鼩模型的持续研究中，发现了乙型肝炎病毒感染所需的细胞受体——牛磺胆酸钠共转运多肽。同年，代解杰团队的研究成果"树鼩饲养繁殖种群建立及其在丙型肝炎病毒动物模型中的应用"获得云南省科学技术进步一等奖。2013 年，中国科学院昆明动物研究所、深圳华大基因研究院等对树鼩进行了全基因组测序，并对其分类地位和相关生物学特征进行深度解析，该研究和国内外多项研究结果表明，其亲缘关系与灵长类最为接近（约 93.4%），解决了长期以来学界关于树鼩与灵长目的系统发育关系的争议，为其在生物医学研究中用作动物模型奠定了重要的遗传学基础。2014 年，代解杰团队的研究成果"树鼩实验动物化种群建立及应用"荣获中国实验动物学会科学技术奖一等奖。随着 2017 年国家科技支撑计划项目"实验用树鼩的标准化研究和人类重大疾病树鼩模型创建与应用集成示范"顺利结题，中国最大的标准化树鼩种质资源基地在中国医学科学院医学生物学研究所落成，标志着树鼩成为具有中国自主知识产权的实验动物新品种。

2011 年，云南省质量技术监督局颁布了由昆明医学院制定的关于实验树鼩的 5 个地方标准，使政府颁发树鼩生产许可证和使用许可证有了技术标准依据。2012 年，云南省质量技术监督局又颁布了由中国医学科学院医学生物学研究所和昆明理工大学制定的关于实验树鼩的新增的 5 个地方标准。经过中国科学家 30 多年的努力，树鼩已经走过了从野生驯化、实验动物化到实验动物的历程。2017 年 5 月 19 日，经全国实验动物标准化技术委员会审查，中国实验动物学会审议通过并批准发布了《实验动物 树鼩微生物学等级及监测》（T/CALAS 8）、《实验动物 树鼩寄生虫学等级及监测》（T/CALAS 9）2 个团体标准。标准将树鼩的质量控制分为普通级和无特定病原体级。

生物学特性 外形似松鼠，体小、吻尖细、耳较短。体长 140～195mm，体与尾长度基本一致，尾毛发达，成年体重 120～180g。前后肢各有 5 趾，有尖锐的爪，蹽趾与其他 4 趾可对握。头骨的眶后突发达，形成一骨质眼球，脑室较大。体毛为粟黄色，

颌下及腹部为浅灰色。只有海南亚种颈侧有淡白色的条纹，是其重要标志。

树鼩胆小易惊，如长时间受惊、处于紧张状态，可出现体重下降、睾丸缩小、臭腺发育受阻。当臭腺缺乏时，雌鼩产后食仔，生育能力丧失，甚至死亡。树鼩白天行动敏捷。杂食性，常以昆虫、五谷、野果为食，更喜甜食，如蜂蜜。夜间蜷缩在巢窝的一角，以尾裹颈而睡，群养的树鼩夜晚睡觉时有相互堆积在一起的行为。

繁育 自然条件下为季节性繁殖，繁殖期多在 2～7 月，妊娠期为 40～45 天，胎仔数为 3～5 只，繁殖力强但成活率低。室内饲养时，温度控制在 20～25℃，相对湿度保持在 30%～50%，室内光照为 14 小时照明和 10 小时黑暗交替，光照强度约 150lx。按雌雄 1∶1 配对分笼饲养，全年均可繁殖。刚出生的树鼩体重约为 10g，全身无毛、皮肤粉红、眼闭，5～6 天皮肤变黑，开始长毛，2～3 周开眼，开始走动，4 周可跳动，30～35 天可离乳而独立生活，约 7 个月性成熟。

质量控制 树鼩易患某些人兽共患病，易感病毒主要有疱疹病毒、呼肠孤病毒、轮状病毒和腺病毒等，肠道细菌有奇异变形杆菌、金黄色葡萄球菌、链球菌、铜绿假单胞菌，体外寄生虫有虱、蚤、螨和蚊等，体内寄生虫有旋毛虫、绦虫、线虫等蠕虫。这些病原体不仅严重影响树鼩健康，还可导致人与其他动物交叉感染。普通级树鼩必须排除沙门菌、志贺菌、皮肤病原真菌和体外寄生虫、弓形虫。无特定病原体级树鼩必须排除的微生物为疱疹病毒、轮状病毒、呼肠孤病毒、肺炎链球菌和变形杆菌，腺病毒、金黄

色葡萄球菌和空肠弯曲菌为必要时检测项目；必须排除的寄生虫为体内全部蠕虫、肉孢子虫，必要时排除鞭毛虫。

应用 树鼩具有体型小、繁殖周期短、便于饲养管理、饲养成本低、进化程度高、解剖学和生理学特性较其他实验动物（非人灵长类动物除外）更接近于人类、生理功能和生化代谢方面与人类相似的特点，已被广泛用于肿瘤、肝炎、抑郁症、帕金森病、阿尔茨海默病、心脑血管疾病和糖尿病等与人类疾病相关的动物模型和致病机制的研究。如已知树鼩血中高密度脂蛋白成分占血脂总量的 60%～70%，比例较高，可用于探索抑制动脉粥样硬化发病机制的研究。树鼩也适宜作为丙型病毒性肝炎动物模型，进行致病机制的研究。树鼩的眼发育过程与人相似，在形觉剥夺实验中能精确地控制视觉环境，得到稳定的结果，因此，树鼩在近视研究中已成为国际公认的动物模型。树鼩的基因组测序已经完成，为细化研究奠定了基础。

（代解杰）

jī

鸡（chicken） 鸟纲、鸡形目、雉科、原鸡属。是生命科学研究、生物制品生产的重要实验材料和原材料。其所产的蛋为鸡种蛋，孵化期间的种蛋称为鸡胚。主要有白来航鸡、洛岛红鸡、新汉夏鸡、横斑洛克鸡、白洛克鸡、白科尼什鸡、澳洲黑鸡、狼山鸡等品种，实验鸡主要是白来航鸡。鸡的微生物学等级只有普通级和无特定病原体级，作为实验鸡主要指无特定病原体鸡（图）。

实验简史 1879 年，法国微生物学家路易·巴斯德（Louis Pasteur）用鸡进行霍乱的研究，

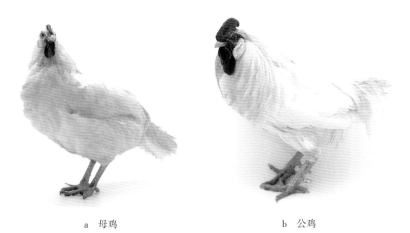

a 母鸡　　　　　　　b 公鸡

图　无特定病原体鸡

由此鸡开始作为实验用动物。1902 年，威廉·贝特森（William Bateson）用鸡证明了动物遗传符合孟德尔遗传定律。1959 年，美国农业部地区家禽研究所建立无特定病原体鸡群。1961 年，斯帕法斯公司成立世界上第一家商业性无特定病原体鸡企业，1965 年开始向市场出售无特定病原体种蛋，无 9 种病原体。英国霍顿家禽研究所、荷兰英威特公司、法国梅里厄研究所和中国农业科学院哈尔滨兽医研究所等相继建立无特定病原体鸡群。

生物学特性　①解剖学特性：全身被羽、头小、无齿、眼大、视神经节和小脑发达。消化道由口腔、食管、嗉囊、胃、小肠、大肠、泄殖腔组成。口腔内有较硬的舌，舌黏膜的味觉乳头不发达，分布于舌根附近。在食管和胃之间有球形膨大的嗉囊，具有储存和软化食物的功能。胃分为腺胃和肌胃，腺胃分泌胃液，用于消化蛋白质；肌胃肌肉发达，内有非常坚韧的角质膜，肌肉的强力收缩可以磨碎食物，有利于消化。小肠由十二指肠、空肠、回肠组成，十二指肠与肌胃相连，呈"U"形，将胰腺夹在中间；空肠与回肠长度大致相等，无明显界限。大肠包括一对盲肠和直肠。直肠末端和尿殖道共同开口于泄殖腔；泄殖腔被两个环行褶分为粪道、泄殖道、肛道；粪道直接与直肠相连，输尿管和生殖道开口于泄殖道，肛道是最后一道，以肛门开口于体外。鸡的消化道短，仅为体长的 6 倍左右。肝位于心脏腹侧后方，与腺胃和脾相邻，分左右两叶，右叶大于左叶，右叶肝有一胆囊。无膀胱，尿液生成后直接排入泄殖腔，其中水分被泄殖腔重新吸收，留下灰白糨糊状尿酸和部分尿与粪便一起排出体外，因此只可看见鸡排粪，不见排尿。脾呈圆形，位于腺胃和肌胃交界的右侧。泄殖腔背侧有一梨状盲囊，为禽类特有的法氏囊，与抗病能力有密切关系。幼禽特别发达，随性成熟而萎缩，最后消失。②生理学特性：代谢旺盛，体温高，鸡的平均体温为 41.5℃；自然换羽，通常 1 年以上的鸡每年秋冬季换羽 1 次；消化道短，日粮通过消化道快。③遗传学特性：鸡有 39 对染色体，其中 29 对是微型染色体。已知的鸡的血型位点有 13 个，在每个位点上又各有一组等位基因，鸡的血型位点位于常染色体上相互独立的位点，具有共显性特点，

常作为鸡遗传检测的主要指标。鸡的组织相容性复合体称为 B 复合体，位于一条小染色体上，是独立的基因群，表达于红细胞表面。连锁于一条染色体上的 B 基因构成一个单倍型，已命名多个 B 单倍型。由于 B 复合体遗传具有共显性特征，在向子代传递遗传信息时每个单倍体型都得以表现。鸡对马立克病、白血病的抵抗力与 B 单倍型有关；不仅如此，B 单倍型与鸡抵抗自身免疫性甲状腺炎、球虫病、法氏囊炎及鸡的生产性能都有关系。

繁育　通过本交进行繁殖，可采用 1 只公鸡和 10～16 只母鸡群养获得受精蛋，也可人工授精获得受精蛋。蛋重 40～70g，蛋形指数为 1.32～1.39，相对密度 ≥1.080，孵化期为 21 天。鸡生长迅速，成熟期早，肉仔鸡 8 周龄出栏时体重是初生雏鸡的 60 倍；繁殖潜力大，蛋鸡 21～24 周性成熟，高产品种年产蛋达到 300 枚以上。受精蛋孵化的 3 周内，第 1 周温度保持在 39.5℃，第 2 周为 39℃，第 3 周为 38℃，相对湿度都保持在 60%，18 天将蛋转入出雏盘。21 天出雏，小鸡在破壳后进行育雏。

质量控制　无特定病原体鸡的质量控制主要包括微生物和遗传检测。国际上尚无统一的无特定病原体鸡微生物学质量监测标准，但是美国农业部兽医科技备忘录、欧洲药典规程、世界卫生组织、澳大利亚和美国查理士河公司等，根据实际情况制定了各自的监测标准，并作为评价无特定病原体鸡微生物质量的重要指标。1999 年，中国颁布和实施了《SPF 鸡　微生物学监测》的总则等 10 项标准，2008 年进行修订，现作为中国无特定病原体鸡微生

物学质量监测标准。无特定病原体鸡遗传检测尚无标准，可采用鸡的微卫星 DNA 标记作为鸡遗传检测的主要指标，根据微卫星的侧翼序列设计引物，利用聚合酶链反应和聚丙烯酰胺凝胶电泳，检测出微卫星序列的微小长度差异，作为鸡遗传检测标记。

应用　无特定病原体鸡常用于药物、传染性疾病、内分泌、营养、环境污染等科学研究，也用于生物制品的生产、检定以及教学。

（曲连东）

xiǎoxíngzhū
小型猪（miniature swine）　哺乳纲、偶蹄目、野猪科、猪属。是地理隔离和近亲繁育形成的体型相对较小的猪的品种（图）。

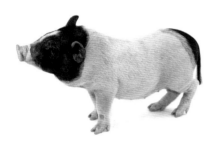

图　小型猪（巴马香猪）

实验简史　第二次世界大战后，猪开始成为研究人类疾病的实验动物。欧美等国家和地区自 1949 年开始培育小型猪，20 世纪 80 年代开始推广使用，现已经有 20 多个品系。1982 年，贵阳中医学院的甘世祥等从贵州省从江县山区引种 6 只贵州小香猪（公猪 2 头、母猪 4 头），以小型化为目的对小香猪进行定向选育。1985 年，中国农业大学的裴德智等从四川贵州交界山区引进 91 头（14 窝）当地的小香猪进行系统选育。1987 年，广西大学王爱德教授等从原产地引入广西地方猪种巴马香猪。同期，五指山小型猪由冯

玉堂等人培育而成。2004 年，南方医科大学实验动物中心顾为望教授等人从西藏林芝地区引进藏猪，在广州进行实验动物化培育并将其命名为西藏小型猪。2007 年，黑龙江实创科技小型猪养殖场从广西巴马瑶族自治县巴马香猪原种场引进巴马香猪 30 头（公猪 2 头、母猪 28 头），采用基础群封闭繁育的方法选育实验用小型猪。中国已经培育出五指山小型猪等近 10 个品系。

生物学特性　①行为学特性：小型猪是杂食性动物，味蕾能感觉甜味，偏爱甜食。采食量大，一般为体重的 3.5% ~ 4.5%。采食具有竞争性，喜群居。对颜色感觉较迟钝，但嗅觉敏感。好争斗、喜拱土。②解剖学特性：小型猪共有颈椎 7 块、胸椎 14 ~ 16 块、腰椎 5 ~ 6 块、荐椎 4 块、尾椎 21 ~ 24 块。消化系统发达，皮肤组织和人的结构较为相似。③生理学特性：小型猪的胎盘类型属于上皮绒毛膜型，母源抗体不能通过胎盘屏障。

繁育　性成熟早，母猪为 4 ~ 8 月龄，公猪为 6 ~ 10 月龄。猪为全年多发情动物，性周期为 21 天，发情持续时间平均为 2.4 天，排卵时间为发情开始后 25 ~ 35 小时，最适交配时间为发情后 1 ~ 25 小时。妊娠期为 114 天，产仔 2 ~ 10 头。猪寿命最长达 27 年，平均为 16 年。

质量控制　实验用小型猪按照北京市地方标准《实验用小型猪　第 1 部分：微生物学等级及监测》（DB11/T 828.1）、《实验用小型猪　第 2 部分：寄生虫学等级及监测》（DB11/T 828.2）、《实验用小型猪　第 3 部分：遗传质量控制》（DB11/T 828.3）、《实验用小型猪　第 4 部分：病理

学诊断规范》（DB11/T 828.4）、《实验用小型猪　第 5 部分：配合饲料》（DB11/T 828.5）、《实验用小型猪　第 6 部分：环境及设施》（DB11/T 828.6）执行检测。

小型猪生长的适宜温度为 18 ~ 25℃，相对湿度为 40% ~ 60%。饲养猪舍要求冬季温暖、无穿堂风，夏季凉爽、通风并有遮阴处。猪是一种十分爱清洁的动物，能在圈内固定地点排尿便，喜居勤换铺垫物、勤清扫洗刷、干净的猪舍。

应用　用于肿瘤、心血管病、糖尿病、外科、牙科、皮肤烧伤、血液病、遗传病、营养代谢病、新药评价等方面的研究。小型猪具有广泛的遗传多样性，在解剖学、生理学和疾病发生机制等方面与人酷似，加之动物保护等因素，小型猪有望在生命科学研究领域中取代实验猴、犬，成为可被大量使用的新型实验动物。由于其在一些方面有其他实验动物不可替代的优越性，是异种器官移植最可能的供体，已成为研究热点，其开发和利用受到生物医药界的普遍关注。

（顾为望）

yā
鸭（duck）　鸟纲、雁形目、鸭科、河鸭属。经过人工培育、对其携带微生物实行控制、遗传背景明确或者来源清楚的鸭，是生命科学研究、生物制品生产的重要实验材料和原材料。其所产的蛋为鸭种蛋，孵化期间的种蛋称为鸭胚。用作实验的鸭主要是无特定病原体鸭。

实验简史　2004 年，中国开始培育无特定病原体鸭。以自主培育的绍鸭白壳 I 号为基础，经过病原微生物净化和环境控制，于 2006 年成功培育哈尔滨白壳无

特定病原体（HBK-SPF）鸭（图），并根据 18 个微卫星 DNA 标记位点的群体遗传学多态性分析，成功选育 B 和 Q 两个品系，净化 12 种病原微生物，生产的无特定病原体鸭胚用于科学研究和疫苗生产领域。

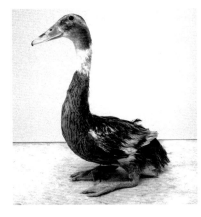 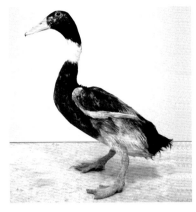

a 母鸭　　　　　　　　b 公鸭

图　哈尔滨白壳无特定病原体鸭

生物学特性　①行为学特性：性急胆小，易受外界突然的刺激而惊群，对人、畜及偶然出现的色彩、声音、强光等刺激反应尤其强烈。反应灵敏，条件反射良好，比较容易接受训练和调教，经训练可以形成一定的生活规律。对不利的环境条件和应激因素有较强的适应能力。②解剖学特性：全身被羽，头大而圆，无冠、肉垂及耳叶。喙长而扁平，上下腭边缘成锯齿状角质化突起。头部除喙以外，覆有细毛，耳孔也被覆盖，防止入水时水灌入耳中，有利于潜入水中觅食。颈较长，活动自如。有色公鸭的羽毛具有墨绿色光泽。体躯宽长、呈船形，前驱昂起。羽毛丰满、翅较小而副翼羽较长，公鸭有钩状性羽。尾短、尾脂腺发达。腿短，第 2、第 3、第 4 趾间有蹼，趾部与蹼部裸露，利于游泳。公鸭阴茎发达，为伸出性、螺旋状。③生理学特性：新陈代谢旺盛，体温为 42.1℃。

繁育　通过本交进行繁殖，可采用 1 只公鸭和 8 只母鸭群养获得受精蛋，也可人工授精获得受精蛋。蛋重 70～100g，蛋形指数为 1.20～1.58，比重≥1.090，孵化期 28 天。人工孵化条件：温度为 37.5～38.2℃；1～15 天湿度为 70%～75%，16～22 天为 60%，23 天以后为 65%～70%；保证足够的新鲜空气，2 小时翻蛋 1 次。16～19 周性成熟，高产品种年产蛋可达到 300 枚。

质量控制　无特定病原体鸭的质量控制主要包括微生物和遗传检测。为了评价无特定病原体鸭的微生物质量指标，中国黑龙江省已颁布实施地方标准——《无特定病原体鸭微生物学监测技术规范》（DB23/T 1675），监测项目主要包括鸡白痢沙门菌、多杀巴氏菌、鸭疫里氏杆菌、衣原体、甲型流感病毒、新城疫病毒、减蛋综合征病毒、鸭肠炎病毒、鸭肝炎病毒 I 型和单核吞噬细胞系统增生病毒。采用鸭的微卫星 DNA 标记作为鸭遗传检测的主要指标，根据微卫星的侧翼序列设计引物，利用聚合酶链反应和聚丙烯酰胺凝胶电泳，检测出微卫星序列的微小长度差异，作为鸭遗传检测标记；确定酯酶 1、转铁蛋白、碳酸酐酶 2、葡萄糖磷酸异构酶 -1、酯酶 10 以及磷酸葡萄糖转位酶 -1 六种同工酶可以在血清中（酯酶 1 和转铁蛋白）、溶血素（碳酸酐酶 2 和葡萄糖磷酸异构酶 -1）、肾（磷酸葡萄糖转位酶 -1）、肝（酯酶 10）中获得稳定的同工酶带型，进行无特定病原体鸭生化位点遗传检测。

应用　可用于生理学、病毒学、内分泌学、营养学、药学等研究，也是疫苗研制与生产的重要原料，可用于肝炎、禽流感、小鹅瘟、呼肠孤病毒病等研究，也用于生物制品的生产、检定和教学。

（曲连东）

yú

鱼（fish）　脊索动物门、脊椎动物亚门、软骨鱼纲和硬骨鱼纲。是终生生活在水中、用鳃呼吸、用鳍作为运动器官的变温脊椎动物，现存 3 万种左右。其他纲中在外部形态或者生活习性上与鱼相似的种类，称为鱼形动物，如甲鱼、鳄鱼属于爬行类动物，鲍鱼、墨鱼属于软体类动物，娃娃鱼（大鲵）属于两栖类动物，鲸鱼属于水生哺乳类动物。

实验简史　鱼类于 20 世纪 80 年代开始用于科学实验研究，已开发用于科学实验的鱼类超过 50 种，除了 10 多种已经实验动物化的鱼类之外，大多数仍需从自然水域捕获或者市场上购买。稀有鮈鲫是中国科学院水生生物研究所研究、培育、开发的鱼类实验动物，作为推荐的受试生物，已被列入《国家环境保护局合格实验室准则》《水和废水监测分析方法》《化学品测试方法》。红鲫分布于中国长江以南，南华大学通过雌核技术已建立近交系，用于毒理学、药理学等研究。

生物学特性　鱼虽是最低等的脊椎动物，但已具有骨骼、肌肉、消化、循环、呼吸、排泄、生殖、神经等相当完备的器官系统，其形态构造反映了对水环境的适应性。

身体特征　身体分为头、躯干和尾3部分，头和躯干相互联结、固定不动，无颈，这是与陆生脊椎动物的区别之一。为了适应水环境的多样性，最常见的体型有纺锤形、侧扁形、平扁形和圆筒形（棍棒形）。鱼鳍是游泳和维持平衡的运动器官，多数鱼类具有背鳍、臀鳍、尾鳍、胸鳍和腹鳍。

皮肤特征　皮肤由表皮和真皮组成。表皮富有黏液腺，真皮除分布有丰富的血管、神经、侧线感受器之外，还有色素细胞、光彩细胞、脂肪细胞。鱼鳞是鱼类特有的皮肤衍生物，由钙质组成，被覆在鱼类体表全身或部分，是鱼类的主要特征之一。

骨骼特征　骨骼包括外骨骼和内骨骼。外骨骼指埋于皮下的鳍条、鱼鳞及鱼鳞的变形物，内骨骼指埋于肌肉中、支持身体的骨骼。骨骼经膜质期、软骨期和骨化期发育为硬骨，软骨鱼类的骨骼发育停滞在软骨期。

肌肉特征　肌肉分为平滑肌、心肌和骨骼肌。平滑肌和心肌与高等动物无大差别，但骨骼肌分节现象明显。某些种类的肌细胞特化为电细胞，形成发电器官。

呼吸系统特征　主要呼吸器官是鳃，对称地排列于咽腔两侧，由鳃弓、鳃隔、鳃片等组成，鳃小片是鳃的基本结构和功能单位。为了适应氧气不足的特殊环境，逐渐演化形成的辅助呼吸器官包括皮肤、气囊、肠管和鳔等。绝

大多数硬骨鱼类具有囊袋状的鳔，由鳔体、气道和气腺组成，不但具有呼吸功能，还有调节身体比重、感觉和发声功能。

消化系统特征　消化系统由消化道和消化腺组成，消化道已有胃肠的分化，还有明显的胰腺，口咽腔内有真正的牙齿。鱼类的食性通常分为滤食性、草食性、肉食性和杂食性4种类型。

循环系统特征　循环系统是闭管式单循环，心血管系统包括心脏、动脉和静脉，心脏的结构原始简单，由单个的静脉窦、心房、心室、动脉球（硬骨鱼）或动脉圆锥（软骨鱼）组成。血液从心脏搏出，经过鳃进行气体交换后，沿动脉分支到达各器官系统，最后沿静脉管道汇于静脉窦。红细胞呈椭圆形，有细胞核。心脏很小，仅占体重的0.2%，而哺乳类占0.59%，鸟类占0.82%。血压低、血流速度慢，在水中的代谢较低。鱼类有T淋巴细胞，出现IgM类抗体。

神经系统特征　神经系统由脑、脑神经、脊髓与脊神经构成，脑由端脑、间脑、中脑、小脑与延髓组成，缺乏大脑皮质。脑和脊髓为中枢神经，脑神经与脊神经为外周神经。脑神经与两栖类动物一样，共有10对，而其他各纲脊椎动物有12对。感觉器官有嗅觉、视觉、听觉、味觉以及水生脊椎动物特有的侧线器官。

泌尿系统特征　泌尿系统由中肾、输尿管和膀胱组成。中肾成对，紧贴体腔背壁，由肾小体构成。中肾的主要功能是形成尿液、排泄代谢产物，以及调节体液的渗透压平衡。除肾以外，鳃也能排泄氮化物和盐分。

生殖系统特征　生殖系统由生殖腺和输导管组成，根据组织

学特征，卵巢分为裸卵巢和封闭卵巢，精巢分为壶腹型和辐射型。鱼卵为端黄卵，卵黄含量丰富，卵径随种类不同而差异很大。精子的形状、大小多种多样。

内分泌系统特征　内分泌系统与其他各纲脊椎动物近似，包括脑垂体、甲状腺、肾上腺、胸腺、胰岛、性腺，此外，还有功能尚不明确的脑上腺和尾垂体。

品系　国外常用的品种包括斑马鱼、青鳉、虹鳟、黑头软口鲦、蓝鳃鱼、大西洋鲑、鲤鱼、新月鱼、金鱼、剑尾鱼等。其中，斑马鱼、黑头软口鲦、青鳉、蓝鳃鱼、虹鳟等小型鱼是经济合作与发展组织、国际标准化组织等机构推荐用于毒理学研究的鱼类。斑马鱼已成为发育生物学的经典模式动物。中国培育有剑尾鱼新品系、稀有鮈鲫、红鲫。

繁育　多数鱼类成体阶段为两性或者雌雄异体，少数存在性逆转、雌雄同体或全雌种群。除了部分软骨鱼类和少数硬骨鱼类的卵在体内受精并且在输卵管或卵巢腔内发育外，绝大多数鱼是体外受精和体外发育，受精卵受环境因素的影响极大。大多数鱼类在春季和初夏产卵，产卵时间为4~6月；少数在夏季、秋季产卵，如鲑鱼类。鱼类的生命周期分为胚胎期、仔鱼期、稚鱼期、幼鱼期、成鱼期和衰老期，早期发育阶段的胚胎期、仔鱼期、稚鱼期成活率最低。鱼类寿命取决于遗传特性和所处的环境条件，有的寿命只有一年，有的上百年，多数鱼类的寿命在几年至十年，一般大型鱼类的寿命较长，小型鱼类的寿命较短。

质量控制　2017年，湖南省发布了红鲫的地方标准，但鱼类实验动物还没有统一的国家标准，

特别是各品种和品系的遗传标准还没有建立，饲养过程中的遗传污染、自身变异以及饲养条件的差异都可能影响实验结果的可重复性。

应用 鱼是进化上最低等的脊椎动物，按照动物福利的替代原则，是高等哺乳类动物的理想替代者。与哺乳类实验动物相比，鱼类作为实验动物具备其特殊的优点和生物学特性。①具有适应水生环境的形态特征和生理机制，对水质变化十分敏感。②世代周期短，繁殖能力强。③体外受精、体外产卵，产卵量大，卵径大，几乎透明，易于获取和操作。④体型小，饲育设施要求简单，环境容易控制，易于饲养管理。中国从"九五"计划开始，已将鱼类实验动物的开发与应用作为重点资助项目，列入国家实验动物科技发展计划。作为生物医学的基础实验材料，人类疾病模型、食品药物安全评价模型、环境监测的原材料，鱼类正发挥着陆生实验动物无法取代的作用，并且获得了重要的科研成果，主要用于发育生物学、遗传学、毒理学、比较肿瘤学、比较行为学、比较病理学、生态学、环境科学等。

（谭 毅）

jiànwěiyú

剑尾鱼（swordtail fish） 硬骨鱼纲、鳉形目、花鳉科、剑尾鱼属。是起源于墨西哥、危地马拉、洪都拉斯等美洲地区的小型热带淡水鱼类（图），由奥地利动物学家约翰·雅各布·黑格尔（Johann Jakob Heckel）于1848年发现并命名。剑尾鱼属迄今共有23个种类，剑尾鱼是一个统称，但是通常只指原生剑尾鱼。

实验简史 早在20世纪20年代，美国生物学家迈伦·戈登（Myron Gordon）就发现，剑尾鱼与新月鱼的杂交一代可自发产生与人类相同的黑色素瘤，并且可以遗传给下一代。为了鉴定导致肿瘤发生的基因，戈登开始培育遗传均一的近交系剑尾鱼，并于1939年在美国自然历史博物馆与纽约水族馆建立剑尾鱼遗传种系中心，1993年该中心迁至得克萨斯州立大学。该中心保存有剑尾鱼属的每个代表种类、70多种近交系和数百种突变系，有些近交系已超过80代，面向全球科研单位提供剑尾鱼以及技术支持。中国水产科学研究院珠江水产研究所从1987年开始培育剑尾鱼近交系，已建立5个不同体征的剑尾鱼近交系，其中红眼红体（RRB）系成为中国首个通过全国水产原种和良种审定委员会审定的水生实验动物品系。

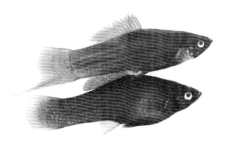

图 剑尾鱼

生物学特性 剑尾鱼除了具备鱼类的共同特征之外，还具备以下特殊的生物学特性。①体型比斑马鱼稍大，成年雄鱼体长7～12cm，雌鱼5～9cm，身体呈纺锤形，稍侧扁，头小、吻尖，雌、雄鱼的体型相差明显，雌鱼腹部圆大，雄鱼身体细长，尾鳍下叶合并向后延伸，末端尖锐呈剑状。②在发育过程中有特异的"性逆转"现象，即雌鱼性成熟之后或者产仔之后，逐渐转变为雄鱼。身体变细，尾鳍下叶长出剑状突起物，圆形的臀鳍逐渐变成棒状，转化为交接器。体内的卵巢转变为精巢，并且开始追逐雌鱼，交配、受精。雄鱼无性逆转发生。③染色体数目为48对。④卵胎生，体内受精，性成熟期时，雌鱼生殖腺占据腹腔大部分，约占体重的8%，精巢较小，占体重的0.8%，为2条索状结构，末端游离于腹腔内，开口于臀鳍变成的交接器，雄鱼通过交接器将精液输入雌鱼生殖道，受精卵在雌鱼体内发育至能独立生活的仔鱼才产出。⑤杂食性、食量较大，肠道较长，雌鱼约为体长的4倍，雄鱼为体长2倍左右。

品系 剑尾鱼的体色原本是浅蓝色，体侧有一红色条纹。经过人工选育，依照体色和体型不同，分为红剑、青剑、黑尾等多个品种。眼球有黑眼和红眼等类型，黑眼为遗传显性性状，红眼为隐性性状。

繁育 幼鱼6～8月龄时性成熟，雌鱼35天左右繁殖1次，每胎产仔20～30尾，多者达100～200尾。仔鱼的产出多在受精之后30天左右的黎明时分，为防止雌鱼因饥饿而吞食仔鱼，养殖盒底部应放置隔离网，或者及时把雌鱼移出。仔鱼一出生就能游动觅食，3月龄时从外形上可分辨雌雄。在实验室饲养条件下，剑尾鱼的寿命可在5年以上。

质量控制 为避免自然条件下温度、光照等因素对剑尾鱼繁育、保种的影响，保证实验结果的准确性和可重复性，用于科学研究的剑尾鱼一般饲养在实验室内的特殊饲养系统里。饲养系统由多个独立供水的、便于观察的全透明养殖盒构成，配有滤水器、紫外线杀菌器、自动加热器、增氧器等设备，实验室的温度和光照可人工或者自动控制。剑尾鱼最适宜的生长温度为 20 ~ 24℃，最适宜的繁殖温度为 22 ~ 29℃，水质以弱碱性、pH 7.2、硬度 6 ~ 9 为宜。剑尾鱼为杂食性，天然条件下仔鱼以小型浮游生物为食，成鱼则以水蚯蚓、枝角类等为食，也可适应人工配合饵料，每天投饵 3 次。实验室内饲养的剑尾鱼很少生病，若出现寄生虫、细菌等感染，可用高锰酸钾、亚甲蓝、孔雀石绿溶液进行药浴。

应用 ①体型小、繁殖周期短、繁殖力强、容易饲养、近交系的遗传性状多样等特点，使剑尾鱼成为除斑马鱼之外的另一研究脊椎动物发育与遗传的模式动物。②对水环境中的雌激素、酚类、烷基苯类、硝基苯类化合物以及铬、铜、铅、汞等重金属的毒性比较敏感，是水环境污染检测、水产药物安全性评价的水生实验动物。③多种突变性状可作为人类疾病的研究模型，例如，杂交黑色素瘤模型已成为研究人类肿瘤形成机制的重要经典模型。④对某些鱼类的病原体敏感性高，用于水产动物疾病模型复制及致病机制研究。

（谭　毅）

bānmǎyú

斑马鱼（zebrafish）　硬骨鱼纲、鲤形目、鲤科、鲐属。又称蓝条鱼、花条鱼。是体侧具有像斑马一样纵向的暗蓝与银色相间条纹的一种小型鱼类（图）。起源于印度东部和缅甸的溪流、稻田。

实验简史　美国俄勒冈大学的乔治·史崔辛格（George Streisinger）博士被公认为"斑马鱼之父"。他早年研究噬菌体 T4 基因组，20 世纪 70 年代初，转向研究脊椎动物的遗传和发育机制。史崔辛格是一名养鱼爱好者，了解小型鱼容易养殖和维持，鱼卵数

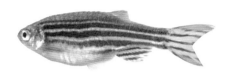

图　斑马鱼

量多、卵径大、易于操作，于是选定低等脊椎动物斑马鱼作为研究对象。他花费近 10 年时间研究斑马鱼卵的正常形态、功能发育以及对卵的遗传操作技术。1981 年，在《自然》杂志上发表斑马鱼的人工雌核及纯系建立等研究成果，揭开了鱼类作为实验研究用动物的新篇章。1994 年，在美国冷泉港实验室举办的"斑马鱼发展和遗传学"专题研讨会将斑马鱼的研究推向了高潮，从此斑马鱼被引入了发育生物学和分子生物学研究。1997 年，美国国立卫生研究院成立跨院斑马鱼协作委员会，专门资助斑马鱼的研究项目和学术会议。21 世纪初，斑马鱼的基因组计划完成。印度、印度尼西亚、中国香港、新加坡、美国等地维持有近 30 个斑马鱼自然品系、3000 多个突变品系和 100 多个转基因品系，俄勒冈大学成立了斑马鱼国际资源中心，并在互联网上建立斑马鱼生物信息数据库。中国开展斑马鱼相关的研究起步较晚。2006 年，在中国科学技术部开展的国家重大科学研究计划的支持下，依托中国科学院上海生命科学研究院建立了全国共享的斑马鱼模式动物研究技术和资源库，上海和北京分别建立了国家斑马鱼模式动物南方中心和北方中心。全球 30 多个国家的 300 余家实验室正在开展斑马鱼的各项研究。

生物学特性　斑马鱼除了具备鱼类的共同特征之外，还具备

以下特殊的生物学特性。①体小，成鱼体长 3 ~ 4cm，幼鱼约 2 个月后可辨雌雄。雄鱼鱼体修长、鳍大，蓝色条纹偏黄，间以柠檬色条纹；雌鱼的蓝色条纹偏蓝而鲜艳，间以银灰色条纹，臀鳍呈淡黄色，身体比雄鱼丰满粗壮，各鳍比雄鱼短小，怀卵期鱼腹膨大明显。②属卵生鱼类，卵子体外受精、体外发育，胚胎发育同步且速度快。胚胎在 10 ~ 24 小时进入体节期，24 小时内发育成形，孵出后约 3 个月达到性成熟，雌鱼性成熟后可产几百个卵，繁殖周期 7 天左右，自然条件下每年可繁殖 6 ~ 8 次。③体外发育的卵子、受精卵和胚胎完全透明，可以在显微镜下直接进行细胞或组织移植，便于观察器官的发育过程以及标记细胞的增殖和分化。操作鱼卵和鱼胚几乎不引起伦理冲突。④全基因组测序已于 2002 年完成，染色体数目为 25 对，约 3 万个基因，与人类基因的同源性高达 85%。⑤具有与人类相同的先天性和适应性免疫系统，T 淋巴细胞和 B 淋巴细胞具有免疫活性。⑥耐热性和耐寒性很强，属低温低氧鱼。1L 水里可以容纳上百条斑马鱼，养殖设施成本相对于常用啮齿类实验动物更经济，易于饲养和维持。

繁育　斑马鱼性成熟早，大规模繁殖宜选用 17 ~ 18 月龄雌鱼。在实验室控制环境中，斑马鱼一年四季都可产卵，卵为非黏性沉性卵，沉积于养殖盒的底面，为防止斑马鱼吞食自己的卵，养殖盒底部应放置隔离网。繁殖产卵时，将雌雄按 1∶2 或者 1∶1 放入同一养殖盒，控制光照周期为 14 小时照明和 10 小时黑暗，第二天上午至中午就可以产卵受精。雌鱼每次产卵 300 余枚，最多可

达上千枚。也可以分别收集精卵进行体外受精。受精卵在实验室孵化时可在培养皿中进行，水温28℃时，受精卵经36小时孵出仔鱼，7~8天后仔鱼开食。

质量控制 为避免自然条件下温度、光照等因素对斑马鱼繁育、保种的影响，保证实验结果的准确性和可重复性，用于科学研究的斑马鱼一般饲养在实验室内的特殊饲养系统里。饲养系统由多个独立供水的、便于观察的全透明养殖盒构成，配有滤水器、紫外线杀菌器、自动加热器、增氧器等设备，实验室的温度和光照可人工或者自动控制。斑马鱼最适宜的生长和繁殖温度在24~30℃，水质以弱碱性、pH 7~8、硬度6~8为宜。实验室内可用自来水，但需曝气1天以上，每天应换水1/3左右，如果使用连续过滤系统，则每周换水1/2。斑马鱼属杂食性，人工配合饲料（如煮熟鸡蛋黄）和鲜活饵料（如草履虫、轮虫、桡足类）等均可，每天投喂2~3次，繁殖亲鱼可加喂1次，投喂量以5分钟内吃完为宜。实验室内饲养的斑马鱼一般很少生病，若出现细菌感染，可用高锰酸钾溶液进行药浴。

应用 ①繁育能力强、体外产卵并受精、胚胎透明等特点，有利于研究细胞谱系、跟踪细胞发育命运。细胞标记技术、突变技术、单倍体育种技术、转基因技术等的运用，使斑马鱼成为脊椎动物发育与遗传研究的模式动物，是迄今适用于饱和诱变的唯一的脊椎动物，被誉为"脊椎动物中的果蝇"。②眼占大脑体积的1/2以上，成鱼昼夜节律明显，视觉行为、嗅觉行为、听觉行为、运动行为的检测比较简单、直观，是分析多种认知能力如学习与记忆的实验模型。③胚胎和幼鱼对有害物质非常敏感，可用于测试化合物对生物体的毒性，是经济合作与发展组织和国际标准化组织等机构推荐用于毒理学研究的鱼类之一。④组织系统结构与人类有很高的相似性，在基因和蛋白质的结构和功能上表现出很高的保守性。已鉴定的一些斑马鱼突变体的表型类似于人类疾病。如gridlock突变系斑马鱼不能形成正常的动脉血管，导致血液循环受阻，类似人类先天性动脉血管收缩症。诱变基因和细胞移植的方法可以使斑马鱼体内产生高度转移性的肿瘤细胞，与正常鱼杂交的后代也具有肿瘤的表现，已据此建立黑色素瘤、横纹肌肉瘤、血管瘤、肝癌、白血病等斑马鱼模型。⑤无菌斑马鱼的成功培育为研究肠道益生菌与动物的共生关系、免疫功能与营养吸收提供了除无菌小鼠之外的新模型。

（谭 毅）

shāshǔ

沙鼠（gerbil） 哺乳纲、啮齿目、仓鼠科、沙鼠亚科。因栖息于干旱的荒漠地区而得名，主要生活在非洲、亚洲的荒漠地区。沙鼠亚科包含15个属、约110个物种。中国有3个属、7个种，即沙鼠属的柽柳沙鼠、红尾沙鼠、子午沙鼠、长爪沙鼠，短耳沙鼠属的短耳沙鼠和大沙鼠属的大沙鼠等。常作为实验动物使用的有长爪沙鼠、子午沙鼠等。

生物学特性 沙鼠适应干旱环境，体型小，体长7~20cm。头圆、眼大、耳壳较短；毛呈沙黄色，听觉灵敏。后肢长为前肢的1~2倍，适于跳跃。尾较长，一般等于或略大于体长，跳跃时起保持身体平衡的作用。

繁育 包括选种、繁殖等。

①选种：选择体质健壮和繁殖性能优良的亲本所产的仔鼠，一般选留第2~4胎仔鼠，每胎保留6~7只。仔鼠离乳后，按性别分笼精心饲养2个月，挑选生长发育快、被毛紧密光泽、眼有神、体型匀称、运动敏捷的个体留种，到3月龄后配对。②繁殖：采用随机交配的1雄1雌长期同居，繁殖性能最好。配对的雄鼠或雌鼠死亡后，补充配对时，可能会发生咬斗现象。这时可以观察雌鼠阴道口开闭情况，当阴道口开放时补配，往往能正常交配妊娠。沙鼠的长尾很容易因外力而脱落，在抓取沙鼠时，不可抓取尾的末端，应轻轻地将其整只托起，用另一只手盖住。若不得已要抓尾，则必须抓住尾的根部，以免鼠尾被扯断。与野生子午沙鼠的繁殖数据比较，实验室驯化对子午沙鼠的繁殖有影响。主要为繁殖季节提前到12月，繁殖窝数增加1~2窝。

质量控制 ①遗传：见小鼠。②微生物：需要排除人兽共患病病原体和对实验影响大的病原体。③环境条件：保持室温在10~25℃，相对湿度50%~70%，自然采光、光线暗淡，环境安静。垫料采用软木屑，每周更换1次，分娩前笼内备少许软垫料供絮窝用。由于沙鼠时常有站立、跳跃的行为，运动量大，所以养育沙鼠的笼必须大。一只沙鼠所需的空间最少要有30cm×60cm×30cm（长×宽×高），两只则需要1800cm²×30cm（底面积×高）。④饲料及喂养方式：人工饲养条件下，以全价饲料为主，并添加一定量的新鲜蔬菜。每天添加1次新鲜蔬菜，每3~4天饲喂1次全价饲料，每周添加1次葵花籽和麦芽，但需要控制量，以免过度肥胖引起繁殖能力下降。

应用 沙鼠对多种丝虫、原虫、线虫、绦虫和吸虫、病毒和细菌非常敏感，可用于寄生虫和微生物学等研究。还可用于神经疾病、内分泌和代谢疾病、肿瘤等方面的研究。

(刘起勇)

chángzhuǎ shāshǔ
长爪沙鼠（Mongolian gerbil）

哺乳纲、啮齿目、仓鼠科、沙鼠亚科、沙鼠属。是一种小型的荒漠草原鼠类（图），分布于中国西北、华北和东北，栖息于沙质土壤的草原和农田。

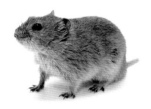

图 长爪沙鼠

实验简史 长爪沙鼠是源自中国的实验动物资源，后传至日本和欧美等国家和地区。1935年，日本北里研究所从中国东北捕获长爪沙鼠并开始实验驯化。1954年，施文克（Schwenke）将之引入美国，后进入欧洲及其他国家和地区。日本和欧美学者对其培育、生长繁殖、生物学特性、生理学指标、遗传特性进行了研究，并作为实验动物用于多种实验。中国浙江省实验动物中心和首都医科大学分别于1978年和1987年捕获野生长爪沙鼠，并进行实验动物化研究。随着对长爪沙鼠研究的逐渐深入，其在科学研究中的应用也越来越广泛。

生物学特性 成熟期体重为30～113g，体长为112.5（97～132）mm，尾长为101.5（97～106）mm，背毛棕灰色、腹毛灰白色，耳明显，耳壳前缘有灰白色长毛，内侧顶端有少而短的毛，其他部分裸露；尾上被以密毛，尾端毛较长，形成毛束；爪较长，趾端有弯锥形强爪，适于掘洞，后肢跖和掌被以细毛，眼大而圆。行动敏捷，喜群居，不冬眠。

繁育 繁殖以春秋为主。成年雌鼠1年繁殖3～4胎，每胎产仔5～6只。在人工饲养的条件下，1年可繁殖5～8胎，一生的繁殖期为7～20个月，雌鼠一生最高可繁殖14胎，寿命2～3年。出生后3～4个月性成熟，通常5～6个月配种，性周期4～6天，妊娠期24～26天，哺乳期21天。选种和繁殖见沙鼠。

质量控制 见沙鼠。

应用 由于长爪沙鼠特有的解剖学和生理学特征，对多种微生物和寄生虫敏感，胆固醇代谢特异，被用作研究中风、癫痫、寄生虫和病原微生物感染、内分泌、脂类和糖代谢以及肿瘤等的动物模型。

(刘起勇)

miánshǔ
棉鼠（cotton mouse）

哺乳纲、啮齿目、仓鼠科、棉鼠亚科、棉鼠属。因为习惯用棉花作为筑巢的材料而得名。主要分布于美国东南部多个州的森林地带。棉鼠属共有7个种，包括刚毛棉鼠、黄腹棉鼠、亚里桑那棉鼠等。只有刚毛棉鼠和黄腹棉鼠常用于动物实验，以刚毛棉鼠更为常用。

实验简史 棉鼠由勒康特（Le Conte）于1850年发现。最早美国国立卫生研究院的查尔斯·阿姆斯特朗（Charles Armstrong）在棉鼠体内接种经猴传代的脊髓灰质炎病毒Lansing株，进行脊髓灰质炎的研究。1972年，瑞士医师弗里德海姆（Friedheim）将棉鼠赠送给中国医学科学院上海寄生虫病研究所，中国就此开始将棉鼠作为实验动物饲养繁殖，用于丝虫病研究。

生物学特性 成年野生棉鼠外形酷似小鼠，但棉鼠的体型更大，头骨与后肢更长。棉鼠身体被毛呈深褐色，腹部体毛和足呈白色。以刚毛棉鼠为例，成年野生刚毛棉鼠的体重为80～310g，身长为20.7～36.5cm，尾长为7.5～16.6cm。毛皮粗糙呈深褐色，腹部灰白色。不同种棉鼠外形相似，但染色体数目差异较大。

棉鼠的肺呈左肺1叶、右肺4叶，胃的贲门部与幽门部之间没有明显的界限，盲肠巨大以适应棉鼠草食为主的习性，食粪是棉鼠的正常饮食行为。野生棉鼠常为夜间活动，但可随季节而有所变化，因此其可以在白天、黄昏和拂晓时分活动。棉鼠的社会行为特征表现为具有明显的支配倾向，雄鼠支配雌鼠、成年鼠支配幼年鼠。棉鼠的行为特性发育较快，棉鼠间好斗行为明显，同笼棉鼠时常发生斗殴。野生棉鼠平均寿命为6个月，雌鼠比雄鼠寿命略长。可通过观察生殖乳头与肛门间距来区分棉鼠的雌雄，雄鼠的间距通常比雌鼠长。棉鼠一生可分为4个时期：1～75日龄为少年期、76～200日龄为青年期、201～300日龄为成年期、300日龄以后为老年期。

棉鼠的免疫系统与其他啮齿类动物相似。在体外，其淋巴细胞可与促细胞分裂剂刀豆素A、美洲商陆、植物凝集素反应，也可与细菌脂多糖反应，发生迟发型超敏反应和体液免疫。棉鼠对细菌性内毒素有极强的抵抗力，能耐受100mg/kg体重的大肠埃希菌内毒素的攻击。食用蛋白质限制（4%～5%蛋白质）的饲料会抑制棉鼠所有淋巴器官的发育，引起迟发型超敏反应发生增加、溶血补体反应性降低。野生棉鼠的免疫反应还会随着季节而发生变化。

繁育 野生雌鼠在 20～30 日龄首次发情，雄鼠睾丸也在此时下降至阴囊。大多数雌鼠 50 日龄时才能受孕。野生棉鼠的生殖高峰有季节性，具体时间因地理位置而异。雌鼠发情周期平均为 9 天，在发情后期开始排卵。妊娠期约 27 天，分娩后出现产后发情，历时 6.5～12 小时，通常在分娩后 3～6 小时发生交配。棉鼠 1 年可产多胎，1 窝产仔 5～6 只。幼鼠出生时有毛，体重约 8g，生后不久就能在笼内爬动。雌鼠母性很好，极少咬死或遗弃幼鼠。

光照周期可对棉鼠的生长发育产生影响，但与常见啮齿类动物略有不同。将棉鼠长期饲养在黑暗环境下可延迟其性腺发育，但不影响成年动物的性周期。如在 50 日龄以内一直保持短光照，会使雄鼠生殖系统发育减慢，雌鼠阴道开口时间延迟。

质量控制 ①遗传控制：可参考小鼠的遗传质量控制方法。②病原体控制：需排除人兽共患病病原体和对实验有影响的病原体。③环境条件控制：保持室温在 10～25℃，相对湿度 50%～70%，自然采光、环境安静。垫料可采用棉絮，每周更换 1 次。④饲料选择：人工饲养条件下，以全价饲料为主，并添加一定量的新鲜蔬菜。

应用 棉鼠对人类疾病病原体有较高易感性，在生物医学研究中一直被用于开发人类疾病动物模型。自从阿姆斯特朗首次用棉鼠进行脊髓灰质炎的研究后，

用棉鼠进行脊髓灰质炎的研究一直持续了近 40 年，在此过程中棉鼠真正成为用于模拟人类疾病的一种重要实验动物。棉鼠还曾被用作研究立克次体病和丝虫病的动物模型。棉鼠还可作为多种病毒性呼吸系统疾病和龋齿研究的动物模型。棉鼠也可作为一种生物监测器，用于研究慢性铅中毒和氟中毒。棉鼠还是腺病毒感染所致的流行性角膜结膜炎的唯一动物模型，帮助研究此病并阐明其分子机制。

（张京玲）

hàntǎ

旱獭（woodchuck） 哺乳纲、啮齿目、松鼠科、旱獭属。又称土拨鼠。是松鼠科中体型最大的一种陆生和穴居的草食性、冬眠性野生动物（图）。全世界有 14 个亚种，中国有 4 种，包括蒙古旱獭、长尾旱獭、喜马拉雅旱獭和阿尔泰旱獭。用于动物实验研究的有美洲旱獭、喜马拉雅旱獭和蒙古旱獭。实验用旱獭可在实验室条件下进行繁育。

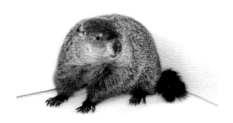

图 旱獭

实验简史 1978 年，美国学者发现旱獭肝炎病毒，开始将此病毒的宿主旱獭作为研究人乙型肝炎病毒感染的模型。之后，多个国家（包括中国）的研究者开始将旱獭实验动物化，进行不同亚种旱獭资源开发，将其应用于新的医学研究领域并取得了重要进展。

生物学特性 旱獭在内分泌

与代谢功能、食欲、活动量和体重等方面都呈现周期性变化。其栖息于高原、草甸、山麓等地，平原和山地阳坡下缘为其高密度集聚区，有家养性，个体间接触密切。洞穴有主洞（越冬）、副洞（夏用）、避敌洞。主洞构造复杂，深且多出入口。

体短身粗，长 37～63cm。其四肢短粗，尾短而扁平，体背呈棕黄色。无颈，耳短，耳壳为黑色。头骨粗壮，上唇为豁唇，上下各有 1 对门齿露于唇外。两眼为圆形，眶间宽而低平，眶上突发达，骨脊高起，身体各部肌腱发达有力。体毛短而粗，毛色因地区、季节和年龄变异，被毛多为棕、黄、灰色。

白天活动，食量大，每日啃食大量牧草，耐饥饿，喜食含水量多的多汁饲料、雨后草及露水草。喜群居，易驯化，不伤人，不耐热、怕暴晒，抗病力强。当气温长时间低于 10℃时自然冬眠，时间可达 3～6 个月，气温转暖后自然苏醒。旱獭冬眠时的适宜温度为 2～7℃。温度高于 12℃时就会苏醒，一般放在地下冬眠较好。室内温度高于 12℃时，也可不冬眠。旱獭的寿命可达 15～20 年。

繁育 旱獭 3 岁性成熟，生殖旺盛的年限为 10～15 年，种用年龄最好为 3～6 岁。旱獭每年只发情 1 次，多在 4～6 月份，发情期可持续 20 天左右。发情时阴部外翻，阴毛向外侧，阴部潮红并流出粉红色液体，然后阴部开始肿大，呈富有弹性的软体状，此时是交配的好时机。发情的行为表现：串洞穴、发出叫声、互相追逐，并互嗅生殖器，雄獭表现得尤为突出；活动量加大，摄食减少。交配时间为 5～15 分钟。妊娠期为 32～40 天。妊娠后的雌

獭食欲增加，被毛有光泽，不愿活动。从第5天起乳头逐渐增大，到25天时，腹部明显突起、行动迟缓、喜静。临产时表现为排尿频繁，开始用草筑窝。一般每窝产仔4~6只，最多不超过12只。

质量控制 一般要求排除人兽共患病病原体和对实验研究影响大的病原体。

应用 广泛用于肥胖症与能量平衡、内分泌与代谢功能、中枢神经系统调控机制以及心血管疾病、脑血管疾病和肿瘤形成等方面的研究。旱獭肝炎病毒与人乙型肝炎病毒在形态学、基因组结构、基因产物、病毒复制、流行病学、感染过程及其病程等方面都有很高的相似性，因此旱獭作为此病毒的宿主已成为研究人乙型肝炎病毒感染的最理想的模型。旱獭也被用于抗乙型肝炎病毒药物和疫苗筛选等方面的研究。

（郑振辉）

xuědiāo
雪貂（ferret） 哺乳纲、食肉目、鼬科、貂属。是林奈（Linnaeus）在1758年命名的一种家养肉食动物（图）。雪貂的驯化历史已经超过2000年，经过长时间的选育和驯化，雪貂的攻击天性逐渐消失，性情温顺。

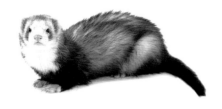

图 雪貂

实验简史 由于雪貂对流感病毒十分易感，且感染后能表现出与人相似的症状，并能产生免疫反应，1933年首次被用作流感病毒感染动物模型。之后，雪貂被用于其他病毒性传染性疾病的研究，如犬瘟热、麻疹、疱疹性龈口炎等。20世纪40年代，一些公司开始人工繁育雪貂用作实验动物或宠物，并进行商业化供应。

生物学特性 雪貂寿命一般为6~10年，最长可达13年。成年雄貂体重为1000~2000g，体长平均为38cm；成年雌貂体重为600~1200g，体长平均为35cm。自然状态下，由于季节的变化，成年雪貂体重波动较大，体重变化范围可达总体重的30%~40%，秋季雪貂皮下储存大量脂肪、体重增加，春季脂肪消耗后体重降低。自然条件下，雪貂每年秋季和春季进行季节性换毛，此期间要及时清理脱落的毛发，防止雪貂吞入落毛引发消化不良，甚至毛团症。雪貂消化道较短，空肠不明显，无回盲瓣，所以成年雪貂进食间隔为3~4小时，生长期雪貂进食间隔为1小时，新生雪貂食入的母乳很快被吸收。雪貂的食量与其运动量及饲料种类有直接关系。在人工饲养条件下，需要喂食高品质专用貂粮。雪貂肠道无法消化过量的植物纤维，如要在食物中添加蔬菜和水果，不应超过其总摄食量的5%。

雪貂睡眠时间长，有时每天可达18小时以上，不需要大量的运动。雪貂喜欢安静环境，对外界异常变化敏感。喜欢群居，年幼时可以成群饲养，成年后可单独饲养或者雌雄分开饲养。雪貂对外界事物充满好奇，常以啃咬的方式了解新鲜事物。幼年雪貂这种行为尤为严重，这一阶段被称为"啃咬期"。另外，雪貂有藏匿食物的天性。

繁育 雪貂的繁殖旺盛期为5~6年，在9月龄即进入性成熟阶段。发情期受气候调节，在自然条件下，南半球从8月份开始到翌年1月份结束，北半球从3月份开始到8月份结束，每年可繁殖2~3胎。雪貂在非繁殖季节应雌雄分开饲养。雄貂在繁殖季节内接触、见到发情雌貂或者嗅到发情雌貂的气味时，表现为高度兴奋、隔笼趋向异性、阴茎勃起等，兴奋的雄貂在多数情况下发出咕咕的叫声。雌貂在发情季节最主要的表现是外阴肿胀、摄食减少、体重下降，有时可观察到排绿色尿液。在发情期内的雌貂易于接受交配、排卵并受孕。

雌貂为诱发排卵，卵巢活动依赖于交配刺激，如果发情雌貂未进行交配，其发情期可保持4个月或更长时间。一般在首次交配后2天排卵，因此在首次交配1周内要对雌貂进行2~3次复配。交配成功的雌貂，在受精后1周内，发情特征消失，表现为阴道水肿消失、乳头开始膨胀，但有时也会有假孕现象发生。雪貂的正常孕期是42天，假孕也可以维持相同时间。雪貂妊娠后表现为乳腺发育、乳头明显增大，妊娠期的雌貂喜欢黑暗安静的环境，活动量减少、体重快速增加。产前雌貂表现为躁动不安，食量突然下降并不断舔舐阴门部位。雪貂每胎产仔6~10只（5岁之后产仔数减少）。雪貂的哺乳期为6~8周，离乳后2周，雌貂将进入下一个发情周期。初生雪貂体重介于8~12g之间。雪貂幼仔发育较快，在2~3周时长出乳牙，在4~5周听觉发育并可以睁眼，6~8周离乳，4~5个月发育至成年体重。

质量控制 中国没有制定实验用雪貂的质量检测标准。雪貂作为实验动物使用时规范化程度较低。一般要求有相应的免疫接种、雪貂阿留申病检测阴性、在检疫期内动物外观检查无异常、未出现传染性疾病或疑似传染性疾病的情况。作为流感模型使用的雪貂，一般要求流感病毒中和抗体阴性。

应用　雪貂在早期被用于犬瘟热和人类流感等病毒性疾病的研究，也是麻疹、疱疹性龈口炎等病毒性疾病研究独特的、理想的动物模型，已被用于病毒学、生殖生理学以及药理学等领域的研究。

（郑振辉）

yáng
羊（sheep）　哺乳纲、偶蹄目、牛科、羊亚科。按其生物学特性可分为绵羊和山羊两大类。

羊是被捕食物种，天性易受惊吓。由于要面临许多食肉动物的威胁，以群居的方式生活繁衍。羊群中有明确和稳定的社会关系，根据羊的年龄、性别、体型，羊群中形成了等级制度，每只羊在羊群中都有自己的位置，能够通过面容互相识别。当羊群从一地向另一地迁徙时，羊群的首领们总是走在最前，其他的羊尾随在后。绵羊和山羊各有不同的外貌特征，繁育方式也各不相同。质量控制主要包括饲养管理控制、疾病预防等。常用于人类疾病、动物疾病、药品评价、抗体制备等相关研究。

（赵德明）

miányáng
绵羊（mutton）　哺乳纲、偶蹄目、牛科、羊亚科、绵羊属、盘羊种、绵羊亚种。又称白羊。是有毛的四腿反刍动物，世界上数量最多的羊种。绵羊品种估计有500种以上，按尾型可分为4类。①细短尾羊：尾细、无明显的脂肪沉积，尾端在飞节以上，如西

藏羊、罗曼诺夫羊等。②细长尾羊：尾细、尾端达飞节以下，如新疆细毛羊、林肯羊等。③脂尾羊：脂肪在尾部积聚成垫状，形状和大小不一，尾端在飞节以上的，称短脂尾羊，如小尾寒羊、蒙古羊、卡拉库尔羊等；尾端在飞节以下的，称长脂尾羊，如大尾寒羊等。④肥臀羊：脂肪在臀部积聚成垫状，尾椎数少，尾短呈"W"形，如哈萨克羊、吉萨尔羊等。

实验简史　绵羊作为实验动物的历史较长。1667年，法国人让－巴蒂斯特·德尼（Jean-Baptiste Denis）第一次将一只绵羊的血输送给一个15岁男孩和童工，他们因此幸免于难，绵羊成为第一个成功献血的实验动物。1905年，罗伯特·海因里希·赫尔曼·科赫（Robert Heinrich Hermann Koch）等人因使用绵羊开展结核病发病机制方面研究而获得诺贝尔生理学或医学奖。1977年，安德鲁·沙利（Andrew Schally）等人因使用绵羊发现下丘脑分泌的肽类激素及其结构和功能，并建立放射免疫法而获得诺贝尔生理学或医学奖。1982年，前列腺素第一次从绵羊体内分离出来，相关科学家因此获得诺贝尔奖。绵羊作为大型哺乳动物，与人类有相似的生理特征，常被用于内分泌系统、繁殖、妊娠和胎儿发育的研究。1995年，纽曼（Newman）根据绵羊自发排卵、与女性相似的激素释放周期等特点，用绵羊作为实验动物，研究激素与骨质流失之间的关系。1996年，英国罗斯林研究所以成熟体细胞为基础，成功克隆出哺乳动物——绵羊"多利"，成为世界著名的第一例克隆绵羊。2000年，亚伯拉罕（Abraham）以绵羊为哮喘动物模

型研究小分子绑定抑制剂——整合素α4β1阻碍抗原诱导呼吸道反应和炎症。2001年，普茨用绵羊作为动物模型，设计和评估人工心脏瓣膜。同年，马蒂尼·露西娅（Martini Lucia）以绵羊为动物模型从事整形外科相关研究。2002年，萨福克绵羊作为实验动物，用于羊痒病中肠道和外周相关淋巴组织中朊蛋白的分布和聚集情况研究。同年，F·沙纳汉（F. Shanahan）等以山羊、绵羊和牛为动物模型研究人类克罗恩病。2004年，克里斯蒂安·格伯（Christian Gerber）以绵羊为实验动物研究肌肉结构和肌腱运动原理。2007年，瑞典科研团队成功从绵羊体内进行子宫移植实验并使其成功受孕。2013年，绵羊用于研发施马伦贝格病毒疫苗，这种病毒引起绵羊和牛的后代畸形，该疫苗已审批合格。

生物学特性　绵羊原为北半球山地动物，与山羊有亲缘关系，不同之处在于绵羊毛色为白色、身体丰满、体毛绵密、头短，公羊有螺旋状大角，母羊没有角或仅有细小的角，性情胆怯。

品种特点　绵羊能耐受营养状况的变化，夏秋牧草丰茂时，能在较短的时期内迅速增膘，蓄积大量脂肪；在冬春牧草枯黄时，也能耐受饲料缺乏，这种特性在粗毛羊尤为显著。绵羊适于生活在干燥通风的环境，个别品种也能适应潮湿的环境。绵羊畏热不畏冷，抗病力较强。由于被毛的保温和隔热作用，绵羊耐寒、耐热，但在剪毛后不久，如遇天气骤冷或受雨淋易患病。

绵羊性情温驯、胆小，缺乏自卫能力，遇敌不抵抗，只是奔逃或不动。一般有角羊比无角羊胆稍大，公羊比母羊、带羔母羊

比不带羔母羊的抵抗性强。绵羊具有效仿性、合群性，有跟随领头羊（通常是老年母羊）集合成群的习性，利用这一特点便于大群的管理。绵羊合群性的强弱，由于品种不同而有所差异，一般粗毛羊比细毛羊、半细毛羊合群性强，毛用羊比肉用羊合群性强。

外貌特征　绵羊体躯丰满、被毛绵密、头短。公羊多有螺旋状大角，母羊无角或角细小。颅骨上有泪窝，鼻骨较隆起，嘴尖、唇薄而灵活，利于采食短草，亦能采食粗硬的秸秆、树枝；四蹄都有趾腺。有的品种可在尾部、臀部和内脏器官周围蓄积脂肪，以供冬春青饲料缺乏时消耗。消化能力强。

繁育　绵羊发情受光照影响，属于季节性繁殖动物。发情期集中在 8 ~ 10 月，繁殖季节多在 7 月至翌年 1 月。绵羊发情期平均为 30 小时，发情周期（2 次发情间隔）平均为 17 天。母羊排卵多在发情后 12 ~ 24 小时。发情后 12 小时配种最适宜。妊娠期为 145 ~ 152 天。每胎产 1 ~ 5 仔。繁殖季节可因不同地区、品种而变化。经人工培育选择的绵羊，繁殖季节较长，甚至没有明显的季节性表现，如中国的湖羊和小尾寒羊可常年发情配种。

质量控制　具体如下。

饲养管理控制　绵羊善于利用粗纤维，因而饲料中粗饲料的比重可达 90% ~ 95%，蛋白质宜占 10% ~ 15%。根据不同季节气候、牧草生长和水源条件选择牧地进行放牧饲养。全年放牧可以获得所需的大部分蛋白质和丰富的矿物质、维生素。冬季和早春牧草枯黄，又值产羔和哺乳季节，需进行补饲，可按羊只的种用价值、体重、生长发育状况以及妊娠、哺乳的营养需要进行。羔羊 4 月龄断乳，哺乳期宜补喂精料。断乳后的公母羔羊分别编入育成羊群或肥育群中饲养。利用牧羊犬放牧，效果既好又可节约费用。

还需进行如下管理。①断尾：在细毛羊和半细毛羊出生 1 个月内将其尾断去，以防尾引起粪便等污染，并便于交配。②去势：将不配种的公羔羊睾丸除去。去势后的公羊性情温驯，容易肥育。③剪毛：一般每年 5、6 月间剪毛 1 次，但粗毛羊可春、秋季各剪 1 次。要求剪齐，不剪二茬毛，并按细度和长度等分级。也有研究用激光束剪毛。剪毛或脱毛后半个月左右进行药浴，预防外部寄生虫感染。

疾病预防　由于绵羊的年龄、品种以及用途不同，在疾病预防中各有差异，重点方针是"防重于治"，即"预防为主、治疗为辅"，坚持每年春、秋季预防注射非常关键。

应用　绵羊是免疫学研究、生理学实验、实验外科手术、微生物学教学实习及医疗检验中常用的实验动物。用绵羊可制备抗正常人全血清的免疫血清。绵羊红细胞是血清学补体结合试验的主要实验材料。绵羊的蓝舌病还可用于人类脑积水等相关疾病的研究。

（赵德明）

shānyáng

山羊（goat）　哺乳纲、偶蹄目、牛科、羊亚科、山羊属、野山羊种、家山羊亚种。是有毛的四腿反刍动物。世界上有 150 多个山羊品种，包括奶山羊、毛山羊、绒山羊、毛皮山羊、肉黑山羊和地方山羊等；中国有 40 多个山羊品种，包括沂蒙黑山羊、沧山黑山羊等。

实验简史　山羊作为实验动物的报道较多。山羊有一些自然易发疾病使其成为合适的动物模型用以研究人类相关疾病。1984 年，哈勒（Hall）等科学家用矮小的山羊进行产生抗体的免疫研究实验。某些品种的山羊易发肌强直性角化不良，1990 年，亚达夫（Yadav）等人用山羊作为人类肌强直的疾病动物模型进行研究。因为山羊容易感染山羊关节炎 – 脑炎病毒，1992 年，特诺里奥（Tenorio）用其作为研究人类慢性风湿性关节炎的动物模型。朊病毒作为传播牛海绵状脑病和克雅病的病原体，首次在绵羊和山羊中发现并对其进行相关研究，其研究成果获得 1997 年诺贝尔生理学或医学奖。2002 年，F·沙纳汉（F. Shanahan）等以山羊、绵羊和牛为动物模型，研究人类克罗恩病。2007 年，哈勒斯（Hallers）等用瑞士萨能奶山羊作为动物模型，进行喉头切除术研究。2007 ~ 2010 年，荷兰发生最大范围的 Q 热流行，科学家以山羊为动物模型研究此病的传播途径和发病机制。2015 年，威廉·塞西尔·坎贝尔（William Cecil Campbell）因使用山羊发现了蛔虫病的治疗药物而获得诺贝尔生理学或医学奖。

生物学特性　具体如下。

品种特点　性情活泼，行动敏捷，在放牧时，喜欢游走，善于登高。喜食短草、树叶和嫩枝，在灌木丛林里和短草草地上以及荒漠地带，都能很好地利用牧场。喜群居，个体离群后，往往鸣叫不安，这种合群性使放牧管理极为方便。抗病能力很强，在发病初期不易被察觉，病羊被发现时，大多数病情已很严重。

外貌特征　山羊的体质比绵

羊更加结实，外形结构紧凑，胸深而宽广，肋骨拱起，背腰平直，腹大而不下垂，尻宽长，四肢端正，骨骼结实，体躯长大，乳房发育良好且具弹性，乳头大而整齐。嘴尖、牙锐、唇薄，比绵羊利用的饲料范围更为广泛。公母羊均有角、有须、有髯。被毛多为白色，占 85% 以上，外层为粗毛、内层为绒毛，粗毛光泽明亮、绒毛纤细柔软。根据被毛长短分长毛型和短毛型两类。

繁育　山羊的发情季节主要是春、秋季，以秋季最为集中。发情周期为 16 ~ 20 天，发情持续期为 24 ~ 48 小时。排卵时间比绵羊稍迟，多数是在发情开始后 30 ~ 40 小时开始排卵，适时配种时间为发情后 12 ~ 24 小时。山羊性成熟早，但初配年龄因品种和环境条件的差异有所不同，早熟品种可在 9 ~ 12 月龄时初配，晚熟品种可在 1 岁半左右开始配种，初配的母羊以体重相当于成年羊体重的 70% 为宜。能够 2 年 3 产或 1 年 2 产，每胎产羔多者可达 4 ~ 5 只。母羊产羔后 20 ~ 24 天即可再次发情配种。山羊最好的繁殖年龄为 3 ~ 5 岁，6 岁以后，繁殖力逐渐下降，最多可以利用到 7 ~ 8 岁。

质量控制　具体如下。

饲养管理控制　放牧或舍养是山羊饲养的主要方式。在草场丰厚的地方，山羊可以终年放牧，仅在严寒冬季给瘦弱羊、羔羊和产羔母羊适当补饲一些农副产品和少量精料。一般公、母、成、幼混群，每群 30 ~ 50 只，较大的羊群应有专用的羊舍和运动场。在羊舍内划出几个小间以便隔离待产母羊、带羔母羊或弱羊；运动场设饲槽和饮水槽，饲槽周围设木质或铁质栅栏，只允许头羊进出饲槽内采草，避免争食而发生顶撞或羊只跳入槽中践踏饲草。在青草期舍饲的羊只，每天每只可喂青草或鲜树叶 3 ~ 5kg，除乳用山羊外，一般能满足基本营养需求。青草要切碎以免浪费，带羔母羊要适当补充精料。秋季开始为羊只储备干草、树叶、农业副产品，供冬春食用，每只羊每日需 1.0 ~ 1.5kg。针对种公羊和妊娠母羊要准备部分精料和多汁饲料。

公母混群易造成公母羔羊早配及乱配，影响幼龄羊发育或造成母羊流产。山羊好斗，有角山羊在相互角斗中会造成损伤或导致母羊流产，因此种公羊应和母羊分群管理，不留作种用的小公羊应早期去势肥育。

疾病预防　要坚持"预防为主、防重于治"的原则。坚持自繁自养，从外地引进种羊要经严格检疫和隔离观察，确认无传染性疾病，经驱虫和免疫接种后方可进场。①加强管理和卫生消毒：羊舍要保持冬暖夏凉，不漏雨、不潮湿。每日清扫羊圈，勤换垫草，定期消毒、清粪，保持洁净、干燥、通风良好，夏秋季做好驱蚊灭蝇工作。平时要细心观察羊群的精神、饮食、运动、粪便等状态，发现异常及时检查，如有疾病及时隔离治疗。②定期驱虫与免疫接种：每年的 2 ~ 3 月、6 ~ 7 月和 10 ~ 11 月各进行 1 次全群预防性驱虫，药物可选用丙硫苯咪唑、伊维菌素等。用药后 2 ~ 3 天用大黄苏打片健胃。按照免疫程序做好疫苗接种工作，主要免疫接种羊痘疫苗、五联疫苗、传染性胸膜肺炎疫苗等。

应用　山羊常用于营养学、微生物学、免疫学、泌乳生理学、放射生物学和实验外科手术、制作肺水肿模型等研究。以外科为例，山羊常用作骨科、泌尿、循环和口腔相关疾病动物模型。山羊颈静脉表浅粗大，容易采血，山羊血常用于血清学诊断、血液培养基制作等。

（赵德明）

niú

牛（cattle）　哺乳纲、偶蹄目、反刍动物亚目、洞角科、牛亚科。包括牛属、水牛属和牦牛属动物。

实验简史　牛作为实验动物历史久远，第一个天花疫苗产自牛痘病毒。1951 年，应用犊牛作为实验对象研究生殖器不全和双胞胎同种异体移植耐受为 1960 年诺贝尔生理学或医学奖的获得奠定基础。自 1960 年开始，成千上万的牛心脏瓣膜用于人类相关疾病的治疗。1920 ~ 1980 年，牛和猪成为胰岛素生产最大的来源。1982 年，对牛精子的成功冻存为用于人类精子冻存的技术奠定基础。1998 年，伊贾兹（Ijaz）对牛轮状病毒传染途径和致病机制进行研究。2001 年，J·弗兰克·格里芬（J. Frank Griffin）和布赖斯·巴德尔（Bryce Buddle）分别以牛为实验动物研发牛结核病疫苗。同年，布拉德利（Bradley）用牛研究牛海绵状脑病与新型克雅病的相关性；杰拉尔丁·泰勒（Geraldine Taylor）利用牛作为实验动物，研究并识别出 CD4$^+$T 淋巴细胞对应的牛呼吸道合胞体病毒融合蛋白和黏连蛋白表位。2002 年，有学者对牛和人类白血病病毒的相关蛋白进行研究。

生物学特性　具体如下。

品种特点　性情温顺，是群居动物，有合群行为，放牧时喜欢 3 ~ 5 头结群活动。牛群经过斗争建立优势序列，优势者在各方面都占有优先地位。放牧即放牧食草行为，通常表现为面积越大，牛行走的距离越远，一般每天行走 3~6km，花费 2 小时。放牧的牛群中每头牛都在同一时间食草、休息或反刍。牛对不同地域和环境的适应性较强，耐寒能力强，但耐热能力较差。牛属杂食动物，饲料来源广泛，既可食植物性饲料，又可食动物性饲料，但对粗纤维饲料消化能力较差。

外貌特征　依不同种（属）而异。其共同点为躯体强健、较大，不仅公牛有角，母牛多数也有角；前肢和后肢都有 4 趾，第 3、第 4 趾特别发达，趾端具有鞘状蹄，蹄分两半；鼻镜光滑湿润；牙齿 32 枚，其中门齿 8 枚，上下臼齿 24 枚，无犬齿，上颚无门齿，只有齿垫；胃包括瘤胃、网胃、瓣胃和皱胃 4 室，以瘤胃最大；反刍。

分类　按生产用途可分为以下 3 种类型。

乳用型牛　①整体外貌：皮薄骨细，血管显露，被毛短细而有光泽，肌肉不甚发达，皮下脂肪沉积不多，胸腹宽深，后躯和乳房十分发达，细致而紧凑。从侧望、前望、上望，均呈楔形。②局部外貌：头清秀，颈长而薄，颈侧多纵行皱纹，颈垂较小。鬐甲长平，胸部发育良好，肋骨开张，背腰平直，腹大而深，尻长、平、宽、方，腰角显露，四肢端正结实。两后腿间距宽，乳房发达，前后附着良好，4 个乳区发育匀称，乳头分布均匀，长短、粗细适中，乳静脉粗大，旁曲多，乳井大而深。

肉用型牛　①整体外貌：体躯低垂，皮薄骨细，全身肌肉丰满，疏松而匀称。从侧望、俯望，均呈矩形，整个躯体短、宽、深。②局部外貌：头短宽，颈短粗。

鬐甲宽平，胸宽深，肋骨开张，肌肉丰满，背腰宽、平、直，腹部圆筒形，尻宽、平、长，腰角不明显，四肢上部深厚多肉，下部短而结实，肢间距离大，肢势端正，蹄质良好。

兼用型牛　体型外貌介于主要经济型牛之间，兼具两种或两种以上主要经济用途，生产性能在两个或以上方面都较突出。在某种社会经济条件下饲养兼用型牛在经济上能获得更高的收益。

繁育　除高寒地区的牦牛因终年放牧、受气候影响属季节性发情外，舍饲的牛一般常年多次发情、四季均可。发情周期基本相似，平均为 21 天。性成熟早，繁殖力强，4~5 月龄性成熟，6~8 月龄为初配年龄。妊娠期为 114 天左右，经产母牛平均产仔 10 头以上，多者窝产仔牛达 20 头左右。生长迅速，生后 6 月龄体重平均在 80kg。

质量控制　具体如下。

饲养管理控制　因品种和生理特点不同，对饲养管理的要求也不相同。母牛一般采用舍饲、放牧、放牧加补饲 3 种饲养方式。成年母牛分娩后要注意观察是否发情，便于适时配种。配种后有 2 个发情期，应观察母牛是否有返情现象。每天梳刮牛体 1 次，梳遍牛体全身，保持牛体清洁，预防传染性疾病。每年修蹄 1~2 次，保持肢蹄姿势正常。对舍饲牛，每天让其自由活动，以增强牛体质、增进食欲，保证正常发情，预防胎衣不下或难产及肢蹄疾病，有利于维生素 D 合成。禁止饲喂冷冻、霉烂变质和酸性过大的饲料。妊娠母牛应与其他牛分开放牧或运动，临产前 2 周转入产房，专人护理。产后注意观察母牛的乳房、食欲、反刍、粪

便等，发现异常情况及时治疗。

公犊在离乳前戴笼头进行牵引，每天做牵引运动，多接近，可使小公牛早期性情温顺。公牛一般每日行走 4km。每日应刷拭 2 次，角间、头颈、额顶等应细致刷拭，在夏季应进行洗浴。公牛记忆力强、有较强的自卫性，调教公牛宜从幼牛开始，饲养员通过抚摸、刷拭等活动与其建立感情，忌鞭打及随意更换饲养员。

离乳前的犊牛宜在单间牛笼（圈）中饲养。犊牛圈应保持干燥、干净、无贼风，地面铺干净垫草。犊牛圈每次使用后应彻底消毒，饮用水和食槽保持清洁卫生。充足的运动对促进犊牛生长发育、提高新陈代谢、改善血液循环及肺部发育、增加胃肠容积均有良好的作用。为便于管理和运输，除留种用的公牛外，乳用、肉用牛犊均应去角。

疾病预防　防治方针是“防重于治”，即“预防为主、治疗为辅”，坚持每年春、秋两季预防注射。牛的常见病较多，只要及时治疗，均可治愈。

应用　常用于免疫学、传染性疾病、血液系统疾病、遗传性疾病等方面的研究。在免疫学方面，乳牛常用来制备胎牛血清。在传染性疾病研究方面，可用牛的组织或体液作为培养基，研究结核病、布鲁菌病、副结核病等。遗传性疾病方面，可用于研究软骨发育不全性侏儒症、先天性毛发稀少症、遗传性白内障、先天性甲状腺肿瘤、先天性心脏病、遗传代谢功能不全、卟啉病等。

(赵德明)

yíchuán gōngchéng dòngwù

遗传工程动物（genetic engineered animal）采用基因工程技术，人为地修饰、改变或干预生

物原有 DNA 的遗传组成，并能产生稳定有效遗传的动物品系。又称基因修饰动物。其中，遗传工程小鼠（又称基因修饰小鼠），是研究人类基因功能、人类疾病及新药研发的至关重要的模型动物。基因工程技术已被广泛地应用到医药、农业、畜牧等各个领域。

简史　1980 年，詹姆斯·W·戈登（James W. Gordon）等创建了显微注射转基因方法，通过显微注射将基因注入到小鼠受精卵原核中，获得两只转基因小鼠。1982 年，帕尔米特（Palmiter）等将大鼠生长素基因和牛生长素基因分别注射到小鼠受精卵中，获得"超级小鼠"。1985 年，奥利弗·史密西斯（Oliver Smithies）等在 β 球蛋白位点上进行基因打靶，获得基因敲除小鼠。1987 年，英国罗斯林研究所研制出 α_1 – 抗胰蛋白酶转基因绵羊。1994 年，金（Kim）等发明锌指核酸酶（zinc-finger nucleases，ZFNs）基因敲除技术，用于小鼠、斑马鱼、果蝇、大鼠等动物。1995 年，拉米雷斯 – 索利斯（Ramirez-Solis）等制作出染色体重排小鼠。2000 年，麦克里思（McCreath）等用体细胞基因打靶技术获得转基因绵羊。2011 年，张锋和杰弗里·C·米勒（Jeffrey C. Miller）等分别利用转录激活因子样效应物核酸酶（trascription activator-like effector nucleases，TALEN）技术进行大鼠和斑马鱼基因敲除。2013 年，《科学》发表了基于 CRISPR-Cas9 技术在细胞系中进行基因敲除的新方法。

分类　遗传工程动物按用途可分为 4 类。①以品种改良为目的的基因工程优良品种，包括转基因牛、羊、猪、鸡等。②以生物医学为目的的遗传工程模型，主要是大鼠、小鼠、斑马鱼、线虫等。③以医药生产为目的的表达特定生物因子或疫苗的动物品系，即生物发生器，主要包括遗传工程小鼠、羊、牛等。④以为人类患者提供组织器官移植为目的的部分基因人源化动物品系，主要是遗传工程猪。最多见的遗传工程动物是遗传工程小鼠和大鼠，世界各地研发的遗传工程小鼠和大鼠品系已经超过 1 万种。

应用　遗传工程动物广泛应用于生物医学、农牧业、生态保护、医药生产等多个领域，但主要用于以下方面。①基因功能研究：特定异源基因导入或特定基因敲除动物品系是在动物体整体水平上研究特定基因功能的模型。随着人类基因组计划的完成，关于人类基因的研究进入后基因组时代，其研究需要系统、全面的遗传工程动物模型作为研究资源，遗传工程动物模型制备技术的发展为这一研究提供了基础。②疾病机制与药物研究：引入致病基因或特定基因敲除的动物品系可以再现人类疾病的部分病理、病理生理或发病机制特征，可以用于人类疾病机制研究、药物研发等人口健康领域。③农牧业生产水平提升：转化效率高、排污少、品质好的猪、牛、羊、鸡等优良遗传工程品系相继问世，将成为提高农牧业生产水平的重要推动力。需要建立科学的"转基因食品"监测方法，在保证这类食品安全的前提下推广。④生物医药生产：表达特定生物因子或疫苗的动物品系作为生物医药的生物发生器已经成为生产生物医药的一种途径。⑤器官移植研究：组织相容性抗原基因的人源化动物品系的问世有可能解决异种移植的免疫排斥问题，有望成为人类患者组织器官的供体，具有广泛的应用前景。

（张连峰）

zhuǎnjīyīn dòngwù

转基因动物（transgenic animal）

　　采用转基因技术，将一段具有表达活性的基因或 DNA 片段以随机插入的方式导入到动物的基因组中，形成的稳定遗传的动物品系。是引入或整合新基因的变异物种。

简史　转基因动物的产生是基于显微注射技术的发展，1966 年，美国加州大学医学院林茶平（Lin Teh Ping）建立了显微注射技术。1980 ~ 1981 年，有 5 个实验室利用显微注射技术成功建立了转基因小鼠，并首次提出了"转基因"这一概念。随着细胞核移植技术和动物克隆技术的成熟，除了经典的以显微注射技术为基础的转基因技术之外，反转录病毒介导的转基因技术、细胞核移植技术与动物克隆技术结合的转基因技术等也得到广泛应用，并形成多种鱼类、鸟类和哺乳类转基因动物。引入到动物中的新基因受转基因载体中启动子调控，由启动子的活性决定新基因的表达是全身性的、组织特性的、时间特异性的还是诱导性的。不同表达谱的转基因动物有不同应用价值。

分类　具体如下。

　　显微注射技术介导制作的转基因动物　利用显微注射技术进行转基因动物制作具有方法稳定、遗传稳定等优点，技术要点简述如下。①转基因载体构建：指构建一个包括启动子、靶基因序列、3′非表达区和 RNA 加尾信号在内的完整表达框的质粒或包括各种调节元件的完整基因片段。②超排卵：指利用孕马血清促性腺激素和人绒毛膜促性腺激素对性成熟的动物进行处理，促进卵子的成熟和排卵。超排卵的作用是为了从卵巢中收集到更多的卵细胞，与雄性交配后可形成更多的受精卵。③显微注射：最佳时机是受精卵中来源于卵子的雌原核与来源于精子的雄原核融合之前，利用显微注射仪，将纯化和定量后的转基因载体DNA注射到雄原核内，在雄原核内，转基因载体DNA会随机插入到基因组中，成为基因组的一部分。④卵的重新植入：雌性动物通过与输精管被结扎的雄性动物交配，或经过激素处理，处于可妊娠状态，但是没有自然排出的受精卵在子宫着床（这种状态称为假孕），将显微注射过的受精卵移植到假孕动物的输卵管或子宫内，即可妊娠并产生一部分转基因动物。

反转录病毒介导制作的转基因动物　反转录病毒的一个特点是感染细胞后，病毒RNA在细胞中反转录成双链DNA，再转运到细胞核内整合到细胞的基因组中，成为基因组的一部分，通过基因工程将反转录病毒进行改造，去除病毒致病的危险部分，保留整合到细胞基因组的能力，并可以携带一定长度的外源基因片段，即可形成转基因载体。经过包装，形成有感染能力的病毒颗粒，感染着床前的囊胚，通过胚胎移植技术，将被感染的囊胚移植到假孕动物的子宫内，即可妊娠并产生一部分转基因动物。在反转录病毒介导制作的转基因动物中，不是100%的细胞都有转入的基因，只有整合到生殖细胞的个体可以遗传给下一代。

精子载体法介导制作的转基因动物　将精子和外源DNA在一定条件下混合培养，外源DNA可以直接进入精子的头部，再通过受精将此DNA导入胚胎和动物体内。外源DNA导入精子的方法有精子和外源DNA共育、精子电穿孔法转化、脂质体转染法等。

细胞核移植技术与动物克隆技术结合制作的转基因动物　不同发育阶段的胚胎细胞、一些体细胞甚至细胞系的细胞核具备发育成有生殖能力成体动物的能力。将这些细胞的细胞核移植到去核的卵细胞内，可以培育为单细胞来源的动物。这一技术的发展为转基因动物的制备开辟了新途径。将体外培养的细胞进行转染，将外源基因整合到细胞的基因组中，可形成稳定表达外源基因的稳定细胞系。由于在体外培养的条件下，转染细胞方法多、条件简单、可操作的DNA范围广，可以建立更广泛的转基因细胞。将转基因的细胞核移植到去核的卵细胞内，培养、繁殖得到一定细胞，移植到假孕动物的输卵管或子宫内，即可妊娠并产生转基因动物。

应用　转基因动物在生物医学、农业、生物学和生物技术中应用广泛，为许多学科和研究领域提供了各种模型。

作为人类疾病动物模型　在人类疾病机制研究、药物研究和治疗方法研究中，需要其他动物替代人类，而不是利用人类直接进行体内试验。很多人类疾病在其他动物中并不存在，利用转基因技术，将特定人类疾病的致病基因转入其他动物中，制备具有人类致病基因的转基因动物，可以人为使动物患上"人类疾病"，为人类的健康相关研究所用。例如，淀粉样前体蛋白（amyloid precursor protein，APP）基因和早老蛋白-1（presenilin-1，PS-1）基因的突变可以引发阿尔茨海默病。

作为生物反应器　利用转基因动物，如牛、羊等，在特异的器官或体液中生产人源的蛋白质，用于分子药物的工业化生产。

作为转基因食品　通过转基因技术可以培育抗病、高产或品质改良的经济动物，但是转基因食品的安全性需要被严格评估。

（张连峰）

jīyīn qiāochú dòngwù

基因敲除动物（gene knockout animal）　采用基因工程技术，将动物基因组中的特定基因片段替换或插入灭活，造成该基因表达的缺失或关闭，形成的稳定遗传的失去特定基因功能的动物品系。常用以观察生物或细胞的表型变化，是研究基因功能的重要手段。广义的基因敲除包括某个或某些基因的完全敲除、部分敲除、基因调控序列的敲除。利用基因打靶技术、转座子技术、特异性细胞内核酸酶介导的DNA剪切技术等都可以制备基因敲除动物。

简史　基因敲除技术的发展主要得益于胚胎干细胞培养技术和基因打靶技术取得的进展。胚胎干细胞（embryonic stem cell，简称ES细胞）是一类起源于胚胎，处于未分化状态，可长期自我分化和自我更新，具有在一定条件下分化形成各种组织细胞潜能的细胞。20世纪80年代初，从马丁·约翰·埃文斯（Martin John Evans）等从小鼠囊胚中成功地建立起ES细胞系以来，许多实验证明小鼠ES细胞可以在体外特定的条件下进行培养，在保持二倍体状态的同时，具有分化成体内各种组织细胞的潜能。随后，马里奥·兰贝格·卡佩基（Mario Ramberg Capecchi）和奥利弗·史密西斯（Oliver Smithies）证实哺乳类动物细胞中同源重组的存在，奠定了基因敲除的理论基础，并分别建立了完整的 ES 细胞基因敲除的小鼠模型。由于 ES 细胞培养技术和基因敲除技术对生命科学研究的巨大贡献，三位科学家分享了 2007 年的诺贝尔生理学或医学奖。

1988 年，曼苏尔（Mansour）等设计了正负选择法，以区别定点整合与随机整合。同源重组时，只有载体的同源区以内部分发生重组，同源区以外部分将被切除；随机整合时，从载体的两端将整个载体连入染色体内。运用基因同源重组进行基因敲除至今依然是构建基因敲除动物模型中最普遍使用的方法。

基本技术 动物基因组携带生命密码，而基因敲除是了解基因组功能的主要技术手段。在基因打靶技术建立并广泛应用于生命科学研究之后，科学家又建立了多种基因敲除技术，使基因敲除变得简单方便，适合更多物种。比较重要的基因敲除技术有 3 类。①转座子技术：在哺乳类动物基因敲除中应用最为广泛的是来源于硬骨鱼的睡美人（sleeping beauty，SB）转座子和甘蓝蠖度尺蛾的 PiggyBac（PB）转座子。②锌指核酸酶技术：锌指核酸酶（zinc-finger nucleases，ZFNs）又称锌指蛋白核酸酶，是一种人工改造的核酸内切酶，由一个 DNA 识别域和一个非特异性核酸内切酶构成。其中 DNA 识别域赋予内切酶在 DNA 特定位点结合的能力，而核酸内切酶在结合位点进行剪切，两者结合就可在 DNA 特定位点进行定点断裂。③转录激活因子样效应物核酸酶〔transcription activator-like（TAL）effector nucleases，TALEN〕靶向基因敲除技术：TAL 蛋白核酸结合域的氨基酸序列与其靶位点的核酸序列有较恒定的对应关系，可以利用 TAL 蛋白的序列模块构建针对任意核酸靶序列的重组核酸酶，在特异的位点打断目标基因，敲除该基因功能。

分类 具体如下。

基因打靶技术介导制作的基因敲除动物 基因打靶是指利用基因转移方法将外源基因引入细胞，通过外源基因与靶细胞染色体上同源序列间的重组，将外源基因定位整合到靶细胞染色体上某一特定位点，使基因发生定位突变的技术。

利用基因打靶技术产生基因敲除小鼠的一般程序如图 1 所示。具体步骤如下。①获得 ES 细胞，构建基因打靶载体。②将基因打靶载体通过一定的方式（常用电穿孔法）导入同源的胚胎干细胞中，使外源 DNA 与胚胎干细胞基因组中相应部分发生同源重组，将打靶载体中的 DNA 序列整合到内源基因组中，从而造成该基因表达的缺失或关闭，同时表达筛选标志基因。③筛选发生同源重组的 ES 细胞阳性克隆。④通过显微注射或者胚胎凝集的方法将经过遗传修饰的 ES 细胞引入受体胚胎内制作嵌合体小鼠。嵌合体动物是指来源于两种以上动物的 ES 细胞，混合后发育形成的一个动物个体。来源于不同动物的干细胞在形成嵌合体动物的不同组织的过程中保持各自的性状。如果经过基因打靶的 ES 细胞被引入受体胚胎后，参与嵌合体动物的生殖细胞形成，在繁育子代中就会有部分基因打靶过的动物产生。利用打靶技术可以用新基因或突变基因替换基因组中已有的基因，形成在已有基因的启动子下表达新基因或突变基因的变异物种，称为基因敲入动物（gene knockin animal）。

转座子技术介导制作的基因敲除动物 在哺乳类动物中，经常使用的 SB 和 PB 转座子转座机制都属于剪切、粘贴的 DNA 转座

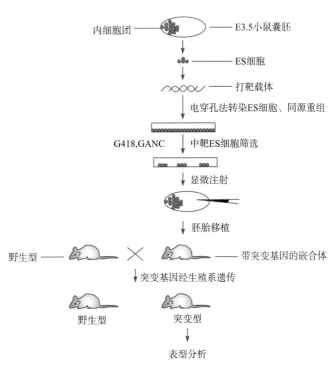

图 1 利用基因打靶技术产生基因敲除小鼠的一般程序

模式，主要划分为如下 4 个过程。①转座酶识别转座子内包含转座酶结合位点的反向重复特征结构（IR/DR）（图 2）。②在转座酶亚基的相互作用下发生中转座子两端的重复序列元件的配对、结合，形成突触复合体。③在转座酶的作用下发生供体剪切。④转座元件目标位置重新整合。

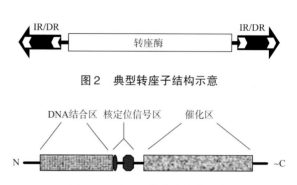

图2　典型转座子结构示意

图3　SB 和 PB 转座酶结构示意

SB 和 PB 的转座酶由 DNA 结合结区、催化区和核定位信号区组成（图 3）。转座酶识别转座序列发生转座过程中需要转座元件本身和宿主编码的特殊因子辅助转座反应，这些因子就成为转座分子水平控制的结点控制着转座过程。

通过基因工程将转座酶基因替换成可造成基因表达缺失或关闭的 DNA 构件，将转座酶序列构建到另外的表达载体中，建立转座酶和转座子序列相分离的二元转座系统。在两者同时存在于细胞时，就可以将目的基因整合入染色体内，形成基因敲除。

ZFN 技术介导制作的基因敲除动物　锌指蛋白源自转录调控因子家族，在真核生物中从酵母到人类广泛存在，其共有序列为（F/Y）-X-C-X2－5－C-X3－(F/Y)-X5－ψ－X2－H-X3－5－H。其中 X 为任意氨基酸，ψ 是疏水性残基。它能形成 α－β－β 二级结构，每个锌指蛋白含有单个锌离子，这个锌离子位于双链反平行的 β 折叠和 α 螺旋之间，并且与 β 折叠一端中的两个半胱氨酸残基和 α 螺旋螺旋羧基端部分的两个组氨酸残基形成四配位化合物，此外 α 螺旋的 16 氨基酸残基决定锌指的 DNA 结合特异性，骨架结构保守。多个锌指蛋白可以串联起来形成一个锌指蛋白组识别一段特异的碱基序列，具有很强的特异性和可塑性。与锌指蛋白组相连的非特异性核酸内切酶来自 *Fok*I 羧基端 96 个氨基酸残基组成的 DNA 剪切域。*Fok*I 是来自海洋黄杆菌的一种限制性内切酶，只在二聚体状态时才有酶切活性，每个 *Fok*I 单体与一个锌指蛋白组相连构成一个 ZFN，识别特定的位点，当两个识别位点相距恰当的距离时（6～8bp），两个单体 ZFN 相互作用产生酶切功能，达到 DNA 定点剪切的目的。如果 DNA 修复是非同源的末端连接，将会有 70% 左右的概率通过随机删减或添加引起移码突变或无义突变，从而导致基因敲除。

TALEN 技术介导制作的基因敲除动物　黄单胞菌属细菌中的 TAL 蛋白核酸结合域的氨基酸序列可以与 DNA 中特定的碱基结合。TAL 的核酸识别单元为间隔 32 个恒定氨基酸序列的双链氨基酸模块。其中 NI 模块识别碱基 A，NG 模块识别碱基 T，HD 模块识别碱基 C，NN 模块识别碱基 G。只需按照靶点序列将相应 TAL 单元串联成特定的蛋白序列即可实现对特定序列的识别，在 TAL 蛋白靶点识别模块 C 端融合有 *Fok*I 核酸酶，利用 *Fok*I 的内切酶活性打断目标基因。因 *Fok*I 需形成二聚体方能发挥活性，在实际操作中需在目标基因中选择两处相邻（间隔 17 个碱基）的靶序列分别进行 TAL 识别模块构建。TALEN 质粒对靶点识别模块串接成功后需克隆入真核表达载体中。此真核表达载体含有 TAL 的其他必需结构域并在 C 端融合有 *Fok*I 序列。TALEN 质粒对共转入 ES 细胞或受精卵后，其表达的融合蛋白即可分别找到其 DNA 靶位点并与靶位点特异结合。此时，两个 TALEN 融合蛋白中的 *Fok*I 功能域形成二聚体，发挥非特异性内切酶活性，于两个靶位点之间打断目标基因，诱发 DNA 损伤修复机制。在修复中发生错误的个体即形成目标基因的移码或无义突变，达到敲除基因的目的。

应用　基因敲除动物在生命科学和医药研究领域应用广泛。

研究基因功能　基因是基因组的功能单位，也是生命密码的主要存在形式之一，基因通过表达产物蛋白质或 RNA 片段的活性主导生命活动。了解基因的功能和基因的相互作用是了解生命活动的基础。基因敲除动物是研究基因功能的重要手段，常见的用于生命科学研究的基因敲除动物包括线虫、小鼠等。

研究疾病分子机制　人类很多疾病，尤其是心脑血管疾病、肿瘤、代谢性疾病和神经退行性病变等病因复杂的慢性病，是多个基因与环境因素相互作用的结果，了解参与这些疾病的基因及其在疾病发生中的机制，是治疗这些疾病的基础。基因敲除动物，尤其是基因敲除小鼠是研究基因与疾病机制的重要模型，基因敲除大鼠和基因敲除猪也越来越多地用于人类疾病机制和药物研究。

研究基因工程异种移植器官　器官来源稀少是人体器官移植的一大制约因素，而大量廉价的异种生物（如猪等）的器官却不能用于人体，这是因为异源生物的基因会产生一些能引起人体强烈免疫排斥的异源分子。如果能将产生这些异源分子的基因敲除，用人类基因代替，将有可能提供没有异种免疫排斥的器官来源，这是基因敲除和基因敲入动物的潜在用途。

作为药物评价的人源化模型　科学家在治疗药物的研究中，面临的一个关键问题是如何评价药物的安全性。利用基因敲除和基因敲入建立药物代谢基因的人源化动物，使药物评价的模型更接近于人类，减少后期临床试验的成本和风险。

提升工农业生产水平　可以敲除控制一些性状的基因，或敲入另一些性状的基因，按人们的意愿改造物种。改良的生物以及培育的新生物品种，将成为提高工农业生产水平的强大推动力。

（张连峰）

kèlóng dòngwù

克隆动物（cloned animal）

采用显微外科技术，将发育早期的动物胚胎细胞的细胞核或成年物的体细胞的细胞核移植到去除细胞核的卵母细胞中重新发育成正常胚胎，将其移植到生殖周期相近的母体中，经无性繁殖而成的遗传信息与细胞核供体相同的动物品系。动物克隆技术是细胞核移植技术、胚胎培养技术和胚胎移植技术等结合而成的。如果细胞核供体的来源是胚胎细胞，培育的动物称为胚胎细胞克隆动物；如果细胞核供体的来源是体细胞，培育的动物称为体细胞克隆动物；如果在细胞克隆前对供体细胞进行转基因或基因敲除修饰，培育的动物称基因修饰克隆动物。

简史　核移植是将一个细胞的细胞核转移到另一个去核细胞中的操作。常用于研究核质关系和克隆动物。1952年，美国科学家罗伯特·布里格斯（Robert Briggs）和托马斯·约瑟夫·金（Thomas Joseph King）改进了核移植技术，培养出青蛙胚胎。1963年，英国遗传学家约翰·伯登·桑德森·霍尔丹（John Burdon Sanderson Haldane）提出了"克隆"一词。同年，亚洲鲤鱼被成功克隆。基于胚胎培养技术和细胞核移植技术的进步，动物克隆技术进一步发展。1996年，英国爱丁堡罗斯林研究所的伊恩·威尔穆特（Ian Wilmut）完成了首例体细胞哺乳类动物克隆，即克隆绵羊"多莉"。这只绵羊生活了6年，比自然孕育的绵羊寿命短，具有正常的生育能力，一生共产了4只小羊。

随着克隆羊的诞生，美国、中国和澳大利亚科学家分别利用胚胎细胞成功克隆猴、猪和牛。随后，小鼠、大鼠、山羊、野牛、猫、犬等动物相继克隆成功。克隆成功的细胞供体包括胎儿成纤维细胞、乳腺细胞、卵丘细胞、输卵管细胞、子宫上皮细胞、肌细胞和耳部皮肤细胞等多种体细胞。克隆技术与基因工程技术结合，将基因修饰过的细胞进行克隆，成为多种动物基因工程修饰的重要工具。

克隆程序　动物克隆技术经过几十年的发展，已经建立一套成熟的技术程序，主要步骤包括供体细胞培养、受体细胞准备、受体细胞去核、细胞核移植、融合，及重构胚的激活、体外培养和胚胎移植。

受体细胞准备　用于核移植的受体细胞有3类：去除原核的合子（仅限于用原核或假原核作为供体）、早期胚胎（适用于具有全能性的卵裂球作为供体）和MⅡ期卵母细胞。MⅡ期卵母细胞作为受体，不受供体细胞性质的限制，应用最广泛。目前得到的体细胞克隆哺乳动物大多数是以MⅡ期卵母细胞作为受体获得的。卵母细胞可通过激素超排法和卵巢抽卵法获取。①激素超排法：对不同的动物按不同的时间点进行雌激素注射，诱导排卵，并依据动物的排卵特点，在规定的时间点内收集输卵管以便于冲洗卵母细胞，选择排出第一极体的成熟卵母细胞作为受体。这种方法主要适用于小型动物，如小鼠、大鼠、兔和猫等。②卵巢抽卵法：在屠宰场收集刚被屠杀的动物的卵巢，并于4个小时的时候用注射器抽取卵巢内的卵丘细胞复合体，在体外进行成熟培养，然后选择排出第一极体的成熟卵母细胞作为受体。主要应用于大型动物，如牛、羊、猪等。体外成熟培养的卵母细胞核移植成功率明显低于体内成熟的卵母细胞，究其原因，可能是卵母细胞在体外成熟的过程中，需要合成一些蛋白质来完成第一次减数分裂，导致一些体外成熟的卵母细胞的核移植活动受到抑制。

受体细胞去核　将受体细胞中的遗传物质取出，以便于接受外源的供体细胞核。目前已经发展了多种去核方法，如半卵去核法、离心去核法、化学去核法、挤压去核法和蔗糖辅助去核法等。盲吸法和活性荧光染色去核法是目前常用的方法。

盲吸法 以第一极体为参照，去除第一极体及其附近 1/4～1/3 的卵胞质。此法方便、快捷，大大降低体外操作的时间，但是此法准确性较差，去核的成功率为 50% 左右，这是因为卵母细胞第一极体排出后，大多数细胞核发生了位置的迁移。相比较而言，荧光染色去核法的去核成功率比较高。

透明带切割法 用外径大于 10μm 实心玻璃针于极体位置上方刺穿透明带，用玻璃针将透明带压在固定管上，反复摩擦切开透明带周长的 1/5～1/4。换用外径 15～20μm 的平口玻璃微管从切开的透明带位置将第一极体连同质膜包围的部分胞质和中期染色体去除。随着去核设备的改进，这一方法已经逐步淘汰。

蔗糖辅助去核法 是将卵母细胞置于含有一定浓度蔗糖的操作液中，约 10 分钟后，卵母细胞纺锤体呈透明状且略微突起。由于明确了细胞核的位置，有效地增加了去核操作率，此法去核率可达到 100%。不同物种所用的蔗糖浓度也会有差异，如小鼠为 0.09mol/L，牛为 0.3mol/L。这是一种安全的去核方法。

PMM 法 是小鼠核移植中使用最经典的方法，许多成功的小鼠核移植都是采用这种方法。这种方法是采用 PMM（piezo-actuated micromanipulation）压电装置，利用压电陶瓷产生的脉冲振动，用外径 10μm 的玻璃管直接于第一极体附近透明带打孔刺入，将第一极体连同其下质膜包围的部

分胞质和中期染色体除去。去核的卵母细胞移入培养液中培养 1～2 小时后，可以用于核移植。

供体细胞核导入 核移植成功的供体细胞有乳腺细胞、肌细胞、性腺细胞和肝细胞等，特别是卵丘细胞和胎儿成纤维细胞。将供体细胞核移入去核的卵母细胞是核移植的重要步骤，供体与受体细胞的细胞周期发育同步化是影响核移植成败的一个主要因素。供体核的导入有融合法和注射法，前者分为化学融合、仙台病毒融合和电融合。使用直流电脉冲诱导融合和胞质内注射法是目前最为常用的方法。前者的原理是将待融合的细胞放在融合槽中，加以瞬间高强度的直流脉冲，击穿细胞膜，使其通透性发生改变，导致紧密接触的两细胞膜发生融合。需要注意的是，不同的动物使用的融合液的成分和融合时的电压参数有所不同。后者是利用 PMM 压电装置将供体细胞核打入去核的细胞质内。这种方法可以使细胞质中的一些因子更好地发挥核重新程序化的效应，其重建率远高于融合法。这种方法是在小鼠的克隆中发展起来的，随后，利用了这一方法得到了克隆猪。

重构胚激活 由于利用成熟卵母细胞进行核移植得到的重构胚缺乏受精等自然过程，必须对卵母细胞进行人工激活以促使其进一步发育。激活主要是降低 M Ⅱ 期卵母细胞中高的成熟促进因子（maturation-promoting factor，MPF）活性，使重构胚进入细胞周期，启动胚胎发育。卵母细胞的激活是一种持续机制而并非点状事件，最有效的激活程序毫无疑问是模仿精子对卵母细胞刺激的反应。目前激活方法应用较多

的有电激活、乙醇激活、离子霉素激活、氯化锶激活、三磷脂酰肌醇激活和精子提取物激活等。化学激活是利用特定的化学试剂，引起卵母细胞内的变化，达到降低胞质内 MPF 的活性的目的。钙离子载体处理的原理是通过引起胞内钙离子的升高，引发一系列的磷酸化和去磷酸化事件，最终导致 MPF 活性降低，常用的有 A23187、离子霉素、放线菌酮和 6-二甲氨基嘌呤等。电刺激是应用电流刺激使卵母细胞膜的通透性发生变化，介导细胞内外物质的运输。不同的动物细胞，电活化的电压、脉冲次数以及脉冲持续时间也会有所不同。将通过胞内注射核法构建的重构胚用含 10mmol/L 的氯化锶和 5μg/ml 细胞松弛素 B 的无钙 mCZB+T 培养液培养 6 小时，便可达到激活的目的。

重构胚培养、移植 克隆动物时大多先将重构胚培养到桑椹胚和囊胚后再移植到同期发情的假孕动物中（见胚胎移植技术）。受精卵至桑椹胚之前的胚胎多采用输卵管移植法，而桑椹胚和囊胚多采用子宫移植法。在没有相应的同期发情受体动物时，桑椹胚和囊胚也可用输卵管移植法。

应用 克隆技术已展示出广阔的应用前景，概括起来大致有以下 3 方面。

提升工农业生产水平 动物克隆技术为改造生物、培育新的生物品种提供了可能性，在现代畜牧品种改良中已经得到了一定应用。已经有科学家开始利用动物克隆技术生产短缺或具有优良性状的动物。例如，2009 年内蒙古大学实验动物研究中心培育成产绒量高、品质优良的克隆绒山羊，2014 年安徽农业大学动物科

技学院动物繁殖生物技术团队利用体细胞克隆技术克隆了11头巴克夏种公猪。将改良的品种用于工农业生产，将成为提高工农业生产水平的强大推动力。

作为人类疾病动物模型　科学家们利用动物克隆技术制作人类疾病模式动物或动物模型。使用克隆动物研究人类疾病，能够减少遗传背景的差异，需要的动物数量也更少。自1996年英国科学家克隆多莉羊以来，科学家们相继克隆出小鼠、牛、猪、山羊、猫、大鼠、马、犬、雪貂、猴等24种常见的哺乳类动物。这些克隆动物可用于人类疾病的分子机制和基因治疗相关的研究。

拯救濒危物种　复制濒危物种可以保存和传播物种资源。多进行异种克隆，即选择与所克隆动物亲缘关系较近的动物的卵母细胞为受体，培养的濒危动物体细胞为供体，经核移植得到重构胚，将重构胚移植到与卵母细胞同种的受体中。

(张连峰)

móshì dòngwù

模式动物（model animal）　为揭示生命活动基本规律而建立的遗传组成简单、表达稳定、基因修饰较容易、生物学特点有代表性且饲养繁殖条件符合实验室要求的动物。模式动物与人类生命活

动相似，但是进化水平较低，机体结构和生理功能相对简单，分子水平操作更方便、可行。科学家们可利用相对简单的模式动物更好地研究各种复杂生物学问题、人类疾病致病机制和治疗手段。模式动物与动物模型不同，两者从需要概念上加以区别。动物模型是研究人类生命现象和人类疾病发生与发展过程中的各种变化，揭示生命或疾病机制，研制和评价各种药物疗效时应用的处于某种特定的生理或病理状态的活体动物。

简史　19世纪中期，查尔斯·罗伯特·达尔文（Charles Robert Darwin）和格雷戈尔·约翰·孟德尔（Gregor Johann Mendel）等人在研究自然选择和遗传时就开始寻找生命活动相对简单的生命体，以揭示生命的基本规律。20世纪初，为研究孟德尔遗传定律，果蝇（1901年）、小鼠（1909年）先后成为最早的模式动物。随着分子遗传学和基因组学的发展，科学家们陆续完成各种模式动物的基因组测序（表1），基因组学进入功能基因组时代，开始对基因的功能以及基因对人类疾病发病机制的影响进行研究。比较基因组学的形成和发展有力推动了模式动物的进一步研究。

在108项诺贝尔生理学或医

学奖中，有81项是直接使用动物获得的成果，其中38项是用模式动物完成的。1980年以来的诺贝尔生理学或医学奖几乎都是使用模式动物取得的成果（见医学实验动物学）。

常见动物　模式动物能够代表动物界中不同进化阶段的某一大类群，特点是容易获得并易于在实验室内饲养繁殖，生命周期短、繁殖力强，基因组简单、容易进行实验操作或遗传修饰，特别是进行分子水平分析，具有广泛的研究靶点和应用领域等。一些实验动物，如鸡、犬、猴（猕猴、食蟹猴、指猴）、鱼（青鳉鱼）、猫、牛、马、猪（家猪、五指山猪）、羊（家山羊）、鸽、树鼩、鸭（北京鸭）、地鼠（中国地鼠）也陆续完成了基因组测序，但未被选择作为模式动物，是因为它们暂时不符合模式动物的选择原则，但将来有可能作为模式动物加以推广应用，模式动物的具体选择标准见表2。模式动物已经成为研究基因功能和蛋白质相互作用的主要研究对象，其繁育方式和质量控制见实验动物。常用于实验研究的模式动物包括秀丽线虫、黑腹果蝇、非洲爪蟾、斑马鱼、小鼠、大鼠等，其中使用最广泛的模式动物是小鼠。

秀丽隐杆线虫　是第一个完

表1　模式动物基因组测序时间

中文名	拉丁名	生物学分类	发表时间	期刊
秀丽隐杆线虫	*Caenorhabditis elegans*	广杆线虫属、秀丽隐杆线虫种	1998年12月	*Science*
黑腹果蝇	*Drosophila melanogaster*	果蝇属、黑腹果蝇种	2000年3月	*Science*
小鼠	*Mus musculus*	小鼠属、小家鼠种	2002年12月	*Nature*
大鼠	*Rattus norvegicus*	大家鼠属、大鼠种	2004年4月	*Nature*
家蚕	*Bombyx mori*	蚕蛾属、桑蚕种	2004年12月	*Science*
海胆	Strongylocentrotus purpuratus	海胆纲	2006年11月	*Science*
非洲爪蟾	*Xenopus tropicalis*	爪蟾属、非洲爪蟾种	2010年4月	*Science*
斑马鱼	*Danio rerio*	鲃属、斑马鱼种	2013年4月	*Nature*

成全基因组测序的多细胞、无脊椎低等动物，具有易于饲养、生长周期短、遗传操作简单、基因背景及细胞谱系清楚等优点。

黑腹果蝇　神经系统相对于脊椎动物等其他物种来说相对简单，因而对其生理、生化及组织结构的研究相对简单易行。果蝇普遍用于遗传学研究，对其染色体组成和表型、基因编码和定位的认识，是其他动物无法比拟的。基于清晰的遗传背景和便捷的遗传操作，果蝇在发育生物学、神经科学、生物化学以及分子生物学等领域也都占据了不可替代的位置。

斑马鱼　是最常用的低等脊椎模式动物之一。特点是产卵多、繁殖迅速，胚胎通体透明，利于活体观察，是进行胚胎发育机制和基因组研究的最佳模式动物。

非洲爪蟾　是常用的低等脊椎模式动物之一。特点是卵母细胞体积大、数量多，易于进行显微操作，还可制成具有生物活性的无细胞体系，易于进行生化分析，在卵母细胞减数分裂机制研究中有重要应用。

小鼠　经长期的人工饲养、选择培育，已育有上万种基因修饰品系，是世界上研究最详尽的小型哺乳类实验动物，成为最大的基因修饰资源库。小鼠繁殖能力强、性成熟早、体型小巧、易于管理，用于实验非常方便。

大鼠　使用量仅次于小鼠，已有2000多种品系。大鼠与小鼠的特性类似，其繁殖力强、便于管理。

应用　模式动物是生命科学研究不可或缺的支撑条件，也是研究人类健康和疾病不可替代的工具。海胆等低等模式动物的出现催生了现代受精生物学、发育

表2　模式动物选择标准

选择指标		选择标准
动物特性	自然特性	实验室内易于饲养
		生命周期短
		繁殖力强
		基因组简单，便于在分子水平进行分析
		容易进行遗传修饰
		存在广泛的遗传变异，可以比较种间差异
	研究特性	具有广泛的代表性（研究结果可推广到某一大类动物）
		具有广泛的研究靶点（可供研究用的遗传表型丰富）
		具有广泛的应用领域（适合基因组学、遗传发育学和生理学等）
社会条件	技术条件	具有发达的基础设施
		具有新型的研究设备和工具
	互交特性	具有共同的科学目标
		具有较强的基础群和实验操作技术
		方便自由交换和共享
	机构资源	具有有效的保种机构提供种源
		具有相关的研究群体和机构（如专家团队、期刊、公共数据库等）
	经济条件	可从政府获得长期、稳定的经费支持

生物学，果蝇促进了遗传学和发育生物学的发展，线虫对基础和应用生物学产生了巨大的推动作用，并直接促进了细胞凋亡和RNA干扰现象的发现。现代生命科学和医学研究，尤其是人类疾病（包括传染性疾病）发病机制、治疗和药物研究越来越注重体内实验。以模式动物为基础、以比较医学为重要研究方法，通过现代化的实验分析技术对人类疾病的病因、病理、病源以及营养代谢等进行分析，指导疫苗研发、新药研发、创新治疗方法及发现新的生命科学理论。这些研究结果也需要在模式动物的体内进行验证。

（秦　川　孔琪）

xiùlìyǐngǎnxiànchóng

秀丽隐杆线虫（*Caenorhabditis elegans*）

尾感器纲、小杆亚纲、小杆线虫目、小杆科、广杆线虫属、秀丽隐杆线虫种。主要依靠吸食泥土中的微生物生存，容易进行人工繁殖，对人、其他动物和植物没有危害。非常适合作为实验动物开展生物学研究。

实验简史　1948年，埃尔斯沃思·C·多尔蒂（Ellsworth C. Dougherty）和赫米奥娜·格兰特·卡尔霍恩（Hermione Grant Calhoun）指出其在遗传学研究中的重要性。1963年，英国科学家悉尼·布伦纳（Sydney Brenner）从多尔蒂实验室获得了布里斯托尔（Bristol）品系，并于1965年确定为模式生物。布伦纳首先发现了秀丽隐杆线虫成虫细胞数量少、功能简单、通体透明，是研究发育生物学和神经生物学理想的模式生物。1983年，约翰·爱德华·萨尔斯顿（John Edward Sulston）完成线虫从受精卵到成体的细胞谱系。随后秀丽隐杆线虫在

胚胎发育、性别决定、细胞凋亡、行为与神经生物学等方面研究中得到广泛应用。2002年，布伦纳、萨尔斯顿和霍华德·罗伯特·霍维茨（Howard Robert Horvitz）因在线虫的遗传与发育方面的成就获得诺贝尔生理学或医学奖。

线虫基因组测序工作从1980年代中期开始，至1998年完成。1998年，安德鲁·扎卡里·法厄（Andrew Zachary Fire）建立了线虫RNA干扰技术。2006年，法厄和克雷格·卡梅伦·梅洛（Craig Cameron Mello）因此获得诺贝尔生理学或医学奖。

生物学特性　个体小，成体长仅1.5mm。一只成虫可以生产出表型各异的300～350个后代。从一个受精卵开始，经过细胞分裂、增殖到形成复杂的组织和器官系统，如皮肤、肌肉、消化、神经和繁殖系统等，只需3.5天。寿命为2～3周。在发育过程中，共生成1090个细胞，其中131个逐步凋亡，到成虫阶段共有959个细胞，每个细胞的位置固定不变。秀丽隐杆线虫具有5对常染色体和1对性染色体，决定着两种性别：雌雄同体和雄性，其中，雄性个体仅占每群体的0.2%。雌雄同体可以自我繁殖，也可以与雄性交配繁殖。自我繁殖的后代大多是雌雄同体，与雄性交配繁殖的后代中雌雄同体和雄性个体各占一半。

繁育　秀丽隐杆线虫在涂有大肠埃希菌（OP50）的线虫生长培养基上生长良好，能够顺利地生长和繁殖，其中重要的因子是胆固醇。最佳饲养温度为16℃，在4℃和37℃虽然能存活，但活力下降，不能繁殖。在16℃时，培养基上细菌生长速度和虫体繁殖速度同步，更适合虫体培养，

可在一块培养基上培养20天左右。将虫体置于30%的甘油中可以在液氮和-80℃的环境中长期保存。

质量控制　尚无国家标准。秀丽隐杆线虫易于饲养繁殖，可以人为控制繁殖方式，获得理想表型。利用低温冷冻保存技术，可以将大量野生型、突变型秀丽隐杆线虫品系进行保存。

应用　秀丽隐杆线虫从卵发育到成虫的过程，在某种程度上与人类有相似性，是研究人类疾病极具吸引力的模式动物之一。随着高级显微镜技术、抗体技术、激光技术以及基因技术的发展，研究人员可以非常方便地操作其基因，又将其应用向前推进了一大步。作为一种模式生物，已被大量应用于现代发育生物学、遗传学、基因组学的研究中。

细胞凋亡的遗传调控机制研究　秀丽隐杆线虫的一生中，有12%（131/1090）的细胞经凋亡而消失，其中＞80%（113/131）的细胞凋亡发生在胚胎发育阶段。在微分干涉显微镜下，凋亡的细胞呈现出区别于存活细胞的圆盘状或纽扣状形态，易于观察。在线虫和哺乳类动物之间，控制细胞凋亡的因子不仅在蛋白序列上具有相似性，而且在功能和作用机制上也极为保守。因此，其细胞凋亡遗传调控机制的研究结果，与哺乳类动物细胞凋亡的生化和细胞机制的研究成果，相互印证、相互促进，增进了人们对细胞凋亡这一重要生命现象的认识。

RNA干涉及其作用机制研究　RNA干涉及其遗传机制的发现是秀丽隐杆线虫对当代生命科学发展的又一重要贡献。其遗传学分析与果蝇、哺乳动物细胞和植物的遗传及生化研究相互促进。

第一个miRNA基因*lin-4*是在秀丽隐杆线虫中最先发现的。miRNA通过抑制mRNA的翻译和降解靶mRNA来调控基因表达，是多细胞生物基因表达调控的一种普遍方式。

功能基因组学及其他研究　秀丽隐杆线虫是第一个完成全基因组测序的动物。其全基因组编码约20 000个基因，其中至少40%的基因在人基因组中有明显的同源物存在。根据RNA干涉原理，将其全部基因构建入RNA干涉表达载体，制成全基因组的RNA干涉文库。利用此文库可以在全基因组范围内筛选与某项功能有关的一群基因。因此，秀丽隐杆线虫也是第一个对几乎所有基因都可以进行缺失功能分析的多细胞生物。此外，其蛋白质相互作用网络也初步建立，在此基础上，结合RNA干涉等反向遗传学手段，可以有效地开展功能基因组学和功能蛋白组学的研究。

（刘起勇）

guǒyíng

果蝇（drosophila）　昆虫纲、双翅目、果蝇科、果蝇属、黑腹黑蝇种。广泛存在于全球温带及热带气候区，在果园、菜市场等地区皆可见其踪迹。果蝇至少有1000个物种，大部分种类以腐烂的水果或植物体为食，少部分只取食真菌、树液或花粉。

实验简史　1901年，美国动物学家威廉·欧内斯特·卡斯尔（William Ernst Castle）开始使用黑腹果蝇进行实验研究。1908年，遗传学家托马斯·亨特·摩尔根（Thomas Hunt Morgan）开始饲养果蝇，1910年发现第一个白眼果蝇突变体。1933年，摩尔根因提出基因在染色体上直线排列以及连锁交换定律被授予诺贝尔奖。

1946 年，摩尔根的学生，被誉为"果蝇突变大师"的米勒，因证明 X 线能使果蝇的突变率提高 150 倍而成为诺贝尔奖获得者。1963 年，科学家发现了一些雄蝇的同性恋基因（fruitless）。1978 年，科学家们开始用果蝇筛选突变基因。1995 年，爱德华·巴茨·刘易斯（Edward Butts Lewis）、克里斯蒂亚娜·尼斯莱因－福尔哈德（Christiane Nüsslein-Volhard）和埃里克·弗朗西斯·威绍斯（Eric Francis Wieschaus）因发现早期胚胎发育中的遗传调控机制而获诺贝尔奖。果蝇为进一步阐明基因－神经（脑）－行为之间关系的研究提供了理想的动物模型。2014 年，俄罗斯携带壁虎、果蝇的"光子－M"4 号生物卫星中 5 只壁虎全部"殉职"，果蝇却存活下来。

生物学特性 果蝇属完全变态类，生活史可分为卵、幼虫、蛹、成虫 4 个阶段。卵自受精后即开始发育，经过 1~2 天孵化。初龄幼虫孵出后钻入培养基中开始取食。幼虫为白色蛆状，可分为 3 个龄期，各龄期在形态上并无明显差异，仅可从口钩大小分辨，老熟幼虫会爬至培养基表面或附近干湿适宜处化蛹。成虫一般雌性比雄性大，雌虫腹部末端较尖而突出，雄虫腹部较圆钝。有些种类具有其他的特征可以分辨雌雄，即有雌雄双态性，但一些种类没有明显的雌雄双态性，只可通过外生殖器形态的差异来分辨雌雄。

繁育 所需的培养基和培养瓶、麻醉、交配和原种培养情况如下。

培养基 常见的有玉米粉培养基和香蕉培养基。玉米粉培养基的配方为：水 200ml、琼脂 1.5g、蔗糖 13g、玉米粉 17g、酵母粉 1.4g、丙酸 1ml。配制步骤如下。①取应加水量的一半，加入琼脂煮沸，使其充分溶解，加糖煮沸溶解。②取另一半水混合玉米粉，加热调成糊状。③将上述两者混合，煮沸。以上操作都要搅拌，以免沉积物烧焦。④待稍冷后加入酵母粉及丙酸，充分调匀，分装。香蕉培养基的配方为：水 48ml、琼脂 1.6g、香蕉浆 50g、丙酸 1ml、适量干酵母粉或 1~2 滴酵母菌液。配制步骤如下。①将熟透的香蕉捣碎，制成香蕉浆。②将琼脂加入水中煮沸，使其充分溶解。③将琼脂溶液加入香蕉浆，煮沸。④待稍冷后加入酵母粉及丙酸，充分调匀，分装。分装时培养基厚度约 2cm。待培养基冷却后，用乙醇棉球擦拭瓶壁，然后在培养基表面撒一层酵母粉，插一片灭菌滤纸片作为幼虫化蛹的干燥场所。待 1~2 天后培养基表面出现一层白色菌膜时，可用于接种果蝇。

培养瓶 可使用牛奶瓶或大、中型指管，用海绵或纱布包的棉球作瓶塞。实验室中保存原种以及进行杂交实验以中型指管为宜。培养瓶用前要消毒再装饲料。

麻醉 对果蝇进行检查时，用乙醚麻醉，使果蝇处于昏迷状态。使用时将乙醚（2~3 滴）滴到麻醉瓶的棉球上（注意避免乙醚流进瓶内），麻醉瓶要保持干燥，以免粘住果蝇翅膀，影响观察。麻醉果蝇时，先将长有果蝇的培养瓶在海绵垫上敲击，使果蝇震落在培养瓶底部，然后迅速打开培养瓶的棉塞，把果蝇倒入去盖的麻醉瓶中，并立即盖好麻醉瓶，待果蝇全部昏迷后，倒在白瓷板上进行观察。果蝇的麻醉程度视实验要求而定，对仍需培养的果蝇，以轻度麻醉为宜。对不再培养、只需进行性状观察的果蝇可以深度麻醉，甚至致死也无妨（果蝇翅外展 45°，表明死亡）。检查完毕后，把不需要的果蝇倒入盛有煤油或乙醇的瓶中（死蝇盛留器）。

交配 雌蝇的贮精囊可保留交配所得的大量精子，可使多次排出的卵受精，因此在做杂交实验时，必须选用处女蝇（没有交配过的雌蝇）。雌蝇孵出后 12 小时内不会交配，这个时间内把果蝇全部倒出，分出雌雄，单独饲养，此时收集的雌蝇是处女蝇。杂交时把所需品系的雄蝇直接放到处女蝇培养瓶中，贴好标签，注明两亲本的基因型及交配日期，进行培养。7~8 天后倒掉亲本，以免亲代和子代混淆。待 F1 代成蝇羽化后开始计算，观察性状。可靠的计数及观察是培养开始的 20 天以内。若需继续实验观察 F2 代，可在 F1 代内挑出雌雄数对，另外培养。因为是用 F1 代作为亲本进行个体间互交，所以不需要处女蝇。但如要把 F1 代雌蝇与另一品系雄蝇杂交，还需要选取处女蝇。

原种培养 在进行新的留种培养时，应事先检查果蝇有无混杂，以防原种丢失。亲本的数目一般为每瓶 5~10 对，移入新瓶时，须将培养瓶横卧，然后用毛笔将麻醉的果蝇从白瓷板上轻轻扫入，待果蝇醒来后再把培养瓶竖起，以防果蝇粘在饲料上。原种每 2~4 周换 1 次培养基（依温度而定，10~15℃约 4 周换 1 次，20~25℃约 2 周换 1 次）。每一原种培养至少保留两套，培养瓶的标签上要写明突变名称、培养日期等。原种培养的温度可控制在 10~15℃，培养时避免日光直射。

质量控制 果蝇培养遇到的问题是饲料发霉。引起发霉的原因很多，如用具未灭菌、空气污染、亲本未及时倒掉等。严重的霉菌污染会影响果蝇生长。饲料中加丙酸可以抑制霉菌，但并不能完全抑制。发现培养瓶中有少量霉点时可用烧过的解剖针挑出。若大量霉菌污染，可把果蝇全部倒入一个消毒空指管中，让其活动2~3小时，换一支指管再活动1~2小时，而后倒入一支新的培养瓶中继续培养，这样可以防止霉菌污染。原种保存遇到的另一个问题是混杂，几个不同品系的果蝇在一起培养，一定要防止混杂。培养瓶的瓶塞要塞紧，避免果蝇逃出。调换培养瓶时，防止果蝇飞散。外逃的果蝇需处死。发现了混杂的原种，要根据原种果蝇的全部特征，挑出数对雌雄蝇饲养，进行筛选，直到完全没有分离为止。但这种做法费时费力，只在不得已时才采用。一般混杂时，为方便起见，可以重新引种，将混杂种弃去。

应用 果蝇生活史短、易饲养、繁殖快、染色体少、突变型多、个体小，是一种很好的遗传学实验材料。研究果蝇对于遗传学及演化发育生物学的发展起了关键作用，也促进了神经生物学和细胞生物学等多个基础和应用学科的发展。科学家不仅用果蝇证实了孟德尔遗传定律，而且发现了果蝇白眼突变的性连锁遗传。在近代发育生物学研究领域中，果蝇的发生遗传学独领风骚。

（刘起勇）

shàobīng dòngwù

哨兵动物（sentinel animal） 来源于实验动物群体、用于监测特定环境和实验动物病原体状况的动物。当没有足够动物作为检测样本（如在动物实验中或珍稀动物品系）或饲养群体没有合适的动物用作检测样本（如对免疫缺陷动物进行血清学检测）时，检测哨兵动物是最合适的方法。一般选择与被监测动物遗传背景相同的同等级别实验动物，亦可选择对某些病原体敏感的动物品系。哨兵动物作为一种检测样本，应放置在最有可能感染病原体的区域和位置，尽可能地反映被监测动物或环境中病原体的传播状态。

简史 哨兵动物的应用是随着免疫缺陷动物、遗传工程动物的成功培育而开始的。随着免疫缺陷动物及遗传工程动物越来越多，对其质量要求也越来越高，但由于免疫缺陷动物不能产生抗体，进行血清学检测不能达到检测目的，遗传工程动物十分珍贵，不宜用于检测；而且，两者往往采取病原体检测，存在漏检的可能性，因此催生了替代方法，即哨兵动物替代检测。自20世纪80年代，各个实验动物机构开始使用哨兵动物作为实验动物设施运行维护的一种监督检测手段。

基本内容 动物的病原体均来源于自身环境，因此饲育于同一环境中的同种动物面临均等的感染机会，这是使用哨兵动物的理论基础。以对病原体易感的哨兵动物为载体，富集特定环境中的病原体，通过血清学、病原学、组织病理学以及分子生物学等手段，监测动物、饲养环境和用具以及运输工具中的病原体，是一种有效的、成本相对较低的方法。

选择要求 在实验动物生产设施和动物实验设施中设置哨兵动物的基本要求是一致的。中国尚没有统一的选择标准，其使用和设置需根据设置的目的和方式、所代表的动物品系、数量及接触方式、环境条件、监测的目标病原体、目标病原体的检测方法等要求而定，但所有哨兵动物的选择必须遵从以下要素。①哨兵动物应为无菌动物或没有能检测到的特定病原体及其抗体。②哨兵动物尽可能与被监测动物群的品种相同。如果哨兵动物和被监测动物不是来自同一繁殖群，则需要选择已知病原体状态的动物作为哨兵动物。③哨兵动物应为免疫反应正常的适龄动物，动物年龄过大或过小均不能及时反映疾病流行状况或血清学变化。例如，对成年大鼠、小鼠和地鼠进行监测时，最好选用4~6周龄的哨兵鼠。④哨兵动物的数量必须足够。数量过少时，一些感染性低的病原体或导致局部感染的病原体不易被检出，不能反映病原体感染的真实情况。

封闭群动物容易繁殖、成活率高，价格相对便宜，通常情况下用作哨兵动物。近交系动物和转基因动物对某些病原体易感，适用于特殊情况下的病原体监测。雌性动物通常比雄性动物对病原体更加敏感，正常饲养时平均体重也较轻，打斗行为不如雄性动物激烈，因此接触式哨兵动物一般选用雌性动物。使用哨兵动物遵从两个要点，一是在保证足够检测数量的前提下使用最少量的哨兵动物；二是在整个监测过程中哨兵动物要最大限度地暴露于具有潜在病原体感染的环境中。哨兵动物必须经过隔离观察和检测，避免经哨兵动物传入病原体，这对免疫缺陷动物尤其重要。

接触方式 哨兵动物与被监测动物的接触方式分为间接接触和直接接触。①间接接触：常用于监测经排泄物传播的疾病，也用于监测设备或运输材料是否带有病原体。其中最常用的是旧垫料法，即每次换垫料时从被监测动物笼盒内取出约 50g 垫料放入哨兵动物笼盒内，或使用 100% 旧垫料。为保证有足量的垫料满足动物筑巢行为，也可加入一些新的垫料，但至少要保证 50% 的垫料是旧垫料。4 ~ 10 周后，送检该批次哨兵动物。在监测气溶胶传播病原体时也使用废气法，即哨兵笼接入正常动物笼排出的气体。②直接接触：将哨兵动物直接放入被监测动物群中，监测经气溶胶、排泄物或分泌物传播的疾病。这种方法可检测到间接接触法不能检测到的病原体，适用于小群体的健康监测，也适用于检测一些经笼具或交叉感染引起的传染性疾病。

监测方法 具体如下。

动物进入设施前监测 在未确认新到动物携带病原体的状况时，一般将其放在暂养区进行入场前监测。为检测动物进入暂养区前的感染状况，一般在动物到达后 72 小时内采集血、皮肤、粪便样本进行检测。为检测暂养区病原体的控制状况，放置接触式哨兵动物，一般在 18 天后取出哨兵动物进行检测。检测结果符合要求后，动物才能进入设施饲养。对于合格供应商提供的清洁级以上动物不需要进行进入设施前的检测。

动物设施内监测 ①使用开架和层流柜饲养动物时，应在饲养架底层每侧放置一个哨兵笼盒；饲养架上笼子较少时，在靠近进口处放置一个哨兵笼，使用旧垫料法。②使用独立通气笼具系统饲养动物时，应根据饲养方式、条件和要求设置哨兵笼。当整个系统中饲养的是同一品系、同一级别且生产成本不高的动物时，

可采用随机抽检的方法；当系统内饲养的动物比较珍稀或同一系统内饲养的动物品系不同时，应使用哨兵动物，可采用旧垫料法或者废气法。③使用隔离系统饲养动物时，应将隔离器中离排风口最近的笼盒作为哨兵笼，采用旧垫料法。

若实验没有特殊要求，一批哨兵动物使用不超过 12 周。第 6 周时送检 2 只哨兵动物，同时在哨兵笼中加入 2 只新哨兵动物。在 12 周结束后将哨兵笼中的哨兵动物全部送检，后加入的 2 只哨兵动物可以反映后 6 周的病原体污染状况，另外 2 只可反映出 1 ~ 12 周的病原体状态。

应用 哨兵动物主要用于以下几种情况。①一些珍稀动物资源有限，进行质量检测成本过高。②免疫缺陷动物缺乏免疫反应或免疫反应较弱，不宜采用血清学方法进行检测。③多个品系动物饲养于同一房间内甚至同一饲养架上，导致代表性动物样本送检的需求过大。④长期动物实验缺乏有效的监督检测以及追溯手段。⑤动态环境状态评价缺乏有效手段。随着实验动物福利、伦理要求的不断进步，有学者认为应充分保护哨兵动物的福利，如尽量避免哨兵动物长期暴露于环境污染风险最大的区域等。

(刘云波 秦川 魏强)

dòngwù móxíng

动物模型（animal model） 研究人类生命现象和人类疾病发生与发展过程中的各种变化，揭示生命或疾病机制，以及研制和评价各种药物疗效时所应用的处于某种特定的生理或病理状态的活体动物。用于实验的模型按特性可分为整体动物模型、离体组织器官模型、细胞模型以及模拟的数

学模型。动物模型是相对于细胞模型、离体组织器官模型而言的整体动物模型。生物学或生物功能动物模型是指用于研究不同种属有机体生物学特性和功能的各种健康动物，借助于它们各自具有的不同生理特点来比较和阐明人与不同动物的基本生命现象。

简史 动物模型是在生命科学和生物医学研究中经过漫长的动物实验而发展形成的，与生命科学和生物医学的发展历史相伴随。最初人类对生命体的认识靠推测和经验积累，而后是通过对动物机体的认识实现的，如发现并验证犬、猫、猪、马、牛、羊等动物具有某些与人类相似的生命特征。对活体动物的解剖使古代科学家认识到了生命体的基本构造。克劳迪厄斯·盖伦（Claudius Galenus）以各种动物为模式，通过大量的动物实验形成了最早的生理学体系，直接影响了西方医学的发展。英国生理学家和医师威廉·哈维（William Harvey）通过活体解剖和比较解剖不同动物的方法，完成了专著《动物心血运动的解剖研究》，开创了动物模型的先河。1780 年，意大利医师路易吉·阿洛伊西奥·加尔瓦尼（Luigi Aloisio Galvani）用青蛙大腿的神经做实验时发现了神经电传导特性，开辟了实验电生理学研究的新时代。此后人们开始有意识地尝试在不同动物身上进行各种有目的的实验和观察，特别是用以发现和获得能够预防和治疗人类传染性疾病的有效方法和药物。正是在这个过程中，人们利用动物实验逐渐认清动物的构造和生理功能，不断探求生命中未知的领域和生命本质。法国微生物学家路易·巴斯德（Louis Pasteur）通过动物实验，在 1879 ~

1885 年间先后发明了鸡霍乱疫苗、犬与人的狂犬病疫苗。由于大量动物被用于各种科学实验研究，大大加速了生命科学和医学研究的发展，创立出许多新学说，形成许多新学科，如生理学、微生物学、传染病学、免疫学、遗传学、药理学、病理学等。至 20 世纪 60 年代，学术界形成并正式提出了"动物模型"的概念，同时也促成了实验动物的研发与应用。经过多年的研究和发展，截止到 2014 年，全球已报道了 6300 余种人类疾病相关的动物模型，突变动物品种约 3 万种，使用动物模型已成为现代生命科学和生物医学研究中极其重要的实验方法和手段。

分类　根据不同的分类方法可将动物模型区分如下。

按动物模型产生原因　包括自发性动物模型、诱发性动物模型、遗传工程动物以及同种和异种移植动物模型。①同种移植动物模型：将组织、器官或肿瘤移植于同系或同种受体动物制备的模型。②异种移植动物模型：将人类或其他种类动物的组织、器官或肿瘤移植在受体动物身上，使其生长发育制备成的动物模型。这两类动物模型常见的有肿瘤动物模型、器官移植动物模型、烧伤皮肤移植动物模型等。

按医学系统范围　可分为人类疾病动物模型、自然动物模型、疾病抵抗动物模型和病理性动物模型。①疾病抵抗动物模型：又称阴性疾病模型，是指有些正常动物在受到某种特定的对人或异种动物致病的因素的刺激后缺乏反应，不会发生疾病，利用这种现象建立的动物模型。可用于研究这些动物对该疾病具有天然抵抗力的原因和机制，如哺乳类动物均易发生血吸虫病，而居于洞庭湖流域的东方田鼠具有抵抗血吸虫的特性，不会发生血吸虫病，因而可用于血吸虫感染和抗感染的研究。②病理性动物模型：是指将各种疾病共有的一些病理变化过程通过一定的技术手段或方法在动物机体上呈现出来而制备形成的动物模型。自然界中的各种致病因素均可在一定条件下单独或共同作用于动物机体，造成动物组织、器官或全身的某些病理损伤，出现各种功能、代谢和形态结构的病理改变。这些改变常是多种疾病发生时出现的共同变化，如体温升高、缺氧、水肿、休克、弥散性血管内凝血、电解质紊乱、酸碱平衡失调等。这些共同的病理改变称为疾病的基本病理过程。

应用　动物模型可以模拟或再现人类生命现象和疾病的发生、发展过程，广泛应用于生命科学、生物学、医学、药学等学科的研究，主要应用如下。①生命现象本质的阐释：如脑神经系统中功能核团的构成和功能验证、低等动物和高等动物相同器官的进化演变过程等。②疾病发生机制研究：如糖尿病的各种动物模型能充分模拟临床分型及表型，流感病毒感染不同动物能综合模拟感染发生的机制、免疫过程、表型表现等。③药物研究、生物制剂和疫苗评价：在新药研发过程中，依据动物模型可以进行新药化合物的筛选实验、研究各种毒物的防治方法、制备免疫血清、生产诊断用抗原等。

（张京玲　魏　强）

ZÌRÁN DÒNGWÙ MÓXÍNG

自然动物模型（natural animal model）　健康的、其固有的生物学和生理学特征与人类或其他动物的某些生理特征或疾病表现类似，可直接用于研究人类生理或疾病机制的动物模型。又称生物医学动物模型。

自然动物模型是存在于自然界的一种特殊的比较生理学动物模型，不需要人工制备和诱导，模型稳定，生理状态下和受刺激时均代表人类生理和疾病的特定部分。例如，一些鸟类的血糖值比人和其他哺乳类动物要高出许多，但是不发生糖尿病患者常见的血管和肾并发症，因而这些鸟类可用于糖尿病并发症发病机制的研究，是一种未经过任何人工处置的自然动物模型。

自然动物模型主要用于探讨动物在生理条件下某一生物学特征的适应机制或对致病因素具有抵抗力的机制（表）。在某些研究领域，这种适应或非致敏机制对人类生理和疾病的研究具有很重要的应用和参考价值。

（杨秀红）

RÉNLÈI JÍBÌNG DÒNGWÙ MÓXÍNG

人类疾病动物模型（animal model of human disease）　具有人类疾病模拟性表现的动物模型。既可以全面系统地反映疾病的发生、发展全过程，又可以体现某个系统或局部的特征性变化。人类疾病动物模型在实验中有双重作用，既是研究对象，又是研究手段，在阐明人类疾病的发病机制、预防及治疗等一系列的研究中起重要作用。

简史　18 世纪后期，科学家们发现了可与人类疾病相比较的动物疾病，并对此进行了全面的研究和应用，成功地攻克了很多人类疾病。1798 年，英国医师爱德华·詹纳（Edward Jenner）给 8 岁男孩接种牛痘来预防天花的试验获得成功。詹纳的成功不仅挽

表 常见的自然动物模型及其应用

动物模型	动物特征	研究应用
东方田鼠	抗血吸虫感染	血吸虫病
白尾鹩、巨角猫头鹰	血糖浓度处于较高水平，但无血管并发症	糖尿病并发症
黑熊	冬眠时无食水摄入和尿便排泄，但血氨水平下降	慢性肾衰竭
鲑鱼、鳟鱼、星鲨	冠状动脉局灶性内膜增厚，但不发生钙和脂质沉积	动脉粥样硬化
海湾豹蟾鱼	血氨升高时，无脑水肿和能量代谢改变	氨中毒
海龟、鲫鱼、高原鸟	脑能抵抗严重和长期缺氧的刺激	缺氧/缺血
斑鬣狗	雄性阴茎头或雌性阴蒂头都有单一的开口	泌尿生殖窦
家兔	磨牙和摄食活动中咀嚼肌的脉冲活动特征相同，延髓没有特殊的磨牙中枢	磨牙症

救了无数条生命，而且为医学开辟了新的研究领域——免疫学。1876年，德国医师罗伯特·科赫（Robert Koch）将分离出来的炭疽杆菌接种到小鼠体内，复制出了小鼠炭疽疾病，随后从患炭疽病的小鼠体内分离到了炭疽杆菌，证明感染炭疽杆菌即为炭疽病的病因。法国微生物学家路易·巴斯德（Louis Pasteur）通过动物实验，在1879～1885年间先后发明了鸡霍乱疫苗、狂犬病疫苗等多种疫苗，并成功用于动物与人的疾病的预防和治疗。随后其他科学家应用巴斯德的科研思路先后发明出抵御多种严重疾病的疫苗，以预防斑疹伤寒、脊髓灰质炎等疾病。1908年，埃勒曼（Ellerman）和班（Bang）首次将白血病鸡血液的无细胞滤液接种给健康鸡诱发了白血病，提出了肿瘤的传染因子学说。1921年，加拿大医师弗雷德里克·格兰特·班廷（Frederick Grant Banting）应用摘除胰腺的犬作为动物模型研究糖尿病，揭示糖尿病的发病机制。1957年，美国医师丹尼尔·卡尔顿·盖杜谢克（Daniel Carleton Gajdusek）在南太平洋的巴布亚新几内亚的土著部落中发现一种中枢神经系统疾病——库鲁病（Kuru disease）。他将库鲁病死者

的脑组织液（含病原体）接种到黑猩猩身上，成功地复制出库鲁病模型。20世纪60年代，"动物模型"的概念被正式提出，各国研究工作者致力于动物模型的开发与研究。动物品系、自发性动物模型和诱发性动物模型不断得到开发。20世纪80年代后，转基因技术不断发展。20世纪末，以转基因、基因敲除、克隆技术为标志，人类疾病动物模型的研发工作取得了前所未有的突破性进展，功能基因组实验动物模型将成为21世纪实验动物科学的"核心模型"。

基本内容 人类疾病动物模型一般以整体表达为主。细胞、各种培养物以及实验动物模型的计算机模拟系统均归为模型系统。建立人类疾病动物模型的最终目的是防治人类疾病。疾病模型研究结果的可靠程度取决于模型与人类疾病的相似或可比拟的程度。一个好的、标准化的人类疾病动物模型应该具有以下特点。①相似性：能够正确地再现所要研究的人类疾病发生发展过程、临床的主要症状和体征、病理变化特点、疾病变化规律等。两者相似程度越高，研究结果的可信度也越高。②重复性：理想的人类疾病动物模型应该是可重复的，也

应该是可标准化的。应在许多因素上保证一致性，遵循"齐同可比"的原则进行实验的各项工作。③可靠性：可特异性地反映该种疾病或某种功能、代谢、结构变化，同时具备该种疾病的主要症状和体征，并经过一系列检测方法得以证实。④适用性和可控性：应尽量考虑能在临床应用、便于控制其疾病的发展，以便于开展研究工作。还要注意该模型应该具有普遍适用性。可控性不仅指能控制动物模型发生疾病程度的强弱，还指能控制动物模型发生疾病的典型性。可人为地控制一些条件，突出疾病的主要矛盾加以研究。⑤易行性和经济性：应尽量做到方法容易执行及合乎经济原则。灵长类动物与人类最相似，用它们制作人类疾病动物模型实用价值高，但其来源稀少珍贵，不易多得。因此要尽可能地选择来源充足、易得、价廉、便于运输的小动物，如小鼠、大鼠、地鼠、豚鼠等。⑥其他：中医证候动物模型要符合中医的理论特点，重复性好并能较好地再现所研究的人类疾病，简单易行，造模时间较短，观察指标具有直观性与客观性。

应用 人类疾病动物模型是生命科学、医学、药学、传染病

学、转化医学、农业科学、食品科学等相关领域的研究和成果转化等重要环节不可或缺的支撑条件，是生命科学和医学创新研究的重要工具。

（张京玲）

zìfāxìng dòngwù móxíng

自发性动物模型（spontaneous animal model） 在自然条件下，基因突变导致实验动物出现表型、生理功能、生化反应等方面的异常表现，并且这些异常能够通过遗传育种传代的动物模型。自发性动物模型以肿瘤和遗传性疾病居多。

简史 自最初的实验动物培育开始，自发性动物模型就随之产生。从 1900 年开始，欧洲的一些生命科学家开始使用小鼠等不同物种验证孟德尔遗传定律，并开展肿瘤方面的研究。随着研究的进展，科学家们发现实验动物会发生某些自发性疾病，包括遗传性疾病和肿瘤性疾病等，并用其研究人类疾病，成为最早的自发性动物模型。1961 年，中国医学科学院输血及血液学研究所育成 615 品系，其乳腺癌、肺癌发病率为 10% ~ 20%。1969 年，天津医学院将昆明种小鼠经近亲交配 20 代以上育成津白 2 系（TA2），是乳腺癌高发品系（见津白小鼠）。据 1982 年出版的《动物模型目录》一书记载，自发性疾病动物模型有 1289 种。

分类 主要包括突变系的遗传性疾病模型和近交系的肿瘤性疾病模型。遗传性疾病动物模型很多，可分为代谢性疾病、分子疾病和特种蛋白质合成异常性疾病模型，包括糖尿病大鼠、糖尿病小鼠、肥胖症小鼠、无胸腺裸鼠、肌肉萎缩症小鼠、癫痫长爪沙鼠、高血压大鼠等。肿瘤性疾病动物模型因种属、品系的不同，其肿瘤的发生类型和发病率有很大差异。自发性肿瘤性疾病模型，如小鼠乳腺肿瘤，在 C3H 小鼠、A/He 小鼠、DBA/1 小鼠、DBA/2 小鼠发病率较高，其中，C3H 雌鼠超过 9 月龄后乳腺肿瘤发病率可高达 100%；肺肿瘤在 A/He 小鼠、A/JAX 小鼠，皮肤肿瘤在 C57L/He 小鼠、BR/cd 小鼠发病率较高。

应用 自发性动物模型的最大优点就是疾病的发生、发展与人类相应的疾病很相似，均是在自然条件下发生，在人类疾病研究方面应用价值很高。

（陈小野）

yòufāxìng dòngwù móxíng

诱发性动物模型（experimental animal model） 将物理、化学、生物致病因素或复合致病因素作用于动物机体，使动物出现某些特定的、类似于人类疾病的功能性、代谢性或形态学上的改变而形成的动物模型。又称实验性动物模型。与自发性动物模型比较，诱发性动物模型具有能在短时间内复制出大量疾病模型、能严格控制各种实验条件、方法简便、易于掌握、重复性好、成本低等优点。但由于模型不是自然发生的，存在人工因素可能影响模型相似性的问题。

分类 包括物理、化学及生物因素诱发的动物疾病模型。

物理因素诱发性动物模型 包括机械力、机械损伤、气压变化、高温、低温、放射线、噪声和闪光等诱发的动物疾病模型，如结扎大鼠大脑中动脉可复制脑卒中（中风）疾病模型。

化学因素诱发性动物模型 包括化学物质直接作用（如烧伤、腐蚀等）诱发的动物疾病模型、化学物质代谢间接致病诱发的动物疾病模型，如采用醋酸法复制消化性溃疡模型。

生物因素诱发性动物模型 生物因素（如病毒、细菌、寄生虫、生物制剂、细胞、生物毒素、激素等）可通过各种途径引起动物发生疾病，有以下几种类型。①原发性肾小球肾炎疾病模型：用异种组织在羊体上复制。②肾衰竭疾病模型：给大鼠注射酪蛋白，1 个月后复制出慢性肾衰竭模型。③病毒性肝炎疾病模型：狨猴接种甲型病毒性肝炎患者血浆后会产生肝损伤的生化改变和肝病变。

应用 见人类疾病动物模型。

（陈小野）

diānxián dòngwù móxíng

癫痫动物模型（animal model of epilepsy） 利用物理、化学、生物等因素诱导建立的模拟人类癫痫的动物模型。癫痫（epilepsy）是先天或后天因素引起的以大脑局部病灶突发性的异常高频放电并向周围组织扩散为特征的神经系统疾病，表现为脑功能紊乱、肢体抽搐、行为障碍或感觉障碍。常用的实验动物包括小鼠、大鼠、猫、犬等。

简史 1938 年，梅里特（Merritt）等人首次使用电休克模型鉴定了苯妥英的抗癫痫作用，之后，动物模型在癫痫的研究中扮演着十分重要的角色。20 世纪 40 年代，托曼（Toman）等人引入了电刺激和化学诱导发作模型；1967 年，戈达德（Goddard）等人利用电或化学的"点燃"效应模拟癫痫发作。迄今为止，利用化学、物理、生物和复合方法发展并建立了模拟临床癫痫的数十种动物模型，为研究癫痫病理生理改变及筛选抗癫痫药物提供了有力的工具。

分类 按与遗传是否相关分为遗传性和获得性癫痫动物模型，按发作快慢分为急性、慢性癫痫模型，主要介绍如下。

急性癫痫模型 又称痫性发作模型，常为单次处理即可诱发癫痫的一次急性发作模型，包括急性皮质损伤导致惊厥放电而形成的急性简单部分性模型，以及注射给药诱导的急性全身性模型，后者包括最大电休克模型和戊四唑癫痫模型。

慢性癫痫模型 与急性癫痫模型最大的不同点在于其能够反映癫痫发作的发生、发展及反复发作时脑部病理生理的改变。反复用电和化学刺激丘脑、海马等区域，在脑电图上表现为进行性癫痫样活动、在行为学上表现为癫痫样发作的模型，称为点燃模型。包括电点燃模型和化学点燃模型。电点燃模型是在杏仁核、海马区埋植入电极，并反复给予一定强度的阈下刺激而达到点燃的效果；化学点燃模型是通过系统或者脑室内反复注射具有兴奋性毒性的氨基酸类似物诱导癫痫的发生和发展。

遗传性癫痫模型 是从各种遗传突变种系中选取和培育的癫痫易感动物模型，常用的是遗传性癫痫小鼠及大鼠模型，如听源性惊厥（12～16Hz 铃声诱发）易感的 DBA/2J 小鼠、Totterer 小鼠系等。

难治性癫痫模型 是对药物或其他癫痫诱发因素产生抵抗性的动物模型，包括拉莫三嗪抵抗性小鼠模型、6Hz 部分精神运动癫痫发作模型和颞叶持续性癫痫模型。

应用 具体如下。

急性癫痫模型 急性简单部分性模型适于研究惊厥活动的播散和癫痫产生的神经元基础等问题。最大电休克模型常用于模拟人类的全身性强直－阵挛发作，并能用于抗全身性强直－阵挛发作的药物筛选。戊四唑癫痫模型能够模拟人类的肌阵挛发作。这两种癫痫模型制备方法简单，常用于抗癫痫药物的初步筛选。

慢性癫痫模型 点燃诱导的慢性模型可发生丘脑、海马等区域结构和电生理改变，模型一旦建立，能反映癫痫进行性发展和长期反复自限性发作的特点，较好地模拟人类颞叶性癫痫发作，是很好的癫痫疾病及药物研究的模型。

遗传性癫痫模型 较人工诱导的癫痫更具有自然性，有助于探讨惊厥活动的产生及传播通路，以及各脑区神经递质、调质的变化情况。

难治性癫痫模型 主要用于难治性癫痫等的药物筛选。

（孔 琪 刘新民）

zhōngyī zhènghòu dòngwù móxíng

中医证候动物模型（animal model of traditional Chinese medicine syndrome） 利用物理、化学、生物等因素诱导建立的模拟中医学中疾病证候的动物模型。证，是中医学对疾病过程中一定阶段的病因、病位、病性等病理本质所做的概括，是对致病因素与机体反应两方面情况的综合结论。证候，在临床上有时虽作为"证"的代称，但严格地讲，证候是指每个证所表现的、具有内在有机联系的症状和体征的总和，即证候是证的外候。中医证候动物模型研究主要探讨中医证候在动物体上的复制、评价和应用。中医证候动物模型的评价尺度主要是与临床证候的相似度，以及在不损害相似度基础上的标准化。中医证候动物模型与现代医学疾病模型模拟、反映人体病理状态的基本角度不同，是互补的人体病理模型。中医证候动物模型是中医临床和基础研究、新药研发的重要工具。

简史 中医证候动物模型的研究基本上集中在中国，迄今为止有 50 多年的历史。自 20 世纪 60 年代建立第一个针灸麻醉动物模型开始，肾虚证、脾虚证、血瘀证、温病证候以及与许多现代疾病密切相关的中医证候动物模型不断增加，动物造模方法和技术也趋于实用、细致。

分类 具体如下。

西医疾病移植模型 是中医实验动物模型研究初期较常采用的思路。其施加造模的因素是机械、物理、化学或生物等因素，造成动物组织、器官或全身一定程度的损害，出现类似要研究的人类某疾病的功能、代谢或形态结构方面的变化。对模型的评价采用现代生物化学、病理学、病理生理学等功能与形态检测方法，从动物的外观表现上搜寻有关资料进行证候的概括研究，旨在发现证候的客观检测指标。

单纯中医证候模型 从中医病因病机理论出发，以导致某些证候的常见病因为造模因素（如饥饿、劳累致气虚证模型），或以中药、西药某一药性作用的过度刺激导致机体功能的偏盛偏衰（如热性中药致阴虚证动物模型、氢化可的松致阳虚证动物模型等），模拟临床证候。对模型的评价采用中医学证候观察的方法，如对活动状态、毛色、进食、尿便等观察进行辨证判定，以方证相应的思路进行反证治疗，同时进行相关功能与形态的生物学检测。由于证候综合反映某一病理过程，是致病因素与身体整体功能活动反应规律的概括，单一因素模拟的"证候"与临床实际有极大的差距。

中西医病、证结合模型 是近 20 年来应用较多方法，它体现了以某一疾病病理过程的特征证候为切入点的模型设计思想。对此类模型的评价包括两个方面：综合症状在体现证候特征上的代表性，以及在导致该证候出现的具体发病环节上功能与形态病理特征的生物学检测的一致性。这类动物模型虽然反映的只是在具体某一病理状态下的证候，不能概括证候的全貌，但由于它反映证候的依据来自于临床实践对证候产生的疾病病理阶段的把握，较易进行有针对性的客观检测。因此，在中药方剂学研究中能够在一定程度上表达中药复方对证候的干预作用，在中药新药研究领域得到较为广泛的应用。

应用 中医证候动物模型对于阐释中医药科学内涵、研发中药新药、推动中医药现代化和国际化具有极大的作用。但由于中医证候是疾病发展某一阶段病因、病性、病位的综合反映，具有同病异证、异病同证等特点，建立规范客观、贴切权威、符合中医药特点，为国际社会理解、接受和认可的中医证候动物模型难度很大。

（陈小野）

méijiè shēngwù

媒介生物（vector） 本身并不致病，但在传染性疾病流行过程中，起到传播病原体作用的生物。主要包括节肢动物、软体动物、小型兽类等。研究媒介生物的生物学和生态学特点、病原体的传播机制以及如何对媒介生物进行有效控制的学科则是媒介生物学。媒介生物作为与传染性疾病相关的一类生物，相关的研究工作主要涉及媒介生物的确定、分类、传播机制研究、生态学研究和控制措施等领域。通过这些领域的研究，可以为相关传染性疾病的预防和控制提供强有力的策略和手段。

简史 关于媒介生物的认识和研究是随着人类对传染性疾病研究的不断深入开始的。虽然许多媒介生物长期以来通过吸血侵扰人类，但对其传播病原体的认识却是在工业革命以后。19 世纪末至 20 世纪初，随着研究手段的不断改进，人们逐渐对一些重要传染性疾病的传播途径有了明确的认识。例如，在非洲和美洲流行的黄热病被证明是埃及伊蚊传播导致的，在全球热带和亚热带地区广泛流行的疟疾被证明是按蚊传播导致的，鼠疫可以通过跳蚤叮咬在人与其他动物、人与人之间传播，丝虫病通过蚊虫叮咬在人与人之间传播，血吸虫病通过钉螺作为中间宿主在人与其他动物之间传播，与人类关系密切的一些鼠类、家猫则可以传播流行性出血热、弓形虫病。通过这些研究，确定了媒介生物的概念及其在传染性疾病流行过程中的重要作用，并为媒介生物学的形成奠定基础。

半个世纪以前，中国是疟疾、丝虫病、鼠疫等重要传染性疾病的重灾区。通过几代医学工作者的努力，中国的媒介生物研究得到蓬勃发展，不仅媒介生物的危害得到了有效控制，对相关传染性疾病的预防控制也取得了巨大成就，许多传染性疾病的发病率已经下降到发达国家水平。但是，由于媒介生物及相关传染性疾病的自身特点，随着自然环境和社会经济的发展，新的媒介生物性传染性疾病不断出现，一些新的媒介生物也不断被确认，一些经典的媒介生物性传染性疾病还可能再次肆虐。因此，媒介生物及相关传染性疾病的研究工作需要不断调整研究对象和研究方向，以满足控制传染性疾病这一终极目标。

确定 确认一种生物是否为传染性疾病的媒介生物，是传染性疾病控制中非常关键的问题。一种传染性疾病的媒介生物的确定需要遵循以下 4 个原则。①生态学方面具有联系：自然情况下有嫌疑的媒介生物与病例之间发生过有效的接触。②时空分布具有一致性：媒介生物的时空分布与传染性疾病的时空分布具有一致性。③自然感染具有一致性：自然情况下有嫌疑的媒介生物体内有感染性的病原体。④实验感染成功：在实验室控制的条件下，有嫌疑的媒介生物具有传播病原体的能力。

生态学特性 媒介生物的生态学主要涉及媒介生物的生命周期、活动时间的特点、生态环境选择特点和宿主选择特点等。了解不同媒介生物的生态学特性可以为媒介生物控制策略的制订提供依据。

分类 对媒介生物的准确分类和鉴定决定是否能对其进行准确控制，关系到传染性疾病控制能否成功。传统的分类是以形态特征为基础，结合生物学和生态学特点进行分类。中国常见媒介生物包括蚊虫、蜱螨类、蚤类、白蛉、吸虱、淡水螺类、鼠类等。由于有些类群的媒介生物在形态上非常接近，在实际工作中，人们逐渐使用分子手段对这些种类进行区分，常用的分子分类手段包括 DNA 指纹技术和 DNA 条形码技术。根据媒介生物的分类学地位，可以将不同的媒介生物分为如下几个大的类群。

节肢动物类　主要包括蜱螨纲、昆虫纲的媒介生物。蜱螨纲的媒介生物包括蜱类、革螨、恙螨等，其中，蜱类是多种重要的人兽共患病的媒介，可以传播多种病毒、立克次体、螺旋体、埃立克体、细菌和原虫等病原体，是非常重要的一类媒介生物；恙螨主要传播恙虫病东方体。昆虫纲的媒介生物主要有双翅目的蚊虫、白蛉、蠓、虻等，其中，蚊虫是非常重要的媒介生物，不同种类的蚊虫可以传播多种病毒、原虫、丝虫，是全球热带、亚热带地区重要的媒介生物，受相关传染性疾病威胁的人口达 25 亿左右。昆虫纲的其他媒介还有蚤目的蚤类、吸虱目的体虱、半翅目的臭虫和锥蝽等，其中，蚤类是鼠疫的重要媒介生物，可以在动物间、人与其他动物之间传播鼠疫杆菌。

软体动物类　主要是各种螺类，其中以血吸虫病的媒介——钉螺最为著名，其他还有 2006 年以来新发的广州管圆线虫病的媒介福寿螺。这些淡水螺类是多种在人体内寄生的吸虫及线虫的中间宿主，人类通过接触这些媒介生物生活的疫水，或直接取食这些淡水螺类而感染寄生虫，从而引发各种寄生虫病。

哺乳动物类　主要是与人类关系比较密切的小型哺乳类动物，比较典型的有家鼠类、家猫等。其中，家鼠类可以感染汉坦病毒、钩端螺旋体等病原体，但自身不发病，通过粪便、尿液等排出病原体，感染密切接触的人群；家猫可以通过粪便传播弓形虫，造成密切接触者感染，尤其是孕妇感染后，可以导致胎儿发育障碍，引起死胎、畸形、智力低下。

传病机制　媒介生物传播病原体的过程分为生物传播和物理传播。生物传播过程中，病原体需要通过媒介生物的体内环境完成发育、繁殖或增殖的过程；物理传播的过程只是媒介生物机械性携带病原体的过程，其体内外环境并不是病原体扩增和发育所必需的。根据病原体在媒介生物体内的过程，生物传播可以分为 4 种方式。①繁殖式传播：病原体在媒介生物体内经过繁殖或复制数目增多，但形态上不发生变化。相关的病原体包括病毒、立克次体、细菌和螺旋体等。②循环繁殖式传播：病原体经历发育循环和繁殖两个阶段，不仅形态发生了变化，还进行了增殖。相关病原体主要是原虫，包括各种疟原虫、利什曼原虫和锥虫等。③循环发育式传播：病原体经历不同的发育阶段，形态发生明显变化，但不进行繁殖，数量没有增加，其在媒介生物体内的最后阶段才具感染性。相关的病原体包括丝虫、线虫和绦虫等。④经卵或经期传递式传播：病原体通过侵入卵巢的胚细胞、卵细胞，经卵或经不同发育期，传递到下一个发育期或若干代的后代。采用这种传递方式的病原体主要有病毒、立克次体和螺旋体，涉及的媒介生物包括蚊虫、白蛉、蜱类和恙螨等类群。

不同类型的传染性疾病，其媒介生物传播病原体的途径是不同的。有些媒介生物通过吸食宿主动物的血液感染病原体，并通过下一次吸血传播病原体；有些媒介生物首先通过吸血感染病原体，然后通过粪便经由宿主动物的皮肤伤口传播病原体；还有些媒介生物感染病原体后，将病原体排至水体中，并通过水体感染宿主动物；与人类关系密切的鼠类和家猫等往往通过尿液、粪便排出病原体，感染周围人群。传病机制的研究和确定可以为传染性疾病的有效预防和控制提供新的策略。

控制　媒介生物一般在特定的生态环境中活动，因此，媒介生物控制的基本策略是综合治理，即综合采用合理的环境治理、化学防治、生物防治及其他有效手段，形成系统的防治措施，将媒介生物的密度控制在危害水平以下，预防和控制传染性疾病的发生和流行。

（刘起勇）

shíyàn dòngwù jíbìng
实验动物疾病（laboratory animal disease）　实验动物由于机体内在或外在的、传染性或非传染性致病因素的作用而发生的疾病。分为传染性疾病和非传染性疾病。传染性疾病包括病毒性疾病、细菌性疾病和寄生虫病等，非传染性疾病包括肿瘤性疾病、营养及代谢性疾病、遗传性疾病以及肠套叠、肠梗阻、外伤等其他疾病。有些疾病可表现出一定的症状，有些隐性感染却不表现任何症状。实验动物发生疾病会影响动物实验结果的可靠性，开展实验动物疾病的监测与防治工作对保证实验动物质量及等级标准具有十分重要的意义。

病因与发病机制　实验动物的一些非传染性疾病主要是动物自身生物学特性、饲料营养搭配不合理、饲养观察失当、实验动物医师监护失职等因素造成的。对于一些病原体引起的传染性疾病，其发生、发展是病原体与机体相互斗争的过程。当病原体进入具有高度免疫力的实验动物机体时，其不能繁殖并迅速被宿主的防御系统所歼灭，实验动物不会发病；但是当实验动物机体抵抗力弱、病原体毒力强时，机体不能抵抗病原体的侵袭，实验动物就会发病。

病理特征 不同疾病的组织器官嗜性不同，因此具有不同的病理特征。虽然病变的发展规律不同，但基本病变表现为炎症，炎症的表现形式多为变质、渗出和增生。变质性炎症是炎症局部组织发生的变性和坏死；渗出性炎症是炎症局部组织血管通透性增强，血管内的液体和细胞成分通过血管壁进入体腔、组织间质、黏膜表面和体表；增生性炎症的病理变化包括实质细胞（如上皮细胞和腺体细胞）和间质细胞（中性粒细胞、巨噬细胞、血管内皮细胞和成纤维细胞）增生。

临床表现 不同的疾病呈现出不同的临床表现。根据发病缓急和病程长短，疾病可表现为最急性、急性、亚急性及慢性；根据临床症状，疾病可表现为显性、隐性、一过型、顿挫型及温和型；根据病情特点，疾病可表现为典型和非典型；根据感染部位，疾病可表现为局部和全身性。有些疾病还具有一定的阶段性（潜伏期、前驱期、发病期、转归期），还可能出现体温升高、炎症、皮疹及血液生理生化指标的改变。

诊断 根据病因、病理特征、临床表现和实验室检查可做出相应疾病诊断，其中病原体鉴定非常重要。

对实验的影响 实验动物从出生、成长至繁衍后代，食、住和排泄都在一个固定环境中，而且数量多、密度大，管理不善极易造成疾病的暴发和流行。一旦发生疾病，特别是鼠痘、兔出血症、犬瘟热等烈性传染性疾病，可导致大量实验动物死亡，存活的动物也不能留用，需要全群淘汰，重新建群，给科学研究带来难以预计的结果。还有一些实验动物感染后成为隐性感染者，其外观正常，可以生存、生长、繁殖，但是用于实验后可造成指标错误，影响动物实验结果的准确性。隐性感染的实验动物还会由于外界环境刺激等突发死亡，导致动物实验中止，影响长期实验的观察。大部分医用和科研用生物制剂都是用实验动物制备的，如果实验动物发生疾病或隐性感染，会对生物制剂的稳定性造成影响。

处置措施 主要包括提高管理和饲养环境水平、定期监测、健康检查、免疫接种等。①严格隔离管理，培育健康种群。②从有质量保证的单位引进动物，引进的实验动物要依据相关检测标准进行检疫。③定期进行微生物学和寄生虫学检测，对动物房舍及饲养用具进行消毒，防止各种病原体侵入和繁殖，严格防止野生动物侵入实验动物室。④饲养管理人员要定期进行健康检查，人兽共患病患者不能录用。⑤自繁自养多级保种，提高自我更新能力。⑥如果实验动物感染某种疫病，视情况予以销毁或隔离治疗，对可能被传染的实验动物，进行紧急预防接种，对污染区域进行消毒。⑦实验动物患病死亡的，应当及时查明原因，进行无害化处理，避免形成污染源，并做好记录。需要对患病动物进行剖检，根据病变推断疾病种类、了解疾病性质。死亡的实验动物必须在死亡后30分钟内进行体表检查，观察是否出现皮肤疾病、外科损伤等。然后进行尸体剖检，切开动物皮肤，检查乳区、腹股沟和腋淋巴结及下颌下淋巴结等是否出现异常；打开胸腔、腹腔，检查是否出现异常，气管淋巴结是否肿大、出血等，肺部是否出现炎症、出血、肿瘤等；检查心肌断面和表面钙化；观察肝和胆囊的色泽和外形，切成断面检查是否有坏死灶；检查胃体大小及内容物；检查肠道、肠系膜淋巴结，剪开肠管观察是否有出血点；检查脾的大小、颜色及切面；检查肾的大小及变化，切面有无异常；检查子宫、性腺、膀胱等，观察其形态及黏膜是否有出血、破溃等。⑧进行免疫接种，提高实验动物的防病能力。

（赵德明）

chuánrǎnxìng jíbìng

传染性疾病（infectious disease）

病原体通过一定的传播途径侵入人类和（或）其他动物机体后产生的具有传染性、在一定条件下可引起局部或广泛流行的疾病。

病因与发病机制 传染性疾病的发生、发展、传播都必须具备传染源、传播途径和易感者三个基本环节，缺少任一环节都不能引起疾病的流行。

传染源 指机体内含有病原体，并能将病原体排出体外感染人类和（或）其他动物的生物。已患病及携带病原体的人类和（或）其他动物都可以成为传染源，其他生物也可作为传染源，如水、植物和土壤等。

传播途径 病原体可通过内源性及外源性两种方式传播。患病人类和（或）其他动物自身皮肤、鼻腔或肠道等组织中的病原体通过局部或者血液循环散布到身体其他部位，称为内源性传播；病原体通过直接接触（土壤、空气、医源性操作等）或间接接触（蚊虫叮咬和食物污染等）的方式从体外进入体内并造成机体感染，称为外源性传播。

易感者 指对于某种传染性疾病缺乏特异性免疫力的人类和（或）其他动物。儿童（特别是婴儿）及免疫功能异常者由于缺乏特异性免疫，青壮年由于职业、工作环境等原因与病原体接触机会较多，较易受到感染。

病理特征 传染性疾病的病理过程取决于病原体的数量和毒力、机体的反应性和是否接受良好的治疗。病原体通过特定的传播途径和方式进入机体，在机体内特定的组织器官定居繁殖，造成组织器官损伤，引起病理变化。不同传染性疾病的组织器官嗜性不同，因此病理特征和病变的发展规律不同，但基本病变均表现为炎症（见实验动物疾病）。

临床表现 常见的临床特征表现为体温升高、毒血症和皮疹等。前驱期常表现为全身乏力、摄食减少、体温升高等非特异性症状，急性发病可无前驱期；症状明显期可出现高热、皮疹以及黄疸等传染性疾病特有的症状和体征。

根据传染性疾病的发生、发展和转归，一般可分为 4 期。①潜伏期：指病原体侵入机体进行繁殖到出现首发症状的时期。不同疾病潜伏期长短各异，同一种疾病在各患病动物中潜伏期长短也不同。②前驱期：指潜伏期末至出现某些临床表现的时期。该期仅表现出一般症状，如体温升高、摄食减少、精神异常等。各种疾病和个体间的前驱期长短不一。③发病期：指各种疾病的特有症状和体征随病程发展陆续出现的时期，又称症状明显期。该时期相继出现很多特征性症状，较易在诊断中识别。④转归期：指病原体基本或完全被消灭，免疫力提高、病变被修复，临床症状和体征逐渐消失的时期，又称恢复期。恢复期后若机体功能不能恢复到正常水平，或遗留某些组织、器官的缺损，称为后遗症。

分类 《中华人民共和国传染病防治法》规定了 39 种传染性疾病，按照疾病流行程度及对人群的威胁程度分为甲、乙、丙 3 类。①甲类：包括鼠疫和霍乱。②乙类：包括传染性非典型肺炎、获得性免疫缺陷综合征、病毒性肝炎、脊髓灰质炎、人感染高致病性禽流感、麻疹、肾综合征出血热、狂犬病、流行性乙型脑炎、登革热、炭疽、细菌性和阿米巴性痢疾、肺结核、伤寒和副伤寒、流行性脑脊髓膜炎、百日咳、白喉、新生儿破伤风、猩红热、布鲁菌病、淋病、梅毒、钩端螺旋体病、血吸虫病和疟疾。③丙类：包括流行性感冒、流行性腮腺炎、风疹、急性出血性结膜炎、麻风、流行性和地方性斑疹伤寒、黑热病、包虫病、丝虫病，以及除霍乱、细菌性和阿米巴性痢疾、伤寒和副伤寒之外的感染性腹泻。其中，甲类和乙类传染性疾病（共计 28 种）为有暴发高风险或一旦暴发有可能迅速传播的疾病。

诊断 需要依据临床特有的症状和体征、实验室检查等进行综合分析，其中病原体鉴定最为重要。多数传染性疾病具有明确的病原体，病原学诊断包括采集样本以及病原体分离、培养和鉴定。细菌和真菌的鉴别主要通过形态学、生化特性和免疫学等方法，临床资料对其鉴别具有一定帮助。

对实验的影响 实验动物患传染性疾病会干扰实验结果，影响实验数据的准确性和可靠性，人兽共患病还可能威胁科研人员的健康。实验人员多在封闭的条件下进行科研工作，一旦出现传染性疾病，常由于人员密集、工作环境密闭而发生大面积人群感染，损害科研人员健康，影响工作进程。

处置措施 根据《中华人民共和国传染病防治法》传染性疾病分级，对不同病原体引起的传染性疾病采取不同的处置措施。对可能造成重大经济损失的患病动物进行扑杀，对假定健康的动物经至少一个潜伏期的时间进行复检，经复检合格后解除疫情。

一般治疗 包括支持治疗和对症治疗。支持治疗包括适当休息、环境通风且阳光充足、饮食清淡易消化、维持机体水和电解质平衡、保持皮肤和口腔清洁以及呼吸道通畅；对症治疗是指针对传染性疾病特有的临床表现，如高热、脱水、腹痛、腹泻、休克、大出血、意识障碍、皮疹等采取适当的治疗，包括清热、镇痛、止血、补液、纠正电解质紊乱或酸碱平衡失调等。

特异性抗病原体治疗 指针对引起机体发生病理变化的病原体进行治疗，以清除病原体为目的。半个世纪以来，最成熟有效的治疗方法之一是针对细菌和真菌的抗菌药物治疗，包括经验治疗和目标治疗。经验治疗指在得到细菌学鉴定结果之前，按照病情和本地区流行病学调查资料选择适当的抗菌药物进行治疗；目标治疗指根据细菌学鉴定结果和药敏试验结果选择适当药物进行抗菌治疗。目前针对病毒的药物很少，治疗免疫缺陷综合征、肝炎等病毒病的药物仍在研制中。原虫、蠕虫和一些体表寄生虫的治疗以化学制剂为主。

预防　对传染性疾病而言，"预防重于治疗"这一原则尤为重要。在预防传染性疾病的过程中，应针对传染性疾病传播的 3 个环节采取措施。

控制传染源　尽早发现、报告及隔离患病动物是控制传染源的首要步骤。按照《中华人民共和国动物防疫法》及实施细则，从事动物疫情监测、检验检疫、疫病研究与诊疗以及动物饲养、屠宰、经营、隔离、运输等活动的单位和个人，发现动物染疫或者疑似染疫的，应当立即向当地兽医主管部门、动物卫生监督机构或者动物疫病预防控制机构报告，并采取隔离等控制措施，防止动物疫情扩散。其他单位和个人发现动物染疫或者疑似染疫的，应当及时报告。接到动物疫情报告的单位，应当及时采取必要的控制处理措施，并按照国家规定的程序上报。一、二、三类动物疫病按照不同的处理措施处理，并按规定通报重大动物疫情的发生和处理情况。还应对传染性疾病接触人群或其他动物以及病原体携带者进行检疫、药物预防和接种疫苗预防等管理。

切断传播途径　消毒和卫生处理是切断传染性疾病传播的重要步骤，包括疫源地消毒等。消灭蚊、蝇、老鼠等对控制虫媒性传染性疾病至关重要，对家禽、家畜进行定期免疫可对动物传染性疾病起到预防作用。

保护易感者　主动接种疫苗能诱导机体体液免疫和细胞免疫应答，是预防传染性疾病感染的重要措施。

（赵德明）

rén-shòu gònghuànbìng

人兽共患病（zoonosis）

共同的病原体引起的在人类与其他脊椎动物之间自然传播的、流行病学上有关联的传染性疾病。可为病毒、细菌、衣原体、立克次体、支原体、螺旋体、真菌、寄生虫等引起。人兽共患病分为新发人兽共患病和再发人兽共患病。世界卫生组织、联合国粮农组织和世界动物卫生组织对新发人兽共患病的定义是："一种新发现的，或新变异的，或以前虽然存在但目前发病率增加，或地域、宿主、媒介体扩大的人兽共患病。"人兽共患病的暴发和流行与气候变化、生态环境破坏、人口密度增加、生物入侵、国际旅游等有密切关系。全球气候变暖改变了虫媒的

地区分布，使亚热带地区流行的传染性疾病北移，导致原本没有亚热带传染性疾病的地区出现了新疫情；人口密度的增加加剧了人兽共患病的暴发流行；野生动物密度增加是野生动物源性新发人兽共患病的发生原因之一，人类与野生动物密切接触是新发人兽共患病的另一个重要起因。

在新发和再发人兽共患病中，动物源性疾病的病原体（尤其是病毒）的种类是非动物源性病原体的 2 倍。据世界卫生组织统计，从 1940 年起，野生动物源性新发人兽共患病发病率随时间推移而上升，1990～2000 年发生的例数占过去 60 年总数的 52.0%。特别是严重急性呼吸综合征和高致病性禽流感的暴发流行，提示野生动物源性人兽共患病已经成为威胁人类健康的重要因素（表）。自 2001 年以来，世界卫生组织已确认了 1100 多起具有全球影响的传染性疾病事件，其中超过 70% 为人兽共患病，经证实的人兽共患病有 200 余种。据统计，人类致病菌中有 61% 是人兽共患致病菌，在新出现的人类致病菌中有 75% 属于人兽共患致病菌。

病因与发病机制　人兽共患病主要为细菌、病毒和寄生虫等病原体引起，其致病性主要体现

表　常见野生动物及相关人兽共患病

野生动物	病原体	所致疾病
鼠类	鼠疫耶尔森菌、出血热病毒、钩端螺旋体	鼠疫、出血热、钩端螺旋体病等 50 多种疾病
蛇类	各种寄生虫，如丝虫、旋毛虫等	各类寄生虫病
鸟类	寄生虫和多种病毒	鹦鹉热、森林脑炎、流行性乙型脑炎
青蛙	曼氏迭宫绦虫等寄生虫	肺绦虫病、脑绦虫病
非人灵长类	人类免疫缺陷病毒、埃博拉病毒	获得性免疫缺陷综合征、埃博拉出血热
蝙蝠	亨德拉病毒、尼巴病毒	亨德拉、尼巴病毒性脑炎
贝类	血吸虫等寄生虫及病毒	血吸虫病、甲型病毒性肝炎
野兔	土拉弗朗西斯菌	兔热病

在病原体感染后对机体的直接伤害、病原体释放毒素作用以及机体对病原体和毒素的免疫应答反应3个方面。动物作为传染源主要取决于人与受感染的动物接触的机会、密切程度、动物传染源的种类和密度，以及环境中是否有适宜该疾病传播的条件等。

病理特征　人兽共患病因病原体不同，产生的病理改变也不同，但一般具有传染性疾病共有的病理特征，如炎症、渗出、免疫反应、组织肿胀坏死等。

临床表现　发生人兽共患病的人和其他动物一般会出现精神萎靡、皮肤（毛发）暗淡无光泽、体温升高、进食减少、体重减轻等临床表现。有些人兽共患病会出现特征性临床表现，如坏疽、腹泻、恐水、皮疹等，可加以鉴别并作为诊断指标之一。

分类　世界上已发现的人兽共患病有250多种。中国农业部发布的《人畜共患传染病名录》共收录人兽共患病26种，包括病毒性3种、细菌性12种、寄生虫性8种、其他3种。①病毒性人兽共患病：包括高致病性禽流感、狂犬病、猪乙型脑炎。②细菌性人兽共患病：包括炭疽、布鲁菌病、沙门菌病、牛结核病、猪Ⅱ型链球菌病、马鼻疽、兔热病、大肠埃希菌病（O157∶H7）、李斯特菌病、类鼻疽、禽结核病、放线菌病。③寄生虫性人兽共患病：包括日本血吸虫病、旋毛虫病、猪囊尾蚴病、肝片吸虫病、丝虫病、利什曼病、弓形虫病、棘球蚴病。④其他人兽共患病：包括牛海绵状脑病、钩端螺旋体病、Q热。给中国造成一定危害的人兽共患病包括鼠疫、狂犬病、结核病、获得性免疫缺陷综合征、鼠伤寒沙门菌病、布鲁菌病、流行

性乙型脑炎、流感、禽流感、环状病毒病、严重急性呼吸综合征、恙虫病、钩端螺旋体病、肾综合征出血热、登革热、弓形虫病、军团病、莱姆病、斑点热、耶尔森菌病、空肠弯曲菌病、O157大肠埃希菌病、人埃立克体病、幽门螺杆菌病、隐孢子虫病等。

诊断　①病原学诊断：通过采集标本等病原学诊断方法，分离病原体。②血清学诊断：采集血清检测抗原抗体，包括变态反应、抗原抗体反应等诊断方法。③流行病学调查：对易感人群和其他动物、传播途径、流行特征和典型症状等因素进行调查。

对实验的影响　人兽共患病会危害实验人员和实验动物的健康及生物安全，影响实验数据的准确性和可靠性，干扰对实验结果的判定。

处置措施　根据《中华人民共和国动物防疫法》等法律法规和政府部门管理规定处置人兽共患病。处置原则包括依法处置原则、早快严处置原则及兽医和卫生同步处理原则。出现疑似病例时，应尽早确诊、尽早处理，避免扩散。除实验需要外，用于实验的动物一旦发生人兽共患病，应立即按照国家有关管理规定处理，不得用于实验。对重大人兽共患病疫情采取预防为主的方针，实施疫情监测和预警。

预防　人兽共患病分布广泛，既危害人类健康和生命，又可在动物中流行，造成巨大的经济损失。在旅游业日益发达、生态环境明显改变、人和各种动物接触机会越来越多的情况下，应该高度警惕新发人兽共患病和人兽共患病复燃。加强防范措施，降低人兽共患病的危害。人兽共患病预防的关键措施是在其他动物和

人类之间建立一道隔离屏障。在饲养环节，应推行科学的饲养制度，控制或根除动物传染源。在患病动物流通环节，应严格执行动物检疫，切断传播途径。注意个人卫生，提高防护能力。严格控制媒介生物，加强环境管理。

（秦川　孔琪）

shènzōnghézhēng chūxuèrè
肾综合征出血热（hemorrhagic fever with renal syndrome, HFRS）

感染汉坦病毒属病毒引起的人兽共患病。又称流行性出血热（epidemic hemorrhagic fever, EHF）。特点是流行广、病情危急、病死率高、危害极大。1982年世界卫生组织统一定名为"肾综合征出血热"，中国现仍沿用"流行性出血热"的病名。

病因与发病机制　病原体为布尼亚病毒科的汉坦病毒属病毒，包括汉滩病毒（Hantaan virus, HTNV）、汉城病毒（Seoul virus, SEOV）、普马拉病毒（Puumala virus, PUUV），以及多布拉伐病毒（Dobrava virus, DOBV）等型。在中国，肾综合征出血热主要是汉滩病毒和汉城病毒引起，普马拉病毒主要在欧洲引起肾综合征出血热，多布拉伐病毒在东欧、南欧引起较重型流行性出血热。病毒为负性单链RNA病毒，形态呈圆形或卵圆形，有双层包膜，外膜上有纤突，平均直径为120nm。其基因RNA可分为大、中、小3个片段，即L，M及S。中国发现的汉滩病毒至少有8个亚型，汉城病毒有6个亚型。

小型啮齿类动物（包括姬鼠、大鼠、田鼠、地鼠和小鼠）是主要传染源，猫、兔、犬、猪等也可携带病毒。在中国，黑线姬鼠为野鼠型出血热的主要传染源，褐家鼠为家鼠型出血热的主要传

染源，大林姬鼠是中国林区出血热的主要传染源。此病的主要传播途径如下。①直接接触带病毒的宿主动物及其排泄物，如含病毒的气溶胶颗粒，经呼吸道途径传播。②接触污染食物、水，经消化道途径传播。③被鼠咬伤直接接触传播。④经体表寄生的螨类作为虫媒传播。

病毒首先直接损害毛细血管内皮细胞，破坏受感染细胞的功能和结构，导致器官病理损害和功能障碍；之后病毒在体内复制，病毒抗原刺激机体免疫系统，引起免疫器官、免疫细胞直接损害，导致免疫功能失调。多器官的病理损害和功能障碍又可相互影响、相互促进，病理过程更加复杂。

病理特征 大鼠感染后多无病理变化。黑线姬鼠和褐家鼠感染可见轻度的肺部炎症反应，在肺、肾等器官中可检出病毒抗原。在乳小鼠、乳长爪沙鼠等动物模型中，可见病变组织广泛充血、出血、渗出、变性和坏死，其中充血、出血等血液循环障碍以肺、肾最严重，变性和坏死等实质细胞病变以肾、肝、脑最严重。在家鼠型毒株感染的乳长爪沙鼠脑组织中，可见典型的炎症反应，毛细血管充血明显，周围炎症细胞浸润。用环磷酰胺处理的中国地鼠，感染后主要病理变化是各器官血液循环障碍和血管损害，表现为血管扩张、充血、出血和浆液渗出，其中以肾、肺最严重；实质器官可见变性、坏死，以肾、肝和脑最严重。

临床表现 主要是高热、出血和肾损害。大鼠感染一般无临床症状，呈隐性感染和持续性带毒状态。成年大鼠对野鼠型的一些毒株不敏感；乳大鼠对家鼠型和野鼠型毒株均易感，且带毒时

间很长，接种后呈全身性感染，病毒可侵袭脑、心、皮肤等组织；乳小鼠易感，经脑或腹腔接种可引起乳小鼠播散性感染，病毒侵袭大脑，引起严重脑炎，使乳鼠发病死亡；长爪沙鼠对不同来源的毒株均易感；用环磷酰胺处理的中国地鼠，经腹腔内、皮下或脑内接种，多在感染后 7 ~ 9 天死亡；人工感染家兔后 3 ~ 6 天有明显的病毒血症。

诊断 可通过病毒分离、电镜观察、血清学抗体检测、抗原检测，以及分子生物学方法等辅助诊断。其中，电镜观察是确定病毒的重要方法。

鉴别诊断 此病容易与新疆出血热、登革热、钩端螺旋体病混淆。①新疆出血热：多于 4 ~ 5 月高发于荒漠、半荒漠，主要通过璃眼蜱属叮咬传播，动物宿主包括家畜、野兔、啮齿类或鸟类等动物，潜伏期 2 ~ 10 天。表现为突发高热、出血，病程 7 ~ 14 天，肝损伤严重，消化道严重出血。②登革热：高发于热带、亚热带的沿江河、低洼地带，多发于 4 ~ 7 月及 11 月至次年 1 月，主要通过伊蚊叮咬传播，猴、蝙蝠等为主要动物宿主，潜伏期 5 ~ 8 天，病程 5 ~ 7 天。临床表现为骨、关节、肌肉疼痛，白细胞、淋巴细胞减少，消化道轻微出血。③钩端螺旋体病：多于 6 ~ 10 月高发于温暖、潮湿多雨的平原、丘陵地区，经水传播，鼠类以及猪、犬等动物为主要动物宿主，潜伏期 7 ~ 14 天。主要临床特征是体温升高、全身疼痛、腓肠肌疼痛，肝损伤严重，常见黄疸出血；有不同程度的肾损害，严重者可发生肾衰竭。

对实验的影响 大鼠、小鼠、豚鼠和兔等实验动物对汉坦病毒

均易感，此病对实验动物从业人员健康构成严重威胁，中国多次发生实验动物携带病原体导致实验人员感染甚至死亡的事故。因此，感染的实验动物均要立即处死并进行无害化处理。

处置措施 消灭所有可能被病原体感染的动物，并对动物尸体实施无害化处理；用甲醛喷雾消毒实验室、饲养室；对有关实验人员进行血清学检查。

预防 控制传染源和传播媒介是关键，做好灭鼠、防鼠，以及灭螨、防螨工作。

（何宏轩）

línbāxìbāo màiluòcóng nǎomóyán
淋巴细胞脉络丛脑膜炎
（lymphocytic choriomeningitis）

感染淋巴细胞脉络丛脑膜炎病毒引起的人兽共患病。又称良性淋巴细胞性脑膜炎、淋巴细胞性脑膜脑炎、浆液性淋巴细胞性脑膜炎、阿姆斯特朗病。呈全球性分布，一般散发，以秋冬季发病率偏高，自然宿主是啮齿类动物，长期携带病毒，人类通过与啮齿类动物的直接接触被感染。

病因与发病机制 病原体为淋巴细胞脉络丛脑膜炎病毒（lymphocytic choriomeningitis virus, LCMV），属砂粒病毒科、砂粒病毒属。病毒粒子呈球形，直径为 50 ~ 300nm。基因组由 S 和 L 两个片段组成，S 片段编码结构核蛋白，L 片段编码 RNA 聚合酶和锌指蛋白。在自然状态下，小鼠、大鼠和地鼠等啮齿类动物是宿主。患病啮齿类动物的尿液、粪便、唾液、鼻腔分泌物均可含病毒，通过呼吸道或消化道感染人类；接触患病动物的皮毛、被带病动物咬伤也可能感染。病毒多先侵入呼吸道，在上皮细胞内大量复制，临床表现为上呼吸道感染或

"流感样"症状。病毒进入血液导致病毒血症，造成单核细胞浸润、毛细血管出血坏死及脑水肿等。

病理特征 可见脑肿胀、蛛网膜增厚与淋巴细胞、单核细胞浸润，毛细血管出血、坏死，血管周围炎症浸润，出现局灶性炎症性淋巴小结。非典型死亡病例中，病变只见于肺、肝、肾与肾上腺等器官。

临床表现 此病临床表现多样。啮齿类动物以小鼠感染常见，小鼠感染后因毒株、小鼠品系和小鼠感染时的日龄不同而临床表现各异，主要分为两大类。①持续耐受感染：主要为经胎盘感染或出生后1周内感染引起，表现为终生患病毒血症并持续扩散病毒。经胎盘感染的小鼠在出生后的前3周内发生暂时性发育不良，即感染小鼠表现正常但生长缓慢。感染后7～10个月发生免疫复合物肾小球肾炎，伴有消瘦、被毛凌乱、弓背、腹水等症状，甚至死亡。②急性感染：主要发生于出生1周之后被感染的小鼠，表现为病毒血症，临床数据主要通过实验室经脑内、皮下、腹腔或静脉注射等非自然感染途径获得。大鼠、地鼠感染后通常表现为携带病毒而不发病。

诊断 主要包括血清学鉴定、荧光抗体技术、酶联免疫吸附试验、聚合酶链反应等方法。

鉴别诊断 ①肠道病毒脑膜炎：通常引起脑脊液细胞数增高，但少数患病动物可正常，细胞数一般在（0.1～1）×10^6/L，细胞数越高越有可能从脑脊液中分离出病毒。炎症早期可见中性粒细胞增多，6～48小时后淋巴细胞增多。特征性病毒诊断需要从培养的脑脊液中分离出病毒。②流行性腮腺炎病毒性脑膜炎：常有脑脊液细胞数增高，但常小于0.5×10^6/L，80%～90%的患者以单核细胞增多（>80%）为主，持续数周。③脉络膜脑膜炎：脑脊液淋巴细胞数增高，但常小于0.75×10^6/L，25%患病动物血糖含量降低。④单纯疱疹病毒性脑膜炎：脑脊液淋巴细胞数增高，但常小于0.5×10^6/L，血糖正常，聚合酶链反应对此病的诊断有帮助。

对实验的影响 主要对小鼠影响较大，小鼠感染后可出现激素和细胞免疫水平降低，对同种异体移植肿瘤或皮肤等的排斥反应延迟，并对鼠痘病毒、附红细胞体病、细菌毒素和X线的敏感度增加。

处置措施 感染的实验动物要立即隔离、消毒和无害化处理，污染环境和设备要彻底消毒和处理，防止病情进一步扩散。

预防 与此病毒有关的实验室及动物室应注意防范，避免在实验室暴发流行。保持环境干净整洁，避免与有可能携带此病毒的啮齿类动物接触，避免病毒感染工作人员和实验人员。

(何宏轩)

shāménjūn gǎnrǎn

沙门菌感染（Salmonella infection）

感染沙门菌属细菌引起的人兽共患病。又称沙门菌病。包括多种疾病。除鼠伤寒沙门菌在世界各国普遍流行外，其他沙门菌多具有一定的地区差异性，以温带及热带地区为多。

病因与发病机制 病原体为沙门菌属（Salmonella）细菌，属肠杆菌科、短杆菌，大小（0.5～0.6）μm×（1～3）μm，两端钝圆，不形成荚膜和芽胞，具有鞭毛，有运动性，是一类广泛分布于自然界的重要人兽共患、革兰阴性病原菌。该菌属有58种O抗原、54种H抗原，个别菌还有Vi抗原，包括近2500个血清型。沙门菌为需氧兼厌氧菌。在普通琼脂平板上可生长，在琼脂培养基上24小时后生成光滑、微隆起、圆形、半透明的灰白色小菌落，在沙门菌-志贺菌琼脂鉴别培养基（SS）上形成中等大小、无色、半透明的S形菌落。沙门菌不耐热，60℃以上经5～60分钟即死亡，对低温有较强的耐受力，在水中能生存2～3周，在粪便中可生存1～2个月。患病和带菌动物是主要的传染源。

所有沙门菌共有的重要毒力特征是能够穿过肠上皮细胞层到达上皮下组织，沙门菌在此部位被吞噬细胞吞噬，但不被杀灭，能继续生长繁殖，沙门菌必须在吞噬细胞中生存才能致病。沙门菌的内毒素可引起宿主体温升高、白细胞数下降，大剂量时可致中毒症状和休克，肠道局部发生炎症反应。

病理特征 不同动物感染后病理特征不同，以鸡、猪为例。

鸡 表现为肝大、充血或有条纹状出血，其他脏器充血，卵黄囊变化不大。病期延长者卵黄吸收不良，其内容物色黄呈油脂状或干酪样；心肌、肺、肝、盲肠、大肠及肌胃肌肉中有坏死灶或结节。有些患病动物有心外膜炎，肝或有点状出血及坏死点，胆囊肿大，脾有时肿大，肾充血或贫血，输尿管充满尿酸盐而扩张，盲肠中有干酪样物堵塞肠腔，有时混有血液，肠壁增厚，常有腹膜炎。在上述器官病变中，以肝的病变最为常见，其次为肺、心、肌胃及盲肠的病变。

猪 表现为败血性出血。实质器官淤血肿大，呈暗红色，表面散在点状出血；胃黏膜充血、肿胀，胃底黏膜发生弥漫性出血；淋巴结出血，脾淤血和出血，肾发生实质变性，被膜下有较多的点状出血；心外膜出血，肝出现伤寒结节，肝大，表面散在大小不一的灰白色或乳白色副伤寒结节；肺淤血水肿，小肠积气，肠壁变薄，内含大量气体和黄色内容物，肠系膜淋巴结肿大，有点状出血，肠黏膜坏死和溃疡。

临床表现 不同动物感染沙门菌的症状不同。此病能使鸡的受精率、孵化率及产蛋率下降，给养鸡业造成重大危害。患病雏鸡以白痢为特征，常表现急性败血症状；成年鸡呈急性或慢性隐性感染；在某些因素应激作用下，育成鸡可暴发急性感染，且病死率较高。

鸡白痢 病鸡表现为精神萎靡，绒毛松乱，两翼下垂，缩头颈，闭眼昏睡，不愿走动，拥挤在一起，排稀薄白色浆糊状粪便，导致肛门周围被粪便污染。有些病鸡因粪便干结封住肛门周围，导致肛门周围炎症引起疼痛，常发出尖锐的叫声，最后因呼吸困难及心力衰竭而死亡。

禽伤寒 常见于育成鸡、成年鸡和火鸡。急性发病者突然停食、精神萎靡、排黄绿色稀粪、羽毛松乱、冠和肉髯苍白而皱缩、体温上升 1～3℃，病鸡可迅速死亡，但通常在 5～10 天死亡。

禽副伤寒 病禽表现为嗜睡、呆立、垂头闭眼、两翼下垂、羽毛松乱、摄食减少、饮水增加、水样腹泻、肛门粘有粪便、畏冷而靠近热源处或相互拥挤，病程1～4 天。雏鸭感染此病常见颤抖、喘息及眼睑肿胀等症状，常猝然倒地而死，故有"猝倒病"之称。

猪副伤寒 临床上分急性、亚急性和慢性 3 型。急性型又称败血型，多发生于断乳前后的仔猪，常突然死亡。病程稍长者，表现为体温升高（41～42℃）、腹痛、腹泻、呼吸困难，以及耳根、胸前和腹下皮肤有紫斑，多以死亡告终。亚急性型和慢性型为常见型，表现为体温升高、眼结膜炎症、有脓性分泌物。

诊断 主要进行细菌分离培养和血清学鉴定，配合酶联免疫吸附试验。根据临床表现和病理变化可做出初步诊断，取病畜的脾、肝、心、血液或骨髓样本，通过选择性培养基筛选、平板凝集试验和生化实验进行病原体分离鉴定。

鉴别诊断 具体如下。

猪瘟 沙门菌感染和猪瘟都具有传染性，病猪体温较高，皮肤出现紫红色斑点，有腹泻等症状。猪瘟病猪体温40.5～41.5℃，先便秘后腹泻，皮肤有紫红斑，常伴有小出血点，精神萎靡，拒食，眼有分泌物。剖检盲结肠有溃疡，胃黏膜有点状出血，肝脾不肿大，无坏死灶，但脾有出血性梗死，回盲口附近伴有纽扣状溃疡。

猪丹毒 一年四季均可发生，但夏季、多雨季节流行最盛。疹块型猪丹毒病猪皮肤出现典型疹块；慢性型猪丹毒病猪表现为皮肤大块坏死、四肢强直、关节肿胀、疼痛、跛行等，不难与猪沙门菌病区别。

猪肺疫 为多杀巴氏菌引起的猪的一种急性、热性传染性疾病。其特征是最急性型呈败血症和咽喉炎；急性型呈纤维素性胸膜肺炎；慢性型较少见，主要表现为慢性肺炎。相似表现有体温高、具传染性、腹泻、咳嗽、皮肤有出血斑和湿疹、呼吸困难等。

猪痢疾 为猪痢疾短螺旋体引起的猪特有的一种肠道传染性疾病，以黏液性血性腹泻为主要特征。多数病猪体温未见变化，少数在39.5～41.5℃，精神萎靡，食欲下降，排粪次数增多，初期排粪为黄色或灰色稀糊状，随后粪便中含有大量黏液、血液和组织碎片，呈胶冻样，带有小气泡；严重者粪便呈血水样，暗红色、腥臭，病后期排粪失禁，肛门周围及尾根被粪便沾污。剖检病理变化为：肠系膜淋巴结和大肠浆膜充血、水肿，大肠浆膜肥厚。肠黏膜出血、水肿呈暗红色，其上覆盖黏液和带血块的纤维素。

猪传染性胃肠炎 为猪传染性胃肠炎病毒引起的一种急性、高度接触性传染性疾病，以呕吐、水样腹泻、脱水为特征。可发生于各种年龄的猪，对 2 周龄以内仔猪有高度致死率。仔猪患病后，临床表现以呕吐、水样腹泻为主，粪便恶臭，喷射状排出，呈白色、黄色或绿色，迅速脱水、消瘦，病程短者48 小时内衰竭死亡，病程长者 2～7 天死亡。成年猪表现为摄食减少、呕吐，死亡较少，症状轻重不一。

猪流行性腹泻 为病毒引起的猪的一种接触性肠道传染性疾病，其特征为呕吐、腹泻、脱水。仔病猪表现为精神萎靡、摄食减少、体温稍高或正常。多在吮乳或进食后发生呕吐，吐出物为黄色或深蓝色。水样腹泻，腹泻物为灰黄色、灰色或呈透明水样，从肛门流出，污染臀部。继而出现脱水、消瘦，日龄越小发病越重。主要病变在小肠，表现为小肠扩张、肠壁变薄、外观明亮，肠管内充满黄色液体或带有气体。肠系膜呈树枝状充血、出血，肠系膜淋巴结肿胀。镜检时，可见小肠绒毛细胞空泡形成和脱落，肠绒毛萎缩、变短。

对实验的影响　沙门菌的易感动物范围极广，几乎所有实验动物均可感染，各种动物感染后症状各不同。

处置措施　若实验人员或饲养管理人员感染沙门菌，必须停止接触任何实验相关的物品和动物，立即进行治疗，痊愈后需经过 1～2 周的观察期再进入实验室及饲养室。实验动物，尤其是小型啮齿类动物群体感染沙门菌，应立即全部处死，进行无害化处理，对污染的环境和设备设施彻底消毒，以防重新引种或另建新群时引发再次感染。

预防　根据沙门菌的主要传染源和传播途径进行有效预防与控制，杜绝病原体传入，严格执行卫生、消毒和隔离制度。

(何宏轩)

bùlǔjūnbìng

布鲁菌病（brucellosis）　感染布鲁菌属细菌引起的人兽共患病。简称布病，又称布鲁斯杆菌病、马耳他热或波状热。分布广泛，但主要集中于亚洲、非洲、南美洲及欧洲部分地区，中国多见于内蒙古自治区、东北、西北等牧区。1886 年，英国军医戴维·布鲁斯（David Bruce）在马耳他岛从死于马耳他热的士兵的脾中分离出该菌，首次明确了此病的病原体。

病因与发病机制　病原体为布鲁菌属（Brucella）细菌，为革兰阴性短小杆菌或卵圆形细菌，长 0.5～1.5μm，宽 0.4～0.8μm，无鞭毛及芽胞，在条件不利时可形成荚膜，菌体难以着色，吉姆萨（Giemsa）染色呈紫色。抗原结构非常复杂，主要成分是脂多糖和膜蛋白。1985 年，世界卫生

组织布鲁菌病专家委员会把布鲁菌属分为 6 个生物种、19 个生物型，即羊布鲁菌（B. melitensis）、牛布鲁菌（B. abortus）、猪布鲁菌（B. suis）、犬布鲁菌（B. canis）、沙林鼠布鲁菌（B. neotomae）和绵羊附睾布鲁菌（B. ovis），各生物型之间有差别。多种动物有不同程度的易感性，以羊、牛、猪及人最为易感；人对各种生物型布鲁菌均易感，无性别、年龄和人种差异。病畜、中间宿主及带菌动物是主要传染源，尤其是被感染的妊娠动物，其分泌物、排泄物、流产胎儿及胎盘胎膜、乳汁等含有大量菌体。主要传播途径是经消化道感染，即通过污染的饲料和水而感染，也可经呼吸道及接触排泄物、阴道分泌物、娩出物、皮肤以及吸血昆虫叮咬传播。

布鲁菌为胞内寄生菌，侵入机体后随淋巴液到达附近的淋巴结，被吞噬细胞吞噬，细菌在胞内生长繁殖，形成局部原发性病灶，此阶段为淋巴源迁徙阶段；随着细菌大量繁殖，吞噬细胞被破坏，随之大量布鲁菌进入血液形成菌血症，动物出现体温升高、出汗等临床症状；侵入血液中的布鲁菌又被血中的吞噬细胞吞噬，散布至胎盘、胎儿和乳腺组织、淋巴结、骨及关节、腱鞘及滑膜囊、睾丸、附睾、精囊等处，形成多发性病灶。大量繁殖的细菌超过了吞噬细胞的吞噬能力，释放出内毒素及其他菌体成分，引起明显的败血症或毒血症。经过一段时间后，感染灶内细菌生长繁殖再次进入血液，导致疾病复发，成为慢性感染。

病理特征　各种动物感染后的病理变化基本相同。急性期表现为多脏器炎性变化及弥漫性增

生，慢性期主要表现为局限性感染性肉芽肿组织增生。

临床表现　各种动物感染后的临床表现复杂，症状各异。①牛布鲁菌病：潜伏期为 0.5～6个月。病牛多于妊娠 6～8 个月流产，常伴有胎盘胎膜滞留和子宫内膜炎，还可伴发关节炎、乳腺炎和滑膜囊炎。发育比较完全的胎儿多为弱仔。公牛以发生睾丸炎及附睾炎为特征，睾丸肿胀疼痛，可影响配种。②羊布鲁菌病：感染羊不显示临床症状，只在妊娠 3～4 个月发生流产、死胎、生育能力下降、产奶量降低等。流产胎儿多死亡，存活者极度衰弱。流产前体温升高、摄食减少，阴道流出黄色黏液，产后出现慢性子宫内膜炎，可伴发乳腺炎、支气管炎、慢性关节炎和滑膜囊炎等。公羊发生关节炎、睾丸炎、附睾炎，睾丸肿大，严重影响配种。③猪布鲁菌病：一般为隐性经过，少数表现典型症状，最明显的临床症状是流产，多发生在妊娠第 3 个月。流产前常表现精神萎靡、阴唇和乳房肿胀，流产后胎盘胎膜滞留较少见。公猪常见睾丸炎和附睾炎，呈单侧或双侧睾丸肿胀，后期萎缩，失去配种能力。④犬布鲁菌病：呈隐性感染，母犬常在妊娠 40～45 天发生流产、产死胎和不孕。流产后阴道长期排出分泌液，淋巴结肿大，出现长期菌血症。公犬可发生附睾炎、前列腺炎、睾丸萎缩以及淋巴结病理变化和菌血症。

诊断　可依据流行病学、临床症状及病理变化初步诊断，但确诊需进行病原学、血清学和分子生物学的实验室诊断。

鉴别诊断　布鲁菌病最明显临床症状是流产，常与流行性乙型脑炎、钩端螺旋体病、衣原体

病、沙门菌感染等病症状类似，主要依靠病原体分离鉴定和检出特异性抗体进行鉴别。

对实验的影响 布鲁菌被认为是最常见的实验源性病原体，对实验人员和实验动物威胁严重。动物患布鲁菌病后，主要受累的是生殖器官，引起流产、不育、睾丸炎，导致实验中断，严重干扰实验结果。

处置措施 临床或检测发现动物患布鲁菌病应及时报告畜牧兽医主管部门。由所在地县级以上畜牧兽医主管部门划定疫点、疫区、受威胁区。对患病动物、检测阳性动物及其同群动物全部扑杀；对扑杀的动物及其流产胎儿、胎盘胎膜、排泄物、动物产品、被污染的饲料和垫料、污水等进行无害化处理；对被污染的物品、交通工具、用具、栏舍、场地进行彻底消毒；出入人员、车辆和相关设施要进行消毒。

预防 布鲁菌病以预防为主，采用检疫、免疫相结合的综合性预防措施和早期综合治疗的原则，疫苗是控制此病的有效措施。

（何宏轩）

gōuduānluóxuántǐbìng

钩端螺旋体病（leptospirosis）

感染致病性钩端螺旋体引起的人兽共患病。简称钩体病。呈世界范围流行，尤以热带和亚热带为主。实验动物中犬较易感染。

病因与发病机制 病原体为致病性钩端螺旋体（*Leptospira*），其形态为细长丝状，一端或两端弯曲成钩状，常呈 C 形、S 形或 8 字形，螺旋盘绕，有 12～18 个螺旋。革兰染色阴性，在暗视野显微镜下较易见到发亮的活动螺旋体。电镜下观察到的钩端螺旋体结构主要为外膜、鞭毛（又称轴丝）和原生质体（柱形菌体）3

部分。全世界已发现的致病性钩端螺旋体共有 25 个血清群、273 个血清型，中国具有 19 个血清群和 74 个血清型，其中 1 个血清群（曼耗群）和 36 个血清型（赖型等）为中国首先发现。

致病性钩端螺旋体自皮肤破损处或各种黏膜如口腔黏膜、鼻黏膜、肠道黏膜、眼结膜等侵入体内，经淋巴管或小血管至血液循环和全身各脏器（包括脑脊液和眼部），迅速繁殖引起菌血症。感染后 1 周内会出现严重的感染中毒症状，肝、肾、肺、肌肉和中枢神经系统等相继出现病变，但各脏器损害的程度因病原体的血清群（型）不同而各不相同。

病理特征 肺部的主要病变为出血，以弥漫性出血最为显著。肾的病变主要是肾小管上皮细胞变性、坏死，部分肾小管基底膜破裂，肾小管管腔扩大，管腔内可充满血细胞或透明管型，可使管腔阻塞。肝组织损伤轻重不一，病程越长、损害越大，病变轻者外观无明显异常，显微镜下可见轻度间质水肿和血管充血，以及散在的灶性坏死，严重病例出现黄疸、出血，甚至肝功能衰竭。心肌损害常是钩端螺旋体病的重要病变，表现为心包有少量出血点、灶性坏死、间质炎症和水肿。骨骼肌特别是腓肠肌肿胀，横纹消失、出血，并有肌浆空泡、融合，在肌肉间质中可见到出血及致病性钩端螺旋体。

临床表现 钩端螺旋体病的发展过程可分为潜伏期、早期、中期和晚期，临床表现各有侧重。实验犬感染致病性钩端螺旋体之后发生急性肾炎，伴有肝功能衰竭，主要表现为体温升高、呕吐、棕色尿、全身性黄疸。人感染后出现无力、高热、全身酸痛、尿

黄等症状。

诊断 主要进行常规检查、血液生化检查、病原体检查、血清学检查、分子生物学检查等。

鉴别诊断 ①白念珠菌病：犬钩端螺旋体病与白念珠病表征相似，但白念珠菌病在口腔内颊部及舌面上形成易脱落的白色假膜，揭开假膜后可见出血。当感染严重时，口腔检查可见白色假膜延续至咽喉部，有时可见病犬呼吸困难，此时病犬的整体检查与钩端螺旋体病的表现类似。钩端螺旋体常侵及肾，并引起口腔炎，表现为舌及唇溃疡，在临床上以公犬发病较多。病犬食欲明显减退，迅速脱水呈虚弱症状，口鼻呼出恶臭气体。通常病犬的尿液呈现油黄色，呈频尿、少尿状态，病犬常有腹泻，为异常的白灰色，后期可出现血痢、弓腰。多为交配急性传染和季节性传播感染。②大肠埃希菌病、沙门菌感染：与钩端螺旋体病的表现都有体温升高、腹泻、肠胃出血、排血便甚至黑便、黄疸、贫血等特征，临床上容易混淆。大肠埃希菌病病犬在体温升高时其单核细胞、淋巴细胞甚至中性粒细胞内有一个或多个细菌菌体，血涂片中单核细胞增多、嗜酸性粒细胞几乎消失是其特征；夏、秋季此病发生较多。沙门菌感染病犬虽有体温升高现象，但以消化道症状更为突出，肠炎型沙门菌感染病犬腹泻现象更严重，常呈水样腹泻。疾病的发生与食物未煮熟或采食生鱼肉有关，犬采食后不久即出现腹痛、剧烈腹泻、排稀粪等症状。在体温升高期采集病犬静脉血，可见红细胞减少、血红蛋白减少、贫血、低蛋白血症，在血涂片中有时可见到沙门菌，也可通过沙门菌培养鉴定其

菌种和血清型而诊断。沙门菌感染通常没有血尿或血红蛋白尿现象。③犬细小病毒性肠炎：无明显季节性，一年四季都可发生，主要侵害 1~4 月龄的幼犬，病程短，腹泻严重，可用犬细小病毒快速诊断试纸进行检测。犬钩端螺旋体病的流行有明显的季节性，热带或亚热带地区多发，夏秋季节为流行高峰，冬春季比较少见。病犬表现为逐渐消瘦，精神萎靡，摄食减少，易疲劳喜卧，痛感增强，拒绝检查，排稀便，尿频伴有尿痛，后期排酱油色血尿或无尿。6 月龄以上的犬易发，有明显的黄疸症状，检查尿液发现钩端螺旋体即可确诊。

对实验的影响　此病的主要传染源为鼠、猪及其他家养哺乳类动物，犬类是钩端螺旋体的易感动物。钩端螺旋体随带菌动物尿液排出，污染水源。一旦暴发对鼠、犬等实验动物危害较大，严重影响实验结果的真实可靠性。

处置措施　一旦发现疫情立即报告动物疫病防控部门，及时采取防治措施。隔离治疗病畜，消毒和清理被污染的水源、淤泥、牧地、饲料、场舍和用具等。

预防　①在动物生产环节有效控制感染，对可疑畜群定期进行随机采尿抽检。②加强饲养管理，搞好圈舍内外环境卫生，保持清洁干燥，对圈舍粪便定期清理，集中到指定地点进行生物热发酵。③消灭带菌鼠类和昆虫等，应用消毒剂定期对圈舍和场地进行喷洒消毒。④定期驱虫，提高动物抗病能力。⑤对动物采取疫苗免疫或药物预防。

(何宏轩)

jiéhébìng
结核病（tuberculosis）　感染结核分枝杆菌引起的人兽共患病。

因其形状似珍珠，俗称珍珠病。世界动物卫生组织将其列为 B 类疫病。据世界卫生组织估算，目前全球有 20 亿人感染结核分枝杆菌（*M. tuberculosis*），活动性结核患者达 1300 万人。中国是全球结核病高负担国家之一，2010 年 15 岁及以上人群的活动性肺结核患病率为 459/10 万；每年新发结核病患者 90 万，因结核死亡 13 万人，耐多药肺结核病患者 12 万。

除人类以外，多种动物也可发生结核病，以牛更易感。牛结核病（bovine tuberculosis，BTB）是牛分枝杆菌引起的慢性传染性疾病。此病传染性强，能通过奶制品传染给人类和其他动物，被世界动物卫生组织列为 B 类动物疫病，中国将其列为二类动物疫病。目前，中国每年养牛的存栏数达到 1 亿 3 千万头，一些省区牛结核病的发病率呈上升趋势，控制牛结核病是控制人类结核病的关键因素。

病因与发病机制　病原体为结核分枝杆菌，细长或略弯曲，革兰染色阳性，显微镜下排列无序，成团或成束。主要有 3 型，即牛型、人型、禽型。非人灵长类动物对牛型、人型、禽型均敏感。结核病的主要传播方式有两种：呼吸道传播和消化道传播，以呼吸道传播居多。

分枝杆菌的表面存在病原活化分子模式（pathogen-activated molecular patterns，PAMPs），能够激活 Toll 样受体（Toll-like receptor，TLR）介导的信号通路，招募巨噬细胞，巨噬细胞通过诱导氮氧合酶（inducible nitric oxide synthase，iNOS）引起活性氮杀灭细菌。然而，分枝杆菌通过表达一种特殊的表面脂质——结核菌醇二分枝菌酸（phthiocerol dimy-

cocerosate，PDIM）掩盖 PAMPs，抑制 TLR 信号通路介导的宿主先天免疫。它还利用另一个相关的表面脂质酚醛树脂（phenolic gly-colipid，PGL）诱导巨噬细胞趋化因子 CCL2 的产生，招募和感染巨噬细胞，并在其中大量繁殖。由于上呼吸道存在大量 TLR 刺激的共生菌，上述分枝杆菌的逃避机制在上呼吸道不能发生。小液滴能直接携带分枝杆菌进入下肺野的肺泡腔，这被认为是分枝杆菌逃逸宿主的第三种机制。分枝杆菌的表面脂质与毒力相关。PDIM 只由致病性分枝杆菌表达，与其毒力相关，并且所有的临床结核分枝杆菌毒株都能表达 PDIM；而 PGL 则与毒力无关，且并非所有的临床结核分枝杆菌毒株都能够表达 PGL，但是它能通过提高感染性增强毒力。结核分枝杆菌的祖先坎纳分枝杆菌（*M. canettii*）以及与结核分枝杆菌最接近的海洋分枝杆菌都能表达 PGL，说明 PGL 对于分枝杆菌的致病性十分重要。

病理特征　患病动物被侵害的组织器官常形成白色的结核病结节，粟粒大小至豌豆大小，灰白色、半透明，质地较坚硬。病程较久的疾病，结节中心发生干酪样坏死或钙化，有时亦可形成脓腔和空洞，结节病灶内能够分离到结核分枝杆菌，具体的组织病理变化如图所示。

临床表现　结核分枝杆菌感染后潜伏期一般为 10~15 天，一般呈慢性经过，表现为进行性消瘦、咳嗽、呼吸困难，体温多正常。由于病菌毒力、机体抵抗力和受损害器官不同，患病动物临床症状亦有所不同。牛发生此病时多损害肺、乳腺、肠道和淋巴结等组织器官。猴患肺结核时表现为咳嗽、呼吸困难，肝、脾以及相关的局部淋巴结肿大；慢性病例明显消瘦、背毛蓬乱或脱落。猴患肠结核时出现持续性或间歇性腹泻、脱水或背毛蓬乱，病变部位出现结节性肉芽肿和干酪样坏死灶。

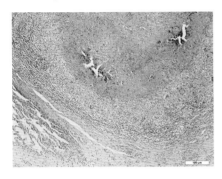

图 结核分枝杆菌引起的组织病理变化

诊断 根据临床症状和病理变化通常可做出初步诊断，但确诊需进一步的实验室诊断。一般用结核菌素试验检测实验猴的结核情况。主要的实验室诊断方法包括病原体检查、病原体分离鉴定、聚合酶链反应、迟发性过敏试验及淋巴细胞增生试验、γ-干扰素试验和酶联免疫吸附试验等血清学检查。

鉴别诊断 需要与以下疾病进行鉴别。①肺癌：中央型肺癌常表现为痰中带血，肺门附近有阴影，与肺门淋巴结结核相似，但结合痰检查、结核分枝杆菌检查、脱落细胞检查及活体组织检查等，常能及时鉴别。②肺炎：病情进展较快的浸润型肺结核扩大到整个肺叶，形成干酪样肺炎，易被误诊为大叶性肺炎，可通过病原体分离方法，鉴别不同病原体引起的肺炎。③肺脓肿：起病较急，高热，有大量脓痰，痰中无结核分枝杆菌，可有多种其他细菌，血白细胞总数及中性粒细胞数增高，抗生素治疗有效。慢性纤维空洞型肺结核合并感染时易与慢性肺脓肿混淆，但慢性肺脓肿痰液中结核分枝杆菌检测为阴性。

对实验的影响 实验猴和实验牛对结核分枝杆菌易感性较高。结核分枝杆菌感染个体后，可在猴群和牛群中快速传播，也可造成实验人员的感染。因此，要加强对实验猴和实验牛的质量检测，早期发现患病动物，有效阻止对相关实验人员的危害。

处置措施 按照《动物结核病诊断技术》（GB/T 18645）的要求，每年对相关动物进行结核病监测，做好隔离、消毒及人员防护工作。对于感染猴或人，可用链霉素、异烟肼等药物治疗。

预防 定期进行检疫，阳性动物必须立即隔离，进行无害化处理。

（赵德明）

zhìhèjūnbìng

志贺菌病（shigellosis） 感染志贺菌属细菌引起的人兽共患病。又称细菌性痢疾，简称菌痢。志贺菌属（*Shigella*）是人类和其他灵长类动物肠道中的主要致病菌，可引起急性传染性疾病，也可感染牛、猪、鸡等动物。常年散发，夏秋季多见。

病因与发病机制 病原体为志贺菌属细菌，因日本细菌学家志贺洁（Kiyoshi Shiga）首先发现而得名，为革兰阴性杆菌，大小为(2～3) μm×(0.5～0.7) μm，无芽胞、无荚膜、无鞭毛，多数有菌毛。根据志贺菌抗原构造的不同分为4个血清群：A群为痢疾志贺菌，有15个血清型；B群为福氏志贺菌，有14个血清型或亚型；C群为鲍氏志贺菌，有20个血清型；D群为宋内志贺菌，只有1个血清型。志贺菌为需氧或兼性厌氧菌，能在普通培养基上生长，形成中等大小、圆形、半透明、光滑、边缘整齐的菌落。能分解葡萄糖，产酸不产气，大多不发酵乳糖，伏-波试验（VP试验）阴性，甲基红试验阳性，不分解尿素，不形成硫化氢，不能利用枸橼酸盐作为碳源。对各种化学消毒剂敏感。患病和带菌动物均是传染源，主要传播途径是粪-口途径，即病原菌经口腔进入胃肠道；苍蝇和蟑螂是重要传播媒介。志贺菌是猕猴肠道中的主要致病菌。新引入的猴群发病率和病死率比基本猴群高得多。在过分拥挤和卫生较差情况下，发病率和病死率更高。志贺菌也可感染仔猪、狐狸、鸡、豚鼠、家兔、犊牛、幼犬和奶牛等多种动物。

细菌首先侵入肠道淋巴集结的微皱褶细胞，通过微皱褶细胞进入皮下淋巴组织，被巨噬细胞吞噬。利用侵袭性蛋白IpaB逃避巨噬细胞的溶解作用，然后IpaB与胱天蛋白酶-1结合并激活，快速诱导巨噬细胞死亡，同时激发炎症因子白介素-1β和白介素-18释放。菌体脱离死亡的巨噬细胞后，避开吞噬小体，通过基底部外侧膜入侵结肠上皮细胞并在细胞内增殖、扩散，造成肠上皮细胞溶解和坏死。肠黏膜发生溃疡和脓肿，对水、营养物质和溶质的吸收功能发生障碍，从而引起水性腹泻、血便和黏液样便等。菌体产生的志贺菌肠毒素1（ShET1）和志贺菌肠毒素2（ShET2），可以诱导体液分泌到肠道，形成水样腹泻。

病理特征 主要表现为盲肠和结肠出血性肠炎或化脓性出血性肠炎，或呈现急性卡他性肠炎的变化，有时可见到溃疡和出血。感染猴时，主要累及直肠和结肠。

大肠肠腔扩大，肠壁可呈斑块状增厚，黏膜面散在淤点、溃疡，肠黏膜表面可见假膜被覆。黏膜水肿、充血、灶性出血，上皮细胞有不同程度的变性坏死，伴有大量炎症细胞浸润，上皮细胞坏死灶由坏死黏膜上皮细胞、中性粒细胞和纤维素构成。部分区域有溃疡形成，溃疡较小、较表浅，边缘不整，底部不平，有较多肉芽组织。肉芽组织增生可引起肠腔狭窄。感染鸡时，病理变化为回肠黏膜上皮脱落，固有层出血；直肠黏膜固有层和黏膜下层血管扩张、淤血，肠黏膜坏死、脱落；肺泡腔内出血，浆液性渗出，肺泡壁毛细血管淤血，肺静脉淤血；脾红髓聚集大量红细胞，白髓大量淋巴细胞坏死，呈现局部红染；肝小叶间静脉淤血，局部窦状隙扩张、严重淤血，局部肝细胞脂肪变性。

临床表现　根据病程长短和病情轻重，此病可分为3种类型。①急性典型志贺菌病：发病急、高热、呕吐拒食、排血便。1~2天后体温和血压下降，出现明显的脱水和循环衰竭，2~3天内死亡。②急性非典型志贺菌病：先发生水样腹泻，排泄物的黏液量逐渐增加，3~5天后排脓血便。③慢性志贺菌病：有发病史，经常发病，排稀糊状或水样粪便，症状消失后又排羊粪样硬质粪便；消瘦、皮毛粗乱。

灵长类动物志贺菌病发病急、进展快，水样腹泻，排泄物的黏液量逐渐增加，3~5天后排脓血便。急性期体温升高，常因循环衰竭和呼吸衰竭而死亡。病情较轻者，仅有里急后重和腹泻，病程3~4天可恢复。猴类的暴发性痢疾特别严重，多数出现脓血样便、严重的循环衰竭和呼吸衰竭，

四肢厥冷，体温在35℃以下，呼吸慢而深，呈深度昏迷，常伴有抽搐、血糖降低，多在1~2天内死亡。鸡则表现为急性、败血性传染性疾病，以雏鸡脓血痢和肠道出血病变为主要特征。2日龄开始发病，病鸡表现为精神萎靡、食欲下降；3日龄开始排白色、脓血样稀粪，并出现死亡；5~9日龄达死亡高峰。病程3~7天，流行期7~12天。

诊断　主要采用病原学诊断、分子生物学诊断和血清学诊断。

鉴别诊断　病毒性肠炎、沙门菌感染、致病性大肠埃希菌性肠炎等多无里急后重，粪便中炎症细胞少，少有脓血便；以脓血便为特征的感染性腹泻，如侵袭性大肠埃希菌性肠炎、空肠弯曲菌肠炎等，应根据病原学检查进行鉴别。

对实验的影响　志贺菌可感染非人灵长类、鸡等多种实验动物。既可引起多种动物感染发病，也可使动物不呈现临床症状而隐性带菌，成为工作人员的传染源，也可导致实验动物抵抗力下降，生理、生化指标改变等，对实验结果产生一定干扰。

处置措施　发现动物感染及时隔离治疗，消毒饲养设施和设备。口服抗生素治疗，腹泻严重者应进行补液。

预防　首要原则是保证饲养环境条件，包括加强动物的饲养管理、降低动物的饲养密度、注意控制饲养环境的温湿度和通风，尤其是动物幼龄阶段。

（何宏轩）

yē'ěrsēnjūn chángyán
耶尔森菌肠炎（yersiniosis）感染小肠结肠炎耶尔森菌引起的人兽共患病。简称耶菌病。呈世界范围流行，但多集中在寒冷地区，

具有地域性、季节性、散发与暴发、单独与混合感染的特点。在中国于1980年首次从人及其他动物（猪、鼠类、鸡）中检出小肠结肠炎耶尔森菌。

病因与发病机制　病原体为小肠结肠炎耶尔森菌（Y. enterocolitica），为革兰阴性菌，一般为直杆状或球杆状，有毒株多呈球杆状，无毒株以直杆状多见。大小在（0.5~1.3）μm×（1~3.5）μm，有鞭毛和菌毛。该菌具有近60种O抗原、6种K抗原、19种H抗原，可分为6个生物型，包括1A型、1B型、2型、3型、4型、5型。该菌在普通培养基上即可生长，但生长缓慢，形成透明的浅灰色小菌落，最适生长温度是28~30℃，最适pH为7.2~7.4，但能在pH 4.0~10.0的条件下生长，肉汤中呈"钟乳石"状发育。该菌发酵葡萄糖产酸不产气，产生尿素酶，30℃以下形成动力，35℃则无动力，缺乏苯丙氨酸脱氨酶和赖氨酸脱羧酶。是能在低温环境下生长的少数几种肠道致病菌之一。小肠结肠炎耶尔森菌可感染多种动物，包括家畜、家禽、啮齿类动物、鸟类及昆虫等，其中猪、牛、猫、犬等可成为健康带菌者；鸟类、淡水鱼、爬行动物、观赏动物、蜗牛、田鸡、牡蛎等也可携带并感染发病。猪、牛和啮齿类动物是重要传染源，猪有较高的带菌率，病原菌能够长期存在于猪的扁桃体和肠系膜淋巴结内，构成了人及其他动物感染的主要传染源和贮存宿主。

病原菌进入肠道后通过肠毒素、细胞毒素及侵袭力致病。其进入消化道后通常黏附在回肠下端、盲肠及结肠黏膜上皮细胞上，通过位于肠黏膜表面的淋巴集结

中的特殊抗原捕获细胞——微皱褶细胞吞饮，进入其下层淋巴组织，这种侵袭作用导致大量多形核白细胞增生，发生炎症，并与细胞外的细菌形成微小脓肿，最终导致淋巴集结细胞崩解，形成回肠末端黏膜浅表溃疡、淋巴集结坏死和肠系膜淋巴结肿大等。其产生的耐热肠毒素抑制上皮细胞对钠离子和水的吸收，引起腹泻。若机体的抵抗力下降，此菌可进入血液引起败血症和迁徙性病灶。

病理特征 回肠末端 10～20cm 范围（偶可累及升结肠）呈现黏膜粗糙、不规则或结节样黏膜相、颗粒，以及扭曲型、横向型、卵型、纵向型、口疮型、新月型溃疡，溃疡末端扩张或狭窄、有外源性压迫、壁增厚，还可发生淋巴集结炎性坏死和肠系膜淋巴结肿大。结肠和（或）直肠有炎性病变和溃疡，黏膜广泛红肿和脆弱，可见口疮样的小溃疡，溃疡浅表，黄白色、圆形、直径 1～2mm。移除黄白色覆盖物，留有红色基底、界限分明的病变。受累节段可短可长，溃疡间黏膜正常。

临床表现 患病动物一般出现严重腹泻、腹痛、体温升高、红斑、关节炎和进行性消瘦，严重者可发生败血症。腹泻是最常见的症状，以春冬两季为多。

诊断 临床出现体温升高、腹泻、腹痛、败血症以及全身多处部位炎症或脓肿，并伴有毒血症状者，均应疑有小肠结肠炎耶尔森菌感染的可能，确诊有赖于细菌学检查。具体诊断方法有临床与病理学检验、血液学检查、病原学检验、免疫血清学检验及特异性检测。

鉴别诊断 需与其他急性肠道传染性疾病进行鉴别，包括霍乱、沙门菌感染、O157∶H7 出血性肠炎、病毒性腹泻、阿米巴病等。临床表现及流行病学史有一定鉴别价值，但最终确诊需依靠病原学检验。

对实验的影响 小肠结肠炎耶尔森菌可感染多种动物，包括家畜、家禽、啮齿类动物、鸟类及昆虫等，既可引起多种动物腹泻，也可使动物不呈现临床症状而隐性带菌，成为工作人员的传染源，同时干扰实验结果。

处置措施 及时隔离患病动物并采取抗菌治疗，对污染环境和设备要彻底消毒和处理，防止进一步传染。

预防 控制传染源、切断传播途径和提高机体免疫力是预防的关键。首要原则是保证饲养环境条件，包括加强动物的饲养管理，注意控制饲养环境的温湿度和通风，给动物饲喂新鲜、干净的食物，加强灭鼠、苍蝇、蟑螂、跳蚤等。

（何宏轩）

kōngchángwānqūjūn chángyán

空肠弯曲菌肠炎（*Campylobacter jejuni* enteritis）
感染空肠弯曲菌引起的人兽共患病。空肠弯曲菌（*Campylobacter jejuni*，CJ）主要导致人和其他动物发生细菌性胃肠炎和急性腹泻。免疫力低下者感染后会发生心内膜炎、关节炎、骨髓炎、脑炎、败血症等全身性疾病。空肠弯曲菌的感染较为常见，全年均可感染和发病，但以夏秋季多见。

病因与发病机制 病原体为空肠弯曲菌，属弯曲菌属。弯曲菌属菌体呈紧密卷曲的螺旋形或 S 形，无芽胞、有荚膜，一端或两端有单鞭毛，菌体大小为 $(0.2 \times 0.5)\mu m \sim (1.5 \times 5)\mu m$。在电镜下对弯曲菌属的形态结构进行观察，证实其呈多形态性，菌体具有多个弯曲，而非数个细菌的菌体粘在一起形成，且其细胞壁外侧可能存在微荚膜结构。电镜下还可观察到螺旋形、S 形、环形或这些形态的中间形态。在陈旧培养基中菌细胞可形成球形或类球体。属微需氧菌，在大气或绝对无氧环境中不生长，在 5% O_2、10% CO_2 和 85% N_2 的环境中生长最为适宜。此菌最适生长温度为 43℃，但在 37℃ 也可生长。其菌体生长对营养要求较高，培养基需加入血液、血清才能生长。菌体抵抗力不强，在干燥环境中易被杀灭，也易被直射日光及弱消毒剂所杀灭，56℃ 的环境下 5 分钟可被杀死。对红霉素、新霉素、庆大霉素、四环素、氯霉素、卡那霉素等抗生素敏感。自然界中数量众多的禽（如鸟类）、畜及其他野生动物肠道内携带空肠弯曲菌，并通过其粪便排出体外，污染环境、水、牛奶及其他动物性食品等，成为疫源。空肠弯曲菌可经消化道传播，通过食物、水、昆虫等多种途径传播给人和其他动物。

空肠弯曲菌肠炎的发病机制主要包括侵袭、黏附、定植以及产生毒素。该菌通过摄入污染的食物和水进入体内，其小的螺旋形态加上鞭毛介导的运动使其能穿透小肠黏膜，黏附并侵入肠道上皮细胞。可通过破坏上皮的紧密连接或脂筏跨膜等转运机制实现在肠上皮细胞上的易位，还可以产生多种毒素引起细胞毒作用。

病理特征 病变部位主要在空肠、回肠和结肠，造成出血性水肿和渗出，回肠末端及回盲瓣上有溃疡性病变。

临床表现 各种动物感染后

表现不同,如牛表现为腹泻和流产,羊表现为流产,鸡表现为肝炎,猪表现为体温升高、肠炎、腹泻和腹痛,大熊猫则表现为出血性肠炎。粪便镜检有较多白细胞,部分有红细胞。

诊断 基于与感染动物及患者接触史、细菌学及血清学检查可以诊断。人及其他动物患病后,无论是胃肠道感染、胃肠道外感染还是感染并发症,均缺乏具有鉴别诊断价值的临床与病变特征,且多种病原菌常可引起相同感染,或两种及以上病原菌混合感染或继发感染,因此,为准确诊断,病原学检查是必需的。病原学检查包括显微镜检查、细菌培养及动物感染试验,血清型检定是确定空肠弯曲菌的可靠方法。细菌分离与鉴定采用新鲜粪便或肛门拭子、血液、脑脊液、脓液等,在分离获得纯培养后,依据该菌的主要理化特性进行相应鉴定。动物感染试验是对从动物分离的菌株进行同种动物感染试验,以从病原学角度确定其是原发、继发或混合感染。

鉴别诊断 需与沙门菌感染、志贺菌病、大肠埃希菌病鉴别,禽类还应与禽减蛋综合征鉴别,可分离病原体进行形态学区分。①沙门菌感染:一年四季都可发生,病畜突发胃肠炎,表现高热、精神萎靡、摄食减少、呕吐、腹痛和剧烈腹泻,粪便从初始的水样,逐渐变为黏液状,严重者可排血便,随后身体迅速衰竭,最后因脱水、休克而死。②大肠埃希菌病:临床特征是发生腹泻、败血症和毒血症,主要发生于幼龄动物,患病动物沉郁、虚弱、体温升高、四肢末梢发冷、可视黏膜发绀、鼻镜干燥、发生剧烈的腹泻,初期粪便稀软,呈粥状、

黄色或灰白色,随后出现水样腹泻,粪便有腥臭味,含白色泡沫,死亡前出现神经症状,病死率极高。③禽减蛋综合征:包括鸡产蛋下降综合征、低致病性禽流感、禽痘、鸡传染性支气管炎、禽弯曲菌病、维生素 A 缺乏症 6 种病。禽痘的临床症状比较特别,如冠、髯、肉垂、口角、眼睑等处的痘疹结节很容易识别;鸡传染性支气管炎呈现明显呼吸困难;低致病性禽流感表现为冠、髯水肿、发绀,头部发生肿胀;禽弯曲菌病主要感染青年鸡,其感染后鸡冠有皱缩并有痂片,同时伴有水泻、消瘦,母鸡减蛋。

对实验的影响 空肠弯曲菌可引起多种动物腹泻,带菌现象可见于小鼠、大鼠、豚鼠、家兔、绵羊、食蟹猴和恒河猴等各种实验动物,成为工作人员的传染源。

处置措施 对患病动物进行隔离,排泄物进行消毒和处理,防止病情进一步扩散。可根据药敏试验结果选择敏感药物治疗。

预防 空肠弯曲菌肠炎的重要传染源是受感染的人和其他动物,防治的首要原则是保证饲养环境条件,加强动物的饲养管理,防止动物排泄物污染水、食物至关重要。

(何宏轩)

kuángquǎnbìng

狂犬病(rabies) 感染狂犬病病毒引起的人兽共患病。传播方式分 4 种:食用狂犬病动物的肉,接触带病毒的动物,处理带病毒动物的皮毛,接触其血液和分泌物,以及在人与人之间传播。

病因与发病机制 病原体为狂犬病病毒(rabies virus),属弹状病毒科、狂犬病病毒属,形态呈子弹状,一端钝圆,另一端扁平,平均大小为(130 ~ 300)nm ×

(60 ~ 85)nm,有包膜。由核蛋白 N、磷蛋白 P 和聚合酶 L 蛋白组成病毒的蛋白质衣壳,并呈螺旋对称排列包裹病毒 RNA,共同形成病毒核衣壳。

狂犬病主要通过被患病动物(如感染狂犬病病毒的犬、猫和吸血蝙蝠等)咬伤、挠抓、舔舐皮肤或黏膜破损处,以及密切接触而感染。狂犬病病毒通过破损的皮肤或黏膜侵入体内,于伤口的横纹肌肌梭神经纤维处聚集繁殖,沿周围神经的轴浆运输向心扩散,到达背根神经节后,病毒在其内大量繁殖,然后侵入脊髓和整个中枢神经系统,再从中枢神经向周围神经离心性扩散,分播到各器官、组织中,尤以唾液腺、味蕾、嗅神经、角膜等处病毒含量较多。

病理特征 表现为急性弥漫性脑脊髓炎,尤以与咬伤部位相当的背根神经节及脊髓段、海马以及延髓、脑桥、小脑等处为重。脑实质呈充血、水肿及微小出血,镜下可见非特异性变性和炎症反应,如神经细胞空泡形成、透明变性和染色质分解、血管周围炎症细胞浸润等。神经细胞胞质中,可发现一种特异的具有诊断价值的嗜酸性包涵体,称为内基小体(图),为狂犬病病毒的集落,呈圆形或椭圆形,HE 染色后呈樱桃红色,直径一般为 3 ~ 10nm,边缘整齐,内有 1 ~ 2 个状似细胞核的小点,最常见于海马神经细胞及小脑浦肯野细胞中。电镜下可见小体内含有杆状病毒颗粒,亦可在大脑皮质的锥体细胞、脊髓神经细胞、后角神经节、视网膜神经细胞层、交感神经节等处检出。唾液腺肿胀、质柔软,腺泡细胞明显变性,腺组织周围有炎症细胞浸润。胰腺腺泡和上皮、

胃壁细胞、肾上腺髓质细胞、肾小管上皮细胞等均可呈急性变性。

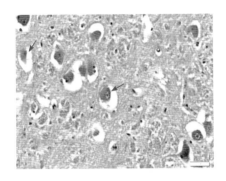

图 狂犬病病毒感染犬海马镜下观（×400，HE 染色）
注：箭头所指为内基小体

临床表现 以犬感染狂犬病病毒为例，症状分为 3 期。①前驱期（沉郁期）：持续 1~2 天，病犬缺乏特征性症状，主要呈现轻度的异常现象。病犬表现为性情敏感、举动反常、易激惹、不听呼唤，咬伤处发痒，常以舌舔局部。②狂暴期：病犬高度兴奋，攻击人畜，狂暴与沉郁常交替出现，呈现特殊的斜视和惶恐表情。当受到外界刺激时，容易发作，狂乱攻击，自咬四肢和尾及阴部等。病犬野外游荡，可咬伤人畜。随着病程发展，出现意识障碍、反射紊乱、消瘦、声音嘶哑、夹尾、眼球凹陷、瞳孔散大或缩小、流涎。③麻痹期：持续 1~2 天，病犬下颌下垂，舌脱出口外，流涎显著，后躯及四肢麻痹，卧地不起，最后因呼吸中枢麻痹或衰竭而死亡。整个病程为 1~10 天不等。

诊断 主要包括临床诊断和实验室诊断。临床诊断主要根据已出现的典型狂犬病症状，如恐水、怕风、喉肌痉挛，以及对声、光、刺激过敏，咬伤处出现麻木、感觉异常等。实验室诊断包括狂犬病病毒及其抗原的检测和鉴定。狂犬病病毒感染神经出现内基小体，是此病最具特征的诊断依据。可用锡勒染液，阳性标本在油镜下观察时，神经细胞被染成蓝色，间质组织染成粉色，内基小体被染成红色。HE 染色切片显微镜下观察时内基小体呈樱桃红色。

狂犬病病毒抗原检测包括荧光抗体技术、小鼠脑内接种试验、反转录聚合酶链反应等。①荧光抗体技术：在荧光显微镜下可观察到绿色荧光，较大的呈圆形或椭圆形的发光体为包涵体，沙粒状较小的荧光粒子或丝状荧光物为神经元或树突中存在的狂犬病病毒颗粒。②小鼠脑内接种试验：选择 1~3 日龄的乳鼠，将样本用磷酸盐缓冲溶液、基础培养基、添加氨基酸和葡萄糖的培养基等制备成 30% 的悬液，离心除菌处理后，进行乳鼠脑内接种，负压隔离器中饲养，4 日内小鼠死亡属非正常死亡，5 日后可对死亡小鼠进行取脑并检测。③反转录聚合酶链反应：针对狂犬病病毒基因组中特异性核酸片段设计引物，提取待检样品的病毒 RNA，再通过反转录合成与目的基因RNA 序列互补的 cDNA，采用聚合酶链反应循环特异性扩增目的基因 cDNA，用电泳检测聚合酶链反应扩增产物，判断检测结果。

鉴别诊断 主要与以下疾病鉴别。①破伤风：潜伏期短，有牙关紧闭及角弓反张而无恐水症状。②脊髓灰质炎：无恐水症状，肌痛，瘫痪时其他症状大多消退。③病毒性脑膜脑炎：一般有严重的神经症状，表现为战栗、共济失调和眼球震颤等；中枢神经系统发生动脉性充血、出血和脑软化，形成非化脓性脑膜脑炎和血管炎，无恐水症状。

对实验的影响 实验用犬和非人灵长类动物多可患狂犬病，既对动物自身造成危害，也会传染给饲养人员，严重威胁人类生命安全，还会对实验进度造成影响，甚至导致实验失败。

处置措施 一旦发现狂犬病发生或流行，要迅速查清疫情，及时采取有效措施控制和扑灭疫情。依据《中华人民共和国传染病防治法》《中华人民共和国国境卫生检疫法》《突发公共卫生事件应急条例》《疫苗流通和预防接种管理条例》《国家突发公共卫生事件应急预案》等有关规定，迅速捕杀疫区内患狂犬病的动物，所有流浪犬、猫应全部捕杀、深埋，不得转移、外卖、剥皮食用。在 1周内对狂犬病患者或病畜污染的环境进行消毒、净化。停止犬市场交易，1 年内禁止引进外地犬只。严格限制、管理、免疫特殊用途犬（如警犬）等。由各级卫生部门负责主动搜索狂犬病患者，并对疫区内重点人群实施人用狂犬病疫苗预防接种，同时各级卫生部门负责疫区内人员的身体健康监测。

预防 包括免疫接种、疫情监测、检疫和日常防疫 4 个方面。首先，对所有犬实行强制性免疫。对幼犬按照疫苗使用说明书要求及时进行初免，以后所有的犬每年用有效的疫苗加强免疫 1 次。其他动物的免疫：可根据当地疫情情况，根据需要进行免疫；所有的免疫犬和其他免疫动物要按规定佩戴免疫标识，并统一发放免疫证明，当地动物防疫监督部门要建立免疫档案。其次，每年对老疫区和其他重点区域的犬进行 1~2 次监测。采集犬的新鲜唾液，用反转录聚合酶链反应或酶联免疫吸附试验进行检测。检测结果为阳性时，再采样送指定实验室进行复核确诊。在运输或出售犬、猫前，畜主应向动物防疫监督机构申报检疫，动物防疫监督机构对检疫合格的犬、猫出具动物检疫合格证明；在运输或出售犬时，犬应具有狂犬病的免疫标识，畜主必须持有检疫合格证明。犬、猫应从非疫区引进。引进后，应至少隔离观察 30 天，期间发现异常时，要及时向当地动物防疫监督机构报告。最后，养犬场要建立定期免疫、消毒、隔离等防疫制度；养犬、养猫户要注意做好圈舍的清洁卫生工作，并定期进行消毒，按规定及时进行狂犬病免疫。

（赵德明）

hóudòu

猴痘（monkeypox） 感染猴痘病毒引起的人兽共患病。全年散发，6～8 月份为发病高峰期。已从 5 种猴中检出猴痘病毒抗体，其中食蟹猴和恒河猴感染率最高。1958 年，设在丹麦哥本哈根的国家血清研究所对猴中出现的一种痘类疾病进行调查时，首次确认了这一病毒。

病因与发病机制 病原体为猴痘病毒（monkeypox virus），又称猴天花病毒，属痘病毒科、正痘病毒属，与天花病毒、牛痘病毒、痘苗病毒类似。猴痘病毒在体外对化学和物理作用的抵抗力很强，对乙酸有抵抗力，对阳光、紫外线、热、乙醇、高锰酸钾、十二烷基磺酸钠、苯酚、三氯甲烷等均敏感。56℃、30 分钟条件下可完全灭活，冻干毒株置于 4℃可保存 180 天，置于 -70℃可长期保存。脱氧胆酸盐、二硫苏糖醇和氯化钠可使病毒结构破坏而丧失活性。猴痘的主要传染源是栖息于热带雨林的猴、感染的啮齿类动物或其他哺乳类动物和猴痘患者。猴痘病毒通过咬伤、抓伤、密切接触等途径感染灵长类动物和啮齿类动物。猴痘病毒可直接在猴群内传播，也可通过接触被病猴污染过的物品传染给旱獭、松鼠和其他啮齿类动物。人类可通过直接接触感染动物的血液、体液或病毒污染过的物品，被感染动物咬伤而感染发病。此病一般由动物传染给人，但也可以在人与人之间传播，传播媒介主要是血液和体液。可经传代传染，但尚未见超过 4 代者。接种过天花疫苗的人群可对猴痘病毒产生一定程度的交叉免疫力。

猴痘的发病机制是病毒由呼吸道黏膜侵入人体或其他动物体后，在淋巴细胞繁殖，侵入血流后发生短暂性病毒血症，其后在机体细胞内繁殖，再由细胞侵入血液运行至全身皮肤进行繁殖，引起病变。

病理特征 非人灵长类动物皮肤表面可见散在丘疹，消退后可见瘢痕组织。肺呈现支气管肺炎变化，脾、淋巴结等器官肿胀、坏死，切面可见灰白色病灶。组织病理学观察可见表皮增生肥厚，生发层特别是棘层细胞水肿，细胞肿大呈海绵状，内含大量液体，皮损可延至真皮层；肺组织可发生炎症变化，病变从支气管、细支气管和肺间质开始，并有淋巴样细胞浸润、肺泡上皮增生和化生及支气管黏膜上皮增生；淋巴组织可见淋巴小结发生中心坏死，部分病例可见脑组织脱髓鞘病变或睾丸组织局灶性坏死。

临床表现 各种猴类均易感染，病初体温升高，7～17 天皮肤可出现丘疹，多散发，分布在面部、四肢、躯干、黏膜等部位，其中四肢掌部较多，丘疹发展为水疱和脓疱，最终结痂。自然条件下，猕猴感染表现为两种类型。①急性型：仅见于食蟹猴。特征是面部水肿并向颈部延伸，最终窒息而死，同时全身各部位皮肤出现丘疹，口腔黏膜溃疡。②丘疹型：仅在面部和四肢皮肤出现丘疹。起初散在，直径 1～4mm，化脓后破裂流出灰色脓液，丘疹周围有红晕，多在 7～10 天消退，瘢痕组织愈合，严重者可死亡。

诊断 可根据流行病学资料、临床表现、实验室检查结果做出诊断。①流行病学资料：接触过感染猴痘病毒的动物，或被感染动物咬伤、抓伤，与有或无症状的患者有过直接接触。②临床表现：出现大小相似的特征性皮疹或脓疱，皮疹主要集中于面部、手臂及腿、手掌和足底、口腔黏膜，舌和生殖器也可累及，呈离心分布；单侧或双侧淋巴结肿大，多见于颈部和腹股沟淋巴结。③实验室检查：病毒分离培养阳性、聚合酶链反应检测核酸阳性、中和试验和血凝抑制试验阳性。

鉴别诊断 需与猴 B 病毒病、猴获得性免疫缺陷综合征、猴反转录病毒病进行鉴别。

对实验的影响 感染猴痘病毒会影响动物自身的稳定性和反应性，从而影响动物实验结果的准确性和可靠性。一旦患病动物死亡，不得不终止实验，影响长期实验的观察，造成人力、物力和时间的极大浪费。猴痘病毒宿主较广泛，又是人兽共患病，除在动物间流行外，还可能传染给与患病动物接触的饲养人员和实验人员，对工作人员造成极大的危害。

处置措施 受感染动物应立即与其他动物隔离，其他动物立即实施检疫。对与患病动物密切接触的人群进行隔离观察，时间为 21 天。如确定感染，就地隔离治疗。目前对猴痘尚无特效疗法，主要采用对症支持治疗和护理，防止并发症出现。

预防 ①严格控制传染源：不从疫区购买小型哺乳类动物和非人灵长类动物。②切断传播途径：对来自国外的所有猴严格检疫，防止病毒传入。③预防接种：美国疾病控制与预防中心建议，除研究猴痘暴发或照顾感染患者和其他动物的人群，或者与猴痘患者和感染动物有密切接触人群，以及饲养管理人员和研究人员应当接种天花疫苗外，一般人群不推荐接种天花疫苗。

（代解杰 陆彩霞）

hóu B bìngdúbìng

猴 B 病毒病 （simian B virus disease） 感染猴 B 病毒引起的人兽共患病。

病因与发病机制 病原体为猴 B 病毒（simian herpes B virus），又称猕猴疱疹病毒 1 型，属疱疹病毒科、α - 疱疹病毒亚科、单纯疱疹病毒属。猴 B 病毒的自然宿主主要是猕猴属，其种类超过 16 种（包括恒河猴、日本猴、台湾猴等），感染率为 10% ~ 60%，这些猴类绝大部分生活在亚洲，不同年龄、性别的猴均可感染猴 B 病毒。健康猴通过与被感染的猴直接接触，或被咬伤、抓伤，或通过体液、黏膜接触引起感染。

猴群中猴 B 病毒感染的发病机制与人单纯疱疹病毒（herpes simplex virus，HSV）感染的发病机制相似，在感染最初期，病毒在感染局部繁殖，此时可分离出病毒，然后进入感觉和运动神经末梢，通过轴突运输至神经元细胞核中，少数病例可出现病毒血症。因为猴的感染通常只产生轻微的局部症状，往往不被注意和

检测到。局部病灶内有病毒复制，身体不同部位的痂皮病毒具有传染性，痂皮直径为 0.5 ~ 2.0cm，有时可出现核内包涵体。对单纯疱疹病毒致病性的研究表明，宿主的细胞免疫在病毒的初次感染和激活感染中起重要作用，感染细胞主要被自然杀伤细胞和单核吞噬细胞破坏。有关猴 B 病毒感染的特异性免疫调节还缺乏详细研究。

病理特征 猴的舌表面、口腔黏膜可见大小不等的疱疹，舌溃烂。口腔内侧呈灰黄色，与周围组织界限明显。病灶最常见于三叉神经、面神经和听神经的起始部。在组织病理学方面，疱疹部位的上皮细胞空泡变性和坏死，在多核的上皮细胞、巨噬细胞以及血管内皮细胞均可见嗜酸性核内包涵体。肝细胞局灶性坏死，门管区血管周围可见单核细胞浸润。中枢神经系统可见神经细胞坏死和胶质细胞增多，以及轻度的血管周围淋巴细胞聚集成套状，神经胶质细胞和神经元中可见核内包涵体。

临床表现 猴通常在性成熟时发生感染，恒河猴感染时潜伏期不定，短至 1 ~ 2 天，长至几周甚至数年才发病。大部分猴为无症状感染，部分猴感染后，发病初期在舌背面和口腔黏膜与皮肤交界的口唇部以及口腔内出现充满液体的小疱疹，3 ~ 4 天疱疹破裂形成溃疡，有时也可观察到程度不等的皮肤及结膜病变，很少出现全身症状，一般 7 ~ 14 天自愈，不留瘢痕，局部病灶内有病毒复制因子，痂皮内含传染性病毒。感染后期，在生殖器黏膜及骶交感神经培养物中可分离到病毒，但生殖器不表现任何损伤。

人类感染猴 B 病毒后，临床

症状通常出现在暴露后 1 个月内，潜伏期从几天到 5 周，多数病例为 5 ~ 21 天，个别病例可达 10 年。主要表现为脑脊髓炎症状，多数患者最终死亡。人在感染初期，暴露皮肤局部疼痛、发红，经 2 ~ 3 天潜伏期后，出现单纯疱疹损害，有渗出物，并出现普通流感症状，如体温升高、肌肉疼痛、疲乏、头痛等。当病毒感染中枢神经系统时会出现进行性神经症状，如感觉异常、共济失调、复视以及上行性弛缓性麻痹。死亡大多为呼吸衰竭所致。

诊断 确诊需进行皮肤病变局部、脑脊液及血清特异性病毒基因组或抗体检测。在三级生物安全实验室进行猴 B 病毒分离培养是诊断感染的标准方法。快速诊断采用特异性病毒基因组聚合酶链反应和核酸杂交技术检测，结合血清中和试验是检查猴 B 病毒相关抗体的公认方法。此外，酶联免疫吸附试验、玻片免疫酶法、蛋白质印迹法、间接免疫荧光试验和 HSV - 1、HSV - 2 的基因组结构糖蛋白 gD 和 gG 作为抗原的斑点印迹法（可鉴别猴 B 病毒、SA8 病毒和 HSV - 1），均比中和试验敏感快速，适用于大批量样品的检查和口岸检疫。

鉴别诊断 需与猴痘鉴别。

对实验的影响 猴 B 病毒感染猴后，可引起牙龈炎、结膜炎、口腔疱疹和溃烂等自愈性症状，不会导致猴死亡，但会影响动物自身的稳定性和反应性，从而影响实验结果，更严重的是可感染饲养人员和实验人员，病情严重时可危及生命。国家标准《实验动物 微生物学等级及监测》（GB 14922.2）中明确规定，猴 B 病毒为必须检测项目，要求阴性。

处置措施 对猴 B 病毒病尚

无特效治疗方法。被咬伤或抓伤后立即彻底清洁伤口和暴露部位；对于非黏膜表面的咬伤、抓伤、刺伤，用肥皂、清洁剂或流动水清洗至少 15 分钟，反复擦拭伤口，使其充分接触洗液，同时向动物主管人员报告并记录备案。皮肤暴露可用 2% 碘酊灭活病毒；刺激性溶液不能用于冲洗眼以及黏膜；建议不要切开伤口。0.125% 次氯酸钠溶液可使疱疹病毒失活，用药推荐抗疱疹病毒药，用作紧急预防。

预防 对工作人员的要求如下。①使用护目镜、面具、齐颏的面罩，以防止飞溅物掉入眼内，并保护饲养工人的黏膜。②建立健康档案、进行安全培训。从事猴饲养和研究的人员，接受猴 B 病毒及其他生物毒害知识培训，不要徒手捕捉猴，需给其注射麻醉剂和镇静剂，避免被猴抓伤和咬伤。有开放性创伤的工作人员需待完全恢复后才能与猴接触。保留上岗时的本底血清，便于与发生暴露的血清进行比较。对动物的要求如下。①新进猴需单笼饲养，仔细检查它们的唇、舌和口腔。②在饲养动物过程中，采取严格检疫，定期检测猴 B 病毒，对血清学检测为阳性的猴隔离饲养，进一步确诊，必要时处死焚尸，同时对所有污染物进行灭菌处理。③严格执行笼舍及周围环境的卫生清洁及定期药物消毒制度，对被咬伤或抓伤的动物及时隔离治疗，对已感染的动物加强治疗。

（代解杰 平园园）

dòngwù chuánrǎnxìng jíbìng

动物传染性疾病（animal infectious disease）

对人类无传染性、但在动物群体中局部或广泛流行的传染性疾病。致病因子是具有活性的病原微生物或寄生虫，特点是同一种病原体可侵入不同种动物体内，具有一定的潜伏期和相似的临床症状，并具有传染性。

病因与发病机制 动物的饲养环境可分为普通环境、屏障环境和隔离环境，无论饲养于何种环境，由于管理不善、动物自身特性等原因，动物都会不可避免地受到细菌、病毒或寄生虫等病原体的侵袭，发生传染性疾病。其中，管理因素主要有隔离检疫不当、健康检查不善、免疫接种和效果评价失效、饲养管理不善、兽医监护失职等；动物因素包括动物机体免疫缺陷和其他自身生物学特性等。发病机制见传染性疾病。

病理特征 动物传染性疾病具有共性的基本病理过程，如炎症、体温升高、损伤、适应与修复等，也具有特征性病理变化。观察器官组织的特征性病理变化，对鉴定动物传染性疾病及其严重程度具有一定意义。

临床表现 大多数动物传染性疾病都具有体温升高、皮疹、血液生理生化指标改变等表现。①体温升高：是动物传染性疾病的共同表现，但不同疾病的热度与热型不尽相同，按热度高低可分为低热、中度热、高热和超高热，按热型分为稽留热、弛张热、间歇热、波状热和消耗热。②皮疹：也是动物传染性疾病的特征之一。不同疾病皮疹的疹形及出现时间、部位、顺序和数量不同。

根据疾病的发生、发展和转归，动物传染性疾病一般可分为 4 期（见传染性疾病）。其中，处于潜伏期的动物是疾病的主要传染源。

诊断 疾病早期的正确诊断不仅使动物得到及时有效的治疗，又能尽早隔离、防止扩散。动物传染性疾病的诊断要综合以下三方面资料分析。

流行病学调查 包括年龄、用途、地区、季节、传染性疾病接触史、预防接种史、饲养管理及当地疫情等。

临床资料收集 全面准确地向动物管理人员询问病史，根据潜伏期长短、起病缓慢、典型症状、热型、皮疹特征等临床资料，结合系统的体格检查加以综合分析，对确定临床诊断极为重要。

实验室检查 在诊断中有时起到决定性作用，检查方法主要有以下几种。①常规检查：包括血常规、尿常规、便常规和生化检查。②病原学检查：包括直接检查、病原体分离等。③免疫学检查：包括特异抗体检测、特异性抗原检测、免疫标记技术、皮肤试验和细胞免疫功能检查等。④分子生物学检测：包括分子杂交、聚合酶链反应、原位聚合酶链反应等。⑤其他检查：内镜检查、剖检、组织学检查、影像学检查等对诊断也有一定价值。

对实验的影响 发生传染性疾病会引起大批动物死亡，导致动物质量下降，造成生产停止、科研工作中断。还可对实验结果造成干扰，影响实验数据的准确性和可靠性。

处置措施 动物患传染性疾病后视情况予以立即销毁或隔离治疗。隔离治疗强调尽早、就近、就地治疗。要坚持综合治疗的原则，做到治疗与预防相结合，病因治疗与对症治疗相结合，并给予支持治疗。对可能被传染的动物进行紧急预防接种，对可能被污染的区域严格消毒，采取紧急预防措施，防止疾病蔓延。对患病死亡动物应及时查明原因、妥善处理并记录在案。动物尸体、淘汰的动物、污染垫料等要按照国家有关规定妥善处理，以免形成污染源，避免交叉感染。

预防　需要遵循"消灭传染源、切断传播途径、保护易感动物"的原则。①消灭传染源：扑杀受感染的动物。②切断传播途径：包括隔离、封锁、消毒、消灭媒介生物、检疫等。③保护易感动物：包括隔离、使用疫苗免疫和消毒等。做好以上工作可有效控制动物传染性疾病的发生，保障动物健康。

（赵德明）

shǔdòu

鼠痘（mousepox）　感染鼠痘病毒引起的动物传染性疾病。又称小鼠脱脚病。一年四季均可发生，世界范围流行，多呈暴发流行，病死率较高，常造成种群淘汰，危害性极高。

病因与发病机制　病原体为鼠痘病毒（mousepox virus），为正痘病毒属双股 DNA 病毒。病毒粒子呈砖形或卵圆形，长约250nm、宽约180nm。病毒粒子是由 1 个以 DNA 为主的核心、2 个侧体和 2 层外膜蛋白质组成的核衣壳，病毒核心呈两面凹陷的哑铃状结构。传染源主要是病鼠和隐性带毒鼠，经皮肤病灶和尿便向外排毒，污染周围环境。传播方式为直接接触传播。病毒可经皮肤伤口侵入机体，也可经呼吸道或消化道和胎盘垂直传染。

病理特征　病鼠鼻部和面部肿胀，表现为眼睑炎、结膜炎，尾部皮肤表面出现小结节或红肿、溃疡糜烂，最后坏死脱落。皮肤丘疹部表皮局限性增生，呈空泡变性，皮下组织水肿、充血、坏死。病变区周围表皮细胞胞质内可见嗜酸性包涵体，多呈圆形或椭圆形，大小不等，周围多有亮晕，这是鼠痘特征性病变。肝大，具有油腻感，质脆易碎，表面散在大小不等的灰白色或淡黄色坏死灶，外观呈花斑状。

显微镜下可见肝细胞变性、坏死，肝坏死通常缺乏炎症反应；在变性、坏死灶内或边缘的肝细胞胞质中可见嗜酸性包涵体。脾呈现局灶性、融合性、弥漫性坏死；早期脾大，颜色变化不明显，后期颜色变淡。肺细支气管、小叶间及肺泡壁等肺间质充血水肿；淋巴细胞、单核细胞浸润，伴有纤维素样物质渗出，肺泡壁明显增厚；肺泡腔内有少量浆液渗出，肺泡壁及肺泡腔可见巨噬细胞，肺泡上皮细胞胞质内出现成群的嗜酸性包涵体。肠道多发性出血，肠壁变薄；显微镜下肠黏膜局灶性坏死，肠黏膜上皮细胞及肠腺上皮细胞胞质内出现嗜酸性包涵体。肾小管上皮细胞颗粒变性，肾小体血管球上皮细胞肿胀，上皮细胞胞质内可见嗜酸性包涵体。神经细胞溶解、皱缩、坏死，周围小胶质细胞浸润。

临床表现　以全身或局部皮肤出现痘疹，四肢、尾和头部肿胀、溃烂、坏死，甚至足趾脱落为特征。根据临床症状分为 3 种类型。①急性型：多见于初次发生此病的鼠群，病鼠被毛蓬松、无光泽、摄食减少，常于 4～12 小时迅速死亡。感染鼠痘的幼鼠病死率明显高于成年鼠。②亚急性型（皮肤型）：病鼠口鼻及面部肿胀、破溃，单侧或双侧眼流泪，用手分开眼睑，可见角膜溃疡穿孔，眼球下陷。四肢及尾部肿胀，出现红疹或痘疹，并有浆液性渗出物，触之敏感，尤以足掌为甚，随后患处结痂，由于血液供应中断而发生坏疽，1～2 天坏疽部脱落。孕鼠流产，一般在数天内死亡或逐渐恢复。③慢性型（皮肤型）：病鼠嘴部、面部或整个头部肿大，尾部皮肤表面出现小结节或红肿，溃疡糜烂，最后坏死脱落。四肢肿胀，尤以足掌最为明显，呈半球形，以致患肢不能着地。肿胀皮肤破溃后可流出浆液性渗出物。

诊断　主要特征为头面部肿胀、睑缘炎、足肿、断尾或脱足，可以据此做出初步诊断。确诊可用免疫组化法、电镜检查、血清学检查、动物接种、病毒分离、组织病理学检查、聚合酶链反应等方法。电镜检查最为可靠和特异，镜下观察到鼠痘病毒特异性包涵体或鼠痘病毒颗粒，即可做出诊断。

鉴别诊断　需与小鼠肝炎、环尾病、外伤鉴别。外伤的伤口多表浅，较为局限，脏器无病变；鼠痘多伴随肝、脾等脏器肿大和坏死点等病变，可根据病理特征加以鉴别。

对实验的影响　鼠痘病毒的自然宿主为小鼠，不同品系小鼠的易感性差异很大。DBA、C3H 和 BALB/c 等品系最为易感，C57BL 品系对此病的抵抗力强，呈隐性感染，是主要的潜在疫源。鼠痘病毒是对实验小鼠危害严重的病毒之一，感染鼠痘病毒的急性病例会突然死亡，慢性病例会出现全身症状；隐性感染的小鼠体内长期带毒，在实验条件刺激下可发病，使实验结果混乱。带毒小鼠的排泄物会污染环境，使病毒广泛传播。《实验动物　微生物学等级及监测》（GB 14922.2）中明确规定，鼠痘病毒是清洁级以上小鼠必须排除的病原体。

处置措施　一旦发现鼠痘疫情，对污染鼠群必须严格隔离、封锁、及早处理淘汰，使用漂白粉、福尔马林、过氧乙酸等彻底消毒房舍、笼具用品等。然后重新引种，重建种群，对新引进的小鼠要隔离观察 2～3 周，健康者方能继续饲养繁殖。对与发病鼠群有接触或邻近的群鼠应严格检查，对血清学检查阳性的小鼠和外观不健康的小鼠应及时安乐死。对健康小鼠采取隔离措施。

预防　鼠群要做到无鼠痘传染。建立严格的饲养管理、卫生消毒和操作规程；如需外购种鼠和实验鼠，必须了解该引进种群的健康状况，凡有流行病史者，绝对不能引进；引种必须严格隔离饲养 2～3 周，确认无此病方可混群。

(何宏轩)

xiǎoshǔ gānyán

小鼠肝炎（murine hepatitis）　感染小鼠肝炎病毒引起的*动物传染性疾病*。正常情况下为隐性感染，主要表现为肝炎和脑炎。小鼠肝炎呈世界范围分布，在中国小鼠群中广泛流行，感染率较高，通常是隐性或亚临床状态。中国于 1979 年在裸鼠中发现小鼠肝炎，并分离获得病毒。

病因与发病机制　病原体为小鼠肝炎病毒（mouse hepatitis virus，MHV），属冠状病毒科、冠状病毒属单链 RNA 病毒，呈圆形，有囊膜，表面有许多长 20nm 的花瓣状纤突。感染细胞内有 9 种病毒特异性蛋白质，于 38.5℃ 培养 4 小时即可检出。小鼠肝炎病毒于 56℃、30 分钟条件下灭活。对乙醚和三氯甲烷敏感。对去氧胆酸钠有中等程度的抵抗力。在 -76℃ 或低压冻干后能长时间存活。病毒存在于血液和内脏中，特别是肝和肾，也见于尿便中。对幼鼠有高度的传染性，可引起

肝炎、脑脊髓炎和肠炎等。

MHV 感染小鼠是主要传染源，感染的小鼠经粪便、鼻咽渗出液甚至尿液向环境中排出病毒。MHV 的自然感染是经口和呼吸道途径，包括形成气溶胶经呼吸道传播，污染食物、水等经消化道传播，孕鼠感染后经胎盘垂直传播给胎儿。直接接触感染小鼠或污染的粪便和垫料等是主要的传播途径。根据嗜组织特性的不同，MHV 可分为呼吸株和嗜肠株两型。呼吸株病毒在易感动物的鼻腔上皮细胞内复制后可向多个靶器官扩散，包括 MHV-1、MHV-2、MHV-3、MHV-JHM 和 MHV-A59 等。嗜肠株病毒选择性地感染小肠黏膜，极少扩散到其他组织，包括 MHV-Y，MHV-RI，MHV-S 和 DVIM 株等。

病理特征　剖检可见肝灰白色坏死灶，急性初期主要变化为血管周围淋巴细胞和组织细胞浸润。MHV-1 株致死的乳鼠，或在球状附红细胞体参与下感染的成年小鼠，肝呈现黄色或褐色，并有出血点；肾肿胀而苍白。MHV-3 株可引起成年鼠出现腹水。MHV-4 株能引起小鼠脱髓鞘性脑脊髓炎，并伴发局限性肝坏死。血管内出现多核巨细胞；肝组织逐渐出现大量的淋巴细胞以及少量的中性粒细胞浸润，肝小叶结构明显破坏，出现肝细胞水肿、气球样病变、点状坏死、局灶状坏死甚至碎片状坏死。

临床表现　成年鼠一般只有在应激因素作用下会发生肝炎；乳鼠发生自发性肝炎时，发病急、病程短、可致死，其发病率和病死率很高。病鼠精神萎靡，被毛粗乱，体重减轻，血清谷丙转氨酶和谷草转氨酶急剧升高，经 2～4 天死亡。裸鼠感染弱毒株后，

常呈亚急性或慢性肝炎变化，表现为进行性消耗症，甚至死亡。3～4 周龄小鼠感染 MAV-2 株的发病率为 100%，病死率为 98%；8～9 周龄小鼠的发病率为 88%，病死率为 50%。其他品系小鼠的感染率较低。临床上通常分急性型和神经型。①急性型：小鼠表现精神萎靡、拒食、被毛粗乱、营养不良、腹泻、脱水和消瘦等症状。②神经型：发病鼠表现为两后肢松弛性麻痹、结膜炎、全身抽搐以及转圈运动，2～4 天内死亡。

诊断　通常通过多重免疫荧光技术、酶联免疫吸附试验或间接免疫荧光试验进行血清学诊断。对于免疫缺陷小鼠，通过聚合酶链反应对其粪便或血清进行定点检查做出诊断。经典的诊断方法是病毒的细胞分离培养和荧光抗体技术。

鉴别诊断　需与鼠痘鉴别。

对实验的影响　小鼠肝炎病毒是小鼠群中最为常见的病毒，自然宿主为小鼠，裸鼠与免疫缺陷小鼠也容易感染。对免疫健全小鼠多为隐性感染。小鼠肝炎病毒感染可影响小鼠淋巴组织功能，造成巨噬细胞缺失，可改变淋巴细胞和其他免疫细胞的功能及表面抗原，造成凋亡性胸腺萎缩，从而对免疫系统造成较严重而深远的影响。

小鼠肝炎病毒在动物处于应激状态或与其他病毒、细菌、寄生虫共同感染时，可改变其他疾病病程，加剧病变程度。小鼠肝炎病毒还可改变肝酶的活性，降低肝部分切除后再生速度，造成贫血、白细胞减少、血小板减少，可降低一些糖尿病易感小鼠的糖尿病发病率。《实验动物　微生物学等级及监测》（GB 14922.2）

中明确规定，小鼠肝炎病毒是清洁级以上小鼠必须排除的病原体。

处置措施 对患病动物及早进行隔离和淘汰处理，彻底消毒动物设施、笼具用品等。对周边动物采取血清学监测，对污染环境和设备进行彻底消毒。对新引进的小鼠要隔离观察 2～3 周，健康者方能继续饲养繁殖。

预防 应用屏障系统进行小鼠饲养。定期对鼠群随机采集的粪便和血清样品用聚合酶链反应进行分子生物学鉴定，及早发现并采取相应措施予以治疗。对于已感染种群，可通过剖宫产净化的方式防止垂直传播；停止动物自然繁殖。

(何宏轩)

shǔfèiyán

鼠肺炎（murine pneumonia） 感染小鼠肺炎病毒引起的*动物传染性疾病*。是小鼠最重要的呼吸道传染性疾病。该病毒一般导致健康小鼠发生隐性感染。病毒存在于血液和内脏，特别是肝和肾，也见于尿便中，对幼鼠有高度传染性。

病因与发病机制 病原体为小鼠肺炎病毒（pneumonia virus of mice，PVM），属副黏病毒科、肺病毒亚科、肺病毒属单链 RNA 病毒，大小为 15000～16000nt，含 6～10 个基因，编码 9～11 个蛋白质，分子质量 4800～25000u，不感染人类。病毒颗粒呈多形性，可呈丝状，直径 150～300nm，有囊膜及纤突，纤突长 8～20nm。小型啮齿类动物（包括沙鼠、棉鼠、褐鼠、豚鼠、地鼠、大鼠和小鼠）是主要传染源，对雪貂、猴、猪可引起隐性感染。小鼠肺炎病毒在感染鼠的鼻黏膜、气管和肺内增殖，并由呼吸道排出，形成的气溶胶颗粒可通过飞沫、尘埃传播。3～4 周龄小鼠最敏感，表现为急性肺炎，成年鼠多为慢性经过或隐性感染，可引起病毒性肺炎、中耳炎、菌血症、病毒性脑膜炎等疾病。

病理特征 剖检可见肺有红灰色病灶、肺水肿、胸腔液增多、鼻腔及气管内充满黏液及散在血丝；部分可见胸膜炎和心包膜炎。病理变化可见肺充血及部分肺实变，支气管和细支气管上皮细胞变性脱落或过度增生。支气管周围出现以淋巴细胞为主的炎症细胞浸润。肺泡间隔内大量淋巴细胞浸润，肺泡间隔增宽，肺泡腔变窄。

临床表现 仔鼠、幼鼠感染小鼠肺炎病毒后表现为呼吸急促，呼吸音异常并伴有湿啰音，前胸两侧震颤，被毛松乱，逆立汗湿，常用前爪搔鼻，食欲和渴欲降低，体重减轻，精神萎靡。免疫功能正常的大鼠和小鼠，感染持续期短，临床症状不明显。裸鼠等免疫功能不全的小鼠感染后会出现致死性慢性肺炎。采用人工实验感染免疫功能正常的实验小鼠，其一般不表现出明显的呼吸系统症状和体征，感染后 1～2 天出现竖毛，活动抑制，7～8 天基本恢复正常。大鼠感染 2 天后，饮食减少，鼻孔带血，头部被毛出现黄染、松散、竖立，4 天后呼吸困难，饮食基本废绝。

诊断 根据动物临床表现，结合酶联免疫吸附试验、间接免疫荧光试验等血清学检测方法检测，或聚合酶链反应进行判定。

鉴别诊断 需与鼠出血热、小鼠肝炎进行鉴别。发生鼠出血热时，病鼠出现中毒症状，表现为发病急、体温升高、疼痛和消化道症状等；出现毛细血管中毒症状，皮肤充血与体温升高不成比例，可有眼睑和结膜下水肿及广泛的出血点。在发病初期，白细胞总数正常或偏低，中性粒细胞增多，淋巴细胞比例偏低或出现异常淋巴细胞。早期尿常规检查正常或有少许蛋白尿；发病期尿蛋白增加，有红细胞管型，发生氮质血症及高血压，并随病程进展逐渐加重。

对实验的影响 动物在受到实验处理等应激状态下，可出现临床症状和病理改变，影响动物的健康并对研究结果造成干扰，也可直接导致动物生理生化参数的改变而影响实验结果，特别是在一些疾病的病因学研究中，是造成研究失败的主要原因。《实验动物 微生物学等级及监测》（GB 14922.2）中明确规定，小鼠肺炎病毒是无特定病原体级以上小鼠必须排除的病原体。

处置措施 处死患病动物，对动物尸体及污染废弃物进行无害化处理，对周围环境进行彻底消毒灭菌，检测同群动物血清中小鼠肺炎病毒抗体，及时发现隐性感染者，以防止病原体进一步传播。

预防 野生啮齿类动物是小鼠肺炎病毒的自然宿主，因此利用屏障系统饲养啮齿类实验动物、杜绝野生啮齿类动物与饲养生产群鼠之间的接触是预防此病的关键。一般情况下，如果感染范围大，对已感染小鼠进行捕杀，并对动物房进行彻底消毒。剖宫产或胚胎移植的方法繁育幼鼠可以避免小鼠肺炎病毒的继续传播，放归无感染种群前需进行血清学效价的复检。

(何宏轩)

quǎnwēnrè

犬瘟热（canine distemper） 感染犬瘟热病毒引起的*动物传染性*

疾病。具有传染性强、发病率高等特征。可导致犬科和鼬科动物患病，但在实验动物中，此病常发生于实验犬群中。此病寒冷季节（10月至翌年4月）多发，有一定的周期性。病犬为主要传染源，其带毒期不少于6个月。

病因与发病机制 病原体为犬瘟热病毒（canine distemper virus，CDV），属副黏病毒科、麻疹病毒属，与麻疹病毒和牛瘟病毒同属。CDV 是负链单股不分节段的 RNA 病毒，病毒粒子呈多形性，多数为球形，亦有畸形和长丝状，直径为 150～330nm。CDV 抵抗力不强，对热、干燥、紫外线和有机溶剂敏感，易被日光、乙醇、乙醚、甲醛及煤酚皂等灭活；CDV 对酸碱也敏感，pH 4.5 以下或 pH 9.0 以上的酸碱环境可使其迅速灭活；3% 福尔马林、5% 苯酚溶液以及 3% 氢氧化钠溶液对 CDV 具有良好的杀灭作用。CDV 在 50～60℃条件下，1 小时即被灭活；在室温条件下，可存活数天；在 2～4℃条件下，可存活数周；在低温冻结时可保存数月；-70℃时可保存数年；冻干条件下可长期保存。

犬感染病毒后，病毒可在体内增殖，侵害淋巴细胞和上皮细胞，呈现特征性的临床症状。感染后病毒主要从鼻、咽和呼吸道散毒。感染后 24 小时，病毒首先出现于支气管淋巴结和扁桃体内，进行增殖，引起毒血症。第 2～3 天存在于单核细胞，可发生疱疹性和脓疱性皮炎。犬瘟热病毒对淋巴细胞和上皮细胞有亲嗜性，感染最初 6 天内，其主要在淋巴系统中增殖。感染后第 7 天血浆样品中可检测到病毒，感染后第 9 天病毒分布全身并发生腹泻，在 12～16 天发生肺炎。病毒通过脑膜巨噬细胞扩散到脑，并在感染后 3～4 周时出现神经症状。中枢神经系统中病毒持续感染是引起犬慢性脱髓鞘脑炎的原因。继发性细菌感染可增加此病的复杂性。

病理特征 典型病例的外观可见水疱性和化脓性皮炎，皮屑大量脱落，鼻、唇、眼、肛门皮肤增厚，母犬外阴部等处肿胀，爪掌内部肿大坚硬。眼、鼻黏膜呈浆液性、黏液性及化脓性炎症。剖检时可见呼吸道黏膜有黏液性或化脓性泡沫状分泌物。肺呈小叶性或大叶性肺炎。胃肠呈卡他性炎症变化。脑发生非化脓性脑膜炎。在胃、肠、心外膜、肾包膜及膀胱黏膜有出血点或出血斑。脾微肿，如继发细菌感染则肿大。肝、肾脂肪变性，呈局灶性坏死。有的病例有轻微的间质性附睾炎及睾丸炎。幼犬胸腺萎缩，呈胶冻样。

临床表现 自然感染时潜伏期通常为 3～4 天，有些甚至为 17～21 天。临床主要表现为高热、腹泻、免疫抑制及脑炎。病犬最初表现为精神萎靡、倦怠、摄食减少，从鼻和眼流出水样分泌物，体温升高至 39～41℃，持续 1～3 天，几天后又第二次升温，持续 7 天以上，呈双相热型。随着病毒扩散和条件性致病菌（如大肠埃希菌、葡萄球菌、链球菌、沙门菌、支气管败血鲍特菌等）的继发感染，病犬出现鼻炎、结膜炎、包皮炎、卡他性喉头炎、支气管炎或支气管肺炎、咽炎和胃卡他性炎等。个别病例在下腹部、大腿内侧和外耳道发生水疱性和脓疱性皮疹。有些病例上述症状不明显，主要表现为神经症状，如病犬出现精神萎靡、站立困难、共济失调，或做圆圈运动，呈全身性强直-阵挛或癫痫性惊厥和

昏迷。病犬多数死亡，存活的病例常有舞蹈或麻痹等后遗症。

最急性型病犬常表现出突然高热，无明显的临床症状，在 1～2 天内死亡。由于继发感染的细菌种类及严重程度不同，此病的病程长短不一。由于品种、年龄、护理和治疗条件的不同，病死率也有很大差异，2～6 月龄的幼犬病死率达 80%。

诊断 根据患病动物的临床表现和病理特征可做出初步诊断，胞质内或核内包涵体检查是诊断犬瘟热的重要辅助方法，最终确诊需要依靠病原学检查或血清学检查。犬瘟热病原学检查按照国家标准《实验动物　犬瘟热病毒检测方法标准》（GB/T 14926.59）执行。反转录聚合酶链反应和胶体金试纸条等可用于此病的诊断。

鉴别诊断 主要与狂犬病、副伤寒和传染性肝炎进行鉴别。狂犬病病犬有攻击性，大脑海马可检出内基小体；副伤寒病犬可发生组织器官黄染，脾大，可检出相关菌体；传染性肝炎病犬可出现角膜浑浊，可见特征性的肝和胆囊病变，体腔可出现血样渗出物。

对实验的影响 犬瘟热传染性强、发病率高，严重危害犬的健康。最急性型可引起犬大批死亡，导致实验中断。细菌继发感染导致病程长短不一，严重影响实验结果。

处置措施 感染犬瘟热病毒的犬应立即隔离，深埋或焚毁病死犬尸，彻底消毒被污染的环境、场地、犬舍以及用具等。对未出现临床症状的同群犬以及其他受威胁的易感犬进行紧急疫苗接种。发病早期可用此病的康复犬血清或全血进行肌内注射或皮下注射，剂量为血清 4～5ml，全血 10～

15ml，可获得一定疗效。早期应用抗生素治疗，预防继发细菌感染，根据犬龄及体重，每次每只犬肌内注射青霉素 80～160 万 U，或并用庆大霉素 8～16 万 U 进行肌内注射，每日 2 次。高热不退时，用酒精浴物理降温，药物可选复方氨基比林（又名安痛定），每次 5～10ml，每日 2 次。

预防　在春秋两季对犬进行常规预防接种，可防止此病发生。清扫犬设施中的粪便，定期进行消毒；严禁犬设施中人员流动，尤其设施外人员严格限制进入；车辆和人员进入时注意消毒；防止野犬、野鼠进入。

（曲连东）

quǎn chuánrǎnxìng gānyán

犬传染性肝炎（infectious canine hepatitis）　感染犬腺病毒 1 型引起的动物传染性疾病。由于病犬眼可呈现暂时性角膜浑浊，又称肝炎性蓝眼病。通过消化道或呼吸道感染，也可经胎盘感染，病犬及带毒犬是此病的主要传染源。主要表现为肝炎和眼部疾患。犬传染性肝炎分布广泛，以刚离乳到 1 岁以内的幼犬感染率和病死率较高为特征。

病因与发病机制　病原体为犬腺病毒 1 型（canine adenovirus type–1，CAV–1），属腺病毒科、哺乳动物腺病毒属双股线状 DNA 病毒，是哺乳动物腺病毒属中致病性最强的一种病毒，与人腺毒有相似的基因结构。犬感染病毒后，病毒首先侵入扁桃体，进而蔓延到局部淋巴结和淋巴管，然后经胸腺进入血液，产生病毒血症，迅速感染其他组织，导致血管内皮细胞和实质细胞受损，经分泌物排毒。病毒所致的肝坏死从小叶中心蔓延到全部小叶时，可导致动物死亡。在疾病的急性体温升高期，CAV–1 可侵入眼引起虹膜睫状体和角膜水肿。

病理特征　病理剖检可见肝大，呈淡棕色至血红色，表面呈颗粒状，小叶界限明显，易碎。脾表现轻度充血性肿胀。常见皮下水肿、腹水，液体清澈常含血液，暴露空气后常可凝固。肠黏膜上有纤维蛋白渗出物，有时可在肠、胃、胆囊和膈膜见浆膜出血。胆囊壁常见增厚、水肿、出血，整个胆囊呈黑红色，胆囊黏膜可见纤维蛋白沉着。

组织学变化可见肝实质呈现不同程度的变性及坏死，窦状隙内有严重的局限性淤血和血液淤滞现象。肝细胞及窦状隙内皮细胞核内有福尔根反应阳性小体。这种核内包涵体在 1 个核中只有 1 个，有包涵体的核核膜增厚、浓染，包涵体和核膜之间存有狭小的轮状透明带。脾中可见脾小体核崩解、出血及小血管坏死，在膨大的网状细胞内可有核内包涵体。肠系膜淋巴结、扁桃体及胸腺淋巴组织见退行性变。

临床表现　自然发病时潜伏期为 6～9 天。病犬摄食减少、饮欲增加，常见呕吐、腹泻、眼和鼻流浆液性和黏液性分泌物。右腹有压痛，呻吟，某些病例头颈和下腹部水肿，一般没有神经症状和黄疸。病犬凝血不良，一旦出血，往往流血不止。在急性症状消失后 7～10 天，约有 20% 康复。犬一眼或两眼呈现暂时性角膜浑浊（图）。

诊断　根据流行病学、临床症状、病理变化特点可做出初步诊断，确诊有赖于病原学和血清学检查。病原学检测方法按照国家标准《实验动物　传染性犬肝炎病毒检测方法》（GB/T 14926.58）执行。荧光抗体技术检查扁桃体

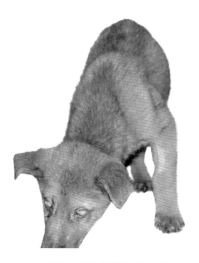

图　犬传染性肝炎病犬

涂片可提供早期诊断。采用发病初期和其后 14 天的双份血清，进行凝集抑制试验，抗体效价升高 4 倍以上即可确诊。补体结合试验、琼脂扩散试验、中和试验和皮内变态反应等亦可用于诊断。

鉴别诊断　此病早期症状与犬瘟热和钩端螺旋体病表现相似，应加以鉴别。

对实验的影响　犬传染性肝炎广泛分布于世界各地，不分品种、年龄和性别，全年都可发病，严重危害了犬的健康和质量。犬传染性肝炎的潜伏期较长，无明显的临床症状，可影响实验数据和实验结果。

处置措施　对感染 CAV–1 的犬立即进行隔离，患病后康复的犬要单独饲养，隔离半年以上。

预防　最好的办法是定期进行免疫接种。目前使用的几乎都是弱毒疫苗，而且多是与犬瘟热、犬细小病毒的混合疫苗。一般在 9 周龄时进行第一次免疫接种，然后在 15 周龄时再接种 1 次。成犬需每隔半年或 1 年重复接种。紧急预防可使用免疫血清或免疫球蛋白进行被动免疫。避免盲目地从国外及其他地区引进犬，防止病毒传入。患病后康复的犬要

单独饲养，最少隔离半年。加强饲养管理和环境卫生。

（曲连东）

hóufǎnzhuǎnlùbìngdúbìng

猴反转录病毒病（simian type D retrovirus disease）

感染猴 D 型反转录病毒所引起的动物传染性疾病。

病因与发病机制 病原体为猴 D 型反转录病毒（simian type D retrovirus，SRV），属反转录病毒科、肿瘤病毒亚科，有 SRV1、SRV2、SRV3、SRV4 和 SRV5 五个血清型。1984 年从一只母猕猴的自发性乳腺肿瘤组织中分离出此病毒并接种于猴，并未诱导出肿瘤，但产生一系列免疫缺陷相关的特征。SRV 的天然宿主为猕猴，分布于亚洲。SRV 广泛存在于病猴的血液、脑脊液、唾液、尿液、阴道分泌液、泪液、乳汁以及脑室脉络丛、唾液腺、腹膜皮肤纤维肿瘤组织、脾、淋巴结、淋巴细胞和吞噬细胞中。在所有分泌物与排泄物中，唾液含病毒量最高，也能通过性途径和胎盘传播。脑实质中虽有病毒核酸但不具感染性，属无症状隐性感染。

SRV 必须通过直接接触才能传染。在自然条件下，存在于唾液中的 SRV 主要通过猴相互打斗、抓咬进入伤口，经体液和血液而传播。1 岁以下的幼龄猴，通过胎盘垂直传播而感染发病。管理人员在猴之间共用注射针头也可引起 SRV 的传播。6 个月至 2 岁半的猴最易感染，6 个月以下的猴可有母体抗体的保护。公猴和母猴均可被感染，但母猴病例较多。广泛的血清学调查并未发现 SRV 传染给人类，但 SRV 具有细胞嗜性。在体外，SRV 能感染人 T 淋巴细胞系 HuT78 和 H9、人髓性白血病细胞系 K562、人 B 淋巴细胞系 Raji 细胞和猕猴肺成纤维细胞及肾细胞，并在这些细胞中增殖，因而病毒可长期保存于传代细胞中，并可大量制备抗原。在体内，SRV 可感染猴的外周血 B 淋巴细胞、CD4$^+$T 淋巴细胞、CD8$^+$T 淋巴细胞以及单核细胞。

病理特征 大体解剖观察：躯干、四肢、面部皮下有单个或多个结节，表皮变红形成肉瘤；切开结节，切面为白色或黄白色，可见很多小结节；皮肤水肿、坏死、溃疡，严重者可见深部肌肉或骨膜脓肿；牙龈、口腔黏膜和食管可见溃疡，胃黏膜有轻度炎症；小肠肠腔内充盈液状内容物，部分肠黏膜可见溃疡灶，大肠可发生卡他性结肠炎或坏死性、脓性结肠炎；肝大，表面可见灰白色坏死灶；胸腺萎缩；淋巴结肿大，以腋淋巴结和腹股沟淋巴结最为严重，可发生淋巴瘤、皮下纤维瘤和皮下纤维肉瘤。镜下观察：组织中大量血管增生但无自溶和出血，同一肿瘤组织中可见硬化型和增生型病变。在胶原纤维网状结构中，杂乱地排列着很多成纤维细胞，其中穿插大量小血管，伴有不同程度的淋巴细胞和浆细胞浸润。增生组织中可见多核细胞，也可见水肿和黏液性水肿区。在密集的胶原网中有少量的血管、纤维细胞和炎症细胞。

临床表现 动物出现体重减轻、贫血、脾大、淋巴细胞减少、骨髓增生、淋巴组织耗竭、持续腹泻、恶性肿瘤，病死率高。

诊断 根据流行病学特点、临床症状和病理变化综合诊断。SRV 感染猴后，可产生抗体，但隐性感染猴和经胎盘传播的仔猴抗体呈阴性，可成为传染源。在诊断时，必须进行病毒分离和血清抗体检查。实验室诊断方法有聚合酶链反应（检测 RNA 和前病毒 DNA）、酶联免疫吸附试验、酶联免疫斑点试验、蛋白质印迹法、间接免疫荧光试验、病毒分离等。常用酶联免疫吸附试验和间接免疫荧光试验初筛，用蛋白质印迹法检测特异性抗体。

鉴别诊断 需与猴获得性免疫缺陷综合征、猴痘进行鉴别。

对实验的影响 SRV 容易感染猴肾细胞、成纤维细胞和 Raji 细胞等细胞系，造成培养的细胞废弃。感染 SRV 也会造成该病在猴群中传播，损害动物健康。在建立获得性免疫缺陷综合征动物模型过程中，实验猴要排除 SRV，避免影响实验数据的准确性。

处置措施 进行 SRV 血清学和病毒学的定期检测时，一旦发现检测结果为阳性的猴，应立即将其隔离饲养观察，间隔 2 个月后再次检测 SRV 抗体和核酸，连续 3 次检测结果都为阳性的猴应处以安乐死并焚烧尸体，防止疫情蔓延。SRV 感染猴一旦发病，治疗一般无效。

预防 对新进猴需严格检疫，定期进行血清学和病毒学检测。用福尔马林灭活 SRV1 全病毒加佐剂苏氨酰胞壁酰二肽免疫恒河猴，用表达 SRV2 囊膜蛋白的重组痘苗表达免疫平顶猴，均可起到保护作用。饲养管理上应采取严格的检疫和隔离措施，定期对猴群进行 SRV 检测，消灭传染源，切断传播途径，可提高实验猴质量，建立和保护健康猴群。

（代解杰 匡德宣）

hóu huòdéxìng miǎnyì quēxiàn zōnghézhēng

猴获得性免疫缺陷综合征（simian acquired immunodeficiency syndrome，SAIDS）

感染猴免疫缺陷病毒引起的动物传

染性疾病。其临床表现与人艾滋病相似，又称猴艾滋病。20世纪70年代早期，在美国加利福尼亚和新英格兰两个灵长类中心的猴群中发现此病；1985年，丹尼尔（Daniel）等人从SAIDS猴分离到1株反转录病毒。SAIDS大多呈地方性流行。猴免疫缺陷病毒（simian immunodeficiency virus, SIV）的自然宿主被认为是非洲绿猴，在肯尼亚、埃塞俄比亚、南非及塞内加尔等地区的非洲绿猴中，20%～30%表现为SIV抗体阳性。猴对SAIDS的易感性存在种系差别，恒河猴、短尾猴、台湾猴、食蟹猴、平顶猴、日本猴、黑猴、台湾岩猴等8个亚洲品种易感，但易感性无性别差异；在白眉猴及狒狒中发现有SIV的自然感染。恒河猴可通过静脉、肌内注射或生殖道黏膜感染。SIV可能通过血液、唾液等进行水平传播，也可通过母婴途径发生垂直传播，性接触并非主要的传播途径。

病因与发病机制 SIV属反转录病毒科、慢病毒亚科、慢病毒属，具有典型的慢病毒的形态特征，即月芽形出芽，无胞质内A型颗粒。未成熟病毒粒子的核心为月芽形，成熟病毒粒子的核心为圆柱状。SIV的自然宿主为非洲绿猴，目前已分离到多个毒株，包括SIVmac毒株、SIVagm毒株、SIVsmm毒株、SIVmne毒株等。这些毒株对其自然宿主无致病性，但实验感染恒河猴均能诱发SAIDS，并引起严重疾病和死亡。

自然条件下，SIV对非洲绿猴并不致病或致病甚微，但其可保存、传递和繁衍SIV。此病毒感染亚洲或印度普通猕猴后，会在感染后期发展为此病。SIV广泛

存在于病猴的血浆、血清、尿液、唾液、泪液、乳汁、阴道分泌物，以及脾、淋巴结、外周血淋巴细胞和吞噬细胞中，猴群通过打斗、抓咬等经体液和血液传播。SIV感染猴后，外周血CD4$^+$T淋巴和CD8$^+$T淋巴细胞数量下降，但CD4/CD8未倒置，多核白细胞的趋化运动和细胞变形能力丧失，吞噬和杀伤功能也降低。血中免疫球蛋白水平降低；CD4$^+$T淋巴细胞数量急剧下降，成为SAIDS病程观察的窗口。

病理特征 大体病理变化是全身淋巴结肿大，伴有体重下降，皮肤水肿、坏死、溃疡，严重者可见深达肌肉或骨膜的脓肿；牙龈、口腔黏膜和食管可见溃疡，胃黏膜有轻度炎症，小肠肠黏膜可见溃疡灶，大肠可见卡他性结肠炎或坏死性、脓性结肠炎；肝大，表面可见灰白色坏死灶。组织病理学变化是疾病早期淋巴结内滤泡增生，T淋巴细胞增多，淋巴滤泡边界不清，滤泡内CD8$^+$抑制性T淋巴细胞增多，浆细胞少；在疾病晚期，脾和淋巴结的淋巴滤泡中T淋巴细胞、B淋巴细胞大部分消失。皮质区被淋巴母细胞或组织细胞取代，甚至仅残存网状结构，残存的淋巴滤泡发生玻璃样变或崩解。胸腺皮质明显萎缩，胸腺小体有轻微破坏，骨髓增生。其余脏器均有不同程度的炎症反应。

临床表现 与人艾滋病很相似，基本特征是持续性全身淋巴结肿大，伴脾大、中性粒细胞减少、淋巴细胞减少、外周血中有异常的单个核细胞、贫血、骨髓增生、特征性淋巴结组织损伤、体重下降、持续体温升高、持续性腹泻、抗菌治疗无效等慢性感染表现。还可发生条件性感染、

巨细胞病毒病、隐孢子虫病、严重的坏死性牙龈炎或胃肠炎，引发淋巴肉瘤、皮下纤维肉瘤等。SAIDS猴常由于条件感染、败血症、恶病质以及坏死性小肠炎等死亡。

诊断 除临床检查外，还有酶联免疫吸附试验、酶联免疫斑点试验、蛋白质印迹法、间接免疫荧光试验、病毒分离等检查。以酶联免疫吸附试验和间接免疫荧光试验作为初筛，蛋白质印迹法检测特异性抗体和反转录聚合酶链反应检测病毒RNA/DNA才能确诊。

对实验的影响 SIV容易感染猴肾细胞、成纤维细胞和Raji细胞等细胞系，造成培养的细胞废弃。动物感染SIV也会造成该疾病在猴群中的传播，影响动物健康。在从事获得性免疫缺陷综合征动物模型研究过程中，实验猴要排除SIV、猴D型反转录病毒、猴T淋巴细胞趋向性病毒1型等病毒，否则会影响实验数据的准确性。

处置措施 SIV感染猴一旦发病，无有效治疗措施。人感染人类免疫缺陷病毒后，所有的治疗方法都只能减慢或抑制病毒在体内的扩散。鸡尾酒疗法可大幅降低病死率，但副作用大，不能用于SAIDS猴的治疗。

预防 对新进猴严格检疫，定期进行血清学和病毒学检测，阳性动物及时处死焚烧，剔除传染源，切断传播途径。

（代解杰 黄璋琼）

quǎngōngxíngchóngbìng

犬弓形虫病（canine toxoplasmosis） 感染刚地弓形虫引起的动物传染性疾病。全球均有传播，但仅发现1个种、1个血清型。

病因与发病机制 病原体为

刚地弓形虫（*Toxoplasma gondii*），属真球虫目、弓形虫科、弓形虫属。为细胞内寄生虫，经粪－口传播。显性病例多与犬瘟热发生混合感染。猫排出卵囊后，其中的子孢子随血液和淋巴液进入犬的细胞中，以双芽生殖方式繁殖，增殖大量的速殖子，随着机体免疫力的产生，速殖子变为缓殖子形成包囊，在脑、心、眼及骨骼肌中长期存活。犬吞食孢子化卵囊或含有包囊和滋养体的中间宿主的肉、内脏、渗出物、排泄物和乳汁等可致感染，还可经受损皮肤、呼吸道、眼等途径感染，妊娠母犬可通过胎盘感染幼犬，输血也可传播此病。

病理特征 弓形虫属细胞内寄生虫，侵害宿主有核细胞，缺乏特征性病变。大体解剖观察：急性病例出现全身性病变，主要特征是全身淋巴结肿大、出血，有的出现坏死灶；腹腔和胸腔大量积液，呈浅黄色；肺水肿，间质增宽，表面有针尖至粟粒大小的出血性或灰白色坏死灶，切面外翻有大量浅黄色浆液流出；气管和支气管有轻度出血；心包膜增厚；肝肿胀、粗糙，表面有灰白色或出血性坏死灶；肾、脾大，有出血点；少数病犬大肠壁有弥漫性出血。系膜淋巴结肿大，有点状出血性坏死灶。有的脑脊髓组织内有灰白色坏死灶，脑实质充血、坏死。慢性病例多见于老年犬，表现为各内脏器官水肿，并有散在坏死灶；隐性感染的病理变化主要是中枢神经系统内有包囊。

临床表现 多数呈亚临床感染，主要表现为体温升高、呼吸困难、运动失调和腹泻、早产和流产。急性症状类似犬瘟热和犬传染性肝炎，主要表现为持续体温升高，体温 40～42℃，咳嗽、拒食、精神萎靡，眼内有浆液性或脓性分泌物，流浆液性鼻液，严重者鼻液带血，黏膜苍白或发黄，有网膜炎、视觉障碍，呼吸困难且多为腹式呼吸，有些并发肺炎。病初便秘后腹泻，严重的发生水样出血性腹泻，无恶臭，胸、腹、大腿内侧等无毛或少毛处，皮肤暗红或出现淤斑，少数病犬有剧烈呕吐，随后出现抽搐和运动性共济失调甚至麻痹等神经症状，最后体温下降，衰竭死亡。慢性病例病程较长，表现为拒食、逐渐消瘦、贫血，最后可出现后肢麻痹并死亡，但多数犬可存活。幼犬多呈急性经过，妊娠母犬早期发生流产或后期早产，所产仔犬往往出现排稀便、呼吸困难和运动失调等症状。

诊断 通过临床症状和病理学变化做出初步诊断，进一步诊断应进行血清学和病原学等检测。犬弓形虫的检测方法按照国家标准《实验动物 弓形虫检测方法》（GB/T 18448.2）执行。①染色试验：检测 IgG，具有良好的特异性、敏感性和重复性，但由于必须使用活的有毒力的速殖子（新鲜活弓形虫）而存在危险性，限制其应用。②间接免疫荧光试验：以完整的弓形虫为抗原，用荧光标记的二抗检测特异性 IgM 和 IgG，血中有 IgM 存在表示为急性感染，灵敏性和特异性均与染色试验基本一致，制备的抗原能长期保存，操作方法也较简便。③间接血凝试验：简便、与染色试验结果符合率高，结果判断同间接免疫荧光试验，但重复性差、致敏红细胞不稳定。④直接凝集试验：简便快速，阳性反应出现时间比间接血凝试验早。⑤酶联免疫吸附试验：可检测 IgM 和 IgG 或抗原，是诊断弓形虫感染应用最广的一种固相免疫酶测定法，灵敏度高、特异性强。⑥免疫胶体金技术：其标记物的制备简便，方法敏感、特异，无需使用放射性同位素或荧光显微镜，也没有含潜在致癌物质的酶显色底物，应用范围很广。⑦分子学诊断：主要应用核酸分子杂交技术（DNA 探针技术）和聚合酶链反应，前者灵敏、特异并可在早期做出诊断，但操作方法繁琐；后者敏感、特异、高效、快速，但存在假阳性。

鉴别诊断 与犬瘟热鉴别。

对实验的影响 犬弓形虫病多发生于幼犬，多呈急性经过，近年来有暴发或增多的趋势。由于其临床表现与犬瘟热等疾病较相似，容易误诊，造成实验结果混乱。

处置措施 停用被猫、鼠污染的饲料，清除传染源，对犬群全面检查，对检查出的病犬和隐性感染犬严格进行隔离治疗，死犬做无害化处理，彻底消毒。加强犬舍及饲养场的清洁卫生，注意防疫。

预防 严格防止猫类及啮齿类动物的排泄物污染犬设施、饲料和饮用水；消灭鼠类，防止野生动物进入；病死动物和流产胚胎深埋或进行高温处理；禁止给犬喂生肉、生乳、生蛋或含有弓形虫包囊的动物组织；发现患病动物及时隔离，加强饲养管理，提高犬只抗病能力。

（曲连东）

tùqiúchóngbìng

兔球虫病（rabbit coccidiosis）感染艾美尔属球虫引起的动物传染性疾病。一年四季均可发生，多发于温暖、潮湿的多雨季节，呈地方性流行。根据球虫的寄生部位可分为肠型、肝型和混合型3种。

病因与发病机制 病原体为艾美尔属（*Eimeria*）球虫，为单细胞原虫，主要有斯艾美尔球虫（*Eimeria stiedai*）、穿孔艾美尔球虫（*Eimeria perforans*）、大型艾美尔球虫（*Eimeria magna*）、中型艾美尔球虫（*Eimeria media*）、小型艾美尔球虫（*Eimeria exigua*）、黄艾美尔球虫（*Eimeria flavescens*）、盲肠艾美尔球虫（*Eimeria coecicola*）、肠艾美尔球虫（*Eimeria intestinalis*）、无残艾美尔球虫（*Eimeria irresidua*）、梨形艾美尔球虫（*Eimeria piriformis*）等。其卵囊对外界环境的抵抗力较强，对化学消毒剂及低温有很强的抵抗力，对温度很敏感。各种品种的家兔对球虫均有易感性，断乳后至3月龄的幼兔感染最为严重，病死率也高，成年兔发病轻微，但成年兔感染后带虫，成为重要的传染源。感染途径是经口食入含有卵囊的水或饲料；病兔的粪便也可通过污染兔笼、兔舍、饲喂工具传播卵囊；饲养员、鼠类、蚊蝇机械性地搬运球虫卵囊也可导致卵囊传播。

家兔食入球虫卵囊后，卵囊壁被消化液溶解，在小肠内球虫卵囊脱出的孢子侵入肠黏膜后，通过淋巴管或门静脉到达肝，寄生于胆管上皮细胞内。子孢子发育成为裂殖体，以裂殖生殖的方式在上皮内迅速繁殖，形成许多裂殖子，上皮细胞遭到破坏，裂殖子从破坏的细胞内逸出，又侵入新的上皮细胞，如此反复地繁殖，使上皮细胞和肠黏膜组织受到破坏，影响机体的消化吸收，引起脱水、失血，增加对其他疾病的易感性。肝型球虫病可严重损害肝，引起胆管及肝发炎，并形成结节，导致肝发生明显功能障碍。

病理特征 ①肠型球虫病：病理变化主要在肠道，表现为十二指肠壁肥厚，内腔扩张，小肠内充满气体和大量黏液，肠黏膜充血水肿，可见出血点。慢性者，小肠上部呈灰白色病灶，有许多小而硬的白色或淡黄色小结节，内含有球虫卵囊，有时可见化脓性坏死灶。②肝型球虫病：病理变化有肝大，肝表面及实质内有白色或淡黄色的结节性病灶，质地较硬，结节内有大量卵囊，胆囊胀大，胆汁浓稠色暗，肝细胞萎缩。③混合型球虫病：各种病变同时存在且更为严重。

临床表现 ①肠型球虫病：潜伏期因寄生虫种不同在5～11天之间，病兔伏地、被毛蓬乱、精神萎靡、喜卧、腹泻、肛门周围粪便黏附。急性发病，主要表现为体质下降、摄食减少、腹胀、不同程度的腹泻，甚至下血痢，肛门周围被毛被粪便污染，因脱水、中毒及继发细菌感染而死亡。②肝型球虫病：潜伏期为18～21天，表现为摄食减少、身体虚弱、发育停滞、贫血、肝大、肿区触痛，有时可见黏膜黄染，幼兔出现神经症状。除幼兔严重感染外，很少发生死亡，肝大、肝功能障碍为此病特点。③混合型球虫病：表现为摄食减少或拒食、精神萎靡、伏卧懒动、体质下降、眼鼻分泌物及唾液分泌增多、口腔周围被毛潮湿、便秘与腹泻交替发生、肠胀气、腹部胀大、尿频、幼兔生长停滞、身体虚弱消瘦、被毛粗乱。兔球虫病后期可出现神经症状，四肢痉挛或麻痹，突然倒地头后仰，四肢抽搐尖叫，因极度衰竭而死亡。

诊断 根据流行病学特征如发病日龄、发病率和病死率，临床典型症状如腹泻，以及肠和肝的病理变化可做出初步诊断，以粪便镜检检出卵囊为准。可取肠黏膜的白色小结节、肝的白色结节压片检查，或取粪便直接涂片检查，也可取粪便用饱和盐水漂浮法检查。

鉴别诊断 需与沙门菌感染、大肠埃希菌病等鉴别。①沙门菌感染：多发于幼兔、妊娠母兔，表现为剧烈腹泻，排乳白色或淡黄色稀粪。体温升高、脱水发生败血症、流产，阴道流出脓性分泌物，胸腹腔内有大量浆液性和纤维素性渗出物，生殖道黏膜出血、溃疡或有脓液，肝、脾有针尖大小灰白色坏死灶，阑尾黏膜有淡灰色、粟粒大的弥漫性结节。②大肠埃希菌病：多发于20日龄和断乳前后的仔兔及幼兔，表现为粪便细小、成串，随后出现黄色或棕色水样腹泻，混有大量胶冻样黏液，体温正常或偏低，迅速脱水，流涎，胃膨大充满液体和气体，十二指肠充满气体及黏液，其余肠道内充满半透明胶冻样液体并混有气泡，肝、心脏有点状坏死灶。③产气荚膜杆菌感染：可发于任何年龄，以1～3月龄发病率最高，表现为水样或稀粥状带血腹泻，有特殊腥臭味，多无前驱症状，消化道出血溃疡，盲肠浆膜明显出血，呈横行条带状，肠内容物呈黑绿色，具恶臭气味，膀胱多积有茶色血样尿液。

对实验的影响 感染球虫会使动物痛苦不安，影响其新陈代谢和免疫应答功能，降低对实验的耐受性，甚至造成动物死亡和整群动物感染，反复暴发疾病，严重影响实验结果，导致人力、物力和财力的极大损失。

处置措施 若兔球虫病大规

模发生，对发生兔球虫病的设施及周围环境坚持每天消毒 1 次，连续消毒数周，病兔排泄物及接触过的饲养工具、垫草、饮用水等也要进行彻底消毒。发现病兔立即隔离治疗或淘汰，病兔尸体焚烧销毁深埋。家兔患球虫病后常并发细菌感染，出现贫血、腹泻、摄食减少等症状，应对症治疗，采用止泻药或抗生素。

预防 兔饲养设施应符合实验动物设施标准，保持饲养环境清洁卫生和干燥，食槽和水槽要勤清洗消毒，每天清扫粪便，兔笼和地面定期消毒，防止野鼠和节肢动物入侵，杜绝球虫卵囊传播。实行科学饲养管理，加强疫病防治。

（何宏轩）

mǎnchóngbìng

螨虫病（mites disease）

感染疥螨或痒螨引起的*动物传染性疾病*。又称疥癣病。多发于秋冬和早春季节，阳光不足、阴雨潮湿以及气候变冷均可促进此病的发生与蔓延。

病因与发病机制 病原体为痒螨（scab mite）和疥螨（scabietic mite），前者可导致耳螨，后者可导致体螨。螨虫生活史分为卵、幼虫、若虫和成虫 4 个阶段，发育周期为 8～28 天。痒螨虫体呈椭圆形，黄白色或灰白色，体长 0.5～0.8mm，眼观如针尖大小。前端有一长椭圆形刺吸式口器，腹面有两对前肢和两对后肢，前肢较粗大，后肢细长，突出体缘，雄虫体后端有一对尾突，其前方有两个交合吸盘。痒螨寄生于兔、犬、猫等动物的外耳道或耳背皮肤，以吸吮皮肤渗出液为食，破坏耳部皮肤组织。病兔是主要传染源，可直接接触传染，也可通过被螨虫污染的笼舍、食

具等间接传染。幼兔比成年兔更易感，且发病严重。兔痒螨能直接穿破鼓膜，进入中耳和内耳寄生繁殖，形成没有外部症状的潜在带螨兔，造成兔痒螨病的传播与流行。发生耳螨后，耳道中的肥大细胞和巨噬细胞大量增加，感染 2 周后，产生大量的 IgE，导致变态反应。

疥螨的卵呈圆形或椭圆形，淡黄色，成虫圆形或椭圆形，背面隆起，腹面扁平，乳白色或浅黄色，其前端有一圆形的咀嚼型口器，腹面有 4 对圆锥形的肢，2 对后肢不突出体缘。疥螨完成一代生活史需要 14～21 天。疥螨一般于晚间在皮肤表面交配，受精后的雌螨最为活跃，此时期最易感染新宿主。雌螨在交配后 20～30 分钟内钻入宿主皮肤内，寄生在宿主皮肤表皮角质层间，啃食角质组织，并在皮下挖一隧道，2～3 天后将卵产在其中。

病理特征 可见皮肤角质层增厚、皮肤毛细血管扩张充血、皮下组织炎症细胞浸润；肾血管扩张充血，肾小球血管充血、出血，肾小管颗粒变性，肾间质炎症细胞浸润；心肌纤维颗粒变性、出血；肝血管扩张充血、肝细胞颗粒变性、肝组织淤血出血；脾淤血出血；肠道血管扩张充血，肠黏膜腺体之间可见到炎症细胞浸润。

临床表现 以患部皮肤剧痒、脱毛、发炎、结痂为主要特征。此病为接触性传播，轻者可以使患病动物摄食减少、身体消瘦，影响生长及繁殖性能，重者可危害动物生命，导致死亡。发生耳螨后，耳出现红肿、剧痒，搔抓可引起继发感染，导致整个外耳道肿胀、流液，出现炎症，患部结出一层粗糙、麸样的黄色痂皮，

之后痂皮愈积愈多。动物表现为焦躁不安，经常摇头并用后肢抓搔耳部，伴有摄食减少、生产性能下降、代谢紊乱、精神萎靡、营养不良、贫血、逐渐消瘦，严重者可发生死亡。体螨多发于背部和四肢，感染部位的皮肤红肿、发炎、脱毛，渐变肥厚，流出黄色渗出物，继而皲裂，逐渐形成灰白色痂皮。患病动物经常用嘴啃咬病变部位，嘴、鼻和眼周围也易被感染，随后向身体其他部位扩展。患部皮肤常因动物趾抓、嘴啃或在笼的锐边磨蹭止痒，出现抓伤、咬破、擦伤，并发炎症，流出渗出液，使皮肤增厚变硬，形成皲裂。动物因剧痒可出现食欲下降、营养不良、消瘦，甚至死亡。

诊断 根据流行病学资料、症状及患部皮屑中检出螨、虫体断片或虫卵确诊。应在健康部与患部交界处取材，便于查出虫体。

鉴别诊断 ①毛癣菌病：真菌感染引起，皮肤有脱毛区，脱毛区多为圆形或椭圆形，较光滑、干燥，一般无痂皮或痂皮较少，无痒感，镜检可见真菌。②湿疹：多发生于腹下，表现为密集的小红点或红疹块，可有脱毛，但痒感不剧烈。

对实验的影响 螨虫会掠夺宿主的营养，引起其情绪变化，对宿主机体产生机械性损伤，影响生理、生化和免疫系统，对实验研究产生干扰作用。国家标准《实验动物 寄生虫学等级及监测》（GB 14922.1）中明确规定，螨虫是普通级以上实验动物必须排除的寄生虫。

处置措施 对患病动物立即隔离治疗，感染严重者尽早淘汰；对笼具、食具以及设施环境进行彻底消毒；定期对实验动物进行

寄生虫检测，发现阳性及时隔离、淘汰。

预防 实验动物饲养设施应符合实验动物设施标准，保持环境清洁卫生，食槽和水槽要勤清洗消毒，笼具和地面定期消毒，防止野鼠和节肢动物入侵，杜绝螨虫传播。实行科学的饲养管理，加强疫病防治。

（何宏轩）

tùchūxuèzhèng

兔出血症（rabbit haemorrhagic disease） 感染兔出血症病毒引起的动物传染性疾病。俗称兔瘟。通过兔与兔之间的直接接触或粪便等分泌物经口或呼吸系统进行传播，传染性强、发病率高。主要特征是实质脏器出血，病死率高。此病自然发病时仅见于 2 周龄以上家兔，人工感染 3 月龄以上的家兔，发病率和病死率在 90% 以上。此病无明显季节性，呈暴发性流行，可通过直接或间接接触病死兔传播。

病因与发病机制 病原体为兔出血症病毒（rabbit haemorrhagic disease virus，RHDV），属嵌杯病毒科、兔病毒属。与其他杯状病毒相比，RHDV 最显著的特点是具有血凝性，对人、绵羊和鸡的红细胞有凝集作用。病毒首先侵害的靶器官是肝、脾和肺等，然后到达全身血液并分布到其他器官，可引起出血性支气管肺炎、出血性实质性肺炎、出血性肾小球肾炎、病毒性脑脊髓炎、卡他性胃肠炎及胆囊坏死等。

病理特征 最急性型和急性型病兔以全身器官淤血、出血、水肿为特征，膀胱积尿，内充满黄褐色尿液，有些病例尿中混有絮状蛋白质凝块，黏膜增厚，有皱褶；鼻腔有泡沫状血液，鼻孔周围有血液污染，结膜充血，有时有点状出血；心肌柔软、心室扩张，心内外膜可见点状出血；肺呈紫红色，切面有大量泡沫状血液流出，气管支气管黏膜充血、出血；肝大、黄褐色，表面散在针尖至粟粒大的坏死灶，切面结构模糊，呈"槟榔肝"变化。慢性型病兔严重消瘦，肺部有数量不等的出血点；肝有不同程度的肿胀，在尾状叶、乳头突起和胆囊部周围的肝组织，有针尖到粟粒大的黄白色坏死灶；肠系膜淋巴结水样肿大，其他器官无显著眼观病变。病理组织学特征为肝脂肪变性和水疱变性，脾淋巴细胞间水肿，淋巴细胞数量降低并发生坏死，肺充血、严重淤血和出血。

临床表现 人工感染潜伏期为 16 ~ 72 小时，自然感染的潜伏期为 2 ~ 5 天，主要表现为最急性型、急性型和慢性型。最急性型多见于非疫区或流行初期的家兔，无任何前驱症状，多在夜间死亡。死前数小时表现短暂的兴奋，突然倒地，划动四肢呈游泳状，继之昏迷，濒临死亡时抽搐，角弓反张，眼球突出，咬牙或尖叫几声而死。急性型体温升高至 40.5 ~ 41.0℃ 或更高，精神萎靡、被毛松乱、拒食、呼吸迫促，呼吸时身体前后抽动，濒死时病兔瘫软，不能站立，不时挣扎，高声尖叫，鼻孔流出白色或淡红色黏液；白细胞减少，一般在出现症状后 6 ~ 8 小时内死亡，病程 1 ~ 2 天。慢性型多见于老疫区或流行后期的病兔，表现为体温升高 1.0 ~ 1.5℃，稽留 1 ~ 2 天，精神萎靡、摄食减少、呼吸加快，但此种症状如不仔细观察很难察觉。

诊断 根据流行病学、临床症状和病理变化等特点，可以做出初步诊断，确诊有赖于病原学和血清学检查。兔出血症病毒的检测方法按照国家标准《实验动物 兔出血症病毒检测方法》（GB/T 14926.21）执行。在 pH 为 6.3 ~ 7.4 时，兔出血症病毒可以凝集人 O 型血细胞和豚鼠血细胞，因此可用病死兔的肝悬液做常规血凝试验与血凝抑制试验，如果血凝试验阳性并能被已知此病的阳性血清抑制，即可确诊。荧光抗体技术、酶联免疫吸附试验、反转录聚合酶链反应等方法均可用于诊断。

鉴别诊断 应与兔巴氏杆菌病和兔产气荚膜杆菌病鉴别。前者多散发，表现为体温升高、呼吸急促；后者临床表现以腹泻为主，确切诊断需依靠病原学检查。

对实验的影响 最急性型常无任何前驱症状而突然发病死亡，导致实验中止；急性型可导致实验中断或数据不准确；慢性型症状如不仔细观察很难察觉，导致实验结果误差。

处置措施 对病死兔进行无害化处理，严禁食用或出售病死兔肉。被污染的环境、用具、饲料、垫草等可用 3% 氢氧化钠溶液或 2% 福尔马林消毒。

预防 应做到兔自繁自养。从外地引进种兔时，做好检疫并隔离观察，兔体健康再行混群。加强饲养卫生管理，做好定期消毒。对疫区进行检疫，隔离病兔，封锁疫点或疫区，停止兔、兔皮、兔毛集市交易或收购。断乳后的兔可进行疫苗接种，注射兔出血症灭活疫苗。

（曲连东）

fēichuánrǎnxìng jíbìng

非传染性疾病（noninfectious disease） 非传染性致病因素损伤动物机体后产生的不具有传染性的疾病。是一类与日常行为和生活方式密切相关的疾病，其发生受遗传、营养、年龄和性别等因素影响，许多疾病随年龄增长而发生。该类疾病还与环境因素，如温湿度、气流速度、照度、噪声和氨浓度等有密切联系。例如，氨浓度升高可影响呼吸上皮的生理功能、诱发呼吸系统疾病，温度和湿度影响新陈代谢，光线可对视网膜功能造成影响，噪声可对神经系统造成影响，氯仿对雄鼠有极强的肾毒性作用而对某些品系的雌鼠无害。研究证实，非传染性疾病具有病程长、病因复杂、病情迁延、无自愈和极少治愈等特点。对实验动物来说，非传染性疾病严重影响实验动物健康，是引起实验动物死亡的重要原因，导致科研成本加重。非传染性疾病包括多种疾病，具体介绍如下。

消化系统疾病　主要为机械性或生理性原因引起，其中，机械性损伤多为互斗或与笼具碰撞所致，可引起唇和口腔发生脓肿或坏死。胃部损伤常见腺窝扩大、黏膜下纤维化、胃腺瘤性增生、钙化、糜烂或溃疡。其中，胃溃疡可与应激有关，常见于长期患病的大鼠。肠道损伤在某些品系小鼠常见弥漫性或节段性肠淀粉样变性，肠固有层可因淀粉样物聚集而异常扩张。过度生长的门齿能引起口腔错位咬合，臼齿可发生龋齿。无菌小鼠由于肠道肌肉紧张度降低，常见巨大盲肠转动所致的盲肠扭结。

心血管系统疾病　常见血栓等血管病变。血栓是活体心脏和血管内血液发生凝固或血液中某些成分凝集形成的固体质块。血栓形成为心血管内膜损伤、血流改变和血液性质改变3方面原因造成。心房血栓与动物品系有关，

其在 RFM 小鼠的发病率高。其他常见血管病变包括动脉粥样硬化、炎症性血管疾病、功能性血管疾病、血管真性肿瘤性疾病等，以动脉粥样硬化最为常见。

许多小鼠品系易发生营养不良性钙化，表现为心外膜苍白色病灶或条状褪色。已有报道DBA/2品系、BALB/c 品系和 C3H 品系的发病率高，而 C57BL/6 小鼠基本无此损害，病因不清。除患类狼疮病的小鼠出现血管炎和心肌梗死外，其他小鼠的外周血管损害不常见。动脉周围炎常见于老龄小鼠。

生殖系统疾病　指发生于生殖腺、生殖管道和外生殖器的疾病。主要包括卵巢囊肿、子宫内膜增生、睾丸和输精管病变。卵巢囊肿是卵巢肿瘤的一种，可能和小鼠卵巢封入膜状囊有关；老龄小鼠发生卵巢囊肿后常伴有卵巢淀粉样变性。囊肿性子宫内膜增生可呈单侧或双侧性，也可呈局灶性，在某些品系小鼠18月龄后发病率为100%；子宫内膜增生常伴有卵巢萎缩。睾丸和输精管发生病变后常出现副性腺炎症、睾丸萎缩、输精管肉芽肿和钙化的发病率各有不同。

泌尿系统疾病　大鼠、小鼠泌尿系统疾病主要发生于肾，常见肾小球肾炎和上行性肾盂肾炎。肾小球肾炎一般与持续的病毒感染或免疫功能紊乱有关，与细菌感染无关，在某些品系发病率接近 100%。在 NZB 小鼠和 NZB×NZW 杂交 F1 代小鼠，肾小球肾炎作为一种自身免疫性疾病，类似人类红斑狼疮；在 NZB 小鼠，肾小球疾病的表现比较温和（NZB 小鼠的自身免疫溶血性贫血的发病率高）。肾小球肾炎表现为肾小球内有蛋白性物质沉淀，并

附着于毛细血管和肾小囊上，随后肾小管萎缩、蛋白圆柱遍及肾。免疫荧光研究显示免疫球蛋白和补体 C3 成分沉着。小鼠感染淋巴细胞脉络丛脑膜炎病毒或反转录病毒时可发生免疫复合物肾小球肾炎。上行性肾盂肾炎可继发形成肾盂积水，造成尿道阻塞，多见于 CDF1 小鼠，小鼠上行性肾盂肾炎继发于泌尿道感染。老龄小鼠的淀粉样变伴有肾乳头坏死，肾小球和肾间质淀粉样物沉淀也较常见。有些动物也可不同程度地发生慢性进行性肾病。大鼠的病情发展与小鼠较一致，可能与年龄有关。肾病变最早可发生在4月龄的动物，但部分动物在 6 月龄以前不表现临床症状和严重损伤。肾病变常伴有消瘦和蛋白尿，动物机体损伤不断发展直至死亡。

内分泌系统疾病　多为内分泌组织的分泌功能和（或）结构异常引起。大鼠、小鼠常见疾病包括肾上腺皮质结节和甲状腺萎缩等。肾上腺皮质结节多见于雌鼠；老龄小鼠发生肾上腺皮质结节时，可见脂褐素沉积和被膜下梭形细胞增生，以及皮质内窦状隙囊状扩张。有些近交系小鼠促甲状腺激素不足时可发生甲状腺萎缩。老龄小鼠发生甲状腺萎缩时可见甲状腺滤泡附着有成层的鳞状上皮，通常为后腮起源；淀粉样物可沉积在甲状腺、甲状旁腺和肾上腺中。

表皮系统疾病　指动物体表起保护作用的皮肤发生的病变。大鼠、小鼠常见皮肤损伤、啃毛和嚼须、脱毛。皮肤损伤起因于斗殴、咬尾和嚼须；斗殴不限于雄鼠，但雄鼠更具有攻击性。咬伤通常发生于头、颈、肩、腹和尾。用笼具饲养动物时，笼内常见一只无损害的动物，可将其看

作攻击者或优势动物。通常将其移走即可终止斗殴，受伤者可以恢复，但是，以前顺次的一只雄鼠可成为优势者，斗殴可重新开始。有些品系喜斗殴，特别是BALB/c雄鼠，但咬伤尾的现象在其他品系也有报道。

啃毛是表皮损伤的另一原因，一旦停止啃毛，在数周内多数动物在脱毛区可重新长毛。雌鼠、雄鼠均参与啃毛活动，有时雌鼠更胜。慢性啃毛可引起组织学异常，如色素沉着异常导致的撮集成棍棒状的毛。嚼须是群居优势的一种表现形式，优势动物保留腮须，而同笼的其他动物出现"刮脸"的情况。

区域性脱毛特别是口鼻部周围脱毛，可能是笼具擦伤的结果。不适当的稀释消毒剂也可引起局部脱毛。动物妊娠期雌激素分泌增量多，也可影响产后脱毛。用于辨认动物的金属标签可引起瘙痒和外伤。在皮肤上敷用实验性化合物之前剪毛也可引起瘙痒反应，并能扩大损害以致干扰实验结果。在进行口鼻部和身体脱毛的鉴别诊断时，必须考虑体外寄生虫感染和皮肤真菌病。各种内分泌激素对被毛的生长也有一定影响。原因不明的斑点状脱毛可见于一些小鼠品系，如 C57BL/6 小鼠；腹部和胸部脱毛在 B6C3F1 小鼠有相应的报道。

肌肉骨骼系统疾病 指发生于肌肉和骨骼系统的病变。大鼠、小鼠常发软组织钙化和骨关节病。老龄小鼠常发生软组织营养障碍性钙化；DBA/2 小鼠组织钙化的发病率较高，病变见于左心室心肌、心室内、骨骼肌、肾、动脉以及肺，伴有纤维化，并常见单核细胞炎症浸润，脂肪含量高的日粮会增加这种损害的发病率。

几乎所有品系的小鼠都发生某类型骨关节病。有些小鼠可发生与年龄有关的骨质疏松或老年性骨质营养不良，与严重的肾疾病或甲状旁腺增生无关。骨关节病一般为非炎性，侵害关节面，导致继发性骨变性。

神经系统疾病 指发生于中枢神经系统和周围神经系统的疾病。以感觉、运动、意识、自主神经功能障碍为主要表现。大鼠、小鼠常发生钙质沉积、黑色素沉积和神经性病变。老龄小鼠的丘脑常发生对称性钙质沉积，也可发生在中脑、小脑和大脑，此病特别常见于 A/J 小鼠。老龄小鼠的神经元内可发生脂褐素聚积，重色素品系小鼠易发生黑色素沉积，多见于脑额叶。与年龄有关的周围神经系统病变和脱髓鞘可发生于 C57BL/6 小鼠后肢的神经。许多神经系统突变小鼠通常有相关的解剖学畸形或先天性新陈代谢紊乱。

造血系统和单核吞噬细胞系统疾病 指发生于血液、骨髓、脾、淋巴结以及单核吞噬细胞系统的疾病。大鼠、小鼠常发生单核细胞聚集或结节以及含铁血黄素沉积。单核细胞聚集或结节多发于老龄小鼠的多种组织，如唾液腺、胸腺、卵巢、子宫、肠系膜、纵隔、膀胱以及胃肠道等。组织内的单核细胞聚集或结节易与淋巴肉瘤混淆。脾易发生淀粉样变性和含铁血黄素沉积，老龄小鼠普遍发生脂褐素沉积，也可出现胸腺萎缩。

眼部疾病 常见动物双眼不同程度的视力损伤或视野缩小，大鼠、小鼠常发生白内障和视网膜变性。白内障的发生与鼠龄密切相关，老龄小鼠可发生白内障，某些突变品系也有较高的白内障

发病率。遗传性视网膜变性常见于 C3H 品系小鼠；某些品系动物发生的视网膜变性与光线和其自身特性有关，如一些无色素小鼠易发生与光线有关的视网膜变性。

营养性疾病 指体内各种营养素过多、过少或比例失衡，导致机体营养过剩或缺乏以及营养代谢异常而引起的疾病。大鼠、小鼠常发生营养限制、脂肪酸缺乏、微量元素缺乏和维生素缺乏。营养限制可延长小鼠的寿命，并可减少肾疾病和肿瘤发生，但是过多去除食物中蛋白质会抑制体液免疫和细胞免疫。慢性自发性脂肪酸缺乏可引起脱毛、皮炎并伴有鳞屑和痂皮，偶尔发生腹泻，不育也与此病有关。缺乏微量元素可引起各种异常，如碘缺乏会引起甲状腺肿；锰缺乏可引起因内耳发育异常，导致先天性运动失调；锌缺乏可引起肩和颈部脱毛、消瘦，降低肝、肾过氧化氢酶活性，引起免疫抑制。小鼠维生素 A 缺乏可引起震颤、腹泻、被毛粗糙、角膜炎、生长迟缓、脓肿、出血、不孕或流产；维生素 E 缺乏可引起惊厥、肌营养不良和玻璃样变性；复合维生素 B 缺乏可引起特异性症状，如脱毛、饲料消耗减少、生长缓慢、繁殖不良和泌乳减少及多种神经异常；胆碱缺乏可引起脂肪肝和肝硬化以及心肌损害、受孕减少、幼仔活力降低；日粮中叶酸不足可引起红细胞和白细胞数显著降低，以及脾巨核细胞和有核细胞消失；泛酸缺乏可引起体重减轻、脱毛、被毛褪色以及后躯麻痹等神经性异常；维生素 B_1 缺乏会导致神经症状，如极度惊厥、横翻筋斗运动、饲料消耗减少；没有报道显示需在小鼠日粮中添加维生素 C。

（师长宏）

huánwěibìng

环尾病（ringtail disease）
环境低湿度和高气流速度导致小鼠和大鼠尾部出现异常表现的疾病。初期病理表现为水肿、出血、皮肤坏死及脱皮，后期形成以永久性环状纹为特点的尾部（包括尾根）干性坏疽。环尾病以小鼠和大鼠尾部出现环状纹为主要特征，最主要病变为表皮长期增生、营养缺乏、皮肤真菌感染、皮肤癣菌病、先天性或继发性脂溢性皮炎、内分泌和发育异常。

病因与发病机制 低湿度和高气流速度易引起年轻小鼠和大鼠的表皮结构和功能改变，诱发环尾病，有时也会导致足部发病。干燥环境使动物尾部血管收缩，导致血液循环障碍，主要表现为尾部局部水肿，导致干性坏疽和组织塌陷，甚至部分尾部缺失。环境湿度的变化可能刺激角蛋白细胞分泌炎症因子，使表皮血管增生和结构扩张，导致表皮增生。鼠棒状杆菌、真菌感染常会加速此病发生。

病理特征 环尾病主要损害表皮和真皮层。病情严重的鼠尾部表现为表皮松弛型增生，从轻度到中度正角化病和角化不全、角化过度症，以及中度到重度棘皮层肥厚。严重的环尾病过度角化一直延伸到毛囊，类似于角蛋白囊肿。棘皮层肥厚是由于病灶部位网膜扩展到毛囊，并引起毛囊大小变化。棘皮层弥散引起上皮层隆起、水肿和颗粒层增厚；上皮细胞常变大并出现空泡。真皮层增厚、细胞大量增殖、病灶部位水肿，并出现一层很薄的未成熟的胶原纤维层。纤维细胞通常有非常大的细胞核和1~2个核仁。毛囊部的脂肪由于细胞核大和核仁增多出现肥大和增生。

深层肌肉层、骨骼组织和血管组织都出现异常。

组织学观察褐色出血性区域发现，这些部位都伴随表皮血管增加，并且出现膨胀和空腔。角化病和角化不全、角化过度症表现为显著的痂皮，真皮层表现为水肿和肥大细胞数量增加。增加的血管出现血栓，表皮大量出血。在这些部位，从细胞空泡到病灶部位的坏死都表现为表皮棘皮的形成，轻度的中性粒细胞浸润和病灶部位痂皮形成。毛囊部位发生病变，形成毛囊炎。严重的环尾病病灶部位干燥性坏死，从表皮、真皮、毛囊一直弥散到皮下软组织（肌肉和神经）以及骨骼。这些部位都出现环状痂皮，一些部位出现细菌生长（如球菌）。坏死部位出现腔隙，腔隙内出现明亮的嗜酸性粒细胞颗粒物质。这些物质是由血红蛋白和坏疽物质混合而成。早期出血性坏死导致卵形腔隙的形成，其主要由神经束膜、肌外膜以及纤维组织包裹。

临床表现 通常情况下病鼠的尾部比正常鼠短。根据病情的严重性，环尾病可分为轻度、中度和重度。轻度环尾病的特点是尾部颜色正常，有细小的环形区域，但主要发生于尖端；中度环尾病的特点是整个尾部出现环形区域，病灶部位为褐色，并伴有出血，或在尖端出现出血性病灶点，并有坏死；重度环尾病的特点是尾部尖端病灶面积扩大，病灶部位褐色加深，非常干燥，有出血性坏死，同时尾部尖端出现环状鳞屑（图）。

诊断 基于临床症状和发病史，特别是结合低湿度的饲养环境进行诊断。

鉴别诊断 需与真菌、螨虫感染鉴别。①真菌感染：可取皮

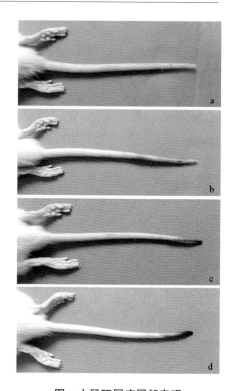

图 小鼠环尾病尾部表现

注：a 正常；b 轻度（水肿、出血）；c 中度（皮肤坏死、脱皮）；d 重度（干性坏疽）

损处的毛发、皮屑、鳞屑接种于沙氏琼脂培养基，28℃条件下培养7~14天，观察菌落形态并将培养物涂片镜检。②螨虫感染：刮取病变皮肤组织或结痂，在显微镜下发现螨虫或虫卵可确证。

对实验的影响 尾是小鼠和大鼠保持体热平衡的重要部位，因此环尾病对其生存和生长发育具有较大影响，同时也会影响尾部采血、给药和固定。

处置措施 一般将发病鼠淘汰，并控制环境温湿度。

预防 提供合适的环境湿度（一般为40%~70%）、降低气流速度并保持房间的温度（20~26℃）可达到预防目的。还要注意营养条件、鼠棒状杆菌感染等影响因素。

（师长宏）

xiǎoshǔ báinèizhàng

小鼠白内障（mouse cataract）
小鼠晶状体透明度降低或者颜色

改变导致光学质量下降的退行性疾病。可分为 3 种类型：皮质性白内障、核性白内障和囊下白内障。目前已发现约 140 个遗传性白内障小鼠模型。

病因与发病机制 常见原因如老化、遗传、局部营养障碍、免疫与代谢异常、外伤、中毒、辐射等，都能引起白内障。其中，随年龄增加，新陈代谢功能减退导致白内障是最常见的，眼局部外伤是导致继发性白内障的一个重要原因，眼球穿孔致异物进入晶状体、眼内炎症（如葡萄膜炎）、眼内疾病（如视网膜脱离、眼内肿瘤）也能引起白内障。其他和白内障发病有关的因素包括营养不良、仔鼠反复急性腹泻、某些药物（尤其是眼部或全身长期应用皮质类固醇）等。正常的晶状体是透明的，无血管，其营养主要来自房水。当各种原因引起房水成分和晶状体囊渗透性改变及代谢紊乱时，晶状体蛋白变性、水肿，纤维之间出现水裂、空泡，上皮细胞增生，此时晶状体由透明变为浑浊，形成白内障。

病理特征 表现为晶状体皮质纤维水肿，核逐渐浑浊、膨胀，脱核延迟，上皮细胞化生。皮质性白内障初期晶状体浑浊多发生于后部皮质或周边部皮质，呈薄片状或环状，眼底红反光可见；中期中央皮质浑浊区扩大、增厚，但在周边部仍有透明区，眼底红反光仍可见；后期晶状体皮质完全浑浊，前囊膜下可见水疱，晶状体膨胀，前房变浅，眼底红反光消失。核性白内障浑浊的核为棕黄色，周边晶状体皮质仍可见透明区。囊下白内障表现为在晶体后极部囊下的皮质浅层出现金黄色或白色颗粒，整个晶体浑浊区呈盘状。

临床表现 小鼠白内障通常表现为双侧病变，但两眼发病可有先后。①皮质性白内障：以晶状体皮质灰白色浑浊为主要特征（图），其发展过程可分为初期、中期和晚期。②核性白内障：晶状体浑浊多从胚胎核开始，逐渐扩展至成人核，早期呈黄色，随着浑浊加重，色泽逐渐加深至深黄色或深棕黄色。核的密度增大，早期周边部皮质仍为透明，因此，在黑暗处瞳孔散大视力增强，在强光下瞳孔缩小视力反而减退。③囊下白内障：浑浊位于视轴区，常与皮质及核浑浊同时存在，早期即会影响视力。

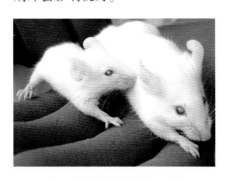

图　昆明小鼠皮质性白内障

诊断 主要基于临床症状，3 种白内障具有不同的发病特征，需仔细鉴别。

鉴别诊断 需与糖尿病引起的眼部病变进行鉴别（见小鼠糖尿病）。

对实验的影响 发生白内障后会出现眼内炎症（如葡萄膜炎）或眼内疾病（如视网膜脱离），影响动物的活动和摄食行为，对实验造成一定影响。

处置措施 显性遗传时，小鼠 10～14 周龄即出现晶状体浑浊，还会发生晶状体液化和核的变化。如果在饲养和实验中发现呈杂合状态的白内障小鼠，可将其淘汰以防止影响实验进程；如果为纯合状态，可将动物种群保留，作为眼科的动物模型。

预防 防止外伤；保证小鼠有充足的饮用水和饮食；保证饲养环境清洁，预防疾病发生；严格用药，防止某些常用药物对小鼠视力的影响。

（师长宏）

xiǎoshǔ shēngzhǎngjīsù quēfáxìng zhūrúzhèng

小鼠生长激素缺乏性侏儒症

（growth hormone deficiency dwarfism in mouse） 小鼠下丘脑－垂体－胰岛素样生长因子生长轴功能障碍导致的疾病。又称小鼠垂体性侏儒症。可分为继发性和遗传性。突变系侏儒症小鼠简称为 dw 小鼠。

病因与发病机制 发病原因为单独生长激素缺乏，或同时有多种垂体前叶激素缺乏，或垂体、下丘脑的器质性病变导致生长激素分泌障碍。

病理特征 以垂体萎缩为主，多数伴有促性腺激素分泌不足，部分也有促甲状腺素、促肾上腺皮质激素分泌不足，引起相关内分泌腺功能障碍。

临床表现 侏儒症小鼠在刚出生时无法与正常小鼠区分，一般同窝小鼠中病鼠与正常鼠体重的差异从第 5 天开始出现，侏儒症小鼠的生长比率开始降低。从出生后第 5 天开始，每 4 天测量 1 次小鼠体重以区分病鼠与正常鼠。到第 12 天时病鼠与正常小鼠体型的差异十分明显。这个阶段，病鼠的毛比正常鼠更软、更细，这种现象会一直持续，并且几天后同窝的部分病鼠会发生脱毛现象。在出生 12～15 天时，病鼠会出现耳变大并且不能复原，身体生长变缓，但骨骼不会出现比例失调。此外，所有侏儒症小鼠的晶状体会出现不透明现象，身体更为衰弱、不活跃、没有性活动并且完全不育，雄鼠表现为睾丸比正常小鼠小一半，在病鼠的附睾中能观察到很少的精子且完全不活动。还未对雌鼠卵巢进行相应的观察。不同性别的病鼠体重无差异，生长比率也没有明显差异，其最显著的特点是雄鼠和雌鼠从体型上不易区分。

诊断 纯合子 dw/dw 小鼠在 12 ~ 13 日龄时即可被识别，表现为短尾和短鼻，到成熟年龄时，其体积约为同窝正常鼠的 1/4，8 周龄时体重只有 8 ~ 10g。还可从耳的大小和形状、眼、睾丸大小等进行判断。

鉴别诊断 营养缺乏、感染或射线照射均可导致发育迟缓，必须明确患病动物是否经历实验因素处理，注意鉴别。

对实验的影响 尽管多数 dw 小鼠能存活到成熟期，但雄鼠和雌鼠均无生殖能力，可出现继发黏液性水肿，因此对于实验研究影响较大，无法得到预期实验结果。但这种突变型小鼠在内分泌研究方面有较大用处，可作为垂体前叶损伤的动物模型，适于生长激素缺乏的相关研究。

处置措施 如果在繁殖群发现此类小鼠可直接将其淘汰，也可保留用于遗传研究。侏儒症小鼠遗传性状依赖于隐性单基因突变，性别差异对突变没有影响。由于该鼠无生育能力，两性均不育，所以只能用杂合子保留基因，这样只能得到25%的矮小畸形鼠。9 月鼠龄时将正常垂体移植到这种鼠体内，雄鼠可长大到近于正常小鼠体型并可以繁殖（但雌鼠无法达到同样效果）。给 dw 鼠饲喂脑垂体前叶碎片可使其生长速度基本正常。

预防 侏儒症多发生于近交

系小鼠，因此在近交系繁殖过程中要密切观察小鼠的活动表现和体貌特征的变化，一旦发现病鼠及时淘汰。

（师长宏）

xiǎoshǔ tángniàobìng
小鼠糖尿病 （mouse diabetes）

小鼠胰岛素分泌和（或）作用缺陷引起的以慢性高血糖为特征的代谢性疾病。可为诱发性或自发性，多种实验方法可诱发小鼠糖尿病，诱发性糖尿病小鼠属于动物模型；自发性糖尿病小鼠品系主要有 db 小鼠 （diabetes mouse）、ob 小鼠 （obese mouse）、KK 小鼠、NOD 小鼠、NSY 小鼠 （Nagoya-Shibata-Yasuda mouse）等。小鼠糖尿病可导致小鼠碳水化合物、脂肪和蛋白质代谢紊乱。

病因与发病机制 此病可参照人类糖尿病分为 1 型（胰岛素依赖型）糖尿病和 2 型（非胰岛素依赖型）糖尿病。1 型和 2 型糖尿病均存在明显的遗传异质性。1 型糖尿病有多个 DNA 位点参与发病，但与人类白细胞抗原基因中 DQ 位点多态性关系最为密切；在 2 型糖尿病中已发现多种明确的基因突变，如胰岛素基因、胰岛素受体基因、葡糖激酶基因、线粒体基因等。进食过多、运动减少导致的肥胖是 2 型糖尿病的主要发病原因。

病理特征 小鼠发病后出现"三多一少"症状，即多尿、多饮、食欲增加、体重减轻，还可出现高血糖、糖尿、繁育能力下降、肌肉损耗、尿相对密度增高、尿道和呼吸道感染。不予治疗可导致酮体在体内积累，引发代谢性酸中毒，进而引起精神萎靡、摄食减少、呕吐、迅速脱水。由于血细胞比容过高和循环衰竭可发生昏迷和死亡。糖尿病还可引

起小鼠出现多种并发症，包括白内障、角膜浑浊、糖尿病肾病和神经元病变等。

临床表现 长期的高血糖导致各种组织器官，特别是眼、肾、心脏、血管、神经的慢性损害及功能障碍。自发性糖尿病小鼠大多早期出现肥胖，然后出现饮水量和尿量增加，尿液有水果味。db 小鼠可发生自发性 2 型糖尿病，发病后出现肥胖、高血糖、尿糖、蛋白尿、多尿等症状，可因酮尿症而死亡；NOD 小鼠可发生自发性 1 型糖尿病，发病后可出现尿频、多饮、高血糖的症状，雌鼠发病率显著高于雄鼠。KK 小鼠可发生轻度肥胖性 2 型糖尿病，从 5 周龄起，血糖、胰岛素水平逐渐升高。

诊断 对小鼠的外观进行观察，如是否肥胖及活动力等，观察其进食量、饮水量及排尿量。还可进行实验室检查，如血糖、尿糖、糖化血红蛋白、糖化血清蛋白、肾功能等检查。

鉴别诊断 需与小鼠肥胖症、小鼠肾炎、小鼠白内障等疾病鉴别。虽然糖尿病小鼠可能会伴有肥胖症、肾炎、白内障等症状，但可通过检测血糖值进行鉴别。

对实验的影响 小鼠自发糖尿病后可对生理、生化和免疫系统产生影响，影响其摄食量和饮用水量，对实验研究产生干扰作用。例如，常规禁食时间可导致糖尿病小鼠发生低血糖而死亡，血糖过高可导致手术后伤口不愈合、感染增加等。

处置措施 ①口服降糖药疗法：常用药物有二甲双胍类药物、磺酰脲类促泌剂、牛磺酸、胰高血糖素样肽 - 1 受体激动剂等。②胰岛素疗法：早晨饲喂前皮下注射胰岛素，需根据检测的血糖

值来确定注射剂量。③液体疗法：可选用乳酸林格液、0.45%氯化钠溶液和5%葡萄糖液静脉注射，并适时补充钾盐。

预防　可通过控制小鼠采食量，减少饲料中脂肪、糖等高热量原粮的含量来减少此病的发生。

（王春田）

xiǎoshǔ báixuèbìng

小鼠白血病（murine leukemia）

感染鼠白血病病毒和鼠肉瘤病毒引起的恶性增殖性疾病。可分为消化器官型、胸型、多中心型和白血病型。

病因与发病机制　鼠白血病病毒（murine leukemia virus，MLV）和鼠肉瘤病毒（murine sarcoma virus）均属反转录病毒科、哺乳动物 C 型反转录病毒属，两者的结构和形态极其相似。病毒呈圆形或椭圆形，直径 90～110nm，有囊膜和纤突。鼠白血病病毒为完全病毒，基因组为单股 RNA，有 *gag*，*pol* 和 *env* 三种结构基因。鼠白血病病毒复制过程中产生过量结构蛋白，未组装进病毒粒子，因而在感染动物的血浆、组织液和感染细胞的细胞膜、细胞质中含有大量游离病毒蛋白。鼠白血病病毒核心蛋白具有群特异性，是此病临床诊断和流行病学调查的主要目标抗原。鼠白血病病毒对脱氧胆酸盐和乙醚敏感，在 pH 4.5 以下、56℃环境中 30 分钟能灭活，对脂溶剂、乙醚和去垢剂敏感，对紫外线有一定抵抗力。可感染啮齿类等小型哺乳类动物及鸟类，无品种和性别差异，小鼠中幼鼠比成年鼠更易感。鼠肉瘤病毒为免疫缺陷病毒，只有在鼠白血病病毒的协助下才能在细胞中复制，在鼠肉瘤病毒分离物中均有鼠白血病病毒出现。

鼠白血病病毒本身不带有癌基因，其在反转录酶的作用下，反转录成 cDNA 的前病毒，在整合宿主细胞 DNA 时，正好插在宿主细胞原癌基因附近。病毒 DNA 末端的长末端重复序列含有的启动子和增强子将原处于静止状态的原癌基因转化为活化的癌基因，导致其过度表达或异常表达，从而导致细胞恶变。鼠肉瘤病毒带有癌基因，其感染动物后迅速致癌。肉瘤病毒多为缺失性转化病毒，在宿主细胞中不能自我复制，需要辅助病毒的参与才能复制，但是其诱发肿瘤时间短、转化效率高。

病理特征　主要表现为骨髓及其他造血组织中大量无核细胞进行无限增殖，克隆中的白血病细胞失去进一步分化成熟的能力而停滞在细胞发育的不同阶段。肝、脾和淋巴结肿大；肠系膜淋巴结、淋巴集结、胃肠道壁及肝、脾和肾有淋巴瘤浸润。淋巴结肿瘤中有大量含核仁的淋巴细胞；累及胸腺时，在胸腔积液中出现大量未成熟的淋巴细胞；累及骨髓、外周血液时，可见大量淋巴母细胞浸润。

临床表现　动物感染病毒后潜伏期约 2 个月。病鼠通常呈现不同程度的贫血、出血、嗜睡、摄食减少和消瘦，体温升高，血液学检查可见白细胞异常增多等症状。

诊断　通过临床表现结合实验室检查进行诊断。①病毒分离：取病鼠淋巴组织和血液淋巴组织细胞，与健康鼠的淋巴细胞系或成纤维细胞进行同步培养，再用中和试验和荧光抗体技术鉴定病毒。②血清学检查：免疫荧光技术可检测病鼠血液中病毒抗原和血清抗体，有很高的特异性。酶联免疫吸附试验可大规模检测血清抗体，但必须经间接免疫荧光试验验证。

鉴别诊断　需与小鼠细菌及其他病毒感染进行鉴别。小鼠白血病与各种急性细菌及其他病毒感染具有相似的临床表现，即体温升高、浅表淋巴结肿大、出现异型淋巴细胞等，可从病原学和血清学方面进行鉴别。

对实验的影响　发生此病后会对实验动物的生理、生化和免疫系统产生影响，动物出现消瘦、贫血、恶病质，实验处理可导致动物病死率增加，对实验研究产生干扰作用。

处置措施　发现此病的小鼠种群应进行隔离，种群可通过剖宫产或胚胎移植的方式进行净化。

预防　定期检测微生物，加强检疫、隔离和淘汰。

（王春田）

túnshǔ wéishēngsù C quēfázhèng

豚鼠维生素 C 缺乏症（vitamin C deficiency in guinea pig）

豚鼠体内维生素 C 缺乏导致的全身出血性疾病。

病因与发病机制　豚鼠自身不能合成维生素 C，在摄入的饲料中如果缺乏青饲料等含有维生素 C 的饲料，会发生此病。维生素 C 是体内胶原蛋白合成所必需的成分，有助于保持间质物质的完整，如结缔组织、骨样组织以及牙本质。维生素 C 能保护酶系统免遭破坏，增强肝解毒功能，参与细胞间质形成，提高毛细血管壁致密度，激活胃肠道内多种消化酶而有助于消化，也可促进铁在肠道内的吸收。严重缺乏维生素 C 可引起维生素 C 缺乏症，导致出血、类骨质及牙本质形成异常。

病理特征　剖检可见牙龈红肿，肝略肿，呈红褐色，局部有大小不等的坏死灶，脾色泽暗淡，胃肠道严重膨胀，充满大量未消化的食物。部分患病豚鼠胃肠道黏膜有出血点。

临床表现 发病初期，豚鼠无明显临床症状；发病后期，豚鼠多表现为被毛松散、精神萎靡、摄食减少、体温略有升高（39.2~39.8℃），步态不稳，严重时可发生皮下或黏膜下出血，以腹部皮下或牙龈黏膜出血多发。最后四肢麻痹，不能行动，仰卧死亡。

诊断 以病理解剖发现出血点为准，结合饮食缺乏维生素C和临床表现综合判定。

鉴别诊断 ①被毛松散、摄食减少等应与感染性疾病、其他营养性疾病鉴别。感染性疾病可检出病原体，营养性疾病可检出饲料中相关营养成分不符合标准要求，食欲一般不受影响。②肢体麻痹、步态不稳等应与化脓性关节炎、骨髓炎、蜂窝织炎等鉴别。化脓性关节炎、骨髓炎和蜂窝织炎等有炎性病灶，不伴有牙龈红肿、胃肠道严重膨胀等症状。③出血症状应与其他出血性疾病，如血小板减少性紫癜、过敏性紫癜、血友病、白血病等鉴别。血小板减少性紫癜是一种以血小板减少为特征的出血性疾病；过敏性紫癜是一种侵犯皮肤和其他脏器的过敏性血管炎，但血小板不减少；血友病为一组遗传性凝血功能障碍的出血性疾病，特征是凝血活酶生成障碍、凝血时间延长；白血病是一种造血系统的恶性肿瘤。这几类疾病都伴随广泛的皮肤和其他脏器出血，而维生素C缺乏症豚鼠很少有皮肤出血，以牙龈和胃肠道黏膜出血为主。

对实验的影响 较长时期维生素C供给不足，会导致豚鼠死亡，使实验中断。

处置措施 在饮用水中补充维生素C，每天每只0.3~0.4g，控制病情。如果用多种维生素，每天每只0.1~0.2g，效果尤佳。

预防 供应富含维生素C的饲料，或在饲养管理过程中定期补充维生素C。

(孔琪)

shíyàn dòngwù guǎnlǐ

实验动物管理（administration of laboratory animal） 国家和地方各级行政管理机构和行业部门从实验动物饲养、实验动物质量、实验动物福利和伦理、实验动物环境控制和生物安全等角度，通过设立法规、规范、标准和专门机构等对实验动物领域进行的监督控制。实验动物的管理，应当遵循统一规划、合理分工、有利于促进实验动物科学研究和应用的原则。

中国实验动物法治化管理以1988年中国科学技术委员会颁布的《实验动物管理条例》为标志，之后陆续颁布了《实验动物质量管理办法》《实验动物许可证管理办法》以及各省市相关法规、政策等。这些法规、政策的颁布实施，确定了管理主体和管理体系，明确了管理措施和管理办法，使中国实验动物质量监管体系发生了根本性的改变。

中国在实验动物福利管理方面也取得一定成绩，注重实验动物的"3R原则（减少、替代和优化）"，强化了实验动物和动物实验各个环节中涉及的实验动物福利和伦理，很多机构成立了实验动物管理和使用委员会，对实验动物的使用进行福利、伦理的审查和保护。

简史 欧洲联盟（简称欧盟）国家把实验动物福利写入宪法，要求所有生产和使用实验动物的机构都要善待实验动物、重视实验动物福利，鼓励动物实验替代方法的研究，这也是欧盟实验动物法律法规和技术标准最突出的特点。1976年制定的《欧盟化妆品法规》包括15个主题和9个附录，涉及实验动物的为附录Ⅸ"欧盟化妆品研制中动物实验的原则"，即动物实验替代方案。2003年3月11日该法规进行第7次修改，明确规定了欧盟境内的化妆品将逐步、全面禁止动物实验，以2013年3月11日为截止期。1986年，欧洲26国达成了《用于实验和其他科学目的的脊椎动物保护欧洲公约》。1997年，欧洲理事会成立了4个专家组，对是否修改该公约提出建议，经过几次修改，目前该公约为2005年版本。1993年11月1日，《马斯特里赫特条约》正式生效，欧盟正式成立，最初有12个成员国，目前有28个。

美国于1960年颁布《实验动物福利法》，1970年美国食品药品监督管理局颁布《实验动物质量标准》，1980年颁布《实验动物保护与管理法规》，1990年颁布《实验动物管理守则》。

日本颁布的关于实验动物管理的法律法规主要有《动物爱护及管理法》（1973年10月1日制定、1983年12月2日修订）、《实验动物饲养及保管标准》（总理府告示第6号，1980年3月2日颁布）、《动物处分方法规则》（总理府告示第40号，1996年7月4日颁布）等。日本厚生省、文部省和农林水产省根据需要颁布涉及管理的文件，如《关于大学等使用实验动物的注意事项》（文部省国际学术局长通知），而日本众多的涉及实验动物的学会和协会制定细则，如社团法人日本实验动物学会根据《动物处分方法规则》制定《实验动物安乐死规则》。

随着医学、生命科学的发展，中国科学家对实验动物的要求也日趋严格。中国科学技术委员会于1988年发布了《实验动物管理条例》，适用于从事实验动物的研究、保种、饲育、供应、应用、管理和监督的单位和个人，是实验动物管理的各种法规和规章的核心，有关部委和各地方政府大多依据其制定了相应的办法、细则等。1989年，中国卫生部颁布了《医学实验动物管理实施细则》，推行医学实验动物合格证制度。1996年，北京市人民代表大会通过《北京市实验动物管理条例》，并于2004年修订。它是中国第一个经地方人民代表大会通过的针对实验动物科学管理的法律文件，对于推动北京市实验动物科技工作、带动其他地方政府制定实验动物相关法律法规起到了积极作用。其后，湖北、广东、浙江、黑龙江等地方政府相继颁布了有关实验动物的法规。1997年，中国科学技术委员会颁布《实验动物质量管理办法》。2001年，中国科学技术部颁布《实验动物许可证管理办法（试行）》。

基本内容　中国实验动物管理实行统一的法制化、标准化管理体制，对实验动物质量和动物实验质量的管理有较为完善的组织机构体系、法规标准体系和质量保障体系。中国科学技术部管理、协调全国的实验动物工作，并与其他政府有关部门组织制定全国有关实验动物的法规、标准等文件；国务院各有关部门负责管理本部门的实验动物工作；省、自治区、直辖市科技主管部门主管本地区的实验动物工作。由中央政府主管部门和地方主管部门牵头分级管理，各级实验动物管理机构依法行政，依照标准管理，并与技术质量检测机构、种源基地和社会化生产结合，逐步形成了较为完整的实验动物质量保障体系。政府推动这一管理模式有力地促进了中国实验动物质量和动物实验质量的迅速提高以及全行业的健康发展，这也是中国实验动物管理工作的特点。

实验动物许可证管理　实验动物许可证包括生产许可证和使用许可证。前者适用于从事实验动物及相关产品保种、繁育、生产、供应、运输及有关商业性经营的组织和个人，后者适用于使用实验动物及相关产品进行科学研究的组织和个人。各省、自治区、直辖市科技主管部门或其所辖实验动物管理办公室或相应的机构组织专家组对申请单位的申请材料及实际情况进行审查和现场验收，出具专家组验收报告。在受理申请后的20个工作日内给出相应的评审结果。合格者由各省、自治区、直辖市科技主管部门或其所辖实验动物管理办公室或相应的机构签发通过许可证现场验收的文件，并发放许可证。实验动物许可证采取全国统一的格式和编码方法。许可证的有效期为5年，到期重新审查发证。各省、自治区、直辖市科技主管部门或其所辖实验动物管理办公室或相应的机构要对实验动物生产和使用许可证单位进行有效的管理和监督。对其动物和设施要委托省级以上的实验动物质量检测机构进行定期检查和抽查。

实验动物质量管理　中国实行实验动物质量监督和质量合格认证制度。实验动物遗传、微生物、营养和饲育环境等方面的国家标准由国家工商管理总局制定、颁布实施。相关的标准和条例对实验动物的饲育管理、实验动物的检疫和传染性疾病控制、实验动物的应用、从事实验动物工作的人员都提出了相应的规定和要求。从事实验动物饲育工作的单位，必须根据遗传、病原微生物、营养学和饲育环境方面的标准，定期对实验动物进行质量监测。各项作业过程和监测数据应有完整、准确的记录，并建立统计报告制度。在中国科学技术部和国家质量监督检验检疫总局的指导和监督下，设立国家级实验动物质量检测中心；在地方科技主管部门和技术监督管理部门的指导和监督下，设立各地方省级实验动物质量检测机构。国家实验动物质量检测机构是实验动物质量检测、检验方法和技术的研究机构，也是实验动物质量检测人员的培训机构和具有权威性的实验动物质量检测服务仲裁机构。根据国家科学技术发展的需要，由中国科学技术部统一协调，择优建立各品种的国家实验动物种子中心，必要时各品种实验动物种子中心可设分中心和特定品种、品系保种或种质资源机构。

动物实验管理　应根据不同的实验目的，选用相应的合格实验动物。申报科研课题和鉴定科研成果，应当把应用合格实验动物作为基本条件。应用不合格实验动物取得的检定或者安全评价结果无效，所生产的制品不得使用。供应用的实验动物应当具备完整的资料，具体如下。①品种、品系及亚系的确切名称。②遗传背景或其来源。③微生物检测状况。④生产许可证和质量合格证书。⑤饲育单位负责人签名。

实验动物进出口管理　进口、

出口实验动物的检疫工作，按照《中华人民共和国进出口动植物检疫条例》的规定办理。实验动物工作单位应当根据需要，配备科技人员和经过专业培训的饲育人员。各类人员都要遵守实验动物饲育管理的各项制度，熟悉、掌握操作规程。地方各级实验动物工作的主管部门，对从事实验动物工作的各类人员，应当逐步实行资格认可制度。

实验动物基金项目管理 各省、自治区、直辖市科技主管部门或其所辖实验动物管理办公室或相应的机构每年向社会发布实验动物基金项目指南，实验动物相关单位申请人提出项目计划书。各省、自治区、直辖市科技主管部门或其所辖实验动物管理办公室或相应的机构组织专家进行评审，择优立项，对入选项目要进行中期检查和结题验收。

其他管理 各省、自治区、直辖市科技主管部门或其所辖实验动物管理办公室或相应的机构负责对实验动物重大疫情、突发事件等的管理。另外，实验动物行政管理机构还应该协助建设生命科学研究和医药研发支撑条件的平台。

实验动物管理还包括人员管理、设施管理、实验动物医学管理等方面。人员管理重点是机构负责人、实验动物医师等人员的职责和管理要求；设施管理包括设施的运行、条件的满足等；医学管理的重点是动物健康维护、实验条件保证以及实验动物福利伦理的贯彻等诸多方面。实验动物福利伦理是动物福利伦理的一部分，也是人类文明发展到较高水平后仁慈精神的体现。实验动物福利的保障措施包括为动物提供持续满足其需求的生活环境、

生活物品，以及人类对自身行为的规范等（见实验动物福利）；实验动物伦理是人类对待实验动物和开展动物实验所遵循的社会道德标准和原则理念。应以"尊重、不伤害、有利及公正"为原则，并通过伦理委员会进行相应审查（见实验动物伦理）。

应用 中国实验动物科学，尤其是实验动物质量监测技术体系经过多年发展，形成了一定的规模，并达到了一定的标准化水平，已经开始进入并达到国际标准，其中最重要的标志之一是实验动物及其质量监测标准化的逐步实现。有效地对实验动物实施行政管理可以保证生产单位提供符合国家标准的实验动物，使用单位在符合条件的设施内应用质量合格的实验动物进行实验。

（高　诚）

shíyàn dòngwù yíchuán biāozhǔn

实验动物遗传标准 （genetic standards of laboratory animal）

为保持实验动物遗传特性制定的质量控制技术要求。按照《实验动物　哺乳类实验动物的遗传质量控制》（GB 14923）执行，其涵盖了遗传分类及命名原则、繁殖交配方法、近交系、封闭群和杂交群动物的遗传质量要求。

简史 随着实验动物应用范围不断扩大，科学家逐渐意识到动物的来源和品质对科学数据一致性的重要性，特别是近交系小鼠的培育和应用，促进了实验动物遗传质量控制技术的发展。20世纪50年代，形成了以近交系动物为主的遗传质量控制标准体系。中国于1994年颁布了第一个实验动物遗传质量控制国家标准，2001年进行了第二次修订，其后于2010年发布了第三个修订版，内容不断更新。

基本内容 具体如下。

分类 根据遗传特点的不同，实验动物分为近交系、封闭群和杂交群。

命名 见近交系、封闭群和杂交群。

繁殖方法 动物遗传分类不同，其繁殖交配的方法与技术也不同。

近交系动物 ①原则：保持近交系动物的同基因性及其基因纯合性。②引种：作为繁殖用原种的近交系动物必须遗传背景明确、来源清楚、有较完整的资料（包括品系名称、近交代数、遗传基因特点及主要生物学特征等）。引种动物应来自近交系的基础群。③繁殖：可分为基础群（foundation stock）、血缘扩大群（pedigree expansion stock）和生产群（production stock）。若近交系动物生产供应数量不是很大，一般不设血缘扩大群，仅设基础群和生产群。基础群：设基础群的目的是保持近交系自身的传代繁衍，为扩大繁殖提供种动物。基础群严格以全同胞兄妹交配方式进行繁殖。基础群应设动物个体记录卡（包括品系名称、近交代数、动物编号、出生日期、双亲编号、离乳日期、交配日期、生育记录等）和繁殖系谱。基础群动物不超过5～7代都应能追溯到一对共同祖先。血缘扩大群：其种动物来自基础群。血缘扩大群以全同胞兄妹交配方式进行繁殖。血缘扩大群动物应设个体繁殖记录卡。血缘扩大群动物不超过5～7代都应能追溯到其在基础群的一对共同祖先。生产群：设生产群的目的是生产供应实验用近交系动物。生产群种动物来自基础群或血缘扩大群。生产群动物一般以随机交配方式进行繁殖。生产群动物

应设繁殖记录卡。生产群动物随机交配繁殖一般不超过4代（红绿灯制度）。要不断从基础群或血缘扩大群向生产群引入动物，确保基础群与生产群动物的血缘关系和遗传一致性。基础群、血缘扩大群和生产群的相互关系及动物生产的流程概括如图。

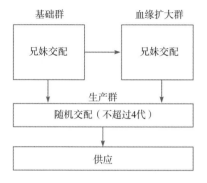

图 近交系动物生产过程

封闭群动物 ①原则：尽量保持封闭群动物的基因异质性及多态性，避免近交系数随繁殖代数增加而过快上升。②引种：作为繁殖用原种的封闭群动物必须遗传背景明确、来源清楚、有较完整的资料（包括种群名称、来源、遗传基因特点及主要生物学特性等）。为保持封闭群动物的遗传异质性及基因多态性，引种动物数量要足够多，小型啮齿类封闭群动物引种一般不能少于25对。③繁殖：为保持封闭群动物的遗传基因稳定，封闭群应足够大，并尽量避免近亲交配。根据封闭群的大小，选用循环交配法等方法进行繁殖。

杂交群动物 将适龄的雌性亲代品系动物与雄性亲代品系动物杂交，即可得到F1代动物。雌雄亲本交配顺序不同，得到的F1代动物也不一样。F1代动物自繁成为F2代动物。除特殊需要外F1代动物一般不进行繁殖。

遗传质量监测 遗传检测的目的是为了证实各品系应具有的遗传特性，检查是否发生遗传突变、是否混入其他血缘动物以及是否发生错误交配而造成遗传污染等，以确保被检测对象符合该品系的要求。

近交系动物 遗传质量标准应符合以下要求。①具有明确的品系背景资料，包括品系名称、近交代数、遗传组成、主要生物学特性等，并能充分表明新培育的或引种的近交系动物符合近交系定义的规定。②用于近交系保种及生产的繁殖系谱及记录卡应清楚完整，繁殖方法科学合理。③经遗传检测（生化标记检测法、免疫标记检测法等）质量合格。

近交系小鼠、大鼠的遗传检测方法如下。①生化标记检测法：是纯度检测的常规方法。对基础群，凡在子代留有种鼠的双亲动物都应进行检测；对生产群，按表1要求从每个近交系中随机抽取成年动物，雌雄各半。近交系小鼠选择位于10条染色体上的14个生化位点，近交系大鼠选择位于6条染色体上的11个生化位点，作为遗传检测的生化标记。结果判断见表2。②皮肤移植法：每个品系随机抽取至少10只相同性别的成年动物，进行同系异体皮肤移植。移植全部成功者为合格，发生非手术原因引起的移植物排斥判为不合格。③微量细胞毒法：按照表1要求的抽样数量检测小鼠H-2单倍型，结果符合标准遗传概貌的为合格，否则为不合格。

除以上方法外，还可选用其他方法对近交系动物进行遗传质量检测，如毛色基因测试法、下颌骨测量法、染色体标记检测、DNA多态性检测法、基因组测序法等。近交系动物生产群每年至少进行1次遗传质量检测。

封闭群动物 遗传质量标准应符合以下要求。①具有明确的遗传背景、来源清楚、有较完整的资料（包括种群名称、来源、遗传基因特点及主要生物学特性等）。②用于保种及生产的繁殖系谱及记录卡应清楚完整，繁殖方法科学合理。③封闭繁殖，保持动物的基因异质性及多态性，避免近交系数随繁殖代数增加而过快上升。④经遗传检测（生化标记检测法、DNA多态性检测法等）基因频率稳定、下颌骨测量法判定为相同群体。

封闭群小鼠、大鼠的遗传检

表1 生产群小鼠和大鼠遗传检测抽样数量要求

生产群中雌性种鼠数量（只）	抽样数量
≤100	6只
>100	≥6%*

注：*抽样数量按四舍五入的方式取整数

表2 近交系小鼠和大鼠遗传检测结果判断

检测结果	判断	处理
与标准遗传概貌完全一致	合格	无需处理
有1个位点的标记基因与标准遗传概貌不一致	可疑	增加检测位点数量和检测方法后重检，确认只有一个标记基因改变可命名为同源突变系
≥2个位点的标记基因与标准遗传概貌不一致	不合格	淘汰，重新引种

测方法如下。①生化标记检测法：随机抽取雌雄各 25 只以上动物进行基因型检测。应选择代表种群特点的生化标记基因，如小鼠选择位于 10 条染色体上的 14 个生化位点，大鼠选择位于 6 条染色体上的 11 个生化位点，作为遗传检测的生化标记。按照哈代 - 温伯格定律，无选择地随机交配，群体的基因频率保持不变，处于平衡状态。根据各位点的等位基因数计算封闭群体的基因频率，进行卡方检验，判定是否处于平衡状态。处于非平衡状态的群体应加强繁殖管理，避免近交。②其他方法：包括下颌骨测量法、DNA 多态性检测法以及统计学分析法等。统计项目包括生长发育、繁殖性状、血液生理和生化指标等多种参数，通过连续监测把握群体的正常范围。封闭群动物每年至少进行 1 次遗传质量检测。

杂交群动物　F1 代动物遗传特性均一，不进行繁殖而直接用于实验，因此一般不对这些动物进行遗传质量监测，需要时参照近交系动物的检测方法进行质量监测。

应用　实验动物作为"活的试剂"和"活的仪器"，必须进行质量控制。实验动物遗传标准是进行质量控制的依据，目的是保持遗传品质。

动物生产　按照遗传标准进行科学繁育，并定期进行遗传检测，才能确保生产出合格的实验动物，用于科学研究。定期进行遗传检测是生产机构的责任，应纳入年度计划，合理安排。对保种动物和剖宫净化的动物更应严格进行检测，防止遗传污染。

动物实验　对实验动物进行遗传质量检测，选择符合遗传质量标准的动物进行实验，避免应用不合格动物带来损失，保证实验质量。保存动物质量合格证明，出现问题能够溯源。

遗传修饰动物研发　应用转基因、基因敲除/敲入等技术研发遗传修饰动物或基因工程动物，获得首建鼠和建系，应用于科学研究，都需要遵循遗传规律和质量标准进行规范操作。

(岳秉飞)

shíyàn dòngwù wēishēngwùxué biāozhǔn

实验动物微生物学标准（microbiological standards of laboratory animal）

为保证实验动物达到相应的微生物学等级而制定的质量控制技术要求。包括等级划分、监测以及具体检测技术等内容。为整合实验动物微生物学方面的研究成果、技术和实验动物微生物学控制的需求而研究和起草。微生物学和寄生虫学两部分标准监测内容紧密配合，保证了动物质量。国外没有实验动物国家标准，美国、日本等发达国家的实验动物生产机构制定有严格的实验动物微生物学质量标准。

简史　实验动物微生物监测能力和水平，伴随实验动物整体发展而不断发展提高。中国早期由于实验动物繁育设备、设施条件欠缺等诸多原因，实验动物质量无法得到保证。随着对科学研究用动物要求的不断提高，实验动物微生物、寄生虫的控制要求也逐渐得到重视，在实验动物微生物、寄生虫检测技术方面开展了很多工作。结合中国实际发展情况，参考国外实验动物标准，在 1994 年颁布《实验动物　微生物学和寄生虫学监测等级（啮齿类和兔类）》（GB 14922）。2001 年进一步修订，将微生物学与寄生虫学监测等级的有关内容分开，分别形成《实验动物　微生物学等级及监测》（GB 14922.2）和《实验动物　寄生虫学等级及监测》（GB 14922.1）。推荐的微生物检测方法的相关标准包括：《实验动物　沙门菌检测方法》（GB/T 14926.1）、《实验动物　耶尔森菌检测方法》（GB/T 14926.3）、《实验动物　皮肤病原真菌检测方法》（GB/T 14926.4）、《实验动物　多杀巴斯德杆菌检测方法》（GB/T 14926.5）、《实验动物　支气管鲍特杆菌检测方法》（GB/T 14926.6）、《实验动物　支原体检测方法》（GB/T 14926.8）、《实验动物　鼠棒状杆菌检验方法》（GB/T 14926.9）以及《实验动物　泰泽病原体检测方法》（GB/T 14926.10）和《实验动物　嗜肺巴斯德杆菌检验方法》（GB/T 14926.12）等。

基本内容　实验动物微生物主要包含实验动物携带和引起实验动物感染的微生物，分为细菌、真菌、支原体和病毒等，广义上也包括寄生虫，特别是肉眼不可见的寄生虫。《实验动物　微生物学等级及监测》的内容包括范围、规范性引用文件、术语和定义、实验动物微生物学等级分类、检测要求、检测程序、检测方法、检测规则、结果判定和报告等部分。第 1 章范围、第 6 章检测程序和第 7 章检测方法为推荐性的，其余技术内容均为强制性的。《实验动物　微生物学检测方法》为推荐性标准，包括 3 个等级的小鼠和大鼠，4 个等级的豚鼠、地鼠和兔，2 个等级的犬和猴的微生物学质量控制的具体检测方法及要求，共 54 项。

实验动物等级分类　按照病原微生物、寄生虫对实验动物致病性和危害性的不同，以及是否存在于动物体内，将实验动物分为普通级动物、清洁级动物、无特定病原体级动物和无菌级动物。考虑到各种实验动物质量控制的具体要求和情况不同，又将实验小鼠和大鼠的微生物学等级修订为清洁级、无特定病原体级和无菌级，实验犬和猴修订为普通级和无特定病原体级。

检测指标 包括实验动物微生物学质量控制、等级确定的具体检测要求及项目，分为动物外观指标、病原菌和病毒指标，要求寄生虫检测同步进行。

动物外观指标 临床观察实验动物外观健康状况，如活动、精神、食欲等有无异常，头部、眼、耳、皮肤、四肢、尾、被毛等是否出现损伤、异常，分泌物、排泄物等是否正常。实验动物要求外观必须健康、无异常。

病原菌和病毒指标 按微生物学等级要求进行相关病原菌和病毒项目检测，普通级动物需检测人兽共患病病原微生物和动物烈性传染性疾病病原微生物；清洁级动物除检测普通级动物需检测的病原微生物外，还需检测对动物危害大和对科学研究干扰大的病原微生物；无特定病原体级动物除检测清洁级动物需检测的病原微生物外，还需检测主要潜在感染或条件致病和对科学实验干扰大的病原微生物；无菌级动物无可检出的一切生命体。这些检测项目均为指标性项目，故为强制性要求（表1~6）。

检测程序 实验动物微生物检测有一般流程和要求（图），被检测动物应于送检当日按细菌、真菌、病毒要求联合取样检查。

检测方法 实验动物微生物、寄生虫检测方法依感染动物的生物学特性不同而异。细菌检测一般为病原学检测，方法多为细菌分离培养、聚合酶链反应，也有血清学方法用于检测抗体；病毒检测一般不容易检测病原体，因而通常采用血清学方法，通过检测特异性抗体了解病毒感染情况；寄生虫检测包括病原体检测，有时检测虫卵（见实验动物寄生虫学标准）。实验动物微生物检测原则上推荐按照国家标准《实验动物 微生物学检测方法》的规定分项进行。

检测要求 普通级动物、清洁级动物和无特定病原体级动物每3个月至少检测1次；无菌级

表1 小鼠、大鼠病原菌检测项目

动物等级			病原菌	动物种类	
				小鼠	大鼠
无菌级动物	无特定病原体级动物	清洁级动物	沙门菌	●	●
			假结核耶尔森菌	○	○
			小肠结肠炎耶尔森菌	○	○
			皮肤病病原真菌	○	○
			念珠状链杆菌	○	○
			支气管败血鲍特菌		●
			支原体	●	●
			鼠棒状杆菌	●	●
			泰泽病原体	●	●
			大肠埃希菌	○	
			肺孢子菌	○	○
		嗜肺巴斯德菌	●	●
		肺炎克雷伯菌	●	●
		金黄色葡萄球菌	●	●
		肺炎链球菌	●	●
		乙型溶血性链球菌	●	●
		铜绿假单胞菌	●	●
	无任何可查到的细菌	●	●

注：●为必须检测项目，要求阴性；○为必要时检测项目，要求阴性

表2 豚鼠、地鼠、兔病原菌检测项目

动物等级			病原菌	动物种类		
				豚鼠	地鼠	兔
无菌级动物	无特定病原体级动物	清洁级动物	普通级动物	沙门菌	●	●	●
				假结核耶尔森菌	○	○	○
				小肠结肠炎耶尔森菌	○	○	○
				皮肤病病原真菌	○	○	○
				念珠状链杆菌	○	○	
			多杀巴氏菌	●	●	●
			支气管败血鲍特菌	●	●	●
			泰泽病原体	●	●	●
			肺孢子菌			●
		嗜肺巴斯德菌	●	●	●
		肺炎克雷伯菌	●	●	●
		金黄色葡萄球菌	●	●	●
		肺炎链球菌	○	○	○
		乙型溶血性链球菌	●	●	●
		铜绿假单胞菌	●	●	●
	无任何可查到的细菌	●	●	●

注：●为必须检测项目，要求阴性；○为必要时检测项目，要求阴性

表3 犬、猴病原菌检测项目

动物等级		病原菌	动物种类	
			犬	猴
无特定病原体级动物	普通级动物	沙门菌	●	●
		皮肤病病原真菌	●	●
		布鲁菌	●	
		钩端螺旋体	△	
		志贺菌		●
		结核分枝杆菌		●
		钩端螺旋体a	●	
		小肠结肠炎耶尔森菌	○	○
		空肠弯曲菌	○	○

注：●为必须检测项目，要求阴性；○为必要时检测项目，要求阴性；△为必要时检测项目，可以免疫；a为不能免疫，要求阴性

表5 豚鼠、地鼠、兔病毒检测项目

动物等级			病毒	动物种类		
				豚鼠	地鼠	兔
无菌级动物	无特定病原体级动物	清洁级动物 普通级动物	淋巴细胞脉络丛脑膜炎病毒	●	●	
			兔出血症病毒			▲
			仙台病毒	●	●	
			兔出血症病毒a			●
			仙台病毒			●
			小鼠肺炎病毒	●	●	
			呼肠孤病毒Ⅲ型	●	●	
			轮状病毒			●
			无任何可查到的病毒	●	●	●

注：●为必须检测项目，要求阴性；▲为必须检测项目，可以免疫；a为不能免疫，要求阴性

表4 小鼠、大鼠病毒检测项目

动物等级			病毒	动物种类	
				小鼠	大鼠
无菌级动物	无特定病原体级动物	清洁级动物	淋巴细胞脉络丛脑膜炎病毒	○	
			汉坦病毒	○	●
			鼠痘病毒	●	
			小鼠肝炎病毒	●	
			仙台病毒	●	●
			小鼠肺炎病毒	●	●
			呼肠孤病毒Ⅲ型	●	●
			小鼠细小病毒	●	
			小鼠脑脊髓炎病毒	○	
			小鼠腺病毒	○	
			多瘤病毒	○	
			大鼠细小病毒 RV 株		●
			大鼠细小病毒 H－1 株		●
			大鼠冠状病毒/大鼠涎泪腺炎病毒		●
			无任何可查到的病毒	●	●

注：●为必须检测项目，要求阴性；○为必要时检测项目，要求阴性

表6 犬、猴病毒检测项目

动物等级		病毒	动物种类	
			犬	猴
无特定病原体级动物	普通级动物	狂犬病病毒	▲	
		犬细小病毒	▲	
		犬瘟热病毒	▲	
		犬腺病毒 1 型	▲	
		猴 B 病毒（猕猴疱疹病毒 1 型）		●
		猴 D 型反转录病毒		●
		猴免疫缺陷病毒		●
		猴 T 淋巴细胞趋向性病毒 1 型		●
		猴痘病毒		●
		狂犬病病毒	●	
		犬细小病毒	●	
		犬瘟热病毒	●	
		犬腺病毒 1 型		●

注：●为必须检测项目，要求阴性；▲为必须检测项目，要求免疫

动物每年检测 1 次，每 2~4 周检查 1 次动物的生活环境标本和粪便标本。根据实验动物微生物、寄生虫检测要求列出个体、数量、大小等具体要求进行标本抽样，用于检测。规定选择成年动物用于检测。对实验动物微生物、寄生虫检测需要动物样本数量的最低限定。取样数量越少，越不能代表真实情况，易造成漏检；取样数量过多，易造成动物，特别是稀有动物或特殊动物的损失。每个小鼠、大鼠、地鼠、豚鼠和兔的生产繁殖单元，以及每个犬、猴生产繁殖群体，根据动物多少进行取样（表7）。

根据实验动物微生物、寄生虫检测的实际需要和特殊要求，

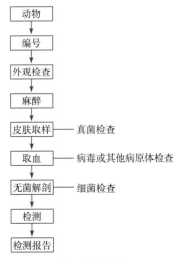

图 检测程序

**表 7 实验动物不同生产
繁殖单元（群体）取样数量**

单元（群体）大小（只）	取样数量[a]（只）
<100	≥5
100～500	≥10
>500	≥20

注：a 为每个隔离器检测 2 只

规定检测项目为必须检测项目和必要时检测项目。前者规定在进行实验动物微生物、寄生虫检测中或质量评价时必须检测的项目；后者规定从国外引进实验动物、怀疑有此病流行、申请实验动物生产许可证和实验动物质量合格证时必须检测的项目。

应用 实验动物微生物学标准的制定实施，从根本上保证了实验动物质量，从整体上提高了实验水平，满足生命科学发展的需要，其积极作用主要表现在以下 3 方面。①为实验动物依法管理提供科学依据：在推动和实施许可证管理制度、保证实验动物质量和推动实验动物科学发展等方面，实验动物微生物学标准发挥了重要保障作用。②促进微生物监测技术规范化、标准化发展：标准的颁布实施，确定了实验动

物等级，明确了微生物检测指标，提出了检测办法，促进了实验动物质量检测技术方法和检测试剂标准化研究，提升了检测能力和水平。③推进实验动物质量监测技术的国际交流与合作：随着生命科学的迅猛发展，实验动物作为基础支撑条件和物质基础已成为国际生物技术研究开发和科技合作与交流的重要组成部分。美国、日本等发达国家的实验动物生产机构都制定有严格的实验动物微生物学质量标准，检测方法、频率和检测内容（项目）均高于中国。

（魏 强）

shíyàn dòngwù jìshēngchóngxué biāozhǔn

实验动物寄生虫学标准（parasitological standards of laboratory animal） 为保证实验动物达到相应的寄生虫学等级而制定的质量控制技术要求。包括等级划分、监测以及具体检测技术等内容。

简史 随着对实验动物微生物和寄生虫的控制要求不断提高，结合中国实际发展情况，参考国外实验动物标准，1994 年中国颁布并实施了第一套实验动物国家标准，其中，《实验动物 微生物学和寄生虫学监测等级（啮齿类和兔类）》（GB 14922）为强制性标准。2001 年对该标准进行修订，将微生物学等级与寄生虫学等级分开，形成《实验动物 寄生虫学等级及监测》（GB 14922.1）和《实验动物 微生物学等级及监测》（GB 14922.2）。之后，又陆续对各标准进行修订，推荐的寄生虫检测方法的相关标准包括：《实验动物 体外寄生虫检测方法》（GB/T 18448.1）、《实验动物 弓形虫检测方法》（GB/T 18448.2）、《实验动物 兔脑原虫

检测方法》（GB/T 18448.3）、《实验动物 艾美耳球虫检测方法》（GB/T 18448.5）、《实验动物 蠕虫检测方法》（GB/T 18448.6）、《实验动物 疟原虫检测方法》（GB/T 18448.7）、《实验动物 犬恶丝虫检测方法》（GB/T 18448.8）、《实验动物 肠道溶组织内阿米巴检测方法》（GB/T 18448.9）、《实验动物 肠道鞭毛虫和纤毛虫检测方法》（GB/T 18448.10）。

基本内容 实验动物寄生虫种类繁多，由于实验动物种、品种以及饲养环境不同，动物感染寄生虫的种类、感染率、发病率等各有不同。总体而言，实验动物寄生虫分为体内寄生虫和体外寄生虫。体内寄生虫主要包括原虫和蠕虫。原虫有鞭毛虫、内阿米巴、艾美球虫、隐孢子虫、疟原虫等；蠕虫有吸虫、绦虫、棘头虫和线虫等。体外寄生虫主要包括蜱、螨（蛛形纲）、蚤（昆虫纲）和虱等。

《实验动物 寄生虫学等级及监测》的内容包括范围、引用标准、实验动物寄生虫学等级分类、检测要求、检测程序、检测方法、检测规则、结果判定和报告等部分。《实验动物 寄生虫学检测方法》为推荐性标准，包括 3 个等级的小鼠和大鼠，4 个等级的豚鼠、地鼠和兔，2 个等级的犬和实验用猴的微生物质量控制的具体检测方法及要求，共 54 项。

实验动物等级分类 见实验动物微生物学标准。

检测指标 包括实验动物寄生虫质量控制、等级确定的具体检测要求及项目，分为动物外观指标、寄生虫指标，要求微生物检测同步进行。①动物外观指标：动物应外观健康，无异常（见实

验动物微生物学标准）。②寄生虫指标：见表 1～3。

检测程序 实验动物寄生虫检测有一般流程和要求（图），被检测动物应于送检当日按寄生虫取样要求联合取样检查。

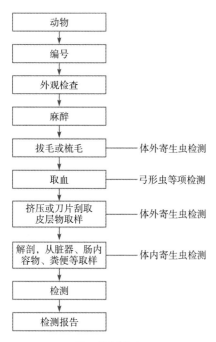

图 检测程序

检测方法 ①粪便检查：是确定肠道寄生虫的主要方法。直接涂片法（生理盐水涂片法、碘液涂片法、快速染色法、伊红染色法、加藤法等）用于检查虫卵、滋养体和包囊，为避免漏检，通常需要连续检查 3 张涂片，其优点是简便快速，但阳性率较低。浓集法采用较多粪便，将其中的虫卵或包囊集聚在小范围内以便于检测，其阳性率比直接涂片法高，缺点是较直接涂片法复杂且费时。浓集法分漂浮法和沉淀法，前者又分为饱和盐水漂浮法或硫酸锌离心浮聚法，后者分为自然沉淀法、离心沉淀法、消化法、醋酸–醚浓集法、汞碘醛离心沉淀法。肛门外检查法（棉拭子法和透明胶纸法）主要检查产于肛门附近的虫卵（如蛲虫）和污染肛门附近的虫卵。②血液和骨髓检查：血液检查法是诊断丝虫病、疟疾等的最基本方法，骨髓检查法是诊断黑热病较常见的方法。③其他体液检查：如十二指肠液、乳糜尿、阴道分泌物等的检查。

表 1 小鼠、大鼠寄生虫检测项目

动物等级			寄生虫	动物种类	
				小鼠	大鼠
无菌级动物	无特定病原体级动物	清洁级动物	体外寄生虫（节肢动物）	●	●
			弓形虫	●	●
			兔脑原虫	○	○
			全部蠕虫	●	●
			鞭毛虫	●	●
			纤毛虫	●	●
		无任何可查到的寄生虫		●	

注：●为必须检测项目，要求阴性；○为必要时检测项目，要求阴性

表 2 豚鼠、地鼠、兔寄生虫检测项目

动物等级				寄生虫	动物种类		
					豚鼠	地鼠	兔
无菌级动物	无特定病原体级动物	清洁级动物	普通级动物	体外寄生虫（节肢动物）	●	●	●
				弓形虫	●	●	●
				兔脑原虫	○		○
				爱美尔球虫		○	○
				全部蠕虫	●	●	●
				鞭毛虫	●	●	●
				纤毛虫	●		
			无任何可查到的寄生虫				

注：●为必须检测项目，要求阴性；○为必要时检测项目，要求阴性

表 3 犬、猴寄生虫检测项目

动物等级		寄生虫	动物种类	
			犬	猴
无特定病原体级动物	普通级动物	体外寄生虫（节肢动物）	●	●
		弓形虫	●	●
		全部蠕虫	●	●
		溶组织内阿米巴	○	●
		疟原虫		●
		鞭毛虫	●	●

注：●为必须检测项目，要求阴性；○为必要时检测项目，要求阴性

④组织检查：压片检查法常用于诊断囊虫病、旋毛虫病，也可用于诊断血吸虫病及阿米巴；解剖检查法可用于检查不同部位，如解剖淋巴结检查丝虫、解剖皮下或肌肉结节检查肺吸虫；切片检查法用于检查寄生于组织内的寄生虫。

国家标准中实验动物寄生虫检测方法都是成熟、易于推广的通用方法，如体外寄生虫检测的拔毛或梳毛法、挤压或刀片刮取皮层物取样法、蠕虫检测的饱和盐水漂浮法等。但寄生虫检测中取样部位、样本处理、显微镜下观察等都需要实际工作经验，如寄生虫感染存在宿主生物学部位的特异性，取样的均一性不同于血液中病毒抗体的均一性，必须找准取样部位，才能降低取样风险。传统的寄生虫检测方法已经不适应现代科技的发展，应该大力研发快速、特异、敏感和规范的诊断新技术、新方法。如利用种属特异性聚合酶链反应技术，用1个虫卵或1条幼虫的量就可以区别奥斯特属、古柏属、细颈属、血矛属和毛圆属线虫。

随着清洁级以上实验动物的普及，实验动物寄生虫病的危害越来越小，但随着生物医学的不断发展，猪、东方田鼠、沙鼠、猫、鱼类、两栖类、爬行类、马、牛、羊等其他非常规实验动物的应用越来越广泛，这些动物长期处于野生或家养环境，寄生虫感染情况非常复杂，有许多是人兽共患病的寄生虫，严重危害人类健康，因此有必要对这些动物的寄生虫学质量等级和检测方法制定相应的标准。

检测要求　按照实验动物寄生虫学国家标准要求，前3个等级动物每3个月至少检测1次，无菌级动物每年至少检测1次，每2～4周检测1次动物粪便标本。选择成年动物用于检测。根据每个小鼠、大鼠、地鼠、豚鼠和兔生产繁殖单元以及每个犬、猴生产繁殖群体动物的多少，规定了取样数量（见实验动物微生物学标准）。应在每一生产繁殖单元的不同方位（如四角和中央）选取动物。动物送检容器应按动物级别要求编号和标记，包装好，安全送达检测实验室，并附送检单，写明送检动物的品种品系、级别、数量和检测项目。无特殊要求时，兔、犬和猴的活体取样可在生产繁殖单元进行。

应用　实验动物寄生虫学标准的制定实施，从根本上提高了实验动物质量，其积极作用主要表现在以下3方面。①为实验动物依法管理提供科学依据：依照有关法规、规章和标准，由检测机构、专业实验室开展相关质量评价活动，是实验动物行政主管部门依法管理的技术支撑和技术保证。②促进实验动物寄生虫监测技术的规范化、标准化发展：标准的颁布实施，确定了实验动物寄生虫学等级，明确了检测指标和检测办法，推动了实验动物寄生虫检测技术和检测试剂标准化研究，提升了检测能力和水平。③推进实验动物寄生虫学监测技术的国际交流与合作。

（高　诚　富群华）

shíyàn dòngwù huánjìng jí shèshī biāozhǔn

实验动物环境及设施标准

(standards of environment and housing facilities for laboratory animal)　为保证环境和设施满足实验动物需要、保障实验动物质量和福利、确保动物实验质量而制定的质量控制技术要求。实验动物环境及设施条件对动物的健康、质量和福利及动物实验结果有直接影响。为确保实验结果的精准和可靠，实验动物必须具有较高的遗传学一致性，病原体需得到控制。

简史　实验动物质量的提高，需要从设施、设备、管理、立法等各方面加以规范，其中实验动物饲育和实验设施是重要因素。1986年，北京市医学实验动物管理委员会制定了《北京医学实验动物合格证暂行条例》，对普通级动物室、清洁级动物室和动物实验室的设施提出了原则性要求。1988年，中国科学技术委员会颁布了《实验动物管理条例》，将实验动物分为普通级动物、清洁级动物、无特定病原体级动物和无菌级动物。1989年，中国卫生部出台了《医学实验动物管理实施细则》，第一次提出了实验动物设施的行业规范。根据其执行情况，结合当时国内外情况，卫生部医学实验动物管理委员会编写了《医学实验动物监测手册　医学实验动物生态环境及设施检测分册》等。1992年，卫生部颁布的《医学实验动物标准》和北京市质量技术监督局颁布的《实验动物质量控制标准汇编》，都将实验动物设施明确划分为开放系统、亚屏障系统、屏障系统和隔离系统4个等级，并且对设施的选址、建筑要求、单元设置、设施内环境的各项技术指标、饲料、垫料、饮用水、笼架具等提出了明确要求。1994年，中国第一次发布了实验动物设施的国家标准《实验动物　环境及设施》（GB 14925），并于1999年、2001年和2010年进行了修订。该标准按照控制严格的程度将实验动物环境分为普通环境、屏障环境和隔离环境。《实验动物设施建筑技术规范》

（GB 50447）从建筑角度实现实验动物环境及设施要求。

基本内容 具体如下。

分类 按照空气净化的控制程度，实验动物环境可以分为普通环境、屏障环境以及隔离环境（表1）；按照使用功能，实验动物设施可分为实验动物生产设施、实验动物实验设施以及实验动物特殊实验设施等。

指标 实验动物饲育区分为实验动物生产区、动物实验区和辅助区，各区的环境指标见表2～4。

技术 针对进出设施的气流、物流、人流以及动物流进行严格的控制（见实验动物环境及设施控制）。

应用 实验动物环境及设施标准适用于实验动物生产、实验场所的环境条件及设施的设计、施工、检测、验收及经常性监督管理。

（王清勤 田永路 朱德生）

shíyàn dòngwù yīxué guǎnlǐ

实验动物医学管理（medical management of laboratory animal）

国家和地方各级行政管理机构和行业部门从实验动物饲养、实验动物质量、实验动物福利和伦理、实验动物环境控制和生物安全等角度，通过设立法规、规范、标准和专门机构等对医学实验动

表1 实验动物环境分类

环境分类	使用功能	适用动物级别
普通环境		
正压	实验动物生产、检疫，动物实验	普通级动物
屏障环境		
正压	实验动物生产、检疫，动物实验	清洁级动物、无特定病原体级动物
负压	实验动物检疫、动物实验	清洁级动物、无特定病原体级动物
隔离环境		
正压	实验动物生产、检疫，动物实验	无菌级动物、无特定病原体级动物、悉生动物
负压	实验动物检疫、动物实验	无菌级动物、无特定病原体级动物、悉生动物

表2 实验动物生产区环境指标

项　目	小鼠、大鼠 屏障环境	小鼠、大鼠 隔离环境	豚鼠、地鼠 普通环境	豚鼠、地鼠 屏障环境	豚鼠、地鼠 隔离环境	犬、猴、猫、兔、小型猪 普通环境	犬、猴、猫、兔、小型猪 屏障环境	犬、猴、猫、兔、小型猪 隔离环境	鸡 屏障环境
温度（℃）	20～26	20～26	18～29	20～26	20～26	16～28	20～26	20～26	16～28
最大日温差（℃）	4	4	4	4	4	4	4	4	4
相对湿度（%）	40～70	40～70	40～70	40～70	40～70	40～70	40～70	40～70	40～70
最小换气次数（次/时）	15	20	8	15	20	8	15	20	－
动物笼具处气流速度（m/s）	≤0.2	≤0.2	≤0.2	≤0.2	≤0.2	≤0.2	≤0.2	≤0.2	≤0.2
与相通房间的最小静压差（Pa）	10	50	－	10	50	－	10	50	10
空气洁净度（级）	7	5或7	－	7	5或7	－	7	5或7	5或7
沉降菌最大平均浓度（个/0.5小时·Φ90mm平皿）	3	无检出	－	3	无检出	－	3	无检出	3
氨浓度（mg/m³）	≤14	≤14	≤14	≤14	≤14	≤14	≤14	≤14	≤14
噪声［dB（A）］	≤60	≤60	≤60	≤60	≤60	≤60	≤60	≤60	≤60
照度（lx）									
最低工作照度	200	200	200	200	200	200	200	200	200
动物照度	15～20	15～20	15～20	15～20	15～20	100～200	100～200	100～200	5～10
昼夜明暗交替时间（小时）	12/12或10/14	12/12或10/14	12/12或10/14	12/12或10/14	12/12或10/14	12/12或10/14	12/12或10/14	12/12或10/14	12/12或10/14

注：－表示不作要求；氨浓度指标为动态指标；普通环境的温度、相对湿度和最小换气次数指标为参考值，可根据实际需要适当选用

表3 动物实验区环境指标

项 目	小鼠、大鼠		豚鼠、地鼠			犬、猴、猫、兔、小型猪			鸡
	屏障环境	隔离环境	普通环境	屏障环境	隔离环境	普通环境	屏障环境	隔离环境	隔离环境
温度（℃）	20~26	20~26	18~29	20~26	20~26	16~26	20~26	20~26	16~26
最大日温差（℃）	4	4	4	4	4	4	4	4	4
相对湿度（%）	40~70	40~70	40~70	40~70	40~70	40~70	40~70	40~70	40~70
最小换气次数（次/时）	15	20	8	15	20	8	15	20	–
动物笼具处气流速度（m/s）	≤0.2	≤0.2	≤0.2	≤0.2	≤0.2	≤0.2	≤0.2	≤0.2	≤0.2
与相通房间的最小静压差（Pa）	10	50	–	10	50	–	10	50	50
空气洁净度（级）	7	5或7	–	7	5或7	–	7	5或7	5
沉降菌最大平均浓度（个/0.5小时·Φ90mm平皿）	3	无检出	–	3	无检出	–	3	无检出	无检出
氨浓度（mg/m³）	≤14	≤14	≤14	≤14	≤14	≤14	≤14	≤14	≤14
噪声［dB(A)］	≤60	≤60	≤60	≤60	≤60	≤60	≤60	≤60	≤60
照度（lx） 最低工作照度	200	200	200	200	200	200	200	200	200
动物照度	15~20	15~20	15~20	15~20	15~20	100~200	100~200	100~200	5~10
昼夜明暗交替时间（小时）	12/12或10/14	12/12或10/14	12/12或10/14	12/12或10/14	12/12或10/14	12/12或10/14	12/12或10/14	12/12或10/14	12/12或10/14

注：－表示不作要求；氨浓度指标为动态指标

表4 屏障环境设施的辅助生产区（辅助实验区）主要环境指标

房间名称	洁净度（级）	最小换气次数（次/时）	与室外方向相通房间的最小压差（Pa）	温度（℃）	相对湿度（%）	噪声［dB(A)］	最低照度（lx）
洁物储存室	7	15	10	18~28	30~70	≤60	150
无害化消毒室	7或8	15或10	10	18~28	–	≤60	150
洁净走廊	7	15	10	18~28	30~70	≤60	150
污物走廊	7或8	15或10	10	18~28	–	≤60	150
缓冲间	7或8	15或10	10	18~28	–	≤60	150
内更衣室	7	15	10	18~28	–	≤60	150
清洗消毒室	–	4	–	18~28	–	≤60	150
淋浴室	–	4	–	18~28	–	≤60	100
外更衣室	–	–	–	18~28	–	≤60	100

注：－表示不作要求

物领域进行的监督控制。宗旨是提高动物福利和生物研究水平，丰富与人类及其他动物有关的生物学知识信息，是实验动物医学的重要内容。

简史 19世纪，通过动物实验在生物医药领域取得了一些重大成就，但动物实验遭到英国"防止虐待动物协会"的反对，一些旨在反对动物实验的社会组织也应运而生。在伦理道德、社会、环境、哲学的综合考虑下，产生了以实验动物福利和伦理为主要内容的实验动物医学管理。

基本内容 实验动物生命的

全过程都应当得到良好的照顾，符合动物福利和伦理的要求，保持实验动物稳定的心理、生理状态，以得到理想的结果。动物福利包括动物享有不受饥渴的自由（随时获取新鲜饮用水和食物以维持全面健康和活力）、生活舒适的自由（提供适当环境，包括庇护所和舒适的休息区）、不受痛苦伤害和疾病威胁的自由（进行疾病预防或快速诊断及治疗）、生活无恐惧感和悲伤感的自由（提供合适的环境和治疗，避免动物遭受精神痛苦）、表达天性的自由（提供充足空间、适当设施、玩具和同类动物伙伴）。为达到以上目的，获得真实、可靠的实验结果，应进行以下管理。

机构管理　从事动物实验工作的机构应成立实验动物管理与使用委员会，负责组织实施动物实验、人员管理，定期监督实验设施运行状态和实验进展情况。实验动物管理与使用委员会职责包括审查和批准动物管理和使用有关的活动内容，对动物使用、管理方面重要的改变项目进行审查和批准，为实验动物从业人员提供培训，定期审查实验动物设施、人员的职业保健和安全，起草并向机构办公室提交实验动物管理与使用委员会评价报告和建议。国家标准《实验动物福利伦理审查指南》（GB/T 35892）中规定了该委员会的工作要求。

实验动物环境及设施管理　规划、设计和建造完善及管理适宜的设施，是良好的动物管理和使用的关键要素，有利于设施高效、经济和安全的运营。动物设施一般分为动物生产设施和动物实验设施，设施的环境因素包括物理因素（温度、湿度、压差、气流速度、光照、噪声等）、化学因素（饲料、饮用水、空气、臭气、消毒剂、有毒物质等）、生物因素（饲养密度及各种病原体等）和人为因素（设施、饲养、管理、实验处理等）。设施管理者要平衡各方面因素，使其达到最佳状态。国家标准《实验动物　环境及设施》（GB 14925）中规定了实验动物设施和环境条件的技术要求（见实验动物环境及设施标准）。

实验动物质量管理　使用微生物和遗传背景清楚的实验动物，饲养环境稳定、可控。涉及实验动物的购买、运输、检疫、饲养等方面（见实验动物管理）。

实验动物医师管理　实验动物医师必须为其机构饲养的动物提供专业的管理服务，包括动物的采购和运输、检疫、保定、外科手术、麻醉和镇痛、仁慈终点、安乐死、尸体处理等。实验动物医师在实验动物福利和伦理的保障方面扮演监督者的角色。

应用　在医学实验领域中的实验动物饲养、使用、运输等过程中，采取有效的管理措施，保证实验动物生命的全过程得到良好的照顾，一方面，符合科学、人道和尊重生命原则，促进人与自然的和谐发展；另一方面，可以保持实验动物稳定的心理和生理状态，使动物实验结果真实、可靠。

(高　虹)

shíyàn dòngwù yīshī

实验动物医师（laboratory animal veterinarian）　从事实验动物疾病预防、诊断、治疗和检疫，实验动物护理以及与实验动物福利相关工作的人员。实验动物医师在实验动物科学研究中具有很重要的作用，是实验动物从业人员的重要组成部分，每个实验动物机构都应该配备全职或兼职的实验动物医师。实验动物医师应掌握实验动物医学的基本理论和基本技能，在实验动物管理和使用方面具备一定的专业知识及经验。其主要工作包括：实验动物疾病的诊断与防治、采购和运输、外科手术和术后护理、疼痛监控、麻醉和镇痛、安乐死等。

简史　美国实验动物医学教育开始于 1957 年，标志是美国实验动物医学学会的建立，其目标是促进实验动物医学的教育、培训和研究，建立相关标准、认证专业人员。美国实验动物医学学会通过开展对实验动物医师的资格认证、专业发展、教育和研究来提高实验动物福利和人类对于实验动物的责任心。美国实验动物医学学会已经认证了 700 多名实验动物医师，其中 600 多名有效，70 名左右退休。

欧洲实验动物医学教育开始于 1970 年，在各个设立畜牧兽医的医学院系开设实验动物课程。1996 年，欧洲的一些兽医学家在布鲁塞尔成立欧洲实验动物医学协会。1999 年，欧洲实验动物医学会成立并获得欧洲兽医专家委员会的临时认可。

1991 年，日本兽医学会的 250 名成员发动成立日本实验动物医学协会，后改称日本实验动物医学会，以与欧美保持一致，已经认证了 65 名实验动物医师。

2005 年 10 月，北美、欧洲地区及日本和韩国的实验动物医学院组建国际实验动物医学会联合会，作为合作伙伴，通过认证实验动物高级医师、发展教育、整合教育资源、发展有关该领域的知识，促进"3R 原则（减少、替代和优化）"的推广，加强实验动物医师在优化动物实验中的作用。

中国实验动物医师教育始于

中国农业大学，该校于 1985 ~ 1987 年连续招收了 3 期实验动物科学专业本科班学员，其后成为各实验动物机构的实验动物医师主力。自 1985 年起，国家教育委员会批准国内一些大学和科研院所设置实验动物专业硕士研究生学位。2015 年，中国实验动物学会编写了《实验动物 从业人员要求》，对实验动物医师提出具体要求，并从 2016 年正式开始专业培训实验动物医师。

技能 实验动物医师必须具备高度的责任心，并确保在减少动物疼痛的基础上获得较好的研究成果。其应具有兽医学相关专业本科及以上学历，经过实验动物医学专业培训，从事实验动物工作。实验动物医师应掌握实验动物学及相关学科基础知识以及实验动物福利、伦理和法规的相关知识。实验动物医师应学习的核心课程包括实验动物生物学、实验动物管理、实验动物疾病、悉生动物、实验动物病理、遗传限定动物、动物伦理与法规、实验动物质量检测技术、疾病动物模型以及动物实验技术与科研技术等。

职责 实验动物医师的管理职责包括实验动物科研中动物福利的提高与监管、动物健康及心理状态，并对动物福利的评价具有一定的权利及责任。其他职责和作用主要包括临床观察、病理报告、传染性疾病防控、外科手术及术后护理、麻醉、仁慈终点与安乐死等（见实验动物医学护理）。就业领域是实验动物饲养、使用、控制和质检部门。

实验动物医师在动物实验中具有举足轻重的作用，因其独特的技能成为科研团队中不可或缺的角色。实验动物医师必须对所有参加实验动物饲养管理和动物实验的人员提供指导，以保证合理地进行实验动物饲养、管理、操作、医学处理、保定、麻醉、镇静、镇痛和安乐死。

级别 欧美、日本等国家和地区的实验动物医师都为一个级别，通过考核认证者获得实验动物医师资质证书。中国实验动物医学专业人才的教育培训和技能水平评价还不成熟，但已经开始探索实验动物医师不同等级专业技能培训和专业水平评价工作。

（秦 川 孔 琪）

shíyàn dòngwù yīxué hùlǐ

实验动物医学护理（medical care for laboratory animal）

基于科学原则和实验动物福利需求，诊断、评估和处理实验动物现存的或潜在健康问题的过程。随着实验动物科学和动物实验的迅速发展，实验动物医学护理的重要性日益突出。人们对动物福利的认识有了大幅的提高，在"3R 原则（减少、替代和优化）"的指导下，实验动物医学护理有了长足发展，主要表现在以下几方面。①实验动物医师的需求量越来越大，实验动物医学护理人员的设置已经写进从事实验动物或动物实验工作的相关法规文件中。②实验动物医师开始进一步分工和细化，动物实验护理员和兽医技术员具有与实验动物医师相同的护理责任。③护理设备和护理技术日新月异。

简史 实验动物医学护理是随着实验动物科学和动物实验的发展应运而生的。20 世纪初，通过实验动物医师对受试动物的个案护理经验不断积累，美国宾夕法尼亚大学提出"动物实验医学护理"这个概念。到 20 世纪 50 年代，简单、个案化的动物实验医学护理技术知识已经不能满足实验动物领域规模化和程序化发展的需求，在欧美等国家和地区，实验动物医学护理逐渐专业化、程序化、标准化和法制化，并最终形成了一套完整的护理理论知识和实践技术体系。

中国实验动物医学护理的发展与欧美略有不同，其与中国实验动物科学的发展同步。20 世纪 80 年代，随着实验动物科学的逐步兴起，实验动物医学护理直接走上专业化道路；到 20 世纪 90 年代，中国的实验动物医学护理已逐渐进入程序化、标准化和法制化轨道；到 21 世纪初，中国实验动物医学护理与国际基本并轨。

基本内容 实验动物医学工作人员进行诊断和治疗时应了解受试动物对现存或潜在健康问题的反应；运用实验动物医学护理理论对健康问题进一步观察和认识，并解决这些问题；通过护理活动帮助实验动物保持生命、减少痛苦和促进健康，并进行与实验动物健康反应有关的效果评价。

健康福利评估 实验动物医师的首要任务是保证实验动物的健康和福利。实验动物的健康包括生理健康和精神健康。评估的主要依据是：动物环境的舒适度、动物潜在或已经存在的疼痛和痛楚、动物与人类及同种动物之间的"社交活动"。实验动物健康和福利评估必须贯穿动物实验全过程，即在实验前、实验中和实验后，实验动物医师有责任和权力督导动物的健康和福利状况。如果实验动物的健康和福利遭受损害，且其程度超过实验动物医师所预期的水平，医师有权"解救"出正遭受痛苦的动物。因此，必须赋予实验动物医师足够的权限和资源，处置关乎动物健康和福利的问题，以确保实验动物的健康和福利得到足够有效的督导和保障。

疾病预防、监测、诊断、治疗和控制　实验动物疾病防控的最重要原则是尽量避免实验动物接触到病原体，因此在订购动物、运输动物、接收动物、隔离检疫、适应期饲养管理、日常饲养管理等各个环节，需要制订有针对性的、科学可行的预防医学规程和疾病防治措施。所有这些环节都是由工作人员的工作贯穿起来的，因此，实验动物疾病防控中最容易出问题的因素是工作人员。人员培训是防止实验动物疾病播散的措施得以有效实施的最重要环节。实验动物医师必须有足够的权限来制订适宜的治疗或控制措施，并督导这些措施的落实。

在实验中，无法避免实验操作给实验动物带来的疾病及后遗症。这些疾病及后遗症，可能是研究人员想要制造出的模型结果，也可能是研究探索当中要面临和解决的问题。因此，实验动物医师有责任审阅和批准所有和实验动物相关的方案和操作规程，也有义务为研究人员和动物使用者提供建议。在不影响实验的情况下给予治疗，辅助实验顺利进行，并将护理记录纳入实验报告中，为实验研究提供参考。

麻醉和镇痛　实验动物医师对麻醉和镇痛的督导体现在以下两方面：建立麻醉药品、镇痛药品和镇静药品的选择和使用指南，并定期审阅，必要的情况下，有权对动物实施麻醉和镇痛，以减轻或消除动物的疼痛和痛苦。

手术和术后护理　实验动物医师的一个重要职责就是实验动物的手术护理，包括术前准备、术中护理和术后护理。①术前准备：包括对术者的资质认定、紧急预案的再次审定，以及对术前动物与物品的准备、术式和术后护理等进行确认和督导。②术中护理：指手术中对动物的监护，包括落实手术护理细节，如对麻醉、体位、呼吸、体温、心搏等的监测和记录，以及紧急情况下的救治和处理等。③术后护理：包括麻醉复苏和镇痛、观察动物体温和心血管系统的变化、维持水和电解质平衡、术后并发症处理、预防和控制感染、术后体质恢复及饲养与管理等。

安乐死实施　是实验动物医学护理的一个重要部分。当实验按计划结束时，或动物在不能使用麻醉药和镇痛药的实验中承受着不能解除的疼痛或疾苦时，或镇痛、镇静等药物不能缓解动物的疼痛和疾苦时，研究者应对动物实施安乐死。安乐死程序指使动物快速失去知觉，在无疼痛和疾苦的状态下死亡的过程。安乐死药物和方法的选择取决于动物种类和实验目的。通常选用化学方法（大剂量巴比妥类麻醉药、非爆炸性吸入麻醉剂、二氧化碳等）或物理方法（脱颈椎、电击、麻醉状态下放血等）。从动物福利的角度考量，不同国家对不同安乐死方法的判定有一定差异，因此，主要研究者应在选择方法时广泛征求实验动物专家的意见。除遵守中国相关的规定外，还应尽量参照国际上的指南。安乐死的实施不应引起实验室其他动物的应激，因为动物在失去知觉前可以发声和释放各种信息素，这一点需要操作者特别小心。只有掌握了某种动物安乐死技术的人员，才可以对动物施以安乐死，且实施安乐死之前必须对每个动物验明正身。安乐死程序应当作

为一个结束动物实验的规定确定下来。

仁慈终点界定　仁慈终点是指终止实验以解除动物疼痛和疾苦的时间点，即启动安乐死程序的时间点。它是一个相对于以死亡为终点而言的术语（见实验动物仁慈终点）。

应用　实验动物医学护理是保障动物实验顺利进行的重要环节，也是保证动物实验结果稳定、可靠、可重复性强、可信度高的前提条件。实验动物医学护理质量高低不仅取决于护理人员的素质和技术水平，还取决于护理管理的水平和护理管理的方法。实验动物医师是实验动物健康及福利保障的关键角色，实验动物医学工作人员对实验动物的健康和福利负主要责任。实验动物医学护理工作任务多且杂，对从业人员实验动物医学理论、实践水平、科研素养和法律法规观念要求高。所以，重视实验动物医学护理工作、提高护理人员的职业素质、逐步建立和完善实验动物医学护理管理制度，将是实验动物医学护理工作的重中之重。

(李 秦)

shíyàn dòngwù yíchuán zhìliàng kòngzhì

实验动物遗传质量控制（genetic quality control of laboratory animal）为保持实验动物遗传品质，按照国家标准对实验动物遗传质量的要求，对实验动物进行引种、繁殖和生产，并建立定期的遗传监测制度的过程。

简史　自19世纪孟德尔发现遗传定律以后，遗传学家开始用小鼠开展遗传研究，这是因为小鼠具有体积小、抗感染性强、窝产仔数较多、繁殖周期较短，以及发生变异的小鼠毛色和行为有

明显的变化，容易从外表加以区别等特点。但当时的小鼠遗传背景比较复杂，实验结果不稳定、重复性差，为进行遗传质量控制，开始培育近交系小鼠。第一个近系小鼠——DBA小鼠是由美国科学家克拉伦斯·库克·利特尔（Clarence Cook Little）在1909年培育出来的。近交系小鼠的成功培育标志着现代实验小鼠的正式出现，具有里程碑意义。此后围绕近交系的维持开展了一系列研究，建立了毛色基因测试法、皮肤移植法、下颌骨测量法，以及生化标记检测法等方法，1972年由莱恩-彼得（Lane-Petter）和皮尔逊（Pearson）提出遗传质量控制体系。进入20世纪90年代，DNA多态性检测技术日渐成熟，成为遗传质量控制的新手段。

基本内容 实验动物遗传质量控制的依据是实验动物遗传标准，其基础是遗传学知识，相关技术主要为实验动物繁育技术和遗传检测技术，具体分解如下。

实验动物繁育技术 包括保种技术和生产技术，近交系、突变系、封闭群、杂交群动物的繁育技术各不相同。

近交系动物 ①保种技术（图1）：有如下几种。单线法：每代通常选留3~4对种鼠，但仅有1对向下传递。生产的种鼠个体均一，选择范围小，由于只有单线的子代，有断线的可能。平行线法：有3~5根平行线，每根线每代留1对种鼠。选择范围大，但线与线间不均一，易发生分化。选优法：每代常有6~8对种鼠，通常选择3对向下传递，系谱呈树枝状，向上追溯4~6代通常能找到1对共同祖先，又称综合法。其兼有以上两种方法的优点。选择合适的保种方法，才能延续近

交系的特性，以减少遗传漂变。②生产技术：近交系动物的生产繁殖可分为基础群、血缘扩大群和生产群。当近交系动物生产供应数量不是很大时，一般不设血缘扩大群，仅设基础群和生产群。基础群和血缘扩大群采用兄妹交配，做好个体繁殖记录和系谱记录（见实验动物遗传标准）。

突变系动物 根据突变的性质，即显性遗传或隐性遗传、外观能否加以区分、是否有繁殖能力等的不同，繁育技术也不同。突变系的保种技术和生产技术主要有两种（图2）。①回交体系：主要用于显性突变、共显性突变、隐性致死性突变和半显性致死性突变。②杂交-互交体系：多用于隐性有活力的突变，供体品系提供的是隐性等位基因。

封闭群动物 种群大小、选

种方法及交配方法是影响封闭群的繁殖过程中近交系数上升的主要因素，应根据种群的大小等，选择适宜的繁殖交配方法。①封闭群中每代交配的雄种动物数目为10~25只时，一般采用最佳避免近交法，也可采用循环交配法。②封闭群中每代交配的雄种动物数目为26~100时，一般采用循环交配法，也可采用最佳避免近交法。③封闭群中每代交配的雄种动物数目多于100只时，一般采用随选交配法，也可采用循环交配法。

杂交群动物 其繁殖比较简单，只是将两个用于生产杂种一代的亲本品系或种群进行交配，所得子代即为F1代动物。在F1代动物生产中，两个亲本的互交情况表达所用品系的性别。F1代动物直接用于实验，不能留种。

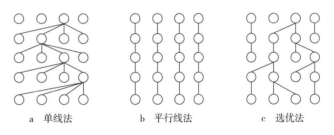

a 单线法   b 平行线法   c 选优法

图1 近交系动物保种基本方法

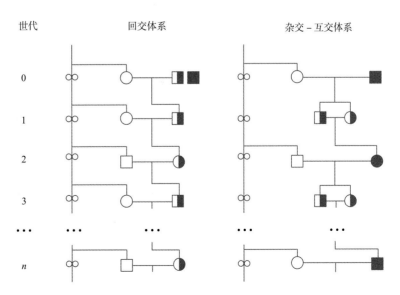

图2 突变系动物繁殖体系

F1 代动物互交后的子代为 F2 代动物，在个别的科学研究中时有应用。F1 代动物与亲本之一交配称为回交，与其他品系交配称为三元杂交或四元杂交，几种杂交的示意见图 3。

实验动物遗传检测技术 进行遗传检测的首要任务是筛选出标记基因。实验动物遗传检测技术主要是以近交系小鼠和大鼠为基础建立起来的，其他品种如豚鼠、地鼠以及小型猪等遗传检测方法比较少，表 1 列出常用检测方法。

毛色基因测试法 依据动物的毛色外观即可判别其性状，可以直观地通过表型判断其基因型，进行遗传分析。动物毛色符合遗传规律的质量性状，主要由 a 基因、b 基因、c 基因、d 基因、s 基因控制，每种毛色对应一种基因型，主要的近交系毛色和对应的基因型见表 2、表 3。其展示了可用于小鼠和大鼠遗传检测的、与质量性状有关的基因位点及其在染色体上的位置关系。利用孟德尔的显隐性定律和分离定律，通过与已知基因型的动物进行交配，观察其后代的毛色分离情况就可以进行基因型判定。

皮肤移植法 是国际上用于遗传质量检测中最早也最经典的方法之一，是评价实验动物遗传质量的一项重要指标，具有操作较简单、不需要贵重的仪器设备等优点。皮肤移植法适用于近交系大鼠、小鼠在培育过程中纯度的检查以及在饲养繁殖过程中的遗传检测。皮肤移植方法分背部和尾部两种操作方式。背部的皮肤移植比较适合近交系小鼠，因为小鼠体型小、皮肤比较薄，操作较方便。现行国家标准《实验动物 近交系小鼠、大鼠免疫标记检测法》（GB/T 14927.2）做了具体规定。

生化标记检测法 小鼠和大鼠有相当多的同工酶和同种结构蛋白，表现出多态性，显示出支

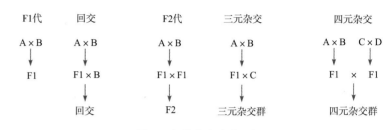

图 3 各种杂交方式示例

注：ABCD 分别代表品系名

表 1 实验动物遗传检测常用方法

遗传性状	学科分类	常用检测方法
质量	形态学	毛色基因测试法
	生物化学	生化标记检测法
	免疫学	免疫标记检测法、皮肤移植法、混合淋巴细胞培养法、肿瘤移植法、血清反应法
	细胞遗传学	染色体带型（C 带、G 带）
	分子生物学	限制性片段长度多态性、短串联重复、DNA 印迹、随机扩增多态性 DNA、单核苷酸多态性
数量	数量遗传学	下颌骨测量法、生物学特性监测法
其他	病理生理学	对应性状检测，如检测自发性高血压大鼠的血压、糖尿病模型的血糖值、SCID 小鼠的渗漏率等

表 2 主要小鼠近交系的毛色和对应的毛色基因

毛色	基因型（染色体号）					代表品系
	a（2）	b（4）	c（7）	d（9）	s（14）	
野生色	AA	BB	CC	DD	SS	C3H 小鼠、CBA 小鼠
黑色	aa	BB	CC	DD	SS	C57BL/6 小鼠、C57BL/10 小鼠
巧克力色	aa	bb	CC	DD	SS	RR 小鼠、NBR 小鼠、C57BR/cd 小鼠
肉桂色	AA	bb	CC	DD	SS	NC 小鼠
淡褐色	aa	bb	CC	dd	SS	DBA/1 小鼠、DBA/2 小鼠
白化	＊＊	＊＊	cc	＊＊	＊＊	A/J 小鼠、AKR 小鼠、BALB/c 小鼠、ICR 小鼠
白斑	＊＊	＊＊	CC	＊＊	ss	KSB 小鼠、KSA 小鼠

注：＊为任意一个等位基因；A 为野生色，a 为非野生色；B 为黑色，b 为褐色；C 为有色，c 为白化；D 为毛色加深，d 为毛色淡化；S 为无色斑，s 为有色斑

表3　主要大鼠近交系的毛色和对应的毛色基因

| 毛色 | 基因型 | | | | | 代表品系 |
	a	b	c	d	h	
野生色	AA	BB	CC	DD	Hihi	ACI 大鼠
巧克力色	aa	bb	CC	DD	Hihi	BN 大鼠
白化	aa	BB	cc	–	hh	F344 大鼠
鼠灰色	AA	BB	CC	DD	HH	IS 大鼠
黑色头巾斑	aa	BB	CC	DD	hh	LE 大鼠
白化	AA	BB	cc	DD	hh	W/Hok 大鼠

注：A 为野生色，a 为非野生色；B 为黑色，b 为褐色；C 为有色，c 为白化；D 为毛色加深，d 为毛色淡化；H 为显性，Hi 和 hi 为中等显性，h 为有头巾斑；– 为无对应基因

配这些酶和蛋白质的基因多态性。选择一些在品系间具有多态性的同工酶和异构蛋白作为生化标记，他们的基因即为生化标记基因。这些多为控制动物体内酶、蛋白质变异的基因。将动物脏器组织匀浆上清液和血液中的酶、蛋白质等进行电泳后，以特异的生物化学方法进行染色来识别待测的性状。因为这些性状大部分为共显性，根据其表现型即可判别基因杂合型和纯合型，所以成为检测的有效方法。现行国家标准《实验动物　近交系小鼠、大鼠生化标记检测法》（GB/T 14927.1）规定了大鼠、小鼠的生化标记检测法，具体操作见实验动物遗传标准。

DNA 多态性检测法　随着分子生物学技术的迅猛发展，出现了许多测定 DNA 多态性的方法，概括起来主要有 3 大类。①DNA-DNA 杂交：为基础方法，主要包括限制性片段长度多态性及 DNA 指纹图谱方法。原理是 DNA 片段长度因品系的不同而有所不同，用相应的限制性内切酶切开核 DNA、细胞质线粒体 DNA 即可了解其长度。②聚合酶链反应：主要包括随机扩增多态性 DNA 和微卫星法。③单核苷酸多态性测定法。这些方法应用于遗传检测的

可能性逐步增强，尤其是一些自动化分析技术，如 DNA 变性分析技术、基因芯片技术等有广阔的前景。

特性检测法　对于特殊的突变品系（hr 品系、dy 品系等）或同源导入近交系（H2 品系）等，仅靠基因位点检测不能够反映品系特性，必须同时测定其突变特性，因此对其构成各自品系特征的性状进行检测是非常重要的，也是最有效果的，如 SHR 大鼠的血压监测、糖尿病动物模型的血糖值测定以及 SCID 小鼠的渗漏率等。

应用　①实验动物生产繁殖和种群管理：动物需按照近交系、杂交群、封闭群的繁殖方式进行科学生产，对生产的动物进行遗传检测，检查是否符合遗传质量标准，向用户提供合格动物。对遗传检测不合格的动物，检查在种群管理中出现的问题，淘汰不合格种群，重新引种。②实验动物引种：从种源单位引进动物时，应进行遗传检测，确认是否符合遗传质量要求。③实验动物净化：动物出现微生物或寄生虫污染、不符合质量要求时，需要剖宫产净化。剖宫产后的仔鼠需要代乳鼠，仔鼠离乳后应进行遗传检测，防止出现留种错误。需注意，封

闭群动物净化数量偏少，易造成基因丢失。

（岳秉飞）

pǐnzhǒng

品种（stock；breed）　动物学中，经过自然进化或人工培育形成的具有明显区别于同种内其他动物的稳定遗传性状的群体。在研究家畜和实验动物时，品种是约定俗成的特定概念，一般不作为动物分类学单位。

《遗传学名词》对"品种"的释义是："在一定的生态和经济条件下，经自然或人工选择形成的动、植物群体。具有相对的遗传稳定性和生物学及经济学上的一致性，并可以用普通的繁殖方法保持其恒久性。"动物学中，种是生物学分类的最基本单位，同种动物可以相互交配并且后代有繁殖能力，有生殖隔离的动物则是异种动物。亚种是种以下的分类单位，指在种内表型相似但不完全相同，可稳定遗传而且没有生殖隔离的群体。亚种主要由地理隔离形成。品种多是从经济性状上对群体进行区分，并作为种以下的分类单位，主要用于家畜和实验动物方面。亚种和品种之间有相似之处，但前者是分类学概念，后者是经济动物培育方面的特定概念，但由于一些家畜逐

渐开发为实验动物，在经济动物经常使用的"品种"的概念也扩展到了实验动物学领域。

实验动物品种一般具备以下特征：相似的外貌特征、独特的生物学特性、稳定的遗传性能、共同的遗传来源和一定的遗传结构等条件。品种应由相当数量的个体组成，以保证动物在品种内能够繁衍，而不致被迫近交。品种按培育程度分为两类。①原始品种：又称地方品种或土种，是在自然条件下经长期选育而成，高度适应当地生态条件，具有地域性，如巴马小型香猪、西藏小型香猪等。②培育品种：又称育成品种，是在相对稳定的条件下通过人工选育而成，具有较明确的生物学特性，可用于某些科学实验研究，如大耳白兔、中国实验用小型猪等。品种是动物的良种群体，一个品种也是一个基因库，是不可或缺的动物遗传资源。

(岳秉飞)

pǐnxì

品系（strain）　源于一个共同祖先且具有特定基因型的动物群体。包括近交系、封闭群和杂交群。品种和品系是不同的概念，一个品种可以包括多个品系，但品系不能涵盖品种。如新西兰兔、大耳白兔、青紫蓝兔是家兔品种，大耳白兔进一步培育成为白毛黑眼兔（WHBE）就是一个新品系。著名的 C57BL/6 小鼠是近交系动物中的一个品系，裸小鼠和裸大鼠是带有突变基因的突变系动物。

自从 1909 年美国科学家克拉伦斯·库克·利特尔（Clarence Cook Little）培育了第一个小鼠近交系以来，各种近交系和突变系大量涌现。世界上常用的小鼠近交系有 400 余个、大鼠近交系约 200 个、地鼠近交系 45 个、豚鼠近交系 15 个、家兔近交系 34 个。美国杰克逊实验室公布的近交系小鼠有 500 多个、突变品系小鼠有 350 多个，加上远交群小鼠品系以及正在开发或尚未正式注册的小鼠品系，世界上除基因工程小鼠资源外的实验小鼠品系已有 1000 多个，基因工程小鼠已有 30000 多个品系。众多的实验动物品系为人类疾病和生命科学研究、新药开发等提供了丰富的研究手段，为人类健康做出了巨大贡献。

(岳秉飞)

jìnjiāoxì

近交系（inbred strain）　在一个动物群体中，个体基因组中 99% 以上的等位位点为纯合的品系。传统的近交系是经至少连续 20 代的全同胞兄妹交配或亲子交配培育而成，品系内所有个体都可追溯到起源于第 20 代或以后代数的一对共同祖先。近交系数（inbreeding coefficient）是用百分数来表示个体的基因纯化程度，也是杂合子基因减少的度量值。近交系的近交系数应大于 98.6%。

简史　19 世纪孟德尔发现遗传定律以后，遗传学家开始用小鼠开展遗传研究，这是因为小鼠具有体积小、抗感染性强、窝产仔数较多、繁殖周期较短，以及发生变异的小鼠毛色和行为有明显的变化，容易从外表加以区别等特点。但当时的小鼠遗传背景比较复杂，实验结果不稳定、重复性差，为进行遗传质量控制，开始培育近交系小鼠。第一个近交系小鼠——DBA 小鼠是由美国科学家克拉伦斯·库克·利特尔（Clarence Cook Little）在 1909 年培育出来的。近交系小鼠的成功培育标志着现代实验小鼠的正式出现，是一个巨大的贡献。利特尔不仅将小鼠遗传学发扬光大，

而且创建了以小鼠研究见长的杰克逊实验室，成为世界上著名的小鼠研究、保存、供应机构。他培育的 C57 小鼠成为世界上使用最多、研究最清楚的近交系，小鼠基因组测序也是以它为背景完成的。

近交系的出现，使得肿瘤、组织移植和免疫学的研究产生了巨大变革。1945 年，杰克逊实验室的乔治·戴维斯·斯内尔（George Davis Snell）博士开始用近交系小鼠来研究组织相容性，并因为发现组织相容性抗原的识别及其遗传机制，荣获了 1980 年诺贝尔生理学或医学奖，这也是独自依靠小鼠遗传学研究获得的第一个诺贝尔奖。

基本内容　具体如下。

命名　一般以大写英文字母命名，亦可以用大写英文字母加阿拉伯数字命名，符号应尽量简短，如 A 系、TA1 系等。近交过程中有共同祖先但分离为不同的近交系，用相近的名称，如 NZB 和 NZC 等。有些品系未按照此规则进行命名，如 129P1/J 系、615 系等。近交系的近交代数用大写英文字母 F 表示，如当一个近交系的近交代数为 87 代时，写成（F87）；如果对以前的代数不清楚，仅了解近期的近交代数为 25，可以表示为（F?+25）。为了方便，近交系常用缩写表示（表）。

分类　因其不同的遗传特性，可分为重组近交系和重组同类系、同源突变近交系、同源导入近交系、染色体置换系、分离近交系、核转移系、混合系、互交系等不同种类。在数量上，小鼠近交系最多，有数千种，其次是大鼠、豚鼠、地鼠等亦有许多近交系，中大型动物近交系因培育困难比较稀少。

特性　主要如下。①基因位点的纯合性：近交系动物的任何一个基因位点上的纯合概率在98.6%以上，品系内个体能繁殖出完全一致的纯合子后代。②遗传组成的同源性：一个近交系内，所有动物都可追溯到其原始的一对共同的祖先，基因位点或等位基因与祖先相同，所以近交品系中任意2个个体之间的基因型都是相同的。③表型的一致性：由于遗传上的同源性，近交系内个体在表型上极为相似，因此使用较少量的动物即可达到统计学的精确程度。④长期的遗传稳定性：近交系动物虽然在遗传上并不是绝对稳定，但是人为选择不会改变其基因型，个体遗传变异仅见于少量残留杂合基因作用、基因突变和遗传污染3种情况。⑤遗传特征的可分辨性和遗传组成的独特性：近交系一旦培育成功，动物群体内几乎不再存在遗传多态性，即每个位点只有一种基因类型，不存在其他的等位基因，因此每个近交品系在遗传上都是独特的，具有独特的表型特征，可轻而易举地将混合在一起的两个外貌近似的品系分辨出来。⑥对外界因素的敏感性：近交系对外界因素的变化更为敏感。这一特征使其更容易成为模型动物为研究所用。⑦分布的广泛性和资料的可检索性：大部分近交动物都已分布在世界各地，因此各国研究者可以饲养和使用在遗传上几乎完全相同的标准近交动物，这从理论上保证了不同地区、不同国家的科学家有可能去重复或验证已取得的数据。由于这些动物经常使用，已有相当数量的文献记载了各个品系的生物学特征，这些基本数据为设计新实验和解释实验结果提供了便利条件。

表　常用小鼠近交系名称缩写

品系名	缩写	品系名	缩写
AKR	AK	C57BL/10	B10
BALB/c	C	C57BR	R111
CBA	CB	DBA/1	D1
C3H	C3	DBA/2	D2
C57L	L	HRS/J	HR
C57BL/6	B6	129（含亚系）	129

繁殖方法　继续保持兄妹交配方式。为了保持近交系的基因纯合性，在保种过程中需要采取科学的方法，常用方法见**实验动物遗传质量控制**。因近交系数量众多，除常用品系采取活体保种外，还可以采取胚胎冷冻或精子冷冻保存方式进行长期保存，这样可以节省空间和成本，还可以防止活体保种带来的遗传变异。

遗传质量控制　用于确保没有遗传变异。遗传检测方法按照质量遗传性状可分为毛色基因测试法、生化标记检测法、免疫标记检测法、皮肤移植法、混合淋巴细胞培养法、肿瘤移植法、血清反应法、染色体带型（C带、G带）、限制性片段长度多态性、短串联重复、DNA指纹分析、随机扩增多态性DNA、单核苷酸多态性等；按照数量遗传性状分为下颌骨测量法、生物学特性监测法等。现行多采用生化标记检测法、免疫标记检测法以及DNA多态性检测法。

应用　①用于对动物相似性要求高的实验：近交系动物个体之间极为相似，对实验反应一致，可以消除杂合遗传背景对实验结果的影响，减少动物使用数量。②用于要求组织相容性一致的实验：某些涉及组织细胞或肿瘤移植的实验中，要求个体之间组织相容性一致，近交系动物是必不可少的动物模型。③筛选动物模型：由于近交，隐性基因纯合性状得以暴露，可以获得大量先天畸形及患有先天性疾病的动物模型，如糖尿病模型、高血压模型等。④用于肿瘤细胞株活体传代：某些近交系具有一定的自发或诱发肿瘤发病率，并且许多肿瘤细胞株可以在活体动物上传代。⑤用于遗传分析：多个近交系同时使用可使研究者分析不同遗传组成对某项实验的影响，或者观察实验结果是否具有普遍意义。

（岳秉飞）

yàxì

亚系（substrain）　一个近交系内，随着时间推移和环境变化，出现遗传差异并形成稳定遗传的群体。自从实验小鼠作为一种研究工具，人们已创造了许多实验品系，这些品系已分布在世界各地。一般认为近交系是稳定的，但是品系的世界性分布，导致了许多亚系产生，同品系的亚系之间通常存在许多潜在性遗传差异。某些亚系可携带或多或少已经改变了的基因组，但是仍使用原来的命名。

通常在下述3种情况下会发生亚系分化。①兄妹交配20～40代形成的分支，由于杂合残留发生遗传分化。②从共同祖先分开20代以上，因突然变异和遗传漂变发生品系内遗传分化。③除以上两种情况外，经遗传分析发现一个分支与其他分支已存在遗传差异。产生这种差异的原因可能是残留杂合、突变或遗传污染（即一个近交系与非本品系动物之间杂交引起遗传改变）。遗传污染形成的亚系，通常与原品系之间遗传差异较大，因此对这样形成的亚系应重新命名。例如，由Glaxo保持的A近交系在发生遗传变异后，重新命名为A2G。

基本内容 具体如下。

命名 方法是在原品系的名称后加一斜线，斜线后标明亚系的符号。亚系的符号可以是以下几种。①培育或产生亚系的单位或人的英文名称缩写，第一个字母用大写，以后的字母用小写。使用英文名称缩写时应注意避免与已公布的名称重复。例如，A/He表示A近交系的Heston亚系；CBA/J表示由美国杰克逊实验室保持的CBA近交系的亚系。②若一个保持者保持的一个近交系具有两个以上的亚系，可在数字后再加保持者的英文名称缩写以表示亚系。例如，C57BL/6J和C57BL/10J分别表示由美国杰克逊实验室保持的C57BL近交系的两个亚系。③一个亚系在其他机构保种，形成了新的群体，在原亚系后加注机构缩写。例如，C3H/HeH是Heston（He）后加Hanwell（H）保存的亚系。④作为以上命名方法的例外情况是一些建立及命名较早，并为人们所熟知的近交系，亚系名称可用小写英文字母表示，如C57BR/cd等。应注意，BALB/c和DBA/1、DBA/2不是亚系。

繁殖方法 见近交系。

遗传质量控制 见近交系。

应用 基本同近交系，但应注意有些近交系的不同亚系之间遗传差异较大，对实验处理的反应不同，在实验报告或论文中应注明所使用的亚系名称。例如，BALB/cByJ和BALB/cAnN以及BALB/cAJcl分别为BALB/c的不同亚系，但BALB/cByJ因在短链酰基辅酶A脱氢酶上缺失278bp，导致表型上出现重度有机酸尿症、低血糖、多尿、肌肉丁酰基肉碱水平增高等，而另两个亚系表现正常；DBA/1和DBA/2对肿瘤的敏感性有较大差异。

（岳秉飞）

tūbiànxì
突变系（mutant strain） 携带并稳定遗传特殊突变基因的品系。包括同源突变近交系、同源导入近交系和分隔近交系等，实际上是一类近交系。

每只动物都从双亲获得两套基因组，一套来自父亲，另一套来自母亲。每套基因组中均包含完整的遗传信息并稳定地传给下一代。在其传递过程中个别基因偶然发生变异，即基因突变，DNA分子长链上的碱基序列发生改变。自然条件下发生的突变称自然突变或自发突变；用人工方法诱发的突变称为诱发突变。突变存在普遍性，即影响各种性状的基因均可发生突变。突变可发生在性细胞或体细胞，但体细胞突变一般不能传给后代。突变具有可逆性，这一规律在实验动物学中很重要，若利用突变型动物时保种工作未做好，突变种有可能回复到野生型。

基本内容 具体如下。

繁殖方法 按照突变系的保持方式不同，其繁殖体系不尽相同。基本原则是，若雌性和雄性动物均有繁殖能力，由隐性基因所控制的性状，根据表型采用继代选择和淘汰方式繁殖；由显性基因所控制的性状，采用纯合子交配方式繁殖。若雌性和雄性动物单一有繁殖能力，采用具有繁殖能力的纯合子与杂合子交配方式繁殖。若雌性和雄性动物均无繁殖能力，采用具有繁殖能力的杂合子间交配方式繁殖。

以裸鼠为例说明突变系的维持与生产。裸鼠有nu基因，属两性有一性不能繁殖，在无特定病原体条件下雄鼠具有繁殖能力，雌鼠因乳腺不发育，不能哺育仔鼠，通常采用杂合子回交的兄妹交配方式进行生产，每代选留的nu/+雌鼠与nu/nu雄鼠进行交配繁殖，仔代中nu/nu雌鼠用于实验，淘汰nu/+雄鼠（图）。

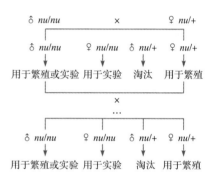

图 裸鼠繁殖示意

突变系繁殖的另一个方式是利用连锁标志基因。若能在突变基因座位的同一染色体邻近位置上发现毛色基因等容易检查的基因位点，可将其作为标志进行筛选。如糖尿病模型db/db小鼠，db基因位于第4号染色体，与毛色的灰色基因m连锁（20cM），因此m基因可作为筛选标志。一般用mdb/++小鼠维持db基因，所生后代灰色小鼠可用于糖尿病实验。

遗传质量控制 按照近交系进行，有时需要对特性进行筛选，如SHR大鼠的血压监测、糖尿病动物模型的血糖值测定、SCID小鼠的渗漏率等，以维持突变特性。

自发突变识别 在动物饲养

管理过程中，注意动物的异常变化，如毛色变异、有毛无毛、行为异常、生理器官缺失或畸形等。如发生异常变化应首先明确该变化是否为本品系固有特性，如许多近交系有自发性肿瘤的特性，不是突变。若非本品系固有特性，则出现突变的可能性较大。其次，确定这种变化是否可遗传，通过近交、回交和杂交–回交体系等繁殖方法进行培育，观察突变的遗传特性。之后，确定该突变是有益还是有害，需要大量实验进行测试方能确定。许多动物模型如高血压大鼠、裸鼠、糖尿病模型等均是通过上述方法被发现。发现突变的另一个途径是进行遗传检测时发现某个基因位点突变，进而培育成同源突变近交系。

突变基因鉴定 ①遗传方式鉴定：发生突变的动物，首先应明确遗传方式。可根据遗传学原理，通过交配实验，确定是显性遗传还是隐性遗传，是常染色体遗传还是伴性遗传，是显性致死还是隐性致死。②突变基因确定：确定突变基因是个复杂的过程，需要做多方面的工作。第一，根据突变特性查阅相关文献，确认是否存在相同突变，然后进行测试分析。第二，检索突变的相关性状，进行连锁分析，判断是否有基因连锁，确定突变基因在染色体上的位置。连锁分析是确定突变基因的重要方法，常用三点测试法。第三，通过分子生物学手段进行基因筛查，如原位杂交分析、体细胞杂交、基因扫描技术、基因定位克隆和 DNA 芯片技术等方法。随着基因组草图的完成，采取比较基因作图或比较物理图谱可进行突变基因定位。DNA 测序虽是最直接的方法，但工作量大、成本较高。

突变基因注册 发现突变基因后，应到国际动物命名委员会进行登录注册，成为新的突变系动物。

应用 突变系动物是许多疾病的动物模型，已发现的实验动物突变基因有上千种，在生物医学领域发挥重要作用。①发病机制研究：突变所致疾病有利于人们研究此疾病的发生、发展及预防，通过比较生物学研究为这类疾病的预防提供基础，如糖尿病小鼠、高血压大鼠、肿瘤小鼠等为医学的发展提供了有力支撑。②免疫学研究：裸鼠、SCID 小鼠等免疫缺陷动物为免疫学研究提供很好的动物模型。③药物研发：许多突变系动物作为疾病动物模型，应用于新药研发、安全评价等方面，加速了药物研发的进程。④基因功能研究：突变是基因的改变，通过突变基因可研究某些基因的功能，为人们带来新发现，推动生命科学的发展。

（岳秉飞）

hézhuǎnyíxì
核转移系（conplastic strain）采用纤维操作技术和核移植技术，将某个品系的核基因组移到其他品系的细胞中形成的核内染色体与细胞质基因组来源不同的动物品系。具有相同核内染色体，不同细胞质基因组（如线粒体 DNA）的一系列核转移系称为核转移系组。将提供线粒体 DNA 的雌性个体（配体）与提供核 DNA 的近交系的雄性个体（供体）交配，得到 F1 代。筛选雌性后代与供体群体中的雄性个体回交得到 F2 代，按上述过程回交 10 代以上后，即得到携带供体核 DNA 和配体线粒体 DNA 的核转移系。该过程约需 3 年。
基本内容 ①命名：形式为 NU-

CLEAR GENOME-mt^CYTOPLASMIC GENOME。例如，C57BL/6J-mt^BALB/c 指带有 C57BL/6J 核基因组和 BALB/c 细胞质的品系。这样的品系是 C57BL/6J 雄鼠和 BALB/c 雌鼠交配获得的子代雌鼠与 C57BL/6J 雄鼠反复回交 10 代而成。②生物学特性：核转移系携带配体线粒体 DNA 和供体核 DNA，其内部个体之间基因组一致率达到 99.9%。③繁殖方法：按照常规近交系繁殖的方式进行繁育（见实验动物遗传标准）。

应用 哺乳类动物线粒体基因组是双链、闭合、环状 DNA，编码腺苷三磷酸合成中必需的线粒体氧化磷酸化酶，与健康、寿命、代谢系统疾病和神经系统疾病（如阿尔茨海默病、帕金森病、多发性硬化、双相障碍）等密切相关。对线粒体 DNA 突变的研究存在限制，即在线粒体基因组的突变对表型的影响分析中，很难分辨复杂突变和环境因素。采用核转移系方法，可在核基因组相同的背景下替换不同的线粒体基因组，可准确鉴定线粒体基因组对复杂表型性状的作用，为研究线粒体 DNA 突变与疾病之间的关系提供了研究工具。通过构建核转移系，已发现线粒体基因组与 2 型糖尿病、自身免疫性脑脊髓炎有关。

（郑志红）

fēngbìqún
封闭群（closed colony） 位于固定地点，连续繁殖 4 代以上，不从外部引进任何新种，仅在群内以非近亲交配方式进行随机交配繁殖的基因频率稳定的品系。又称远交群。常用封闭群动物有昆明小鼠、NIH 小鼠、LACA 小鼠、ICR 小鼠、Wistar 大鼠、SD 大鼠、Hartley 豚鼠、大耳白兔、新西兰

兔、青紫兰兔、金黄地鼠、比格犬等。

在未培育出近交系时，实验动物多以非近交方式繁殖。按照哈代－温伯格定律，无外源基因和其他因素影响，其群体基因频率一代代始终保持不变，处于平衡状态，形成遗传背景和组成相对稳定的动物群体，即封闭群。形成封闭群动物的关键是不从外部引进新的基因，同时进行随机交配，以保持动物群体基因杂合性，这样的封闭群动物的生产力、生育力均超过近交系。

基本内容　封闭群除需要来源清楚、遗传背景明确、有较完整的档案材料（种群名称、来源、遗传基因特点及主要生物学特性）及与公开发表有关材料相符外，为保持其遗传异质性及基因多态性的稳定，引种或留种应经常达到有效数量。例如，小型啮齿类封闭群动物的种群大小一般不能少于25对。假设有一个由 N 个个体组成的群体，能产生 2N 个配子，在下一代中，两个来自同一个体的配子结合成合子的概率为 1/2N，即近交系数上升率（△F），公式如下。

$$\triangle F = 1/2N$$

国际实验动物委员会规定封闭群每代近交系数增加不得超过 1%，根据公式可知每代动物数量不能少于25对。但是从抽样误差导致随机遗传漂变来看，25对个体的群体极易发生基因频率改变，因此，应尽可能保留繁殖个体。

命名　封闭群由 2~4 个大写英文字母命名，种群名称前标明保持者的英文名称缩写，第一个字母大写，后面的字母小写，一般不超过 4 个字母，保持者与种群名称之间用冒号分开。例如，

N：NIH 表示由美国国立卫生研究院保持的 NIH 封闭群小鼠，Lac：LACA 表示由英国实验动物中心保持的 LACA 封闭群小鼠。

某些命名较早又广为人知的封闭群动物，命名与上述规则不一致时，仍可沿用其原来的名称，如 Wistar 大鼠封闭群、日本的 ddy 封闭群小鼠等。将保持者的名称缩写放在种群名称前面，两者之间用冒号分开，是封闭群动物与近交系命名最显著的区别，但近交系命名中的规则及符号也适用于封闭群动物。尚有一种特殊情况是某些品系如突变系无法保持近交繁殖，只有通过非近交方式进行繁殖，作为封闭群的一种，用［cc］加以标记，如 C57BL/6Tac-Bmp4^{tm1Blh}［cc］，表示来自于 C57BL/6Tac 的近交系携带 Bmp4^{tm1Blh} 突变形成的封闭群。

繁殖方法　见实验动物遗传质量控制。

遗传质量控制　主要针对两方面：群体内保持其个体间较大的遗传性状差异、所有基因的相对频率保持稳定。若一个群体足够大，且无选择力量的存在，群体的遗传特性几乎不发生变化。然而，实践中并非所有子代均有可能参与下一代的交配繁殖，封闭群小鼠一般仅 2%~8% 的后代进入下一代繁殖。对于清洁级以上的群体因微生物污染经常需由少数孕鼠经剖宫取胎，然后扩大繁殖成新群体。群体的遗传特性将因奠基者效应而发生变化。即使保持足够大的有效群体和较小的近交系数上升率，随着世代的增加或清洁级群体的建立和更新也会发生遗传性状漂移。这种漂移不仅局限于繁殖性能，还发生于全身的数量性状，因此具有生物学和医学实验意义。对封闭群

进行遗传质量控制，除按照科学方法进行繁殖外，还需遵照《实验动物　哺乳类实验动物的遗传质量控制》（GB 14923）提出的封闭群质量控制规范，可采取生化标记检测法、下颌骨测量法、DNA 多态性检测法等方法进行检测，通过群体遗传组成的相关参数对群体进行评价，以判断种群是否处于平衡状态。

应用　国内外在生物医药等领域使用的实验动物大多是封闭群动物。从使用量上看，封闭群远超近交系，这是因为近交系品系繁多，且不易大量生产。封闭群因具有以下特点而得到较广泛应用。①封闭群动物的遗传组成具有很高的杂合性。虽然封闭群动物个体间的重复性和一致性不及近交系、杂交群动物，但是封闭群具有群体遗传异质性，因此，在人类遗传学研究、药物筛选、安全性评价实验、生物制品和化学制品的鉴定等方面起着不可替代的作用。②封闭群动物具有较强的繁殖力和生存力。封闭群动物采用随机交配，避免近交的同时也避免了近交衰退，表现为每胎产仔多、胎间隔短、成活率高、生长快、成熟早、对疾病抵抗力强、寿命长。封闭群动物易生产、成本低、可大量生产、供应充足、广泛应用于用量较大的疫苗生产、教学和一般性实验中。③封闭群中突变种所携带的突变基因通常导致动物在某些方面异常，因此成为生理学、胚胎学和医学生物学研究的模型。

（岳秉飞）

zájiāoqún

杂交群（hybrid colony）　由两个不同的近交系杂交后所产生的第一代实验动物种群。简称 F1 代，又称杂交一代动物。广义的杂交

群还包括根据需要进行的不同种群之间的杂交。近交系动物虽然遗传组成单一、纯合性高、生物反应较一致，但生长发育慢、产量低，制约着近交系的应用。随着生物医药的不断发展，迫切需要大量遗传组成较单一、生物反应较一致的动物，F1 代应运而生。由两个近交系杂交，其 F1 代均是杂合子，具有相同的基因和遗传均质性。根据杂交优势的原理，杂合子活力强、体型大，对环境适应能力比近交系强，适合一些需要生活力强、遗传均一性好的实验与研究。

基本内容 具体如下。

命名 雌性亲代名称在前，雄性亲代名称居后，两者之间以英文大写字母"X"相连表示杂交。将以上部分用括号括起，其后标明杂交代数，如（C57BL/6 X DBA/2）F1 = B6D2F1，而 B6D2F2 指 B6D2F1 同胞交配产生的 F2；B6（D2AKRF1）中 B6 为母本，为与（DBA/2 X AKR/J）的 F1 代父本回交所得。同为两个品系杂交，雌雄顺序不同所得 F1 代也不同，应引起注意。对品系或种群的命名可使用通用的缩写名称（见近交系），亚系有差异者应注明亚系名称，如 BALB/cBy 不能缩写为 c，应为 cBy。

特性 ①具有遗传和表型均质性：虽然其基因不是纯合子，但是遗传性稳定、表型一致，就某些生物学特征而言，F1 代比近交系动物具有更高的一致性，不易受环境因素变化的影响。②具有杂交优势：F1 代具有较强的生命力，适应性和抗病力强，繁殖旺盛、寿命长、容易饲养，在很大程度上可以克服近交系繁殖所引起的各种近交衰退现象。③具有同基因性：F1 代虽然具有杂合的遗传组成，但是其基因型整齐一致，具有亲代双亲的特点，可接受不同个体乃至两个亲本品系的细胞、组织、器官和肿瘤的移植。④应用广泛：已广泛用于国际上各类实验研究，实验结果便于在国际间进行重复和交流。

繁殖方法 见实验动物遗传质量控制。需注意，即使是用相同的两个近交系杂交，但是因所用的雌雄不同，F1 代因母体环境不同或性染色体不同可出现差异。例如，C3H 是乳腺癌高发品系，与雌性 C57BL/6 杂交，因 C57BL/6 是乳腺癌低发品系，可得到乳腺癌低发 F1 代小鼠。

遗传质量控制 杂交群动物遗传特性均一，不进行繁殖直接用于实验，因此一般不对其进行遗传质量检测，需要时可参照近交系动物的检测方法进行检测。有些长期生产杂交群的机构应定期检测，防止遗传污染。

应用 ①胚胎及干细胞研究：F1 代动物生殖力强，在生殖生理、发育学研究中可作为胚胎和卵巢移植的受体，也是研究外周血中干细胞的重要实验材料。②移植免疫研究：F1 代动物是进行移植物抗宿主反应研究良好的实验材料。③细胞动力学研究：如选用 BCF1（CBA X C57BL/6）小鼠进行小肠隐窝细胞繁殖周期实验。④单克隆抗体研究：大多数采用 BALB/c 和 CBA 杂交 F1 代小鼠做单克隆抗体研究，因为 F1 代小鼠的脾比同日龄的 BALB/c 小鼠的脾大，比单独用 BALB/c 小鼠好。

（岳秉飞）

yíchuán wūrǎn

遗传污染（genetic contamination）一个近交系与非本系动物之间意外发生不受人为控制的杂交所致的遗传改变。造成遗传污染的主要原因如下。①近交系中杂合子残余：在近交 20 代后仍有残余的杂合子存在，携带杂合子的个体往往表现为生命力强、易于选留、易于在群体中扩散而引起遗传特性发生改变。带有杂合子的近交系引种到其他地方，容易形成新的亚系，导致遗传特性改变。②突变：染色体片段存在重复、缺失、易位和倒位，基因位点存在突变，若这些变异在饲养过程中在亚系中被固定，就会引起群体遗传特性改变。③管理失误：主要是人为因素，包括饲养管理不当、记录不完整、经常更换饲养人员、缺乏专业人员的监督和管理等。④代哺：在无菌级动物或无特定病原体级动物生产时，有时需要一个同类雌性动物代哺剖宫产出的幼仔，在代哺幼仔和自身幼仔毛色相同时（如同是白化小鼠），有发生遗传污染的危险。⑤其他因素：封闭群动物的基因频率应保持基本一致。但是疾病等原因造成种群缩减，此后再扩群时基因频率会发生改变，称为瓶颈效应（bottleneck effect）。遗传污染形成的亚系，通常与原品系之间遗传差异较大，需淘汰或重新命名。淘汰原品系后，需重新引进来源清楚、质量合格的动物为新种，重新进行品系繁育。

（郑志红）

shíyàn dòngwù wēishēngwùxué hé jìshēngchóngxué zhìliàng kòngzhì

实验动物微生物学和寄生虫学质量控制（microbiological and parasitological quality control of laboratory animal）为及时了解并确保实验动物处于健康状态、确定实验动物等级，按照国家标准对实验动物携带微生物和寄生虫的要求，动态监控实验动物微生物和寄生虫污染及携带状况的过程。实验动物微生物学和实验动物寄生虫学分别是针对实验动物本身特有的微生物、寄生虫及人兽患病原体进行研究而发展形成的学科，拓宽了兽医及医学微生物学、寄生虫学的研究范围，在研究实验动物微生物和寄生虫疾病、对实验动物的危害、对人可能造成的损害及实验动物等级划分、质量控制等方面均有重要意义。

简史 实验动物微生物学和寄生虫学质量控制工作以及监测能力和监测水平，伴随实验动物整体发展而不断发展和提升，大致可分为 2 个阶段：第一阶段为 20 世纪 90 年代前，是微生物和寄生虫相关检测技术建立、积累及初步应用阶段，以北京、上海等医学、生物制品研究和兽医相关单位为主导，开展了国外、国内情况调研，参照国外监测方法建立了实验动物微生物、寄生虫、遗传、营养和环境质量监测方法，并在国内应用，为制定中国实验动物一系列相应政策、法规、规章制度和标准奠定了基础；第二个阶段以 1988 年中国科学技术委员会颁布的《实验动物管理条例》和 1994 年实验动物相关国家标准的制定实施为标志。实验动物相关国家标准包括环境设施、营养、遗传、微生物学和寄生虫学标准，截至 2011 年已修订 3 次，为实验动物质量控制提供了依据和技术保证。实验动物科学经过多年发展，已达到国际标准，其中最重要的标志之一是实验动物质量监测控制的逐步实现。

基本内容 实验动物微生物主要包含实验动物携带和引起实验动物感染的微生物，分为细菌、真菌、支原体和病毒等，广义上也包括寄生虫，特别是肉眼不可见的寄生虫。应按照国家标准进行相关质量控制，控制重点如下。①实验动物饲养控制在《实验动物 环境及设施》（GB 14925）要求的饲养条件内，将污染的可能性降到最低。②按照《实验动物 微生物学等级及监测》（GB 14922.2）、《实验动物 微生物学检测方法》（GB/T 14926.1～14926.64）和《实验动物 寄生虫学等级及监测》（GB 14922.1）、《实验动物 寄生虫学检测方法》（GB/T 18448.1～18448.10）定期进行实验动物检测，并采取一系列措施，实现质量监控（见实验动物微生物学标准和实验动物寄生虫学标准）。③按照相应卫生检疫、生物安全以及管理要求对不合格及患病实验动物进行相应的处理，确保提供质量合格的实验动物。

应用 主要用于以下几方面。①确保实验动物种群质量：定期检测实验动物微生物、寄生虫情况，及时发现病原微生物和寄生虫，并采取相应措施，保障实验动物质量。②发现新疾病：检测过程中可能发现临床表现相似但病原体不同的疾病，为进一步增加检测项目提供依据。③研究疾病过程：检测病原体后可进行疾病研究，拓宽微生物学、寄生虫学的研究范围。④避免人员感染：定期检测实验动物微生物、寄生虫，了解污染情况，及时采取防范措施，避免人员感染。⑤保证药品、生物制品质量：定期检测并排除、控制病原微生物及寄生虫感染，保证实验动物质量，确保利用实验动物生产的药品、生物制品的质量。⑥确定实验动物等级：根据定期检测结果，判断实验动物等级以及是否符合原有级别。

（魏 强）

pǔtōngjí dòngwù
普通级动物（conventional animal） 不携带所规定的人兽共患病病原体以及动物烈性传染性疾病病原体的实验动物。又称常规动物。

基本内容 在国家标准《实验动物 寄生虫学等级及监测》（GB 14922.1）和《实验动物 微生物学等级及监测》（GB 14922.2）中规定的普通级、清洁级、无特定病原体级和无菌级 4 个级别的动物中，普通级动物为最低要求动物，一般在普通环境或更好的环境中繁殖和使用。实验小鼠和大鼠无普通级，豚鼠、中国地鼠、兔、犬和猴有普通级，但微生物和寄生虫检测项目不尽相同（见实验动物寄生虫学标准和实验动物微生物学标准）。

应用 普通级动物排除的病原体种类较少，主要包括对人和其他动物健康造成危害的汉坦病毒、鼠痘病毒、狂犬病病毒、结核分枝杆菌等人兽共患病病原体和动物烈性传染性疾病病原体，但其他微生物、寄生虫对动物的干扰也较大，因此，普通级动物不是理想的实验动物。鉴于繁育环境不是十分严格，必须采取免疫以保护动物和使用者的安全，这样干扰了动物机体免疫状态，对实验研究，尤其是免疫学、病原学研究可能会造成不同程度的影响，一些发达国家已经不使用此类动物。中国由于发展不平衡，如果完全取消普通级动物会造成诸多困难，但此类动物仅适用于教学示范，一般不可用于科研性实验。

（魏 强）

qīngjiéjí dòngwù

清洁级动物（clean animal） 除

普通级动物应排除的病原体外，不携带对动物危害大和对科学研究干扰大的病原体的实验动物。

基本内容 在国家标准《实验动物　微生物学等级及监测》（GB 14922.2）和《实验动物　寄生虫学等级及监测》（GB 14922.1）中规定的普通级、清洁级、无特定病原体级和无菌级 4 个级别的动物中，清洁级动物为中等级别动物，包括清洁级小鼠、大鼠、豚鼠、地鼠和兔，作为实验动物使用的清洁级犬和猴暂时不存在。清洁级动物要求在屏障环境中繁殖和使用。清洁级小鼠和大鼠应排除 10 种病原菌、5 种病毒和 5 种寄生虫（见实验动物寄生虫学标准和实验动物微生物学标准）。

应用 清洁级动物排除了对动物危害大和对科学研究干扰大的主要病原体，基本上能满足动物实验的要求。一般清洁级动物不能通过使用疫苗的方法控制动物感染性疾病，因为疫苗可诱发机体不同程度的免疫反应，影响实验结果，尤其是免疫学实验。清洁级动物要求在屏障环境中繁殖，发生感染的概率非常低。考虑到中国国情，在不能提供充足的无特定病原体级动物时，这类动物可被认为是低级别无特定病原体级动物，可作为标准实验动物用于科研性实验。

（魏　强）

wútèdìngbìngyuántǐjí dòngwù

无特定病原体级动物（specific-ic pathogen-free animal，SPF animal） 除清洁级动物应排除的

病原体外，不携带主要潜在感染或条件致病和对科学研究干扰大的病原体的实验动物。简称 SPF 动物。特定病原体的种类，在不同国家、不同种动物中有不同要求，质量标准也不同，如 SPF 鸡，不同国家分别规定不得携带 16~20 种不同病原体。这些病原体通常为广泛存在于自然界、对实验动物致病力较低的条件致病微生物及寄生虫，或干扰实验结果的病原微生物及寄生虫。

基本内容 在国家标准《实验动物　微生物学等级及监测》（GB 14922.2）和《实验动物　寄生虫学等级及监测》（GB 14922.1）中规定的普通级、清洁级、无特定病原体级和无菌级 4 个级别的动物中，SPF 动物为高等级别动物，包括 SPF 小鼠、大鼠、豚鼠、中国地鼠、兔、犬和猴。SPF 动物要求在屏障环境或隔离环境中繁殖和使用。SPF 小鼠应排除 15 种病原菌、11 种病毒和 7 种寄生虫（见实验动物寄生虫学标准和实验动物微生物学标准）。

应用 由于排除了动物烈性传染性疾病、人兽共患病、对动物危害大、潜在或条件致病及对科学研究干扰大的主要病原体，SPF 动物在很大程度上满足了动物实验的要求。由于要求不能使用疫苗控制动物感染性疾病，避免了疫苗诱发免疫反应而影响实验结果，基本实现了"实验动物应该处于保持病原体不可触及的机体状态"的要求。SPF 动物要求在屏障或隔离环境中繁殖，发生病原体污染的概率非常低。这类动物是比较理想的实验动物，通常作为标准实验动物广泛用于科研。

（魏　强）

wújūnjí dòngwù

无菌级动物（germ-free animal）

无可检出的一切生命体的实验动物。无菌级动物的"菌"不仅指细菌，而是包括细菌、真菌、立克次体、支原体和病毒等微生物及各种寄生虫。

基本内容 在国家标准《实验动物　微生物学等级及监测》（GB 14922.2）和《实验动物　寄生虫学等级及监测》（GB 14922.1）中规定的普通级、清洁级、无特定病原体级和无菌级 4 个级类动物中，无菌级动物为最高级别动物，包括无菌级小鼠、大鼠、豚鼠、中国地鼠和兔。无菌级动物要求在隔离环境中繁殖和使用，空气、饲料、饮用水需经过严格的消毒灭菌处理，以维持无菌环境。实际检测无菌级动物的项目是以无特定病原体级动物为依据，尚未明确无菌级动物的微生物、寄生虫额外检测项目。

真正意义上的无菌动物应生来就是无菌（通常经过剖宫术等无菌技术获得第一代无菌动物），且经传代培育后其生物学特性逐渐趋于稳定的动物。由于无菌动物缺乏肠道微生物共生作用，生长发育受到不同程度的影响，因此，通常经人工方法接入益生菌而以悉生动物的形式培育和使用。

另一类无菌动物一般指无菌状态的动物，是经过剖宫术等无菌技术获得的无菌动物，这类动物的微生物、免疫背景类似来源动物。用抗生素净化动物也可使动物处于无菌状态，但是这种动物不是严格的无菌动物，因为这种无菌状态通常有时限，某些残存的细菌在适当条件下又会在体内繁殖。即使能将体内细菌全部清除，但给动物造成的影响却无法消除，例如特异性抗体的存在、单核–巨噬细胞系统的活化、某些组织或器官的病理变化等，使用时应充分考虑这些因素的影响。

人工培育的无菌动物适应了无菌生活，在形态、生理、代谢

及机体防御等方面有独特之处，其生物学特征也发生明显变化。无菌动物普遍肠道肌层薄、白细胞减少、免疫功能低下、寿命比普通动物长，这些特征决定了无菌动物有很多普通动物不可替代的应用。

应用　无菌级动物因不携带一切生命体，缺乏活性微生物作用，无外来生命体抗原刺激，其免疫构成和功能等方面有别于其他动物，免疫系统处于休眠状态，对抗原刺激非常敏感或耐受，是研究微生物机制、微生物相互作用、免疫发生发展和消退，免疫疾病、过敏反应等机制的最理想动物模型。无菌级动物机体中排除了各种微生物的干扰，作为实验动物进行科学研究时，有实验结果明确一致、动物用量少、统计价值高、长期实验存活率高等优点，已广泛应用于生命科学各领域。但因为无菌级动物无微生物干扰，不能模拟处于开放环境的人体或其他动物，加之其培育、饲养、维持困难和实验条件严格，其应用颇受限制，通常用于特殊目的的实验。

（魏　强）

xīshēng dòngwù

悉生动物（gnotobiotic animal）

在无菌级动物体内外植入已知生物体，经检测只携带植入的已知生物体，不携带任何其他生物体的实验动物。又称已知菌动物。通常归为无菌动物。随着生命科学研究的发展，对实验动物的要求也越来越高，目标之一是尽可能排除环境因素干扰作用，特别是微生物的影响，这就需要实验动物本身具备适合实验特殊需求的特性。遗传背景清楚的无特定病原体级动物在某些领域不能满足科研要求，体内生命体明确可

控的悉生动物应运而生。利用悉生动物建立动物模型，进行微生物与宿主、微生物间的相互作用、免疫发生发展机制等方面的研究，不但满足特殊研究的需求，尚有实验结果明确一致、动物用量少、统计价值高、长期实验存活率高等优点，利于对生命活动基本规律的研究和分析。悉生动物已广泛应用于生命科学各领域，在现代比较医学研究中也开始发挥更重要作用。

基本内容　悉生动物一般人工植入乳酸杆菌或双歧杆菌等益生菌替代正常动物的肠道菌群，以维持肠道正常发育和机体需要。根据需要和植入菌种数量，可分为单菌悉生动物、双菌悉生动物和多菌悉生动物（植入3种菌以上）。悉生动物在无菌隔离器等屏障环境中饲喂无菌饲料和无菌水维持生存。

悉生动物最主要的特征就是体内外不携带未知生物体，生活在无菌屏障系统中，排除了环境因素和未知生命体对实验的影响，还可方便地转化为携带特定生物体的动物。由于悉生动物排除未知生物体对实验的干扰，解除肠道屏障作用，病原体特别是一些肠道病原体对机体的入侵比其他等级动物更容易，利用悉生动物建立病原体感染模型更加适合病原体致病机制、传播途径等方面的研究。此外，悉生动物还具有其他独特的生物学特征，用于特殊科研实验。

应用　悉生动物从出现就在微生物学研究方面发挥重要作用，利用其进行的微生物与宿主和微生物间关系的研究已经十分广泛。利用悉生动物建立的动物模型在生命科学研究，特别是比较医学研究中的应用日益受到人们的重

视，其主要应用如下。①病毒、细菌、寄生虫及其所致的疾病研究：消化道的正常菌群帮助宿主抵抗外来或潜在致病菌在消化道中的定植，即正常菌群的屏障作用，但由于屏障作用和众多菌群的干扰，很多致病菌的发病机制、传播途径和引发症状等研究受到限制，悉生动物的出现很好地解决了这一难题。用解剖、生理、生化、免疫等技术对常用实验动物、无菌动物和悉生动物进行比较研究，可以了解所接种微生物菌株对动物宿主的作用和影响。利用悉生动物建立致病菌研究模型，可使致病菌对宿主作用及作用结果从复杂多因素分解成为确定单因素，促进微生物与宿主间分子机制的研究，为阐明疾病病因、寻找治疗方法、研制治疗药物或疫苗提供了更好的途径。②免疫机制研究：由于悉生动物体内抗体分泌细胞水平低，在特异性抗原刺激后反应迅速、数量增多并保持对抗原刺激的较高特异性，其是疫苗研制和评价的良好工具，特别是对于通过黏膜途径感染或传播的病原体的研究，如各种肠道致病菌、肠道病毒等。最成功的例子是在轮状病毒疫苗研究的工作中，利用悉生动物模型证明了血清轮状病毒IgA是评价疫苗保护作用的最有效指标。③疾病治疗制剂的制备和研究：哺乳类动物肠道正常细菌对其出生早期肠道的正常发育和肠道黏膜免疫系统的发育成熟有重要作用。这些正常菌群与宿主间经过长期进化形成了有益或必要的关系，成为宿主内环境中不可缺少的一部分，影响宿主的免疫功能、营养吸收、代谢功能乃至生长发育，一旦这种内环境的稳态被打破，即影响宿主健康。有关肠道

微生态平衡与疾病之间关系的研究，特别是通过重建和调整肠道微生态平衡、延缓和改善疾病进程方面的研究越来越受到人们的重视，利用微生态制剂对疾病进行治疗和预防显现出比抗生素治疗更为广阔的前景。用微生态制剂调整肠道菌群的微生态平衡，以菌制菌、防病治病，是一种有效的方法。由于微生态制剂需要在消化道发挥作用，合理应用悉生动物成功打开了解释单一或复合菌株在调节肠道功能中发挥作用的通道，并为微生态制剂的有效性、安全性评价提供了良好的工具。利用悉生动物模型研究发现，益生菌对消化道疾病的预防作用可能与益生菌对各种生长因子的促进作用有关。益生菌一经摄入即成为肠道微生态的一部分，主要通过修复肠道正常菌群参与机体脂类代谢甚至是药物代谢。微生态制剂通过促进肠道微生物正常化，在机体代谢性疾病的治疗方面也发挥了作用。

中国对悉生动物的研究开展较晚，对其在动物种类的研究开发、生理生化指标的确定、动物不同代数的生物学特性等方面，尚缺乏系统、全面的研究，使其应用受到一定限制。

（魏　强）

shíyàn dòngwù huánjìng jí shèshī kòngzhì

实验动物环境及设施控制

（requirements of environment and housing facilities for laboratory animal）　为保证实验动物饲养环境条件的稳定，按照国家标准对设施内外环境的要求，对设施施加空气净化等技术手段，使其在规定技术参数下正常运行的过程。

简史　实验动物环境及设施控制始于19世纪中叶，欧洲、美国、日本等国家和地区相继颁布了一系列的实验动物相关的法律法规和质量标准，对实验动物的环境和设施提出了原则性要求和具体的指标参数。中国实验动物工作始于20世纪10年代，由齐长庆繁殖小鼠开始，一直发展至今。早期，中国的实验动物环境及设施控制发展较为缓慢，1986年6月，北京市医学实验动物管理委员会制定《北京医学实验动物合格证暂行条例》，最早对不同设施提出原则性要求。随着对实验动物质量要求的不断加强和重视，1988年10月，中国科学技术委员会颁布了《实验动物管理条例》；1994年1月，中国国家质量监督检验检疫总局颁布了国家标准《实验动物　环境及设施》（GB 14925），分别于1999年、2001年和2010年进行了修订，对实验动物环境及设施控制提出了更加标准和可操作性的要求。经过多年的实施和实践，中国实验动物环境及设施的控制已达到发达国家的水平，为中国生命科学的发展提供了有力的技术支撑。

基本内容　实验动物环境及设施控制的依据是实验动物环境及设施标准，主要依靠设施设备建立符合实验动物习性以及保障实验动物质量稳定的人工环境。主要技术介绍如下。

空气净化工程控制技术　是在一定空间范围内，对空气进行净化处理，将空气中的微生物、有害气体、尘埃等污染物排除，并使空间内温度、相对湿度、洁净度、静压差、气流速度与气流分布、噪声振动及照明、静电控制在某特定要求的范围内的工程技术。空气净化装置主要由冷源设备、热源设备、通风空调设备（空气净化、通风与空气调节）及其配套的风道组成。

弱电监控与通讯控制技术包括对通风空调设备的送排风参数（风量、风速、风压）、冷热水参数（温度、流量）、空气参数（温度、湿度、洁净度）等进行单独测量和控制的装置，是对各种环境参数、设备运行工况、人员出入、生产或实验数据传输等进行综合监控的计算机系统工程。

消毒灭菌技术　包括双扉高压蒸汽灭菌、药物浸泡消毒、紫外线杀菌、化学消毒、干热灭菌、臭氧空气消毒和电离辐射灭菌等灭菌技术。

反渗透净化技术　是利用过滤（包括微滤、超滤、纳滤）、反渗透等原理，将自来水中的离子和微生物去除的净化水方法。

三废无害化处理技术　是对动物生产或动物实验工作中产生的废气、动物尿便、废弃垫料、一次性口罩和手套、动物尸体及组织等废物进行无害化处理的技术。

应用　实验动物环境及设施控制的目的是保证各种实验动物设施，包括实验动物的生产、实验和特殊实验设施在各自要求的条件下正常运转。为在不同设施、不同环境条件下安全开展各种活动提供技术支持，从而保证实验动物质量、保障从业人员安全、避免环境受到污染。保障了生命科学研究、测试分析、评估结果的科学性、准确性和可靠性。

（朱德生　田永路）

pǔtōng huánjìng

普通环境

（conventional environment）　控制人员、物品、动物出入，但不能完全控制传染因子，适用于普通级动物生产、实验及检疫的环境。普通环境的技术指标波动范围较大，控制方式相对简单，但仍需确保所使用的饲料和饮用水不被污染、笼具需消毒处理、野生动物不得进入，人员进入时需采取防护，如更鞋、更衣及戴手套、口罩、帽等。

简史 普通环境的形成源于对基础级实验动物居住基本要求的保障，以及人员、物品和动物进出的控制。在中国，普通环境的具体要求最早出现在1994年版的国家标准《实验动物 环境及设施》（GB 14925）。该标准分别在1999年、2001年和2010年加以修订。

基本内容 根据国家标准《实验动物 环境及设施》以及《实验动物设施建筑技术规范》（GB 50447），普通环境规定了温度、最大日温差、相对温度、最小换气次数、动物笼具处气流速度、氨浓度、噪声、最低工作照度、动物照度、昼夜明暗交替时间等技术指标要求（表）。

应用 用于普通级实验动物的生产、实验及检疫。

（王清勤 赵 力）

píngzhàng huánjìng

屏障环境（barrier environment）

严格控制人员、物品、动物和空气进出，适用于清洁级动物和（或）无特定病原体级动物生产、实验及检疫的环境。屏障环境的形成主要依赖于设施的合理布局、围护系统、设施设备的正常运行以及配套管理措施的实施。屏障环境的技术指标波动范围很小，控制方式相对复杂。通过设施设备以及严格管理严格控制空气、人员、物品、动物进出。

简史 屏障环境的形成源于对实验动物微生物和寄生虫的控制。在中国，屏障环境的具体要求最早出现在1994年版的国家标准《实验动物 环境及设施》（GB 14925）。该标准分别在1999年、2001年和2010年加以修订。

基本内容 根据国家标准《实验动物 环境及设施》以及《实验动物设施建筑技术规范》（GB 50447），屏障环境规定了温度、最大日温差、相对湿度、最小换气次数、动物笼具处气流速度、氨浓度、噪声、空气洁净度、沉降菌、最低工作照度、动物照度、昼夜明暗交替时间等技术指标要求（表）。

屏障环境设施的布局要坚持"各种流向合理、避免交叉污染"的基本原则，按照洁净度、空气压差和各功能区之间的关系，合理安排各功能区的位置。建筑物的围护系统包括技术夹层、天花板、墙面和门等，用以保证屏障系统的正常运行和密闭性。屏障环境的设施设备包括通风空调系统、弱电系统、物料洗消传递系统、给排水系统以及电气设备、三废处理设备、消防设施设备和饲育设备等常规设施配套设备。屏障环境有严格的管理措施用以控制空气、人员、物品、动物等的进出。屏障环境产生的三废，要通过特殊无害化处理后进入外环境，并对消毒灭菌效果进行监测，确保达到排放要求，避免感染性物质和有毒化学物质对外环境的污染。

分类 分为实验动物屏障环境和生物安全实验室。

实验动物屏障环境 根据目的不同，实验动物屏障环境分为实验动物生产设施和动物实验设施两种。前者用于清洁级和无特定病原体级实验动物的生产繁育；后者在研究、教学、生物制品生

表 普通环境指标

项 目	指 标			
	豚鼠、地鼠		犬、猴、猫、兔、小型猪	
	生产区	实验区	生产区	实验区
温度（℃）	18～29	18～29	16～28	16～26
最大日温差（℃）	4	4	4	4
相对湿度（%）	40～70	40～70	40～70	40～70
最小换气次数（次/时）	8	8	8	8
动物笼具处气流速度（m/s）	≤0.2	≤0.2	≤0.2	≤0.2
氨浓度（mg/m³）	≤14	≤14	≤14	≤14
噪声［dB（A）］	≤60	≤60	≤60	≤60
照度（lx）				
最低工作照度	200	200	200	200
动物照度	15～20	15～20	100～200	100～200
昼夜明暗交替时间（小时）	12/12或10/14	12/12或10/14	12/12或10/14	12/12或10/14

注：氨浓度指标为动态指标；温度、相对湿度和最小换气次数指标为参考值，可根据实际需要适当选用

产等过程中，用于清洁级和无特定病原体级实验动物的饲育和常规实验。

生物安全实验室 见动物生物安全实验室。

应用 主要用于清洁级和无特定病原体级实验动物的生产、实验及检疫。

（朱德生 李 慧）

gélí huánjìng

隔离环境（isolation environment） 采用无菌隔离装置以保持无菌及无外源污染物状态，适用于无特定病原体级动物、无菌级动物及悉生动物生产、实验及检疫的环境。隔离环境需要合格

的建筑设施维持温度、湿度、新风量、照度、噪声等实验动物需要的环境条件。但是，由于建筑设施条件的限制，仅靠建筑设施难以满足隔离要求，需要通过隔离器及附属设备实现实验动物的生存环境与外界环境完全隔离。隔离装置内的空气、饲料、水、垫料和设备应无菌，动物和物料的动态传递需经过特殊的传递系统，既能保证与外界环境的绝对隔离，又能满足转运动物、物品时与内环境保持一致。

简史 隔离环境的形成源于饲养无菌级动物及悉生动物的需要。在中国，隔离环境的具体要

求最早出现在 1994 年版的国家标准《实验动物 环境及设施》（GB 14925）。该标准分别在 1999年、2001 年和 2010 年加以修订。

基本内容 根据国家标准《实验动物 环境及设施》以及《实验动物设施建筑技术规范》（GB 50447），隔离环境规定了温度、最大日温差、相对湿度、最小换气次数、动物笼具处气流速度、氨浓度、噪声、空气洁净度、沉降菌、最低工作照度、动物照度、昼夜明暗交替时间等技术指标要求（表）。

应用 适用于无特定病原体级动物、无菌级动物及悉生动物

表 屏障环境指标

项 目	指标				
	小鼠、大鼠、豚鼠、地鼠		犬、猴、猫、兔、小型猪		鸡
	生产区	实验区	生产区	实验区	生产区
温度（℃）	20~26	20~26	20~26	20~26	16~28
最大日温差（℃）	4	4	4	4	4
相对湿度（%）	40~70	40~70	40~70	40~70	40~70
最小换气次数（次/时）	15	15	15	15	–
动物笼具处气流速度（m/s）	≤0.2	≤0.2	≤0.2	≤0.2	≤0.2
与相通房间的最小静压差（Pa）	10	10	10	10	10
空气洁净度（级）	7	7	7	7	5 或 7
沉降菌最大平均浓度（个/0.5 小时·Φ90mm平皿）	3	3	3	3	3
氨浓度（mg/m³）	≤14	≤14	≤14	≤14	≤14
噪声［dB(A)］	≤60	≤60	≤60	≤60	≤60
照度（lx）					
最低工作照度	200	200	200	200	200
动物照度	15~20	15~20	100~200	100~200	5~10
昼夜明暗交替时间（小时）	12/12 或 10/14	12/12 或 10/14	12/12 或 10/14	12/12 或 10/14	12/12 或 10/14

注：－表示不作要求；氨浓度指标为动态指标

表 隔离环境指标

项 目	指 标				
	小鼠、大鼠、豚鼠、地鼠		犬、猴、猫、兔、小型猪		鸡
	生产区	实验区	生产区	实验区	实验区
温度（℃）	20~26	20~26	20~26	20~26	10~26
最大日温差（℃）	4	4	4	4	4
相对湿度（%）	40~70	40~70	40~70	40~70	40~70
最小换气次数（次/时）	20	20	20	20	–

续 表

项 目	指 标				
	小鼠、大鼠、豚鼠、地鼠		犬、猴、猫、兔、小型猪		鸡
	生产区	实验区	生产区	实验区	实验区
动物笼具处气流速度（m/s）	≤0.2	≤0.2	≤0.2	≤0.2	≤0.2
与相通房间的最小静压差（Pa）	50	50	50	50	50
空气洁净度（级）	5 或 7	5 或 7	5 或 7	5 或 7	5
沉降菌最大平均浓度（个/0.5 小时·Φ90mm平皿）	无检出	无检出	无检出	无检出	无检出
氨浓度（mg/m³）	≤14	≤14	≤14	≤14	≤14
噪声［dB（A）］	≤60	≤60	≤60	≤60	≤60
照度（lx）					
最低工作照度	200	200	200	200	200
动物照度	15～20	15～20	100～200	100～200	5～10
昼夜明暗交替时间（小时）	12/12 或 10/14	12/12 或 10/14	12/12 或 10/14	12/12 或 10/14	12/12 或 10/14

注：－表示尚未确定具体数值或范围；氨浓度指标为动态指标

的生产、实验及检疫。

（王清勤 赵 力）

shíyàn dòngwù shèshī

实验动物设施（laboratory animal facility，LAF） 进行实验动物饲育和实验的建筑物及其所属设备。实验动物设施主要由主体建筑和设备有机组成。根据功能可分为实验动物实验设施、实验动物生产设施和实验动物特殊实验设施。按照区域布局可分为前区和饲育区。

前区包括办公室、维修室、库房、饲料室和一般走廊；饲育区包括生产区、动物实验区和辅助区。①生产区：包括隔离检疫室、缓冲间、风淋室、育种室、扩大群饲育室、生产群饲育室、待发室、清洁物品贮藏室、消毒后室和走廊。②动物实验区：包括缓冲间、风淋室、检疫间、隔离室、操作室、手术室、饲育间、清洁物品贮藏室、消毒后室和走廊。③辅助区：包括仓库、洗刷消毒室、废弃物品存放处理间（设备）、解剖室、密闭式实验动物尸体冷藏存放间（设备）、机械设备室、淋浴室、工作人员休息室和更衣室。实验动物设施主要用于研究、实验、教学、生物制品和药品生产。

（王 澍 张甜甜）

dòngwù shēngwù'ānquán shíyànshì

动物生物安全实验室（animal biosafety laboratory） 在符合生物安全要求的前提下，对接种了具有生物危害的病原微生物的动物进行实验的场所。

简史 动物生物安全实验室的概念首先于二十世纪五六十年代在美国提出，当时出版了世界上第一本关于某些致病微生物实验室的小册子——《基于危害程度的病原微生物分类》。此书把病原微生物和实验室活动分为 4 级，这是 1993 年美国疾病控制与预防中心和美国国立卫生研究院有关专家编写的《微生物和生物医学实验室生物安全手册》中生物安全分级的来源，此书的第四版于 1999 年出版，是国际公认的最具权威性的生物安全标准。随后，苏联、英国、法国、德国、日本、澳大利亚、瑞典、加拿大、西班牙、南非共和国、加蓬共和国、瑞士、荷兰、丹麦、新加坡、马来西亚等国也相继建造了不同级别的动物生物安全实验室。美国、英国、法国、德国、俄罗斯、日本、澳大利亚、瑞典、加拿大、南非共和国、加蓬共和国等国家均建有（动物）生物安全四级实验室。

2002 年 12 月，参考美国第四版《微生物和生物医学实验室生物安全手册》，中国卫生部颁布了有关生物安全的国内第一个卫生行业标准——《微生物和生物医学实验室生物安全通用准则》（WS 233）。2003 年严重急性呼吸综合征和 2004 年高致病性禽流感的暴发使中国认识到了动物生物安全实验室在烈性传染性疾病防控研究方面的重要意义，因此制定了不同级别的生物安全实验室的建筑规范、运行管理规范等一系列认证标准。从事动物实验或利用实验动物进行病原微生物研究、利用实验动物进行转基因、克隆、重组基因等不同级别的感染性实验必须在符合相应等级的生物安全实验室内进行，未经许可的实验室不得开展相关实验。

2003 年 4 月，中国颁布了

《实验室 生物安全通用要求》（GB 19489），同年8月颁布了《生物安全实验室建筑技术规范》（GB 50346），11月颁布了《病原微生物实验室生物安全管理条例》（国务院令第424号），使中国生物安全实验室的建设和管理走上了规范化和法制化轨道。2004年，中国批准建设"国家动物疫病防控高级别生物安全实验室"等一批高级别生物安全实验设施，标志着中国生物安全实验室的建设将进入先进国家行列。随着国内外多年的实验室运行管理经验不断积累、设计建造经验的不断丰富，又陆续出台和修订了相关规范，如《实验动物设施建筑技术规范》（GB 50447）、《实验动物环境及设施》（GB 14925）等，对动物特别是大型动物生物安全实验室做出了更加明确细致的要求。

2011年6月中国科学技术部令第15号通过了《高等级病原微生物实验室建设审查办法》，对向其申请建设高等级（动物）生物安全实验室的要求条件更为严格，具体如下：已纳入国家生物安全实验室体系规划、对开展相关实验活动确属必要、具有从事相关实验活动的职能和工作基础、具有规范的运行管理制度、具有相应的设施设备和专业人才队伍、具备法律规定的其他条件。

基本内容 中国参照世界卫生组织及国内外其他有关规定，结合实际情况，根据从事动物活体操作的相应生物安全防护水平（animal bio-safety level, ABSL），将动物生物安全实验室分为4级，以ABSL-1、ABSL-2、ABSL-3、ABSL-4表示。其安全防护设施应达到各级生物安全实验室的要求。还应根据动物的种类、体型、生活习性、实验目的等选择具有

适当防护水平并适用于动物的饲养设施、实验设施、消毒设施和清洗设施等。需考虑对动物的呼吸、排泄、毛发、抓咬、挣扎、逃逸以及动物实验（如染毒、医学检查、取样、解剖、检验等）、动物饲养、动物尸体及排泄物的处置等产生的潜在生物危害的防护。小型动物的生物安全实验室通常利用负压独立通气笼具或隔离器等饲养设备，并配以生物安全柜以满足生物安全需要；其他动物生物安全实验室常用设备包括生物安全型高压灭菌器、动物隔离饲养装置、动物隔离换笼机、生物安全柜、负压解剖台、防气溶胶感染装置等。

应用 ①一级动物生物安全实验室：适用于饲养各种经过检疫的实验动物（灵长类除外），以及专门接种了危险度1级病原微生物的动物。②二级动物生物安全实验室：适用于专门接种了危险度2级病原微生物的动物。③三级动物生物安全实验室：适用于专门接种了危险度3级病原微生物及根据危害评估结果确定适用三级动物生物安全实验室的动物。每年都要对所有系统、操作和程序进行重新检查和验证。④四级动物生物安全实验室：为最高防护级别，适用于饲养感染危险度4级病原微生物的动物，以及进行感染危险度4级病原微生物的动物操作。

此外，根据动物种类，对于脊椎动物生物安全实验室和无脊椎动物生物安全实验室分别采用不同的操作及防护要求。

（王 游 张甜甜）

shíyàn dòngwù sìyǎng shèbèi

实验动物饲养设备（feeding equipment of laboratory animal）

符合实验动物的居住要求，具

有满足实验动物自然行为的空间，配备实验动物饮食器具，便于操作和清洗消毒的装置。

简史 人类使用和培育实验动物的历史进程，伴随着实验动物饲养设备的改造过程。初期，实验动物的饲养设备简陋，不能控制实验动物质量。之后，随着对实验动物质量要求的提高，人们开始研制和改进饲养设备，专门为实验动物饲养设计的塑料笼具开始被广泛使用。19世纪末，人们为了证明无菌动物是否能生存，展开无菌动物的培育与饲养。无菌动物的培育，首先必须要有保证无菌动物生长发育的无菌环境。1895年，纳托尔（Nuttal）和蒂尔费尔德（Thierfelder）用瓶瓶罐罐组装了由送气、空气过滤、手套、饲养室、加热保温、出气等装置组成的"无菌饲育装置"，但是无法达到无菌要求。1932年，格利姆斯泰特（Glimstedt）对其进行改进，其组装的无菌豚鼠饲育装置出现了传递仓、手套和观察窗，可进行饲育装置内外物品的交换和操作。1943年，雷尼耶（Reyniers）在隔离器制造学家特雷克斯勒（Trexler）的帮助下成功研制功能齐全的钢制隔离器屏障设施系统。随着塑料工业的迅速崛起和发展，特雷克斯勒于1958年成功研制可用过氧乙酸灭菌的透明塑料薄膜隔离器，现代的实验动物饲养设备应运而生。

基本结构 具体如下。

笼架 是放置笼器具的支撑架，制作材料为防腐蚀的不锈钢或其他适宜材料。适用于小鼠、大鼠、地鼠、豚鼠、兔等中小型实验动物笼的放置。基本类型有：平板式、抽屉式（悬挂式）、自动冲洗式。笼架大小应根据实验动物种类、笼箱（盒）大小、数量、

实验饲育要求和房间等确定尺寸，架体稳定、牢固、平整，易装拆、移动方便，表面光洁、耐腐蚀。抽屉式架体尺寸偏差±3mm。自动冲洗式笼架托盘采用塑料或不锈钢材料制作，应平整、光滑（特别是焊接、折边处），有一定坡度。水箱采用塑料或不锈钢材料制作，应密封不漏。饮水器采用不锈钢制作，应无渗漏、不堵塞、无锈。

笼箱 为各种实验动物生存的微环境，笼箱大小应根据实验动物种类、实验饲育要求，满足各类实验动物饲育面积与空间。①塑料笼箱：制作应以无毒塑料等为原料。适用于小鼠、大鼠、地鼠、豚鼠、兔等实验动物饲育。基本类型有3种。通用型：用于小鼠、大鼠等实验动物群养。单用型：用于实验动物单个饲育。笼箱底部网状加托盘型：用于动物粪便、排泄物直接掉落。笼箱由箱体和带有隔板的网罩两部分组成。箱体表面应光洁、平整、色泽均匀，不得有凹陷、裂痕、耐高温、高压、耐受冲击，无异常毒性。网罩、箱底部网表面应平整、边缘光滑、无毛刺，与箱体匹配，网罩钢丝间隔均匀整齐，防止各类实验动物逃逸，网罩钢丝焊点应在20N的静态拉力下不断裂、不脱焊。②金属笼箱：制作材料为不锈钢或其他适宜材料。适用于大鼠、豚鼠、地鼠、兔、猫、犬、猪、猴等实验动物单养、群养。笼箱基本由箱体和底板两部分组成，采用不锈钢材料，焊后手工抛光或电解抛光，要求色泽均匀一致。笼箱应折叠方便、表面光滑、无毛刺，焊点不断裂、脱焊。笼箱门应牢固、开启灵活，防止实验动物逃脱。笼箱外形偏差不超过±5mm。笼箱的不锈钢

丝、不锈钢管间距与直径应能符合各种实验动物承重。

饮水瓶 为实验动物饮水用具，适用于小鼠、大鼠、地鼠、豚鼠、兔等实验动物饲育（见实验动物饮水设备）。

分类 ①按实验动物种类：分为兔笼、犬笼、猴笼、猪笼、豚鼠盒、鼠笼架等。②按饲养方式：分为普通饲养笼、干养笼、代谢笼、圈养等。③按微生物控制方式：分为开放笼具、独立通气笼具、隔离器、层流柜等。④按材质：分为塑料笼具、金属笼具和纸质笼具，塑料笼具用于啮齿类小动物饲养，金属笼具用于笼架和大动物饲养，纸质笼具多用于动物运输。

应用 用于实验动物的饲养、繁育和实验。实验动物在饲养设备内可以自由采食和饮水，保证其生命需求；较为充足的空间可使实验动物自由活动，满足其生长发育的要求。用于繁育时，应考虑空间大小的限制，控制好动物数量，并且添加辅助做窝、产仔和哺乳的材料或设备，使其能够安心哺育子代。生物医药、生命科学乃至脑科学等都需要用实验动物开展研究和检验检测，在此过程中实验动物的饲养设备必不可少。可以使用饲养设备将实验动物运输到实验室，并在实验室内保证实验动物的存放，防止动物逃逸，也可作为实验的辅助设备；独立通气笼具和隔离器等饲养设备能够控制微生物和寄生虫污染，在实验中应用广泛，特别是用于引进动物的隔离检疫、避免同房间不同实验之间的干扰，以及感染性、化学毒物和放射性等特殊实验的安全防护。实验动物的饲养设备是保障实验动物生长发育、繁殖育种和动物实验的

基本条件。

（王 钜）

dúlì tōngqì lóngjù
独立通气笼具（individually ventilated cage，IVC） 由控制机箱、饲养笼架和饲养笼盒三大部分组成的可移动的净化及屏障微环境的实验动物饲养设备。有节能、环保、增加空间利用率和饲养密度高的特点。该系统采用微型隔离技术，不断用洁净的空气稀释和置换动物笼具内环境的浊气，达到净化屏障微环境和无菌操作的目的。

简史 实验小鼠、大鼠的笼器具经历了木盒、陶罐、金属笼和塑料盒4个时代。早期使用的是木制笼具，但是木制品易被咬坏且不易清洁。后来使用打孔的瓦罐，虽然解决了易被动物咬坏和清洁的问题，但是其易破损、沉重且难以对动物进行观察。之后，逐渐过渡到使用金属笼盒和塑料笼盒，并沿用至今。20世纪70年代末，意大利公司在带空气过滤帽塑料盒的盒帽上方加了1个进风口，以促进盒内通风换气，率先研制出IVC。之后，美国公司、韩国公司、德国公司等也先后研制出IVC。中国在20世纪90年代末由公司引进国外品牌的IVC系统。2000年初，中国数家实验动物企业开发出了具有自主知识产权的IVC系统，并逐渐成为主流的实验动物笼具。2005年以来，又有公司基于IVC系统研发出了通气排风笼具系统。

原理及结构 IVC利用密闭净化通气技术，向动物饲养笼盒内部输送经初、中、高效过滤的净化空气，以获得洁净度为5~7级的生活环境。笼盒内的空气温度、湿度需要由配套的设施设备保障，其内环境指标应符合现行

国家标准《实验动物 环境及设施》（GB 14925）对屏障环境设施的规定。该系统采用微型隔离技术，把每个饲养单元缩小到最小，用进、排气管道连接成一个组合件，使单元与单元之间隔离，对动物和人员双重保护，最大限度地避免饲养过程中动物之间以及动物与人之间的交叉感染和交叉污染，提高了洁净空气的利用效率。利用超净工作台（或生物安全柜）中无菌实验操作的技术和方法，确保更换物料等在无菌环境中进行，达到无菌操作目的。

IVC 的基本结构是控制机箱、饲养笼架和饲养笼盒三大部分。①控制机箱：主要包括送风和排风风机、控制系统和洁净空气过滤装置。进、排风由各自独立的风机控制，调节风机转速达到进、排风总量平衡，确保笼具内相对外环境是正压或负压状态，通过限定笼内进风量，达到笼内新风换气次数的技术指标，降低笼内的氨浓度，对笼具内的微生物进行控制。②饲养笼架：由带有密闭导气通道作用的不锈钢管组成，根据各类型设备设定的笼盒数安置相应大小的管径和搁架数量。③饲养笼盒：通常由耐高温、抗酸碱腐蚀以及具有一定耐冲击强度的透明塑料材料（如聚醚酰亚胺、聚碳酸酯、聚砜等）经压模制成，能够承受反复的高温以及化学药品灭菌，也便于从外面观察笼盒内动物的活动情况。一套笼盒通常由上盖、底盒、不锈钢网罩、进出风口组件、终端高效过滤器和硅橡胶密封垫圈等组成。

分类 按整体款式分为 3 种。①机架分体式：机组与笼架分开安装。控制机箱在笼架一侧或是中间，控制机箱通过改变参数可以应用一个笼架或多个笼架组合应用。②集中供排气式：采用中央主控机集中控制多组笼架，洁净空气通过送风主管路将空气分配给各笼架，再通过排风主管路收集各笼架排出的浊气并排出室外。按内外压差，可分为正压 IVC、负压 IVC；按机组控制方式，可分为人工调控型、自动调控型（数字智能型）；按笼盒形式，可分为密封式内置水瓶终端过滤笼盒 IVC、密封式外置水瓶终端过滤笼盒 IVC、"生命之窗"外置水瓶式笼盒 IVC、"生命之窗"无整体金属网盖式笼盒 IVC 和膜盖式笼盒 IVC 等；按笼盒材质，可分为聚碳酸酯 IVC、聚邻苯二甲酸酯 IVC、聚亚苯基砜 IVC、聚醚酰亚胺 IVC 等。③机架一体式：机组安置在笼架的上部，一个控制机箱只带一个笼架。

应用 独立通气笼具内已达到屏障环境的标准，主要用于无特定病原体级大鼠、小鼠、豚鼠和地鼠等实验动物的保种、繁育等；兔、犬、猪等中大型动物也有应用。

（朱德生 张希牧）

shíyàn dòngwù gélíqì

实验动物隔离器（laboratory animal isolator）

保持其内环境与外界隔离，处于无菌及无外来污染物状态的实验动物饲养设备。

简史 随着科学技术的发展，对实验动物的要求也越来越高，在进行动物实验时，为排除动物自身微生物对实验的干扰，需要将剖宫产获得的幼仔饲养在无菌环境中。1915 年，德国首次创造了无菌动物培育隔离器；1928 年，美国创造了不锈钢隔离器，其诞生标志着无菌动物实验系统化进程的开始，但这种隔离器笨重且造价昂贵，不能大量推广。1957 年，用无毒聚氯乙烯薄膜制造主体部分的软质隔离器问世，由于工艺简便、轻便实用、价格低廉，得到世界范围的一致认可，于 1978 年传入中国并得到广泛应用。

原理及结构 隔离器采用物理屏障手段，将实验动物与外部环境进行绝对的隔离。隔离器由隔离器室、传递系统、操作系统、通风净化系统（送/排风机、中效和高效过滤器、静压箱、密封式风道）和各种控制电器组成（图）。风机送入的空气经过高效过滤器除菌后，无菌空气被送入隔离器室，室内的浑浊气体经过排气阀门排出，同时，排气阀门能阻止空气逆流，最终实现空气交换。物料通过传递舱等传递系统传入，在传递舱喷洒过氧乙酸等消毒剂，进行灭菌处理。动物经由无菌剖宫产或体外受精－胚胎移植的方式进入隔离室。隔离室内的操作需借助手套进行，人员和动物不直接接触。隔离器内的空气温度、湿度由配套的设施设备保障，其内环境指标应符合《实验动物 环境及设施》（GB 14925）对隔离环境设施的规定。隔离器可置于亚屏障系统或开放系统内运转。

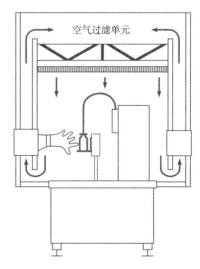

空气过滤单元

图 隔离器系统示意

分类 ①按制作材料：可分为金属制隔离器、塑料制隔离器、玻璃钢制隔离器。②按用途：可分为实验动物饲养隔离器、实验用隔离器、剖宫产隔离器、运输隔离器。③按压强控制：可分为正压型隔离器和负压型隔离器。④按屏护材料：可分为软舱体型隔离器和硬舱体型隔离器。⑤按工作用途：可分为工作站/实验舱、传递舱。⑥按气流模式：可分为层流型隔离器和紊流型隔离器。⑦按操作模式：可分为手套型隔离器、半身服型隔离器、全身服型隔离器。

应用 广泛用于动物饲养、动物实验、生物制药、运输、临床医疗（如外伤、早产儿保育、剖宫产、器官移植等）、工业生产等医学、生命科学技术领域。其中，正压隔离器多用于实验动物保种和免疫缺陷动物实验，负压隔离器多用于动物感染实验。

（朱德生 李娜）

céngliúguì

层流柜（laminar flow cabinet）内部气流以水平或垂直流向造就局部高清洁度空气的实验动物饲养设备。又称层流架。层流是指空气流线相互平行的单一流动方向，各流线间的尘粒不易相互扩散，并随气流方向流出柜外，从而保证柜内处于洁净的环境，层流可达到 100 级的洁净度。

简史 1970 年，威廉·莱恩·彼得（William Lane Petter）首次描述了层流柜的结构原理，之后层流柜开始作为无特定病原体级动物和无菌级动物生产及研究的工具，随后出现了大型层流系统，用于生产高质量的实验动物。中国于 1980 年首次由北京药品生物制品检定所从日本引进层流柜，1983 年中国首次成功试制

了生物洁净层流柜。

原理及结构 层流柜由饲育柜、风机、初效过滤器、中效过滤器、高效过滤器、静压箱、密封式风道、控制电器构成。工作时空气经初效过滤器过滤，由小型离心风机将空气吸入，经中效过滤器（无纺布）滤去空气中部分颗粒及微生物，然后通过密封管道进入静压箱，平衡后的气流经高效过滤器进入饲育柜。饲育柜由耐腐蚀的金属或其他材质制成，后壁与高效过滤器相连，前面分层装有玻璃拉门，工作区内维持正压或负压。层流柜内的空气温度、湿度需由配套的设施设备来保障，其内环境指标应符合《实验动物 环境及设施》（GB 14925）对屏障环境设施的规定。

分类 根据层流方向可分为水平层流柜和垂直层流柜；根据送风系统和吸引系统的运作方式不同分为如下两种。①正压型：用以防止设备外的空气污染设备内环境，通常用于清洁级和无特定病原体级动物的生产、检疫与常规实验。②负压型：用以防止设备内的空气污染设备外环境，通常用于清洁级和无特定病原体级动物的检疫及一般感染性实验（如用挥发性药物进行吸入染毒或体表给药的实验）。

应用 常用于在普通环境下饲养清洁级和无特定病原体级小鼠、大鼠及裸鼠等小型实验动物，还可以用来饲养体型相对较大的实验动物，如清洁级和无特定病原体级鸡、兔等。

（朱德生 曹栋）

shíyàn dòngwù yǐnshuǐ shèbèi

实验动物饮水设备（drinking water equipment of laboratory animal） 对实验动物饮用水中的微生物、污染物等进行处理，保障

实验动物饮用水质量的实验动物饲养设备。

简史 实验动物饮水设备是从瓶装水、瓦罐盛水发展而来。20 世纪 80 年代，实验动物开始形成规模化生产，简单的实验动物饲养方式已不能适应生产需要，大规模生产经济动物采用的饮水方式开始引入实验动物生产中。20 世纪 90 年代开始，引入家用水处理技术与科研用纯水技术，对水中可能对实验动物产生影响的污染物进行处理。现代饮水设备主要由水处理系统、输水系统和饮水器构成，其中水处理工艺技术与饮水器成为饮水设备的关键。

基本结构 实验动物微生物学与寄生虫学等级和实验研究目的的不同，采用的饮水设备也不同。普通级动物饮水设备相对简单，主要由储水箱、输水管、饮水器等组成。清洁级、无特定病原体级和无菌级动物对饮用水质量要求严格，要对自来水进行再处理，防止使用过程中二次污染。其饮水设备主要由水处理系统、输水管路及净化自控系统、灭菌系统、饮水器等组成。随着自动控制水平的提高，大型设施越来越青睐自动饮水系统，其可自动制水、定时自动冲洗，制水时杀菌器自动开启，可进行故障报警，随时抽样检测监控水质情况，缺水时系统自动关闭，用水时自动启动。

分类 具体如下。

饮水容器 饮水瓶为实验动物常用饮水容器，制作以无毒塑料树脂为原料，适用于小鼠、大鼠、地鼠、豚鼠、兔等实验动物饲育。基本规格有 200ml、250ml、300ml、400ml 和 500ml。各种规格的饮水瓶均由瓶体、瓶塞、饮水管 3 部分组成。瓶体表面应光

洁、平整、色泽均匀，不得有花纹、凹陷、裂痕，耐酸、碱，耐高温、耐冲击，无异常毒性。

自动饮水设备 主要由3部分组成。①水处理系统：由软化水装置、储水罐、制水机、定时自动冲洗装置、废水（浓水）回收装置组成。②自动循环系统：由无菌压力储水罐、高压泵、高压开关、低压开关、电磁阀、逆止阀、自动循环控制箱组成。③除菌杀菌系统：由纳米滤膜、臭氧杀菌装置、紫外线杀菌装置组成。

应用 实验动物饮水设备可保障实验动物饮用水的质量，减轻人员的劳动强度、降低成本、提高效率，是实验动物生产使用过程中的必备装置。

（王钜 卢静）

shíyàn dòngwù xiāodú shèbèi

实验动物消毒设备（sterilizing equipment of laboratory animal）利用物理、化学等方法杀死或控制病原微生物，防止致病因子在实验动物中传播的装置。20世纪90年代前，实验动物设施主要采用甲醛、紫外灯、臭氧等消毒。20世纪90年代后，随着清洁级、无特定病原体级动物设施的普及，实验动物消毒设备进一步发展，出现了传递窗、渡槽、高压蒸汽灭菌锅、传递仓、双氧水发生器、二氧化氯发生器以及次氯酸发生器等。

实验动物消毒设备一般采用物理消毒法和化学消毒法。物理消毒法包括热力消毒法、紫外线消毒法、电离消毒法、微波消毒法等。热力消毒法是利用高温杀死微生物的方法；紫外线消毒法是利用波长为2000～3000Å的紫外线杀灭微生物的方法。采用物理消毒法的有高压蒸汽灭菌锅、紫外线灯、传递窗等。其中，高压蒸汽灭菌锅是实验动物设施中常用的消毒设备，具有操作简便、效果可靠的优点，适用于耐高温和蒸汽的物品消毒；紫外线灯也是常用的消毒设备，一般用于空气和物品表面的消毒。

化学消毒法一般用于渡槽、房间等消毒，常用消毒剂有甲醛、二氧化氯、过氧化氢等。化学消毒法按杀灭微生物的效能分为高效消毒剂、中效消毒剂和低效消毒剂；按化学特性分为酸碱类消毒剂、氧化剂类消毒剂、卤素类消毒剂、酚类消毒剂、醛类消毒剂、表面活性剂、醇类消毒剂。

普通动物设施主要采用高压蒸汽灭菌器、紫外线等消毒方式。屏障动物设施采用带紫外灯的传递窗、渡槽、高压蒸汽灭菌锅、传递仓等消毒设备。

（王清勤 赵力）

shíyàn dòngwù yùnshū shèbèi

实验动物运输设备（transportation equipment of laboratory animal） 在符合运输规范和要求、满足动物福利和需求的条件下，转移和运输实验动物所使用的装置。实验动物在被运往目的地的过程中，易受到微生物污染和各种因素刺激，发生体重下降、外伤脱毛甚至死亡。为防止损伤事故发生，保证运输过程中实验动物的健康、福利和安全，应采用适宜的运输容器和运输方式。运输安全受容器装量、密度、气候变化、运输工具的影响。

简史 1964年，欧盟出台的64/432/EEC最早规定了实验动物的运输要求。1997年，英国发布《动物运输法案》，规定了运输时间和运输中动物福利要求。国际航空运输活体动物的相关法规中规定了包装箱的结构、温度等。

1988年，中国科学技术委员会发布《实验动物管理条例》；1994年，中国国家质量监督检验检疫总局发布《实验动物 环境及设施》（GB 14925），两者都规定了实验动物运输要求。2005年，中国首辆专门用于实验动物的运输车正式在四川研制成功。经过多年的改善，实验动物运输设备逐渐普及，能够满足实验动物运输需要。

基本要求 实验动物运输应配置专用车辆，专人负责，定期消毒、保洁，车辆应装有空调设备。不同品种、品系和等级的动物不得混合装运。运输笼具需经消毒、灭菌后方可回收使用。动物运输容器必需经过与实验动物微生物与寄生虫控制等级相匹配的消毒灭菌处理。经消毒灭菌后容器的坚固度、密封性不得下降。运输容器要能为动物提供舒适安全的环境、足够的换气量和适宜的温度范围。长时间运输（包括运输耽搁）应保证运输途中的饮用水和饲料供应。运输容器必须有足够的承受挤压强度，要防止动物咬坏容器，动物逃逸视为严重事故，有可能危及交通运输安全，必须十分重视。动物运输密度要考虑动物福利，不同动物的装量密度不同（表）。通常根据动物的站、坐、躺和回转设计动物运输容器，公式如下。

$$长度 = 从鼻到尾根部体长 + 1/3 长度$$

$$宽度 = 2 倍于动物的肩宽$$

$$高度 = 头可完全抬举的高度$$

运输设备外需标明以下内容或附相关资料。①收件人姓名（或单位名）、邮编、地址和电话。②发送人姓名（或单位名）、邮编、地址和电话。③装箱及发货时间日期。④动物名称、级别、种类或品系、数量、性别、大小或年龄等相关资料。⑤运输箱数目、动物合格证、动物检疫证及相关资料。

根据实验动物等级、运输距离、到达目的地的时间，选用不同的运输容器。①短距离运输容器：适用于短距离、装量少的情况。可用带有棉塞的三角瓶，或广口瓶盖上打孔，内衬一层空气过滤膜，内放少许垫料，经高压灭菌后，可用来运输1～3只小鼠。还可采用带过滤膜的小鼠饲养盒，盒盖四周用胶带密封，高压灭菌后，可用来运输大鼠和小鼠，方便安全，已被广泛使用。②远距离运输容器：适用于远距离、装量多的情况。运输容器需专门订制。一般由木材、金属材料、塑料或硬纸板组成。空气过滤膜常使用化学纤维无纺布、过滤纸或玻璃纤维膜等。由透明聚氯乙烯薄膜制成的小型隔离器，备有专门的送气系统，平时可用于实验，运输时可装在汽车内整体转运，在运输过程中兼用此隔离器，是对动物刺激最小、最理想、安全的运输方式。

（王钜 卢静）

pèihé sìliào

配合饲料（formula feeds）以饲料营养价值评定实验和研究为基础，按科学配方将多种不同来源、无毒物毒素的原料以一定比例均匀混合，并按规定的工艺流程生产的实验动物饲料。

分类　根据不同的分类方法可将配合饲料区分如下。

按营养成分　①添加剂预混料：由多种饲料添加剂加上载体或稀释剂按配方制成的均匀混合物。它的基本原料添加剂大体可分为营养性和非营养性两类，前者包括维生素类、微量元素类、必需氨基酸类等；后者包括促生长添加物（如抗生素等）、保护性添加物（如抗氧化剂、防霉剂、抗虫剂等）、抗病药物（如抗球虫药等），以及其他激素、酶制剂和着色剂等。②全价配合饲料：又称全日粮配合饲料，由浓缩饲料配以能量饲料制成。浓缩饲料，又称平衡配料或维生素－蛋白

表　不同动物的装量密度

动物品种	动物体重 （g）	每箱最多装量数 （只）	每只占用面积 （cm²）	箱的最低高度 （cm）
小鼠	15～20	25	25	10
	25～30	25	30～45	10
地鼠	30～50	12	32	10
	50～80	–	88	13
	80～100	–	136	13
	＞100	–	160	13
大鼠	30～50	25	50	10
	50～150	15～25	55～100	13
	150～400	7～15	110～250	20
豚鼠	170～280	12	90	15
	280～420	12	160	15
	＞420	12	230	15
兔	＜2500	4	770	20
	2500～5000	2	970～1160	25
	＞5000	1	1140～1160	30
猫	成年猫	1～2	1400	38
犬	＜10 000	1～2	2900	44
	10 000～20 000	–	3900	53
	＞20 000	–	4800	62
猕猴	成年猴	1	1300	68
雏鸡	–	50	25	12

注：－表示无数值

质补充料，由添加剂、预混料、蛋白质饲料、钙、磷及食盐等按配方制成。因需加上能量饲料组成全价配合饲料后方可饲喂，配制时必须了解拟搭配的能量饲料成分，以保证营养平衡。能量饲料多用玉米、高粱、大麦、小麦、麸皮、细米糠、红薯粉、马铃薯和部分动物油、植物油等为原料。全价配合饲料的各种营养物质和能量均衡，可完全满足动物的各种营养需要，不需添加任何成分即可直接饲喂。全价配合饲料可呈粉状，也可压成颗粒，以防止饲料组分分层，保持均匀度，便于饲喂。代乳饲料，又称人工乳，是专门为各种哺乳期动物配制、可代替自然乳的全价配合饲料。

按组分精细程度 ①天然原料饲料：即用经过适当机械加工的谷物、牧草等原料和适当的添加剂配制成的日粮或全价配合饲料。用于常规实验动物饲养和繁殖。②纯化饲料：即原料经精炼后配制的饲料，如用酪蛋白做蛋白质来源、糖或淀粉做碳水化合物来源、植物油或动物油做脂肪来源、纤维素做粗纤维来源，再加上纯的无机盐和维生素制备的日粮。这类饲料只用于某种动物实验。③化学成分确切饲料：即采用纯净的化合物如氨基酸、糖、三酰甘油、必需脂肪酸、无机盐和维生素等制备的饲料。这类饲料只适于有特殊营养素限定的实验使用。

按饲料加工后的物理性状①粉状饲料：是将所有原料按需要粉碎成大小均匀的颗粒，再按比例混合的一种料型。其加工方法简单、成本低，但易引起动物挑食，造成浪费。②颗粒饲料：是以粉状饲料为基础，经过物理加压成型的块状饲料。其密度大、

体积小、适口性好。③膨化饲料：是在高温高压下压迫湿粉通过模孔形成的饲料。其适口性好，主要适用于非人灵长类、犬等实验动物。

其他 按适用动物分为大鼠饲料、小鼠饲料、豚鼠饲料、兔饲料等；按动物不同生理时期分为繁殖饲料、生产饲料、维持饲料等。

制作原则 ①符合饲料标准：实验动物的饲料标准非常严格，对营养成分、毒物、毒素、微生物等均有严格要求。②选用适宜原料：选用原料时不仅应考虑动物的营养需要，还需考虑所用原料的品质、体积、适口性及来源等因素，做到切实可行。③选用适当制作工艺：实验动物饲料种类多，所采用的加工工艺也不尽相同，每道工序的设备选择、操作管理等显著影响饲料质量，所以整个生产过程均应按工艺标准严格控制。

应用 配合饲料是根据科学实验并经过实践验证而设计和生产的，集中了动物营养和饲料科学的研究成果，保证了有效成分的稳定一致性和安全性，可用于各类（种）实验动物的饲养和相关的动物实验。

（杨志伟）

tèshū sìliào

特殊饲料（special formulated feeds） 根据实验动物和（或）动物实验的特殊要求，制定特殊配方，利用特殊工艺制作的实验动物饲料。可模拟人类膳食或其他动物饲料中营养素缺乏（营养素供应不能满足机体需要）、过载（营养素供应超过机体需要量）或结构性营养不良（不同营养素之间比例改变），或在饲料中添加食源性毒物、药物等使实验动物出

现类似人类或其他动物疾病或功能改变，以进行相关研究。特殊饲料可以是粉状、液体、胶体、颗粒以及特定重量的球体或饼状体等。

分类 根据不同的分类方法可将特殊饲料区分如下。

按组成成分 ①纯饲料：指采用成分比较纯的原料（如奶蛋白、淀粉、植物油、纤维素等）制作的饲料。纯饲料中的任何成分都可被除去、减少或增加以配制各种实验动物饲料。②谷物饲料：指成分为玉米、豆粕等粮食原料的饲料。任何实验药物均可混入纯饲料和（或）谷物饲料。

按研究需要 ①常量元素型饲料：是调整钙、磷、钠等常量元素含量，使一种或多种元素含量高于或低于正常水平，其他营养素含量保持不变的饲料。②微量元素型饲料：是调整铁、锌、铜、碘、硒等微量元素含量，使一种或多种元素含量高于或低于正常水平，其他营养素含量保持不变的饲料。③维生素型饲料：是调整脂溶性维生素（维生素A、维生素D、维生素E、维生素K）、部分水溶性维生素（B族维生素、维生素C、胆碱）等含量，使一种或多种维生素过量或者缺乏，其他营养素含量处于标准水平的饲料。④三大营养物型饲料：是改变脂肪、蛋白质和碳水化合物之间比例的饲料。

制作原则 特殊饲料是科技含量很高的实验动物饲料，其制作工艺要求也较高，需要具备动物营养知识和专业技术的人员设计和加工生产，并遵循以下原则。①特殊饲料与动物品种、品系严格对应：不同品种或品系动物的饲料标准差别很大，这决定了特殊饲料与研究对象的品种品系必

须保持一致，不能交叉。②杜绝出现混合型异常因素：饲料中除控制营养素含量外，其他组分、物理状态、卫生状态均应维持在标准值水平，否则对正常实验造成干扰。③有匹配的对照饲料：为最大程度消除配方调整和生产过程导致的特殊饲料除营养素差外其他所有指标的波动，制作特殊饲料时必须同步设计对照饲料。④考虑动物的耐受性：使用特殊饲料应保证动物能够耐受，特别是需要特殊饲料饲养较长时间后开展动物实验研究，所模拟某营养素的含量不能过低或过高，否则动物可能因为功能状态幅度改变过大而死亡。

制作要求如下。①饲料配方设计和生产人员具有饲料学相关知识和应用技能，对标准规定的原料的物理和化学组分清楚，具有扎实的动物营养学和实验动物学相关基础知识，能正确理解实验动物饲料标准化制定的原理及相关文献说明。②选用饲料标准中准许使用的原料种类，尽量保证原料来源及营养的稳定性。③一般要求在低温环境下生产，满足环境卫生要求，防止各种微生物污染。

应用　①营养学研究：主要用于模拟营养素缺乏、过载或结构性营养不良等所致机体生理功能的改变，进行实验动物营养学的研究。②人类疾病动物模型研究：改变营养素的含量等使实验动物出现与人类相似的疾病体征，形成人类疾病动物模型，用于研究这些疾病的发病机制及相关药物的功效评价。常见模型包括酒精中毒（液体饲料）、血管硬化（高脂、高胆固醇）、行为学改变（颗粒饲料）、癌症（抗氧化物、植物雌激素、高脂饲料）、

热量限制（颗粒饲料）及心血管疾病（高脂、高胆固醇饲料）等。③毒物或毒理学研究：可在饲料中添加食物源性药物、毒素等观察动物的反应，研究发病机制。

（杨志伟）

shíyàn dòngwù diànliào

实验动物垫料（laboratory animal bedding）　满足一定质量要求，直接铺垫在实验动物体下或铺垫在实验动物笼具下面接粪盘的材料。是为实验动物营造舒适的人工环境、进行环境控制的基础条件和必要材料，也是与实验动物关系密切，直接影响实验动物质量和福利的环境因素之一。

简史　垫料是许多动物在自然环境条件下构建的必要生存条件之一。20世纪初，随着生命科技的发展、对实验动物资源的需要，人类开始规模化生产实验动物。为了满足动物生存的基本条件，人们选择质地柔软、吸水性好的植物材料作为实验动物铺垫物。为了减少动物疾病的发生，对垫料等辅料进行消毒与灭菌处理。20世纪中叶，药品安全评价的动物实验理念引入动物饲养过程以后，垫料原材料携带的有害物和化学污染物可能对实验动物质量控制产生的影响开始被人们关注。已有一些国家、地区、企业制定了垫料生产的质量标准，对垫料的吸水性、柔软性、颗粒规格、尘埃，以及内含有害物、微生物及寄生虫等进行了规定。

基本要求　垫料是保证实验动物质量和动物实验结果的重要条件，也是衡量动物福利的重要内容之一，其质量要求如下。①物理特性：吸湿性强、柔软、舒适、无尘土，避免引起实验动物皮肤、黏膜损伤，易于高压消毒灭菌，易于贮存，动物不能采

食、可筑巢。②化学特性：无异味、无挥发性化学物质、无农药、无重金属污染、不易变质腐败、不引起实验动物变态反应、无其他化学物质污染。③生物特性：无微生物、寄生虫、昆虫等污染、无虫蛀、霉变。④经济特性：物美价廉、容易获得、来源清楚。

分类　根据功能作用可将实验动物垫料区分如下。

非接触性垫料　为铺垫在笼具下面接粪盘中的垫料，如纸板状垫料、塑料布垫料、木屑等。

接触性垫料　为直接铺垫在动物体下的垫料，经常使用的垫料原料主要有木材、玉米芯、再生纸、秸秆、果壳及其他纤维类材料等。根据原材料质地来源，接触性垫料主要分为3种。

木质垫料　是最常用的接触性垫料，单位体积吸水性很强，舒适性较好。其缺点是受来源影响，因来源树种不同，其化学和物理特性有明显差别，尤其是芳香类木材，如红松、白松、黄花松和红杉等，这类木料释放的挥发性碳氢化合物会促进肝微粒体酶类的活性，并且还能产生其他毒性作用，从而直接或间接影响研究结果。泡桐、白杨和水曲柳木是较好的木质垫料。木制垫料的形状种类很多，有薄块状、细丝状和纸屑状等，可以满足实验动物繁育和不同类型实验的需求。

作物垫料　主要有如下几种。①玉米棒芯垫料：是将玉米棒上的玉米粒剥下后，把剩余的玉米芯粉碎或加工成小颗粒制成的垫料，其细胞毒性小、吸氨能力强、干燥性好，但硬度和尺寸不易控制，且易被动物吞食。②秸秆垫料：如麦秸、玉米秸等，来源稳定、价廉易得、吸湿性好、质地柔软、动物适应性好、无采食。

③稻草垫料：易收集、成本低、易保存、动物适应性好，其不足之处是易被动物粪便污染，表面吸附尘埃较多，用作垫料时必须进行二次加工，可用于某些喜草动物（如豚鼠）。④谷壳、麦糠垫料：保湿性能和动物适应性好，但比重较大，易生虫、发霉、难保存，且谷壳容易黏附在动物皮毛上造成动物外表不美观。⑤棉花垫料：效果较好，但成本太高，且易对动物（如鼠）眼结膜造成伤害。⑥甘蔗垫料：来源广泛，但甘蔗中糖分不能彻底除去，容易滋生昆虫。⑦蒲草垫料：吸湿能力强、吸氨性能较好、动物适应性好、无采食、生产成本低、无公害。⑧芦苇垫料：富含纤维、吸水性强、质地柔软、动物适应性好、资源丰富、价廉易得。

纸质垫料　是将废纸重新处理、软化、切成碎片、纸条或加工成纸团等再生纸制成的垫料，吸水性好。

应用　垫料是实验动物饲养繁殖的重要条件之一，主要作用是吸附动物的排泄物、降低笼内氨气、保持笼内干燥、维持笼具和动物自身的清洁卫生。

（王　钜　卢　静）

shíyàn dòngwù yǐnyòngshuǐ
实验动物饮用水（drinking water of laboratory animal）

满足一定质量要求，直接供给实验动物饮用的水。饮用水的质量是保证实验动物质量的重要环节。饮用水中的致病微生物不仅可以引起实验动物发病，甚至可以导致动物死亡。饮用水中的其他污染物还以对实验研究产生不确定性的影响。实验动物饮用水最初直接引用生活用水，但随着生物医药等各领域的发展，对实验动物质量要求不断提高，许多实验动物设施增加了独立水处理系统，对水中的杂质、污染物和微生物等进行严格控制。不同微生物学和寄生虫学等级的实验动物饮用不同类型的水，对清洁级以上实验动物饮用水进行处理和质量控制，确保动物实验结果稳定、可靠、准确。

基本要求　国家标准《实验动物　环境及设施》（GB 14925）规定，普通级动物的饮用水应当符合《生活饮用水卫生标准》（GB 5749）；清洁级、无特定病原体级和无菌级动物的饮用水应在符合《生活饮用水卫生标准》的基础上经灭菌处理。实验动物应根据微生物学与寄生虫学等级和实验研究目的的不同，饮用不同标准的水。在动物饮用之前，饮用水应通过技术处理去除污染和灭菌。

分类　包括生活饮用水和无菌水。无菌水根据灭菌方式又分为下列几种。①氯化灭菌水：氯是最廉价并常用于饮水系统的消毒剂，能有效地杀灭常见的致病菌和病毒，通常城市供应的饮用水中残余氯的浓度为 0.5～2.0mg/ml，但在实验动物饮用水中还要加入氯，这是为了更好地抵御假单胞菌等抗低氯微生物，减少生物膜的形成。pH 为 5～7 时，氯发挥作用最好。②高压消毒水：高压消毒是最常用、效果最好的一种灭菌方法，其原理是利用高温高压使微生物体内的蛋白质凝固死亡而灭菌。优点是灭菌效果可靠、无污染、无残留物，缺点是操作复杂、劳动强度和能耗较大、灭菌时间长、成本高，长期消毒水可使水瓶内形成水碱。其仅杀灭水中的微生物，不能有效去除水中的污染物。③膜过滤水：膜过滤法是以压力为推动力的膜分离技术，又称膜过滤技术，是水深度处理的一种先进手段。可以去除饮用水中的盐类和离子状态的物质，以及悬浮物、有机物、胶体、细菌和病毒。在投资成本上比传统方式有优势。根据膜选择性的不同，可分为反渗透、纳滤、超滤和微滤。实验动物饮用水主要采用超滤和反渗透两种方法。④紫外线照射水：紫外线能量可以穿透细胞膜，进入细胞体内破坏细胞 DNA，阻止病原体复制，通常能杀死 90% 的微生物。紫外线灯需要定期维护，包括定期更换灯泡管、定期擦拭以保证光线照射进水中，还需注意水的质量和流速等因素。紫外线消毒对高度清澈、纯净的反渗透水或去离子水非常有效。⑤碱化水和酸化水（抑菌剂水）：动物可适当饮用 pH 2.5 的酸化水或 pH 8.7 的碱化水，以预防和控制铜绿假单胞菌与金黄色葡萄球菌污染。

（王　钜　卢　静）

dòngwù shíyàn jí qí jìshù
动物实验及其技术（animal experiment and technology）

动物实验是使用实验动物进行科学研究的过程，是医学研究的基本手段之一，药品、食品、兽药、农药等评价均需要进行动物实验。熟练的动物实验操作技术和技巧是保证动物实验准确性和可靠性的前提，也可以避免操作过程中对动物和实验人员造成伤害。实验人员应掌握动物实验的基本理论和动物实验技术的专业技能。

良好的动物实验设计是研究工作的前提，对研究工作质量有重要影响。实验设计包括实验动物选择、动物分组、实验中观察指标、统计方法、实验方法优化等内容。动物实验基本技术包括动物抓取和固定、动物编号、动物给药、安乐死、样本采集等。在实验过程中常结合其他技术的应用，主要有如下几种。①基因工程技术：基因工程动物能够特异地实现基因的高表达、低表达和不表达，能在动物整体水平上观察基因的生物学功能。主要技术有显微操作、胚胎移植、转基因、基因打靶等。②动物外科手术技术：是制备动物模型、治疗动物疾病的常用手段之一。包括无菌技术、消毒与灭菌、麻醉和镇痛、术后护理等。③行为学实验技术：是动物行为学研究的主要手段。包括水迷宫、空场实验、回避实验等技术。④影像学技术：可以对同一个体进行跟踪成像，提高实验数据的可比性，减少实验动物用量。包括活体动物成像、PET 成像、磁共振成像、超声成像等技术。

动物实验广泛应用于实验动物科学研究、药物研发、动物模型制备，以及化学品、食品、药品的评价中。

（高 虹）

dòngwù shēnglǐxué shíyàn

动物生理学实验（animal phy-siological experiment）

采用一定的仪器设备和方法，将活体动物、离体组织器官、细胞等实验材料，置于接近正常生理条件的人工环境下，人为地控制某些因素，观察测定研究对象的功能和代谢变化情况的过程。研究内容非常广泛，包括呼吸、循环、消化、泌尿、神经、内分泌和生殖等系统的功能研究，通过分析、综合，探讨其发生机制及变化规律。动物生理学实验的研究对象包括活体动物、离体器官组织、细胞，可分别从整体水平、器官和系统水平、细胞和分子水平进行生理学研究。

基本技术 包括实验动物手术操作和实验仪器使用。用于生理学实验的动物种类繁多，常用的有青蛙或蟾蜍、家兔、小鼠、大鼠、豚鼠、猫和犬等。不同动物的特性和用途不同，应根据实验目的和内容，遵循"3R 原则（替代、减少和优化）"，选择经济、有效、健康和遗传背景清楚的实验动物。不同动物的捉拿、标记、麻醉、给药、样品收集、处死以及其他的手术操作技术不尽相同。例如，对小鼠和大鼠可采用灌胃、皮下注射、肌内注射、腹腔注射和尾静脉注射等方法给药，对豚鼠多采用灌胃和肌内注射方法给药，家兔最常用的给药途径是灌胃和耳缘静脉注射。收集动物的血液样品进行生化指标检测是生理学实验中最常见的实验技术，小鼠和大鼠可在眼眶后静脉丛、颈（股）静脉或动脉等处采血，豚鼠可采用耳缘切口、心脏注射等方法采血，家兔最常用耳缘静脉采血。

生理学实验涉及的仪器设备种类繁多，不仅包括实验刺激装置和记录装置，有的实验还需要生命维持系统，动态监测动物的体温、脉搏、呼吸和血压。生理学实验的刺激可分为化学、机械、温度、光和电等性质的刺激，其中电刺激是最常用的刺激，常用刺激装置包括锌铜弓、电子刺激器。生物信号包括电信号和非电信号，电信号可直接用电极引导，非电信号可通过换能器转换成电信号进行引导。生理学实验常用的换能器包括张力换能器和压力换能器。生物信号一般较微弱，且为模拟信号，常掺杂干扰信号，需通过信号调节放大系统的提取才能显示和记录。生理学实验记录和分析系统经历了记纹鼓、示

波器、记录仪等不同的阶段，现已广泛使用计算机生物信号采集处理系统，不仅可进行多种生理信号的采集、显示与处理工作，还具备电子刺激器、放大器的功能，操作方便、参数易于控制。

分类 可分为急性动物实验（acute animal experiment）和慢性动物实验（chronic animal experi-ment）。

急性动物实验 ①体外实验（in vitro experiment）：从活体动物或刚处死的动物身上分离出所需的器官、组织或细胞，并将其置于一个类似于体内的人工环境中，在短时间内保持其正常生理功能，直接观察某些人为的干预因素对其功能活动的影响。例如，对离体蛙心进行人工灌流，可用于研究各种离子和药物对心肌收缩力的影响；膜片钳技术可用于研究细胞膜上单个离子通道的电流特性。②体内实验（in vivo experi-ment）：是在动物被麻醉条件下，手术暴露所需研究的部位，观察和记录某些生理功能在人为干预条件下的变化。例如，对麻醉家兔行颈动脉插管术，记录其动脉血压，观察电刺激某些神经或静脉注射某些药物对血压的影响。急性动物实验的优点是实验条件比较简单和容易控制，便于进行直接观察和细致分析，但实验所获的结果与生理条件下机体完整的功能活动相比，可能会有很大差别。

慢性动物实验 以完整、清醒的动物为研究对象，保持外界环境尽可能接近于自然状态，在较长时间内观察和记录某些生理功能的改变。实验前，动物往往需经过某些预处理，待动物康复后观察动物生理功能的改变。例如，研究唾液的分泌调节时，可

预先经手术把唾液腺导管开口移至颊部皮肤，观察时就能方便地从体表收集到唾液腺分泌的纯净唾液；研究某种内分泌激素的生理作用时，常预先手术摘除动物相应的内分泌腺体，然后观察这种内分泌激素缺乏时和人为补充相应激素后的生理功能改变，以了解这种内分泌激素的功能。慢性实验适用于观察某一器官或组织在正常情况下的功能活动以及在整体中的地位，但不宜用来分析某一器官生理过程的详细机制以及与其他器官之间的具体关系。与急性实验相比，慢性实验的干扰因素较多，实验条件较难控制。

应用 动物生理学实验是生理学的主要研究方法。人体的生理学知识除了来自临床实践外，主要来源于大量的动物实验。动物生理学实验所获得的实验成果为生理学的发展、完善提供了实验基础。实验常用的一些方法在中医学、药学等研究中也得到了广泛的应用。例如，电生理学方法是研究神经或神经－肌肉机制状态的常用方法，在中医学研究中，有学者通过记录猫周围和中枢神经的电活动等研究针刺镇痛的原理；在药学研究中，有学者通过神经细胞外记录观察镇痛药物的作用机制和镇痛效果；血压、心电图、脑电图和生化指标的测定等是临床实践中基本的诊疗技术和重要的研究手段。

（杨秀红）

dòngwù dúlǐ shíyàn

动物毒理实验（animal toxicological experiment）

采用一定的仪器设备和方法，以活体动物、离体组织器官、细胞等为实验材料，人为设置给药方式，观察和测定化学品、保健品、中药、生物制品、兽药、农药等外源性物质，在高于治疗剂量或长期接触条件下，对机体可能产生毒性作用的过程。中国要求药品、保健品、化妆品、化学品、农药、兽药等都要完成相关毒理学实验评价，作为是否进入临床试验的评价依据。国际上对毒理学实验的要求基本一致。其中，人用药品注册技术要求国际协调会针对药品注册申报资料安全性方面的统一要求有致癌实验、遗传毒性实验、动力学实验（药代动力学和毒代动力学）、一般毒性实验、生殖毒性实验、生物技术产品的安全性实验、免疫毒性实验和抗癌药物的安全性实验等。

基本技术 包括体内实验技术和体外实验技术。涉及活体动物的实验技术包括动物的抓取和保定、动物标记、给药方法、血液采集、体液采集、体重测定、动物解剖取材、外科技术、影像学技术等内容；体外实验技术包括离体器官灌流、细胞毒理学、组织学、细胞凋亡、蛋白质的分离与功能测定、亚细胞组分的分离制备、分子毒理学、信号传递与细胞通讯、免疫毒理学、行为毒理学、毒理学指标的统计分析方法等多方面的实验技术。

分类 按照实验方式，分为体外实验和体内实验；按照实验目的，分为一般毒性实验、致癌实验、免疫毒性实验等。

应用 动物毒理实验用以评估受试物在人体使用的安全性，是药物、食品或生物制剂等正式使用前的重要评价环节。各国相继制定了药物非临床实验质量管理规范，对临床前安全性评价的内容做出更严格的要求，并对许多具体实验操作制定了标准操作规程。通过不同的毒理学实验，得出受试物的剂量、暴露程度、给药途径、给药周期、出现的毒性反应症状及性质机制、毒性是否可逆等，对毒性反应进行定性和（或）定量观测，推算临床研究的安全参考剂量和范围，预测其可能对人体产生的不良反应，判断受试物的毒性靶器官，可以为人体使用或接触后的解毒或解救措施提供参考，降低风险。

（高 虹）

dòngwù xíngwéixué shíyàn

动物行为学实验（animal behavior experiment）

采用一定的仪器设备和方法，以清醒的活体动物为实验材料，在自然界或实验室内，用观察和实验的方式对动物的行为进行信息采集、分析和处理的过程。基本要素包括实验动物、检测设备和指标评价体系，是比较行为学研究中基本的研究手段。动物行为学实验应遵循"3R原则（替代、减少和优化）"，选择遗传背景清晰和清醒状态下的实验动物。常用的实验动物有大鼠、小鼠、非人灵长类动物、犬、斑马鱼等。

基本技术 动物行为学实验因不同的行为采用不同的测试技术，如学习记忆行为采用迷宫、穿梭实验技术，抑郁行为则用悬尾、强迫游泳实验方法。即使同一行为实验，依其测试原理不同也有不同的测试方法。例如，学习记忆行为如果采用惩罚原理，其方法有水迷宫、避暗等；如果采用奖赏原理，其方法有食物迷宫、奖赏操作条件反射等。

动物行为实验涉及的仪器设备种类繁多，不仅包括行为信息捕获、采集装置，还需要实验刺激装置和记录装置，特因环境下的行为实验还需要模拟特因环境装置。行为实验设备的使用需要专业人员指导和培训。行为信息捕获和采集装置包括红外、传感、磁场阻断、多普勒转换、摄像和计算机视觉等。刺激装置可分为声、光、电等，其中电刺激是最常用的刺激。行为学实验记录和分析系统经历了人工、机械和化学传感、计算机等不同的阶段。20 世纪以来，计算机、成像、信息和电子工程与动物行为学实相结合，一些能同时检测和分析许多行为学和生理现象的实验技术和方法不断问世，可以在同一时间内获得丰富的行为学信息，借助生物信息学工具，对捕获、采集的庞大行为信息进行翻译和解析，获得客观的分析数据，定量准确地评价多种动物行为发生发展的过程，推动了传统行为学实验自动化、客观化和智能化。

分类　主要包括学习记忆行为实验、抑郁行为实验、焦虑行为实验、恐惧行为实验、自发活动行为实验、节律行为实验、攻击行为实验、防御行为实验、繁殖行为实验，以及沟通行为实验、利己行为实验、等级行为实验等。

应用　动物行为学实验是动物整体、生理和心理状态综合全面及实时效应的反应，是神经和精神疾病发病机制、新药研发基本和必需的实验手段，广泛应用于生命科学、医学、药学、中医药、军事、环境、食品和生物安全领域，特别是在医学、药学、生命科学和军事医学等研究领域具有不可替代的地位和作用。

(刘新民　陈善广)

dòngwù yǐngxiàngxué jìshù

动物影像学技术 (animal imaging technique)

应用影像学设备，对活体动物的生物过程进行整体、组织、细胞和分子层面上的可视化定性和定量研究的技术。分为传统影像学技术和分子影像学技术。传统影像学技术主要依赖非特异性的成像手段进行疾病检查，如根据组织的物理学特性（组织吸收、散射、质子密度等）或从生理学角度（如血流速度的变化）来鉴定疾病，显示的是分子改变的终效应，不能显示分子改变和疾病的关系。分子影像学技术在特异性分子探针的帮助下，偏重于分析疾病的基础变化和基因分子水平的异常，实现早期诊断。该技术有三个关键因素：高特异性分子探针、合适的信号放大技术以及能灵敏获得高分辨率图像的探测系统。SPECT 和 PET 是分子影像代表性技术，光学成像技术由于荧光蛋白和激光技术的引入也成为分子水平的功能成像技术，其他的分子影像技术还有顺磁性靶向造影剂 MRI 成像等

（表）。活体动物体内光学成像主要采用生物发光成像技术与荧光成像技术。

基本技术　具体如下。

生物发光成像技术　是注入荧光素酶底物，用荧光素酶基因进行标记，其灵敏度高、对环境变化反应迅速、成像速度快、图像清楚，在体内可检测到 100 个细胞。

荧光成像技术　采用荧光报告基团（绿色荧光蛋白、红色荧光蛋白、黄色荧光蛋白或各种荧光染料）进行标记，利用灵敏的光学检测仪器，直接监控活体生物体内的细胞活动以及生物分子行为。

小动物 PET　PET 是利用核素发射出的正电子与负电子碰撞而发生湮灭，转换成一对能量为 511keV 互为反向的光子，采集成像。利用发射正电子的短寿命核素标记各种药物或化合物，可以从体外无创、定量、动态地观察生物体内的生理、生化变化，监测标记药物在生物体内的活动。小动物 PET 分辨率可以达到 1mm 左右，能够清楚辨识大鼠和小鼠丘脑、纹状体、皮质亚结构等脑内结构，通过放射性核素标记的受体分子探针可定量或半定量地测定受体的密度分布和亲和力，

表　分子成像的分辨率及敏感性比较

成像方式	空间分辨率	时间分辨率	敏感性	应用领域
MRI	μm	秒	10 细胞	形态结构成像、分子靶标
1H 波谱	mm	分	μm	药物分子动态变化和代谢
PET	mm	秒－分	pmol	标记核酸、受体、酶、基因探针等生物分子，应用于神经系统、心血管系统、肿瘤等
生物发光成像	mm	分	100 细胞	报告基因表达、细胞、病毒、细菌等示踪
荧光成像	μm	毫秒	pmol	报告基因表达、蛋白质和小分子物质、细胞、病毒、细菌等示踪
CT	μm	秒	μm	整体结构成像，应用于骨疾病、心血管疾病
超声	μm	毫秒	单个气泡（直径 1～6μm）	结构成像，应用于心血管、神经系统

以评价神经元功能活性，进行神经系统疾病动物模型的研究。还可以标记脑组织的特异受体的多种配体，诊断或研究有关疾病的受体障碍，观察治疗效果。还可用于戒毒、药物成瘾性和依赖性等研究。

小动物 CT 具有非常高的分辨率，能清晰地对小鼠骨小梁进行显像。由于骨与软组织的对比明显，首先应用于骨疾病的研究领域，其中，主要应用于骨质疏松和骨性关节炎动物模型的潜伏期的骨结构和密度改变的研究。小动物 CT 也可作为软组织参数评价的一种快速方法，如测量小鼠脂肪组织或血管结构。

小动物 MRI MRI 利用射频电磁波对置于磁场中的含有自旋不为零的原子核的物质进行激发，产生核磁共振，用感应线圈采集磁共振信号，然后按一定算法进行处理。MRI 主要包括质子密度成像、血管造影、扩散（弥散）、化学位移成像等。MRI 的空间分辨率和场强直接相关，临床使用的 MRI 磁场强度一般在 0.15 ~ 3.00T 之间。最先进的小动物 MRI 场强在 4.7 ~ 13.0T，比临床用的 MRI 有更高的空间分辨率。在所有影像技术中，MRI 的软组织对比分辨率最高，对颅脑、脊椎和脊髓病的诊断最优，不仅可显示大脑、中脑、小脑、脑干、脊髓、神经根、神经节等细微的解剖结构，还可以清楚地分辨肌肉、肌腱、筋膜、脂肪等软组织。

小动物超声 超声利用超声探头将声波传送至靶区，再返回至探头，然后超声系统将反射声波转换为二维图像。超声微泡靶向造影剂将超声技术推入了分子影像学的范畴，可用于动物模型肝、肾功能方面的分析。小动物

超声影像技术是利用动物模型研究人类疾病发病机制、药效评价等方面的有力工具。

应用 动物影像学技术从非特异性成像到特异性成像，广泛用于疾病生物学、疾病早期检测、疾病定性和评估、疾病发病机制研究、药物评价、动物模型评价和临床诊断新型显像剂的开发等方面，其作用日趋重要。活体动物体内光学成像有方便、直观、标记靶点多样的优点，在生物领域得到了广泛应用；小动物 PET 影像技术是基于动物模型的人类疾病机制研究、药物开发和评价的研究手段；使用 micro-CT 或者各种专用 X 线造影仪进行造影检查是一项基本的检查技术，可用于各种疾病动物模型的影像学检查。尤其在心血管系统疾病以及肿瘤发生研究中，影像学技术已成为一项主要的辅助诊断方法。

（孔 琪）

pēitāi yízhí jìshù

胚胎移植技术（embryo transfer technique） 通过人工方法，将雌性动物发育到某一阶段的早期胚胎，移植到另一个生理状态相同的同种雌性动物输卵管或子宫内的技术。又称受精卵移植。是动物现代化人工辅助生殖技术的一部分。接受胚胎移植的受体动物应是处于生育年龄的健康同种雌性动物。

英国学者沃尔特·希普（Walter Heape）于 1890 年完成首例兔胚胎移植，并产出首例活仔。20 世纪 30 年代后，以兔、大鼠和小鼠为对象的胚胎移植技术陆续发展，随后家畜的胚胎移植技术也逐渐成熟。20 世纪 60 年代后，随着胚胎体外培养、冷冻 – 复苏、显微外科操作和移植技术的发展，以及超数排卵技术的进步，胚胎

移植技术进入了实用阶段。在医学家帕特里克·斯特普托（Patrick Steptoe）和生理学家罗伯特·爱德华兹（Robert Edwards）的合作下，人类的第一个试管婴儿路易丝·布朗（Louise Brown）于 1978 年诞生。

移植过程 胚胎移植是一个精密的手术过程，卵母细胞和胚胎的采集技术、超数排卵技术、卵母细胞体外成熟技术和胚胎的体外受精及体外培养技术、代孕受体等基础技术，以及相关的胚胎冷冻技术组成了完整的技术体系。哺乳类动物卵母细胞成熟及早期胚胎发育、同种异体着床和受孕等过程的生殖生理知识是胚胎移植技术的理论基础。例如，早期胚胎在输卵管内易于采集；同种或亚种间、品种间、部分遗传差别不大的异种间移植时，受体动物的免疫系统对子宫内的外来胚胎不发生免疫排斥反应；受孕后，同一时期、同种动物不同个体的生殖生理变化相同，受体可为移植的胚胎提供正常发育环境；供体胚胎与受体子宫建立生理和组织联系，但供体胚胎的遗传物质不变，仅从受体吸收营养物质等。

胚胎移植可在胚胎发育的不同阶段进行，除人为因素外，实验动物的品种、胚胎移植输入的时间和部位及数量等，均是手术成功的重要因素。

移植前基因诊断 移植前进行基因遗传学检测，以确定供体胚胎是否携带遗传疾病等，是人类胚胎移植前进行的必要检测。可挑选一个胚胎用来检测，也可将胚胎中的一个细胞从胚胎中取出，单独进行遗传学实验，间接确定其他胚胎是否携带遗传缺陷或疾病。

性别筛选 利用流式细胞仪分检出具有不同性别的精子，然后经体外人工授精。胚胎性别是经人工选定的，可获得预期性别的后代。

胚胎遴选 用于移植的胚胎，可以是从供体动物输卵管直接采集的新鲜胚胎，或来自供体动物卵巢的成熟或未成熟卵母细胞，经体外成熟、体外受精而发育到一定时期的早期胚胎，或经冷藏保存后复苏的冷藏胚胎。

移植时间选择 胚胎移植植入的时间，因动物种类和胚胎发育期的不同而异。小鼠2-细胞期的胚胎应在注射人绒毛膜促性腺激素超排后采集，然后立即移入发情生理期同步的代孕母体输卵管内，输入部位于喇叭口或近壶腹部切口处；8-细胞期胚胎、桑椹胚或早期囊胚则应在受体小鼠假孕38~40小时后植入输卵管和子宫角连接部位。其中，桑椹胚移植成功率较高。牛在发情期的第7天，由子宫直接冲洗出未着床的桑椹胚，然后立即植入到同步发情的受体子宫内；对人类的试管婴儿而言，常用的移植时间是胚胎受精后3天，在子宫体内植入8-细胞期胚胎，如果达到桑椹胚期，需5~6天后移植。

移植数量确定 胚胎移植的数量因动物种类不同而异。某些一胎多仔的动物一次可输入20~25枚胚胎；单胎生动物为提高成功率，一次可收植入3~5枚胚胎，需限定每次植入的胚胎数目，以免发生一胎妊娠过多的子代，造成多胎胎子代发育不良等现象。

移植部位选取 根据胚胎发育阶段选择移植部位，包括输卵管移植、子宫内胚胎移植等。从单细胞到桑椹胚期间的胚胎都可移植到受体的输卵管部，桑椹胚至囊胚等不同发育阶段的胚胎一般移植到受体的子宫角部。大动物多采取子宫部位移植。

输卵管移植 ①配子输卵管内移植：将未受精的卵母细胞和精子（配子）一同放入受体输卵管内，使其在受体体内相遇并受精。常在某些有特殊需要的实验中采用该技术。②受精卵输卵管移植：将刚受精但处于未分裂阶段的单细胞受精卵细胞，经输卵管植入受体内。

子宫内胚胎移植 桑椹胚或早期囊胚常被直接植入到子宫内。体型较大的动物和人类，常将2-细胞期至囊胚等不同发育阶段的胚胎直接植入到受体子宫。用桑椹胚或早期囊胚进行子宫内胚胎移植的成功率最高。子宫内移植手术较输卵管移植简单。为使子宫内胚胎移植定位更准确，一些特种实验动物（如大猩猩）和人类试管婴儿，可实施腹部超声波引导下的胚胎移植术。

经冷藏保存的各期胚胎，需要时间解冻，解冻后可移植到同种且处于同一发情周期的雌性受体动物体内。移植的时间、部位、数量等均与未经冷藏的新鲜采集的胚胎相同。优点是可长期保存、便于运输，适于保存暂时不需要，但非常有用、珍贵的胚胎。

应用 胚胎移植作为基因改造动物的一个重要环节，实现了转基因动物、基因敲除动物、克隆动物的制备，以及大量、快速的繁殖和净化。

（张连峰 刘牧）

xiǎnwēi zhùshè jìshù

显微注射技术（microinjection technique）

在显微镜下，利用玻璃微量注射针，经细胞膜（或核膜）插入活体细胞或囊胚的某一固定位置，将外源物质或细胞注入的技术。是基因工程、胚胎工程等的常用技术。显微注射的靶细胞可以是各种动物胚胎或体细胞，也可以是植物细胞，甚至是人类的卵母细胞、胚胎和多种体细胞。经显微注射处理后的细胞或杂合胚胎，可在体外或体内继续培养、发育或繁殖。

动物的活体细胞可在一定条件下接受同种或异种少量异源物质。被插入受体细胞的外源物质可以是细胞的一个微小片段，如基因、DNA片段或信使核糖核酸、蛋白质等，也可以是细胞的一个微器官，如细胞核、细胞质或其他细胞器等。在与受体细胞进行重组或整合后，可生成一个全新的转基因或杂合体细胞（或胚胎）。转基因胚胎植入代孕母体后，可生成转基因动物。显微注射针插入受体细胞的固定位置，可以是细胞质，也可以是细胞核。有时显微注射还包括将一个相对较小的完整细胞注入到另一个较大的细胞内，如将一个或多个精子注射到卵母细胞或卵母细胞与透明带的间隙内。外源注射物质和受体细胞可以来源于同种动物或物种，也可以来源于异种动物或物种。

显微注射所用的玻璃微量注射针，可经由拉针器加热后拉制，分为固定于显微操作仪的持针管和注射针尖两部分。注射针尖极细，直径在0.5~5.0μm，便于插入活体细胞或细胞核内。显微注射针的直径和管径长度与注射精度相关。显微注射针尖太粗，受精卵易受伤害，导致插入透明带及原核的阻力增加，DNA流量过多，受精卵易裂解；显微注射针太细，针内DNA流出速率过慢、易阻塞，使DNA无法顺利流入原核内，影响注射效率。因此，制备适用于固定受精卵的吸管及适宜的显微注射针是保证转基因效率的极其重要的因素。

注射部位 具体如下。

原核注射 利用显微注射针将外源基因片段直接注射到受精卵的活细胞体内，借助宿主细胞内基因组序列可能发生的重组、缺失、复制或易位等现象，使外源基因嵌入宿主染色体内，产生重组的转基因细胞（胚胎）。

细胞质注射 一切外源物质，如异体或异种的细胞核、细胞质或其他细胞器及精子等小型细胞，均可经显微注射直接注入受体卵母细胞或其他受体细胞的细胞质内。细胞质注射与原核注射比较，操作相对简单。

核移植 包括卵母细胞核移植和体细胞核移植，是基因、发育生物学研究常用的实验技术之一。其基本技术原理是将一个供体细胞核移入一个去核的受体卵母细胞内，经培养，使这个重组的卵母细胞继续发育、繁殖。动物的体细胞克隆技术是一种特殊的核移植技术，供体细胞核不是来自卵母细胞，而是来自同种（或异种）动物的体细胞，其细胞核被成功移植入一个去核卵母细胞中，重组后可继续生长、繁殖。经克隆胚胎移植生产的后代称为克隆动物。

囊胚注射 利用显微注射技术，将一些外源胚胎干细胞注入一个发育到囊胚阶段的胚胎囊胚腔内，这些外源干细胞和受体囊胚细胞嵌合在一起，形成一个新的胚胎。这个嵌合胚胎继续发育，并被移植到代孕母体中，可生产出具有两个亲本性状的嵌合体动物（见基因敲除动物）。

单精子注射 利用显微注射技术，将一个单独的精子注射到成熟卵母细胞（MⅡ期）的细胞质内。又称胞质内单精子注射技术。用于显微注射的精子是断尾精子，也可以是取自睾丸的未发育成熟但有全套染色体的圆形精母细胞，或是经过冷冻保存后解冻的精子。显微注射时卵母细胞的极体一般处于6点钟方位。

卵透明带间隙注射 又称多精子注射，20世纪90年代早期用于治疗男性不育。利用显微注射技术将5～10个活精子注入一个成熟卵母细胞（MⅡ期）的透明带和卵细胞的卵黄囊间隙内，其显微注射部位与单精子注射完全不同。该技术的特点是操作相对容易，但常产生多精子受精现象。

应用 显微注射技术是基因工程和胚胎工程等必备的操作技术，常用于下几方面。①利用原核注射技术制备转基因动物疾病模型，培育优良物种。②利用核移植技术进行动物克隆，繁殖、保护濒危动物，或复活某些已经绝种、消亡的野生动物。③利用囊胚注射技术制备基因敲除、敲入、人源化动物模型等。④利用单精子注射技技术保护、维持生育繁殖障碍的特殊实验动物品系。

（张连峰 刘牧）

pēitāi lěngdòng jìshù

胚胎冷冻技术（embryo cryopreservation technique）

将胚胎悬浮在加有冷冻保护剂的溶液中，以一定的速度降至零下某一温度，实现对其长期保存的技术。是在低温生物学和精子冷冻技术的基础上发展起来的。1971年，英国D·G·惠廷厄姆（D. G. Whittingham）首先报道了小鼠胚胎冷冻的方法；1982年，艾伦·奥斯本·特朗森（Alan Osborne Trounson）等将胚胎的冷冻-解冻技术应用于人类胚胎，并成功获得首例经胚胎冷冻后妊娠的婴儿。

冷冻状态下，细胞的生命活动处于静止状态，代谢活动完全被抑制。常规胚胎冷冻实际上是细胞克服脱水的过程。在无保护剂的情况下进行冷冻，胚胎体积将增加10%；投入冷冻保护剂后，可避免胚胎细胞内外渗透压的不平衡，避免冷冻过程中胚胎细胞内产生冰晶对细胞内部结构造成损伤，或胚胎细胞外液体产生冰晶对细胞膜结构造成破坏。不同物种的动物胚胎的大小和结构不同，冷冻程序、方法及所应用冷冻保护剂也有所不同。

冷冻保护剂分类 冷冻保护剂是冷冻过程中添加的保护细胞的化学物，分为两大类。①小分子冷冻保护剂：冷冻过程中可自由进入细胞内，置换其中的水分，使细胞体积缩小，减少了冷冻时细胞内冰晶的形成，还可改变胚胎细胞膜的刚性，降低结冰点。包括甘油、二甲基亚砜、乙二醇、丙二醇、乙酰胺等。②大分子冷冻保护剂：冷冻过程中滞留在细胞外部，不进入细胞内部，增大细胞外液体渗透压，诱导细胞内水分流出，冷冻前期起到脱水作用，减少冷冻过程中细胞内冰晶的形成，起到保护细胞的作用。包括聚乙烯吡咯烷酮、聚乙醇、聚乙二醇、聚蔗糖、葡聚糖、卵黄、脱脂奶粉、血清白蛋白等。在动物胚胎冷冻实践中，常将两种冷冻保护剂结合应用。

基本过程 具体如下。

胚胎遴选 发育到不同阶段的早期胚胎均可用于进行冷冻保存。一般采用2-细胞期胚胎。未分裂的受精卵因其细胞内的纺锤丝在冷冻过程中极易被破坏，产生断裂，不易冷冻。桑椹胎因经多次分裂，胚胎中细胞的体积相对较小，冷冻过程中相对易脱水，冷冻的成功率相对较高。

冷冻　胚胎冷冻按原理可分为如下两种。①程序化冷冻：使用特定的冷冻设备，按一定程序降温，达到胚胎冷冻的目的。为减少冷冻过程中胚胎细胞内冰晶的形成，更好、更精确地控制降温速率，设计了不同用途的程序控制降温仪器。常规程序化冷冻的特点是冷冻不同批次的胚胎成功率相对稳定。常规程序化冷冻所添加的冷冻保护剂总浓度一般在 1.5 ~ 2.0mol/L。根据降温区域的不同，采用不同的降温速率。胚胎在含冷冻保护剂的溶液内经一定时间后，细胞膜内外渗透压达到平衡时开始冷冻。胚胎冷冻的起始温度一般为室温，温度降至 7 ~ 8℃时需对冷冻管进行"植冰"，以诱导快速通过结冰过程。这段时间可应用较快的速率降温，降温速率为 5.0℃/min。−30 ~ 7℃是冷冻胚胎的关键时段，因为在这个温度段，过慢或过快的速率均增加胚胎细胞内的冰晶，显著降低胚胎冷冻的成功率，因此，这一温度段适宜的降温速率为 0.1 ~ 2.0℃/min；−80 ~ −30℃的温度段可采取较快的速率进行冷冻，一般为 10.0℃/min。降温至 −80℃后，可将装有胚胎的冷冻管直接转移到液氮中长期保存。②玻璃化冷冻：又称快速胚胎冷冻。将混合有冷冻保护剂的胚胎直接投入液氮，或先置入液氮蒸汽（−135℃）中停放至少 10 分钟后再投入液氮。此方法冷冻时间极短，胚胎在高浓度的冷冻保护剂中预冷，迅速脱水，胚胎不经过结冰的过程，溶液分子像玻璃液一样均匀固化，避免或显著减少胚胎细胞内冰晶的形成，减少对胚胎的损伤。经玻璃化冷冻的胚胎可装在冷冻细管内进行冷冻。冷冻保护剂总浓度一般在 5.0 ~ 7.0mol/L，降温速率常在 200℃/s 以上。因各种高浓度的冷冻保护剂对动物胚胎均有较强毒性，胚胎预冷的时间不能过长。根据冷冻保护剂浓度的不同，需在 2 ~ 3 分钟或几十秒的短时间内完成全部操作过程。

解冻　经冷冻保存的胚胎细胞，在移植到受体前需解冻。解冻的过程和冷冻相反，是一个复温、恢复胚胎细胞正常体积和生理功能的过程。胚胎细胞解冻常在 25 ~ 54℃ 水浴或室温下进行，所需时间根据解冻程序及温度不同而异。解冻时，可将胚胎一步或多步移入不同浓度的解冻培养液中，逐步降低胚胎周围的培养液浓度，使之恢复冷冻前的体积，在正常生长环境中发育。

应用　转基因和突变动物的种类和数量剧增，造成许多实验室饲养和存放空间、相关设备紧张，人力、财力和物力极大消耗和浪费。胚胎冷冻保存技术不仅可预防饲养动物间各种疾病的传播，避免珍贵品系因长期饲养而丢失，或发生遗传变异、基因变异，或因天灾人祸而损失，还有利于运输及不同地区间实验动物的交流。

（张连峰　刘牧）

dòngwù bǎodìng
动物保定（restraint and fixation of animal）　徒手或使用器械、化学药物对动物个体的活动做部分或完全限制的操作过程。动物保定可保障实验动物和操作人员的安全，有利于实验动物检查、采样、给药、实验操作或诊疗，因此保定是进行所有动物实验的前提。动物保定的原则是保证操作人员的安全，防止动物受过度惊吓而造成损伤，并充分暴露实验操作部位。

基本技术　动物保定的方法很多，不同的实验动物保定方法也不相同，保定时应根据实验条件以及动物品种选择合适的保定方法。

徒手保定　啮齿类动物（小鼠、大鼠、豚鼠等）和性情比较温和的非啮齿类动物（家兔、比格犬等）可以采用此方法。徒手保定又分为单手保定和双手保定。对于性情温顺、挣扎力小、体型小的动物可以采用单手保定，如小鼠和幼龄的大鼠。当动物体型较大或挣扎过度时，采用双手保定。大鼠保定时应戴防护手套，防止大鼠的门齿对操作人员造成伤害；豚鼠保定时不可过分用力抓豚鼠的腰腹部，以防造成肝破裂、脾淤血而引起动物死亡；家兔保定时要防止其挣扎时尖锐的爪抓伤操作人员；对犬进行徒手保定前操作人员要与其接触，受过驯养的犬抓取保定时比较容易操作；非人灵长类动物比较凶猛，一个人进行徒手保定较困难，需要两个人密切配合，必要时需借助工具，如捕猴网或猴笼的拉杆装置等。

器械保定　对于体型较大、性情凶猛的实验动物或需要进行精细、长时间操作时，常采用器械保定，如啮齿类动物静脉注射、犬静脉滴注、猴心电图测定等。使用器械保定时，要避免动物挣扎时损伤其四肢和脊柱。在保定期间如果动物有受伤或不适情况，应将动物搬离保定装置，如有必要进行治疗。杜绝为处理或控制方便将动物饲养在保定装置内。

药物保定　使用化学药物（麻醉剂或镇定剂）使动物暂时失去正常运动能力，但动物的意识或感觉仍然存在，常使用肌内注射的方法。该操作应由经过专门训练的技术人员实施。保定药物的种类很多，不同种属的动物对同一种药物的敏感性差异很大，因此选用药物时应特别注意药物特点以及对各种动物的最佳使用剂量。

注意事项 在实施保定过程中，操作人员应小心仔细、大胆敏捷，正确抓取动物，避免动物咬伤人员、动物伤亡和应激情况的发生。在达到实验者目的的操作过程中，应避免对动物造成不必要的痛苦和伤害。规范保定方法，在进行保定之前训练动物适应保定装置和操作人员。保定人员应预先熟悉相关技术，尽量缩短动物保定时间。在进行动物保定时要考虑动物的福利要求。

(高 虹)

shíyàn dòngwù wàikē shǒushù
实验动物外科手术（laboratory animal surgery） 专业人员用手、器械或仪器，进入实验动物机体，以外力方式排除病变、改变组织器官构造或植入外来物的过程。传统的动物外科学是研究动物外科疾病的发生、发展、诊治与预防的科学。建立在动物解剖学、病理学、药理学、内科学、诊断学、传染病学及寄生虫学基础上，是兽医学的一个重要分支。其主要目的是研究临床上各种动物外科相关疾病的诊断与治疗问题。实验外科学涉及的实验动物外科手术（即动物实验中的外科手术），不仅用于实验动物疾病的诊断和治疗，还可将实验动物作为医学和生物学的模型材料，进行疾病治疗新技术研发。从该层面上讲，实验动物外科手术已远超越了传统意义上的动物外科手术，具有更深远意义。

基本内容 动物实验中外科手术的目的主要集中在以下方面：复制疾病模型、外科治疗技术探索、其他治疗技术的外科辅助手术、相关基础生物医学研究的外科辅助等。其过程和内容与传统手术相似，主要包括：清理、打开手术通路、进行主手术、闭合手术创口和创伤口。

与传统外科手术对术者的要求一样，实施实验动物外科手术的人员也应具备无菌素养、对待组织素养和对待器械素养；遵循无菌和微创等基本原则，尽可能避免术后感染，尽量减少机体组织不必要的损伤，以利于术后康复；术者操作技术要做到稳、准、轻、快、细。动物手术工作的组织和分工与传统手术没有差别，也需要主术者、手术助手、器械助手、麻醉助手、保定助手、巡回助手和记录员等，但增加了实验动物医师。这个角色作用非同小可，其可从动物福利的角度出发，在手术方案的设定、动物的选择、术前准备、麻醉、手术过程护理、术后康复等各时段，全方位地提供外科手术指导意见。

为确保动物术后达到实验预期目的，实验者还应考虑以下几方面问题。①从实验动物健康专家处获得支持性建议，以应付术后可能发生的意外事件。②根据动物品种（品系）差异和手术内容不同，确定术后恢复观察方案。③术后护理的重点集中在环境温度控制、心肺功能监护和术后镇痛上。④麻醉后复苏阶段，应将动物放置在温湿度适宜的洁净环境，并时常监控其体况。⑤充分考虑术后营养补给，维持水和电解质平衡，使用镇痛药和其他药物，做好术部创面处理。总之，手术的成功与否，不仅取决于手术是否顺利完成，良好的术后护理也至关重要。

分类 与医学外科手术一样，实验动物外科手术因分类标准和分类方法不同，可以划分成许多分支，如存活手术和不存活手术、普通外科手术和系统外科手术、无菌外科手术和污染外科手术、根治外科手术和姑息外科手术等，也可因目的不同分为实验动物外科治疗手术和动物实验外科研究手术。

应用 利用外科手术复制疾病模型，具有高效、省时、定位准确等优点。如大鼠肝损伤模型，可以通过肝切除术，在很短时间内完成。随着人们对各种疾病发病机制研究的不断深入，利用外科手术复制疾病模型的方法，已经不局限于外科疾病的研究，也可用于相关生物医学研究的领域，为相关研究提供外科辅助技术。如在用单侧颈动脉四氢吡啶灌流技术复制帕金森病模型的过程中，就必须借助外科技术辅助完成。有了相应的动物模型，自然就有了非常好的实验载体，可开展相应的外科治疗技术探索。如深部脑刺激治疗帕金森病的技术，就是在猕猴帕金森病模型的基础上，通过立体定向外科技术和相应辅助结合获得的。这是神经电生理学家们应用实验动物外科手术复制疾病模型、取得临床治疗新方法的典范。

实验动物外科手术也用于治疗实验动物自身疾病。随着硬件水平和实验动物饲养管理水平的提高，实验动物自身的外科疾病呈逐渐减少的趋势。但为保障实验动物的权益和福利，实验动物自身外科疾病的治疗技术还是实验动物医师应该掌握的。

(李 秦)

shíyàn dòngwù zhèntòng

实验动物镇痛 （laboratory animal analgesia）

为缓解或消除实验动物疼痛采取的措施。主要有3种途径：改善痛源、改变中枢的痛感受（提高痛阈）和阻断痛觉在中枢神经系统中的传递。常采用药物镇痛。常用阿片类镇痛药和非甾体抗炎药。阿片类镇痛药效果最佳，是治疗严重疼痛的主要药物。①阿片类镇痛药：又称麻醉性镇痛药，可分为弱阿片类药物和强阿片类药物。此类药物可以抑制痛觉在中枢神经系统内的传导，提高痛阈，达到镇痛作用。其镇痛作用强大，多用于各类剧痛，反复应用易致成瘾，吗啡是其典型代表。②非甾体抗炎药：具有解热、镇痛作用，大多数还有抗炎、抗风湿作用。此类药物具有不良反应少（最常见为胃肠道不适）、无成瘾性等优点，但镇痛作用有限，只适用于轻度疼痛，阿司匹林是其典型代表。

镇痛药的给药途径一般分为口服、注射和局部给药。动物最常使用的方法为注射给药，包括肌内注射和静脉注射。口服给药时，要避免灌胃时误入气管，造成动物窒息死亡。局部使用贴片时，要将动物的被毛剔除，否则影响吸收效果。

镇痛多用于缓解动物术后疼痛。使用镇痛药时，应考虑阿片类镇痛药的耐药及戒断现象。动物产生药物依赖后，会出现一系列的生理功能紊乱，如烦躁、失眠、肌颤、呕吐、流涎、出汗、腹痛、散瞳等。

（高 虹）

shíyàn dòngwù mázuì

实验动物麻醉 （laboratory animal anesthesia）

用药物等方法使实验动物整体或局部暂时失去感觉，以达到无痛状态采取的措施。麻醉是可逆性的，麻醉过程可细分为镇静、催眠、镇痛、肌肉松弛、抑制有害刺激反应等。麻醉用于消除实验过程中动物的疼痛和紧张感，使动物保持安静，保障实验动物和人员安全，使动物在实验中服从操作，确保实验顺利进行。

麻醉方式有两种。①全身麻醉：全身麻醉药经呼吸道吸入或静脉、肌内注射，产生中枢神经系统抑制，呈现意识消失、疼痛消失、肌肉松弛和反射抑制等现象。抑制深浅与药物在血液中的浓度有关，当麻醉药从体内排出或在体内被代谢破坏后，动物逐渐清醒，不留后遗症。全身麻醉分为吸入麻醉法和非吸入麻醉法。吸入麻醉法对多数动物有良好的麻醉效果，其优点是易于调节麻醉深度、可较快地终止麻醉，常用的吸入麻醉药有异氟烷。非吸入麻醉法常用静脉注射法和腹腔注射法。采用静脉注射麻醉法时，在麻醉兴奋期较大动物会出现挣扎不安，常用吸入麻醉法进行诱导，待动物安静后再行静脉麻醉；腹腔给药麻醉多用于啮齿类动物，操作简便，是实验室最常采用的方法之一。常用的非吸入性麻醉药有巴比妥类。②局部麻醉：用局部麻醉药阻滞周围神经末梢或神经干、神经节、神经丛的冲动传导，产生局部性的麻醉区。其特点是动物保持清醒，对重要器官功能干扰轻微，麻醉并发症少，是一种比较安全的麻醉方法。适用于大中型动物短时间的实验。局部麻醉操作方法很多，可分为表面麻醉、局部浸润麻醉、区域阻滞麻醉以及神经干（丛）阻滞麻醉。常用的局部麻醉药有普鲁卡因和利多卡因。

复合麻醉可以减少每种药物的剂量和副作用，避免单纯使用一种麻醉药时麻醉过深或长时间大量使用可能给机体带来的不利因素。在保护实验动物的同时，更好地达到实验预期的目的。考虑到不同实验动物的生理特点，对不同药物的敏感性以及不同的麻醉途径等，将肌肉松弛药速眠新、地西泮和镇痛性麻醉药氯胺酮配合，可以避免动物的中枢抑制，减少麻醉过深、呼吸抑制导致的动物死亡。抗胆碱药阿托品作为麻醉辅助药，能解除麻醉药导致的平滑肌痉挛、抑制腺体分泌等症状，用于复合麻醉中，能更好地防止麻醉过深的发生。

若实验进行中因麻醉过量、大失血、过重的创伤、窒息等各种原因，动物出现血压急剧下降、睫毛反射消失、呼吸极慢而无规律，甚至呼吸停止等临床死亡症状，应立即进行急救。常用的急救措施有注射强心药、注射呼吸中枢兴奋药、动脉快速注射高渗葡萄糖液、动脉快速输血和输液及人工呼吸等。

给动物施行麻醉术时，要注意方法的可靠性，根据不同的动物选择合适的方法。以安全、有效作为选择麻醉药的基本原则，尽量选择安全范围广且麻醉效果好的药物。选择麻醉药应考虑以下因素。①不同实验动物对同一麻醉药的敏感性存在差异。②同一实验动物对不同麻醉药的敏感性存在差异。③动物在不同生理状态时，对同一麻醉药的敏感性存在差异。④所进行的动物实验不同，选择的麻醉药存在差异。⑤麻醉途径不同，选择的麻醉药存在差异。⑥麻醉持续时间不同，选择的麻醉药存在差异。动物在麻醉时还要注意以下几点：动物麻醉前应禁食，配制的麻醉药浓度要适中，麻醉药的用量应考虑个体对药物的耐受性不同，动物在麻醉期要采取保温措施，静脉注射必须缓慢，同时观察肌肉紧张、角膜反射和对皮肤夹捏的反应，控制麻醉深度等。

（高　虹）

shíyàn dòngwù fúlì

实验动物福利（laboratory animal welfare）　人类保障实验动物健康和快乐的生存权利的理念及其提供的相应外部条件的总和。在人工饲养条件下，实验动物的心理和生理健康直接或间接对实验结果产生影响，因此，给予实验动物良好的福利条件，是保证科学研究结果准确、可靠、客观、真实的重要举措。

简史　自以动物实验为主要内容的实验医学问世以来，动物实验在整个生物医学发展史中发挥了重要作用。全世界每年有数以亿计的动物（从斑马鱼到非人灵长类动物）用于实验。这些实验多在没有麻醉的状态下进行，动物在痛苦之中接受实验，甚至死亡。在动物实验为人类健康、科技进步和社会发展乃至日常生活提供大量的数据和利益的同时，动物保护主义开始出现并迅速发展。1824 年，英国成立防止虐待动物协会，1840 年改称为英国皇家防止虐待动物协会，这是世界上第一个防止动物虐待的组织，现已发展为有 68 个国家、200 多个机构与其合作的国际性慈善组织。美国反对动物用于医学研究的亨利·伯格（Henry Bergh）在 19 世纪 60 年代建立了美国防止虐待动物协会。1883 年，美国第一个反对活体解剖协会成立。动物保护主义不断发展，动物福利开始出现。1976 年，休斯（Hug-

hes）提出"动物福利"的概念，即饲养农场中的动物与其环境协调一致的精神和生理完全健康的状态。之后被进一步解释为人类对动物利益的肯定，表明人类应该维护动物赖以生存和发展的环境，包括水、空气、土地、营养和其他外界条件。1988 年，弗雷泽（Fraser）进一步指出，动物福利的目的就是在极端的福利与生产利益之间找到平衡。

动物福利主要体现在相关的动物福利法中，有些国家专门颁布了单行法，用于保障生物医学研究中实验动物的福利，如英国颁布了《实验动物保护法》《犬的繁殖法案》等。1966 年，美国政府颁布了《动物福利法》，1985 年又颁布了《改善实验动物标准法》《卫生研究扩展法》。这些法规的实施保障了动物福利的具体落实。

2002 年，荷兰、比利时、英国开始禁止化妆品动物测试；经过数十年的讨论，欧洲联盟从 2013 年开始，禁止在整个欧洲销售进行过动物实验的化妆品，禁止进行所有的化妆品动物实验，未经动物测试的产品均有相关标志（图）。

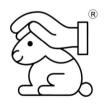

图　未经动物测试的产品标志

基本内容　①设施的设计要符合实验动物的生活习惯，让动物感到安全、舒适和自然。环境因素包括：温度、湿度、换气次数、气流速度、空气洁净度、压强梯度、沉降菌、氨浓度、噪声、

光照度和昼夜明暗交替时间等。这些因素直接影响实验动物的新陈代谢、健康状况、精神状态及实验结果（见实验动物环境及设施标准）。②饲养密度要合理，饲料应满足不同实验动物在不同成长阶段的营养需求，饮用水、垫料要符合国家标准。严格进行微生物、寄生虫控制，保证实验动物不受致病因子威胁。③外购动物、开发新品种和从国外引进实验动物时必须遵守相关法律并进行必要的健康检查和检疫，如发现实验动物异常、发病或死亡，要分析原因，及时、妥善处理。加强实验动物的健康检查及人兽共患病的研究，确保动物安全。④以安全、舒适、卫生为原则，选用合适的笼具和专门的运载工具（见实验动物运输设备）。⑤使用实验动物应遵循"3R 原则"，即减少、替代和优化，这是实验动物福利的核心内容。加强动物实验替代方法的研究，并制订科学、合理以及周密的使用计划。⑥加强对实验动物立法的研究，促进其生产和使用标准化。⑦普及实验动物科学知识和伦理教育，加强从业人员专业技术和人文素养的培训。

评价方法　常用方法如下。

动物观察　①观察体型、体重等，最好比较同窝动物的生长情况。②观察姿势、皮毛是否正常，面部表情是否自然、正常。③观察皮肤、黏膜、眼、耳、鼻、口腔、尾和会阴等是否正常。

健康检测　定期进行实验动物微生物和寄生虫检测，确认其携带微生物和寄生虫的状况，以评价动物福利的状况。

设施环境条件检测　主要检测设施环境因子控制指标情况，考察其是否达到国家标准规定的

要求。其中重要的指标是笼具大小及饲养密度，其他还有饲料（营养、卫生、饲喂方式）、饮用水（卫生、饮水方式）和垫料（材质、卫生、是否接触）等指标，可通过这些条件来推测动物福利的状况。

从业人员问卷调查　通过表格或其他方式询问从业人员，了解机构对动物福利的责任以及从业人员对动物福利的态度，以考察动物福利是否存在问题。

社会问卷调查　考察社会各界人士对动物福利的看法，以及社会对动物福利的认知程度。

量化分析　量化评分法、逐层分析法、模糊理论和波动性不对称等都可作为动物福利状态的量化分析方法。

（恽时锋）

shíyàn dòngwù jiǎnshǎo

实验动物减少（laboratory animal reduction）

减少实验动物使用量并获取同等的实验数据，或实验动物使用量不变，但可获得比原方案更多实验数据的方法。1959年，英国动物学家威廉·拉塞尔（William Russell）和微生物学家雷克斯·伯奇（Rex Burch）在《人道主义实验技术原理》中第一次提出了"3R原则"，即减少、替代和优化。经过近50年的发展，"3R原则"已逐渐被接受并被运用于生物医学研究中，并在实践中得到进一步发展。它对推动生命科学及其相关学科的发展起到了重要的作用。

减少实验动物使用量应符合科学原则，不能以节省时间、经费或为了个人的方便以及其他理由，人为地减少实验动物的使用量。减少包括实验动物使用绝对数量的减少（实验动物使用量下降）和相对数量的减少（实验动

物使用数量维持不变，但实验结果、数据等获取量上升，从而减少动物实验次数，相对减少实验动物使用量，也减少了实验动物所承受的痛苦总量）。总之，实验动物的使用量应该是能达到实验目的的最少数量。为了能够在实验中使用最少数量的动物，可采用如下方法。①充分利用已有的数据，包括已获得的实验结果及其他信息资源等，科学地设计实验方案，合理地统计分析数据。②根据实验要求和动物质量、寿命、法律和伦理学要求，合理地重复使用动物。③从遗传角度考虑动物的选择，如在生物制品效力和毒性测定中，测定结果不仅受所使用实验小鼠微生物状态以及饲养条件等因素的影响，其反应性在很大程度上决定于基因型，因此使用国际标准实验动物可以确保测定结果的敏感度和准确性，同时可减少检验中使用的动物数量。④严格规范操作，提高实验的成功率。⑤使用高质量的实验动物。充分利用这些有利因素，可在达到预期实验目的的前提下，保证减少动物的使用量。

（恽时锋）

shíyàn dòngwù tìdài

实验动物替代（laboratory animal replacement）

用没有知觉的实验材料代替活体动物，或用低等动物替代高等动物进行实验，并获得相同实验结果的方法。为了保障人类和动物的健康，对于药品、生物制品等安全性评价的动物实验及科学研究中的动物实验仍是必要的，但在具体工作中要兼顾动物福利和伦理，因此，需不断研究替代动物实验的方法，促进动物福利立法的进程。

实验动物替代包含范围很广，所有能代替整体实验动物进行实

验的化学物质、生物材料、动植物细胞、组织、器官、计算机模拟程序等都属于替代物，也可用低等动植物（如细菌、蠕虫、昆虫等）和小动物替代大动物，如转基因小鼠替代猴进行脊髓灰质炎减毒活疫苗的生物活性检测等，还包括方法和技术的替代，如用分子生物学方法代替动物实验来鉴定致癌物，或进行遗传毒性的遗传毒理学体外实验等。

根据是否使用动物或动物组织，可分为相对替代和绝对替代。相对替代是用仁慈的方法处死动物，使用其细胞、组织或器官进行体外实验研究，或利用低等动物替代高等动物的方法；绝对替代则是在实验中完全不使用动物。根据替代物的不同，可分为直接替代（如志愿者或人类组织等代替动物）和间接替代（如鲎试剂替代家兔做热原实验等）；根据替代的程度，替代又分为部分替代（如利用替代方法代替整个实验研究计划中的一部分或某一步骤等）和全部替代（如用新的替代方法取代原有的动物实验方法等）。

（恽时锋）

shíyàn dòngwù yōuhuà

实验动物优化（laboratory animal refinement）

改进和完善实验程序，避免或减轻给动物造成疼痛和不安，并获得同等实验结果的方法。在必须使用动物进行有关实验时，应尽量减少非人道程序对动物的影响。

优化的本质是实验动物和动物实验的科学化、规范化和标准化，包括从实验动物生产到使用全过程的各个方面，内容涉及人员培训、饲养环境及设施设备的管理、运输、实验设计、实验技术、仁慈终点设置等。其中，动物实验优化是一项主要内容，包

括通过恰当的方法避免或减轻实验动物的疼痛和紧张；选用合适的实验动物（品种、品系、年龄、性别、规格和质量等级等），采用适当的分组方法，选择科学、可靠的检测技术和指标等；采用麻醉技术和影像学技术、熟练掌握实验操作技术、保证实验环境适宜等。

从科学的角度来说，只有通过优化给动物提供更好的生活和实验条件，才能让动物在生理和心理上都达到最理想的实验状态，实验动物才真正达到标准化。通过不断优化实验方案和技术，充分利用现代科学技术和实验动物医学的最新成果，尽可能避免或降低给动物造成疼痛、焦虑和不安，动物实验的结果会更接近真实的结果，最终更好地服务于人类社会。

（恽时锋）

shíyàn dòngwù téngtòng

实验动物疼痛（pain in laboratory animal）

实验动物因现存或潜在的组织受损所产生的不愉快感觉和情绪体验。随着实验医学研究的快速发展和人类文明的不断进步，**实验动物福利**越来越受到业界的重视，以减少实验动物伤害为目的的实验动物疼痛问题也逐渐被人们认识并引起关注。但减少实验动物疼痛不单是基于实验动物福利的考量，其也是提高实验数据可靠性和可重复性的重要因素，因此要充分、科学、合理、人道地考虑使用镇痛或麻醉方法。

原因 动物实验中引起实验动物疼痛的原因有很多，可能是科学研究中无意识或无倾向性的副产品，也可能是研究方案的一部分，还可能是集中研究疼痛和镇痛的实验。无论是何种原因造成的疼痛，均应细心监控。

评估 是缓解疼痛的第一步，也是治疗必不可少的一步，准确及时的疼痛评估可以为采取临床措施提供必要的指导和帮助。从实验动物专家处获得支持性建议，建立动物疼痛评价体系，评价和监控动物的疼痛状态，实施疼痛分级控制，以应对动物实验中的意外事件。

可采用以下行为和生理变化作为疼痛观察指标。①外观异常：疼痛会引起动物减少梳理活动，导致被毛粗乱、肛周污秽、眼睑闭合、鼻和嘴周围分泌物堆积等，最终导致长期外观异常且无改善迹象。②活动性改变：疼痛时动物的活动性降低，大多数动物喜欢躲在笼子的角落，有时也会表现烦躁不安和紧张。走动时，姿势和步态改变，出现共济失调、身体晃动等现象。动物垂死的临床表现还有自残行为、姿势异常、呼吸困难等。出现这些临床表现时，均应特别注意。③声音变化：急性疼痛可能会引起动物尖叫、吼叫或呜咽。疼痛的动物在饲养人员触摸时，也会发出异常的尖叫、吼叫或呜咽，伴有撕咬饲养员或逃跑企图。除了犬，多数动物发生疼痛时很少持续尖叫、吼叫或呜咽。啮齿类动物发生疼痛时，多数情况下叫声很低，应注意仔细分辨。④性情变化：动物感到疼痛时，性情常会发生改变。温顺的动物会表现好斗、咬人和抓人，活泼好动的动物会变得非常冷漠，试图躲避、挣脱束缚。⑤饮食和体重变化：动物感觉疼痛时，水和食物的摄入量会减少，严重疼痛会导致摄食饮水完全停止。饮食减少会引起体重下降、皮下脂肪减少。体重数日内减少10%~20%是一个非常危险的信号。

⑥防卫反应变化：动物感受到外界刺激时，会产生防卫反应。健康的动物反应较为激烈，表现为先仔细观察环境后做出躲避、进攻、恐吓等姿态。当动物疼痛时这种变化会表现得较为迟钝或更明显。长期的病痛会造成动物机体功能下降，出现运动障碍甚至卧地不起，失去正常的防卫反应。⑦病理生理变化：疼痛会使呼吸频率增加、幅度减弱，并伴有鼾声；其还会影响心血管系统，导致心率加快。严重的疼痛甚至会引起循环衰竭，伴肢端苍白、外周脉搏减弱等。有时会出现体温升高或降低现象。体温的改变常伴随活动性改变，体温下降超过正常水平的10%常预示死亡。有些病理生理变化不容易察觉，需要借助适当的辅助设备。明显的瘤体增长达到体重的10%也是一个重要的信号。⑧临床化学和血液学指标变化：不同的临床指标也能表示动物的状况，可用于检查和确定其严重性，如器官（肾、肝等）功能紊乱或坏死、贫血、败血症、脱水等。还有一些简单的方法帮助判断这些变化，如通过面色判断贫血状况、通过皮肤弹性判断脱水状况等。

利用动物的行为和生理变化评价动物的疼痛和痛苦，具有方法简单、观察指标直观的特点。但由于动物个体和观察者的差异性，此方法具有一定的局限性。不同种动物或同种动物的不同个体对同一疼痛刺激的反应性不同，不同的观察者对同一动物的行为变化的判断也有差异。因此，为提高评价的准确性，要求观察者预先熟悉某一特定年龄、性别、种类的动物的正常行为，而且在实验之前应熟悉某一特定个体的正常行为。

数字分级法是用于实验动物疼痛程度鉴定的常规方法。首先对实验动物的外观、食物和水的摄入、临床症状、自然行为、刺激后的行为进行量化,然后结合动物具体表现进行量化打分。疼痛分级评估过程很容易被理解,但评估人员个体理解随意性较大,只有具备一定的抽象思维能力和评估经验的实验动物医师,才能做出相对准确的判别。不同的组织和单位对不同的实验动物有不同的疼痛分级方法和相应的处理对策。

处理 当感知到动物可能存在疼痛时,应启动镇痛或麻醉方案。减轻缓解疼痛可以帮助动物提高生活质量,意义重大。在不影响实验目的的前提下,要按照实验动物医师、外科医师、药剂师或其他动物专家的建议,选择合适的镇痛或麻醉方法。镇痛和麻醉监护的内容还应包括镇痛和麻醉深度、生理功能及临床体征和总体体征评估等。镇痛和麻醉过程中,保持实验动物体温稳定可以有效预防麻醉引起的心肺功能损伤。影响疼痛控制的因素可能有:药物成瘾,疼痛评估不准确、不及时,药物副作用显现等。因此,实验动物医师要根据使用药物的具体情况,制订相应预案。

在实验动物疼痛的缓解和护理上,还应改变对疼痛的观念、更新对麻醉镇痛药的认识、提高疼痛评估技能、重视各种治疗方法的联合应用、重视心理护理,对每个实验动物的疼痛进行持续性评估和及时治疗。

(李 秦)

shíyàn dòngwù réncí zhōngdiǎn

实验动物仁慈终点 (humane endpoint for laboratory animal)

终止实验以解除动物疼痛和疾苦并启动安乐死程序的时间点。动物实验过程中,选择动物表现疼痛和压抑的较早阶段为实验终点。

简史 随着人类社会经济文化的进步与发展,善待和关爱实验动物的观念和意识有了极大的提高。2004 年 6 月,国际实验动物科学理事会在法国举办了科学实验中动物使用方针的第一届国际会议,此次会议通过了动物实验仁慈终点建立的"通用原则要求",具体如下。①动物所受的疼痛和痛苦与相应条件给人带来的疼痛和痛苦是相似的。②应该避免以死亡作为终点。③提倡实验开始前,对终点的判定达成一致意见。④建立一个包括科学家、实验动物医师、实验动物技师和伦理委员会委员在内的团队,以便对仁慈终点做出最恰当的专业判定。⑤研究人员和动物饲喂人员必须经过充分培训,有能力识别不同品种动物的行为,尤其是不同动物痛苦、应激反应和即将死亡的表现。⑥鼓励开展预实验,结合发病期病情进展,提高观察频率,决定更早的仁慈终点。⑦最大限度缩短引起痛苦和应激反应的研究过程。⑧在符合实验目的的情况下,尽可能早地使用仁慈终点。⑨在达到实验目的的前提下,尽量减少动物在实验过程中受到的痛苦和应激反应。⑩动物表现一旦达到仁慈终点的标准,就应该确定实验终止。已有 100 多个国家制定了动物福利法规,其中大多数是针对实验动物的。

2006 年,中国科学技术部发布《关于善待实验动物的指导性意见》(国科发财字〔2006〕398 号),从饲养管理到动物实验进行了逐项规范,并指出在不影响实验结果的情况下,应尽早使用仁慈终点,避免延长动物承受痛苦的时间。其颁布结束了中国没有实验动物福利法律法规和政府文件规定的历史,填补了中国实验动物福利法规的空白,维护了实验动物福利,促进了人与自然和谐发展。仁慈终点工作的开展,不仅促进了研究成果的社会性及公众认可,还可以最大限度降低动物因实验而被迫接受的损伤或痛苦。

基本内容 痛苦是一种消极的情感状态,在人体内是由疼痛和抑郁产生的。研究人员利用实际观察或影像等技术手段,通过相似性研究以及神经解剖学、神经生理学、神经化学分析等得出,动物可能体验到的疼痛在性质上与人类相似。随着医学研究的快速发展和人类文明的不断进步,实验动物福利越来越受到业界的重视,以减少实验动物伤害为目的的实验动物仁慈终点问题也被人们逐渐认识并引起关注。虽然动物不能直接用语言描述其主观感受,但疼痛在体内引起一系列的生理生化反应可导致动物外在的行为发生相应的变化,所以,在不影响实验结果判定的前提下,人为地确定某一个时间点(或阶段)及时终止实验,既可缩短实验时间,也可减轻实验后期动物所承受的痛苦。

在判断仁慈终点时应注意以下几点。①开始实验时,主要研究者在动物实验计划阶段就应对仁慈终点的设定指标逐一核实。②实验动物医师应参照仁慈终点相关的国际指南,制订管理和实施细则。③作为日常巡视的内容,兽医技术员应该对所有受试动物开展日常的仁慈终点评判。④观察频率要根据实验的具体情况而定。在短期研究中,使用药物后,在开始的 30 分钟内至少对每个动物观察 1 次，在前 4 小时内要特别注意，在第一个 24 小时内定期观察，对所有动物每天至少进行 1 次观察；对于长期研究，动物在使用药物后不需要立即观察，但是至少每天都要检查其临床症状。毒性研究中的动物在开始出现异常的临床反应后，需要增加详细观察的频率。在评价严重性时，综合症状和持续时间非常重要。所有症状的总和以及持续的时间要被设想为动物所忍受的疼痛和痛苦的总和，或动物此时在该点所受疼痛和痛苦的严重性和强度。⑤安乐死程序应当作为一个结束动物实验的规定确定下来。

（李 秦）

shíyàn dòngwù lúnlǐ

实验动物伦理（laboratory animal ethics）

人类对待实验动物和开展动物实验所遵循的社会道德标准和原则理念。内容包括人与实验动物关系的伦理信念、道德态度和行为规范，研究人类处理与动物生命相关的问题时应遵循的道德标准以及对动物的道德责任，即如何正确地认识、合理地利用、人道地对待和科学地保护动物。

简史 伦理学是研究人类道德原则、道德行为和道德评价标准的学科。在实验医学发展和实验动物使用数量增加的同时，动物保护主义迅速发展。1959 年，英国动物学家威廉·拉塞尔（William Russell）和微生物学家雷克斯·伯奇（Rex Burch）提出动物实验著名的"3R 原则"。1969 年，英国建立了医学动物实验替代物基金会。其他国家为适应新情况、规范动物实验，也纷纷制定了一系列法律、法规。"生命伦理学"是 20 世纪 70 年代由范伦斯勒·波特（Van Rensselaer Potter）所创造的新词（《生命伦理学——通往未来的桥梁》），指生态学意义下的"生存的科学"。之后随着生命伦理学的发展，其研究范围包括实验动物福利伦理问题，内容包括如何保护实验动物、维护实验动物福利及伦理问题。随着科学技术发展，中国医学伦理审查制度逐步建立、发展与完善，医学伦理审查的要求也不断提高，2018 年，中国颁布《实验动物 福利伦理审查指南》（GB/T 35892），标志着中国规范、统一的动物实验伦理审查标准的建立。

基本内容 包括尊重、不伤害、有利及公正四大基本原则。2018 年颁布的《实验动物 福利伦理审查指南》进一步将这四个基本原则细化为必要性原则、保护原则、福利原则、伦理原则、利益平衡性原则、公正性原则、合法性原则和符合国情原则。

尊重原则 尊重生命是伦理学的主要思想，人对周围的所有生物负有个人责任，动物、植物，甚至肉眼看不见的微生物都同样享有被尊重的权利。尊重原则对人类医学相关的行为活动起到了指导监督作用，在现有实验动物伦理审查的相关法规制定中被广泛地应用和借鉴。

不伤害原则 在实验过程中，实验人员不可避免地对动物肢体、器官或者心理造成一定程度的损伤，因此该原则在四大基本原则中与实验动物联系最紧密，《北京市实验动物福利伦理审查指南》对该原则做出了相关规定。

有利原则 动物实验有利于生物科技进步和人类社会的发展。有利与不伤害原则是冲突的，此时有利原则要求权衡利害，使动物实验行为能够得到最大可能的益处，而动物遭受最少的痛苦与伤害。

公正原则 在以实验动物为主体的科学研究中，对动物生命、健康、资源分配应公平，实验操作及程度应公平。

依据四大基本原则出台了相应的法规条例，由实验动物伦理委员会负责审查。《北京市实验动物福利伦理审查指南》中第九条"伦理委员会审查依据的基本原则"规定："禁止无意义滥养、滥用、滥杀实验动物。制止没有科学意义和社会价值或不必要的动物实验；优化动物实验方案以保护实验动物特别是濒危动物物种，减少不必要的动物使用数量；在不影响实验结果的科学性、可比性情况下，采取动物实验替代方法、使用低等级动物替代高等级动物，用非脊椎动物替代脊椎动物，用组织细胞替代整体动物，用分子生物学、人工合成材料、计算机模拟等非动物实验方法替代动物实验。"

实验动物伦理对维护实验动物福利，促进人与自然和谐发展，适应科学研究、经济建设和对外开放，科学、合理、人道地使用实验动物具有重要的作用。

（恽时锋）

Bīnwēi Yěshēng Dòng-Zhíwùzhǒng Guójì Màoyì Gōngyuē

濒危野生动植物种国际贸易公约（convention on international trade in endangered species of wild fauna and flora，CITES）

以预防濒危物种因国际贸易而遭到过度开发乃至灭绝为目的的管理濒危物种国际贸易的国际法。俗称《华盛顿公约》，因在美国华盛顿签署而得名。CITES 主旨在于管制而非完全禁止野生物种的国际贸易，其用物种分级与许可证的方式达到野生动物市场的永续利用性。

造成物种灭绝的原因是多方面的，其中一个最主要的因素是日趋加剧的涉及野生动植物及其产品的各种贸易活动，特别是国际贸易引起的对野生动植物资源的破坏。CITES 是在控制国际贸易、保护野生动植物方面具有权威、影响广泛的国际公约，其宗旨是通过许可证制度，对国际野生动植物及其产品、制成品的进出口实行全面控制和管理，以促进各国保护和合理开发野生动植物资源。

简史 该公约的成立始于野生动植物国际贸易对部分野生动植物族群已造成的直接或间接的威胁，为能永续使用此项资源，由世界最具规模与影响力的国际自然保育联盟组织，在 1963 年公开呼吁世界各国政府正视这一问题，着手野生动植物国际贸易管制的工作。历经 10 年时间，于 1973 年在美国华盛顿签署该公约，1975 年 7 月 1 日正式生效，至 2014 年底共计有 180 个缔约国。该公约附录物种名录由缔约国大会投票决定，缔约国大会每 2~3 年召开 1 次，在大会中只有缔约国有权投票，一国一票。

经中华人民共和国国务院批准，中国于 1980 年 12 月 25 日加入了 CITES，该公约于 1981 年 4 月 8 日对中国正式生效。中国自 1981 年缔结该公约以来，在各地、各有关部门的高度重视和密切配合下，国家履约体系不断完善，国际贸易有序开展，对外谈判能力显著提高，国际影响日益扩大。

基本内容 该公约管制的国际贸易物种归类成 3 项附录。附录 I 纳入了所有受到和可能受到

贸易影响而有灭绝危险的物种，目前共有 890 多个物种，包括虎、象、犀牛、熊、海龟等，其商业性国际贸易被严格禁止。附录 II 纳入了虽未濒临灭绝、但如不对其贸易严加管理以防止过度开发利用就可能变成有灭绝危险的物种，以及为了使上述某些物种的贸易得到有效控制而必须加以管理的其他物种，共收录 3 3000 多个物种，包括陆龟、穿山甲、河马、高鼻羚羊、蟒蛇、海马和砗磲等，其国际贸易受到严格限制。若仍面临贸易压力，族群量继续降低，则将其升入附录 I。附录 III 纳入了任一缔约国认为属其管辖范围内应进行管理以防止或限制开发利用而需要其他缔约国合作控制贸易的物种，共收录 160 多种，包括部分中国产龟鳖类，其出口受到一定限制。公约对上述物种的国际贸易管理，特别是允许进出口证明书的核发，规定了共同标准和程序，并允许各缔约国采取比该公约更为严厉的国内措施。需注意，如果某一物种野外族群濒临绝种，但并无任何贸易威胁时，该物种不会被列入公约附录中，如中国的黑面琵鹭无贸易的问题，虽然族群濒临灭绝，但不会被考虑列入附录。

携带、邮寄或者运输附录 I 物种或其制品出入境的，必须事先取得进口国 CITES 管理机构核发的允许进口证明书和出口国管理机构核发的允许出口证明书，凭证接受进出口国海关查验。携带、邮寄或者运输附录 II、附录 III 物种或其制品出入境的，必须事先取得出口国 CITES 管理机构核发的允许出口证明书，凭允许出口证明书接受进出口国海关查验；包括中国和欧洲联盟在内的一些国家，还采取了更为严格的

国内措施，要求凭出口国的允许出口证明书来办理允许进口证明书，凭允许出口证明书以及允许进口证明书接受进口国海关查验。

相关机构及职能 CITES 缔约国大会每 2~3 年召开 1 次，研究调整公约附录，审议其执行效力，提出更好的履行公约的决议和决定。CITES 缔约国公约大会的结论为决议案，也是各国遵循的政策指标。在大会休会期间，由常务委员会代表大会执行大会的职权。常务委员会由全球六大区（欧洲、北美洲、亚洲、非洲、大洋洲、加勒比海及南美洲）的代表与前后届缔约国大会主办国（即公约保存国）共同组成，每年至少召开 1 次会议。另有 4 个委员会处理公约推行的相关事务，如动物委员会（专门讨论相关动物方面的议题）、植物委员会（专门讨论相关植物方面的议题）、命名委员会（拟订国际统一标准的学名）与图鉴委员会（制作鉴定辨识的图鉴手册）。

缔约国大会除了修订附录物种外，也讨论各项关于如何强化或推行公约的议案，譬如各国配合该公约的国内法状况，检讨各主要贸易附录物种的贸易与管制状况，对特别物种如老虎、犀牛、大象、鲸鱼等的保育措施进行讨论与协商。其他会议事项包括改选、调整组织与票选下届大会主办国等。

各国均指定了履行公约的管理机构和科学机构。其中，管理机构主要负责依照公约和本国相关法律法规规定的标准和程序，为进出口 CITES 附录物种及其制品核发允许进出口证明书；科学机构主要就具体进出口活动向管理机构提供科学咨询。中国的 CITES 管理机构是中华人民共和

国濒危物种进出口管理办公室（简称"国家濒管办"），设在国家林业局；科学机构是中华人民共和国濒危物种科学委员会，设在中国科学院动物研究所。

中国在保护和管理该公约附录Ⅰ和附录Ⅱ中所包括的野生动植物种方面负有重要的责任，中国《国家重点保护野生动物名录》中所规定保护的野生动物，除了公约附录Ⅰ、附录Ⅱ中已经列入的以外，其他均隶属于附录Ⅲ。中国还规定，该公约附录Ⅰ、附录Ⅱ中所列的原产地在中国的物种，按《国家重点保护野生动物名录》所规定的保护级别执行；非原产于中国的，根据其在附录中隶属的情况，分别按照国家一级或二级重点保护野生动物进行管理。国家林业局濒危物种进出口管理办公室制定的《进出口野生动植物种商品目录》中列出了有关实验动物的濒危物种（表），均收录在公约附录中。

依照中国《野生动物保护法》第四十条规定，CITES 直接适用于中国。无论是在境内还是境外，任何单位和个人携带、邮寄或运输濒危物种及其制品出入国境，都必须遵守该公约。未取得允许进出口证明书，携带、邮寄和运输公约附录Ⅰ、附录Ⅱ物种或其制品出入中国国境的行为，触犯《中华人民共和国刑法》第一百五十一条的规定，最高可处以无期徒刑，并处罚款或者没收个人财产。近 10 年来，中国已有数十人因走私猎隼、象牙、穿山甲、虎豹皮被判处无期徒刑。

（孔琪）

Shēngwù Duōyàngxìng Gōngyuē
生物多样性公约（convention on biological diversity，CBD） 以维护地球生物资源多样性为目的，进行动植物资源保护与共享的国际法。具有法律约束力，被视为可持续发展的关键文件。旨在保护濒临灭绝的植物和动物，最大限度地保护地球上多种多样的生物资源，以造福于当代以及子孙后代。

生物多样性是指地球上生命的丰富多彩状况。这一术语结合了生命形式及其相互作用，以及使地球适合于人类居住的物理环境概念。生物多样性的丧失会扰乱生态系统功能，使生态系统更易受到冲击和干扰，降低其自然调节能力，导致为人类服务能力的下降，如保护性湿地、栖息地丧失或退化会严重加剧洪水及风暴对沿海地区的破坏。生物多态性保护，对于应对物种灭绝、人口增长、资源消耗、污染排放、入侵物种和传染性疾病等都具有非常重要的作用。该公约提供了一个有效的法律框架，让人们得以调整人类与土地、空气、水和地球其他物种的关系。

简史 1992 年 6 月 1 日，联合国环境规划署发起的政府间谈判委员会第七次会议在内罗毕举

表　濒危物种监管名录（实验动物相关）

商品名	原名	拉丁名	别名	英文名	科目	地域	保护等级
恒河猴	普通猕猴	*Macaca mulatta*	猢狲、广西猴	rhesus macaque	灵长目猴科	分布于中国及东南亚和东亚许多国家	二级
日本猴	日本猕猴	*Macaca fuscata*	倭猴	Japanese macaque	灵长目猴科	分布于日本列岛	二级
食蟹猴	食蟹猕猴	*Macaca fascicularis*	长尾猕猴、爪哇猴	crab-eating macaque, long-tailed macaque	灵长目猴科	分布于中国、泰国、缅甸、马来西亚、印度尼西亚	二级
四川猴	藏酋猴	*Macaca thibetana*	毛面短尾猴、青皮猴	Tibetan macaque	灵长目猕猴科	分布于中国四川和西藏	二级
松鼠猴	松鼠猴	*Saimiri sciurea*	黑冠松鼠猴	squirrel monkey	灵长目悬猴科	分布于秘鲁、巴西、巴拉圭、玻利维亚和哥伦比亚	二级
台湾猴	台湾猴	*Macaca cyclopis*	无	Taiwan macaque	灵长目猴科	分布于中国台湾，日本已引入，建立了野生种群	二级
印度猴	冠毛猕猴	*Macaca radiata*	帽猴、崇猴	bonnet macaque	灵长目猕猴科	分布于印度	二级
黄猩猩	猩猩	*Pongo pygmaeus*	无	orang-utan, mias	灵长目猩猩科	分布于印度尼西亚、马来西亚、越南、泰国、不丹、尼泊尔	一级
黑猩猩	黑猩猩	*Pan troglodytes*	无	chimpanzee	灵长目猩猩科	分布于赤道非洲各国	一级
大猩猩	大猩猩	*Gorilla gorilla*	猩猩	gorilla	灵长目猩猩科	分布于赤道非洲各国	一级
树鼩	普通树鼩	*Tupaia glis*	无	tree shrew	树鼩目树鼩科	分布于中国、印度、缅甸、泰国和马来西亚等国家	一级

行，会议通过了该公约。1992 年 6 月 5 日，由缔约国在巴西里约热内卢举行的联合国环境与发展大会上签署，于 1993 年 12 月 29 日正式生效。常设秘书处设在加拿大蒙特利尔。至 2014 年，该公约的缔约国有 194 个。

中国于 1992 年 6 月 11 日签署该公约，1992 年 11 月 7 日批准，1993 年 1 月 5 日交存加入书。同年，中国建立了履行《生物多样性公约》的国家协调机制，1995～1997 年实施了"中国生物多样性国情研究"，2007～2010 年编制了《中国生物多样性保护国家战略与行动计划》，2011 年建立了"中国生物多样性保护国家委员会"，并针对《生物多样性公约》的目标，实施了多项生物多样性研究和保护行动。

基本内容 公约重申各国对本国的生物多样性资源拥有主权权利，同时有责任保护生物多样性。公约的目的包括以下 3 点。①生物保护：保护地球上多种多样的生物及其栖息地环境。②资源利用：实现对生物资源的可持续利用。③收益共享：公正、均衡地分配遗传资源利用所产生的利益。

公约规定，发达国家以赠送或转让的方式向发展中国家提供新的补充资金以补偿其为保护生物资源而日益增加的费用，并以更实惠的方式向发展中国家转让技术，为保护世界上的生物资源提供便利；签约国应为本国境内的植物和野生动物编目造册，制定计划保护濒危的动植物；建立金融机构以帮助发展中国家实施清点和保护动植物的计划；使用他国自然资源的国家要与该国分享研究成果、盈利和技术。

相关机构及职能 《生物多样性公约》缔约方大会是全球履行该公约的最高决策机构，由批准公约的各国政府（含地区经济一体化组织）组成。一切有关履行《生物多样性公约》的重大决定都要经过缔约方大会的通过（表）。其职能是检查公约进展、为成员国确定新的优先保护重点、制订工作计划。也可以修订公约、建立顾问专家组、检查成员国递交的进展报告并与其他组织和公约开展合作。

公约建立的其他相关机构具体介绍如下。①科学、技术和工艺咨询附属机构：由来自成员国相关领域的专家组成。其职能是向缔约方大会提供科学和技术问题建议。②资料交换网络机构：是基于互联网的促进科技合作和信息沟通的网络机构。③秘书处：设在加拿大蒙特利尔，与联合国环境规划署紧密联系。其职能是组织会议、起草文献、协助成员国履行工作计划，并与其他国际组织合作收集和提供信息。④全球环境基金机构：由联合国环境规划署、联合国开发计划署以及世界银行支持的全球环境基金项目机构在 4 个对全球环境具有重大作用的领域（生物多样性丧失、气候改变、臭氧层耗竭、国际水资源衰竭）促进国际间合作并提供资助。

（孔 琪）

表 历次缔约方大会及讨论的主题

缔约方大会	大会主题
第 1 次会议（1994 年）	财务机制指南、中期工作计划
第 2 次会议（1995 年）	海洋和海岸生物多样性、遗传资源获取、生物多样性保护和可持续利用、生物安全
第 3 次会议（1996 年）	农业生物多样性的财务来源和机制、鉴别、监测及评价，知识产权
第 4 次会议（1998 年）	内陆水域生态系统、执行公约情况的总结、公约第 8 条 j 款和相关问题（传统知识）
第 5 次会议（2000 年）	旱地、地中海、干旱地区、半干旱地区、草原和热带草原生态系统的可持续利用（含旅游业），遗传资源获取
第 6 次会议（2002 年）	森林生态系统、外来物种、惠益共享、2002～2010 年战略计划
第 7 次会议（2004 年）	山地生态系统、保护区、技术转让和技术合作
第 8 次会议（2006 年）	具体执行对转基因生物进出口的管理、保护生物多样性和人类健康不受潜在威胁
第 9 次会议（2008 年）	遗传资源获取和惠益分享、气候变化与生物多样性
第 10 次会议（2010 年）	制定未来 10 年保护生物多样性的战略计划、合理利用生物资源、2010～2050 年目标
第 11 次会议（2012 年）	《2011～2020 年生物多样性战略计划》执行情况、取得进展、资源筹集、生物多样性和气候变化、海洋和沿海生物多样性等
第 12 次会议（2014 年）	生物多样性助推可持续发展

索　引

条 目 标 题 汉 字 笔 画 索 引

说　明

一、本索引供读者按条目标题的汉字笔画查检条目。

二、条目标题按第一字的笔画由少到多的顺序排列，按画数和起笔笔形横（一）、竖（丨）、撇（丿）、点（、）、折（乛，包括丁乚く等）的顺序排列。笔画数和起笔笔形相同的字，按字形结构排列，先左右形字，再上下形字，后整体字。第一字相同的，依次按后面各字的笔画数和起笔笔形顺序排列。

三、以拉丁字母、希腊字母和阿拉伯数字、罗马数字开头的条目标题，依次排在汉字条目标题的后面。

条 目 外 文 标 题 索 引

内 容 索 引

说 明

一、本索引是本卷条目和条目内容的主题分析索引。索引款目按汉语拼音字母顺序并辅以汉字笔画、起笔笔形顺序排列。同音时，按汉字笔画由少到多的顺序排列，笔画数相同的按起笔笔形横（一）、竖（丨）、撇（丿）、点（、）、折（乛，包括丁乚等）的顺序排列。第一字相同时，按第二字，余类推。索引标目中夹有拉丁字母、希腊字母、阿拉伯数字和罗马数字的，依次排在相应的汉字索引款目之后。标点符号不作为排序单元。

二、设有条目的款目用黑体字，未设条目的款目用宋体字。

三、不同概念（含人物）具有同一标目名称时，分别设置索引款目；未设条目的同名索引标目后括注简单说明或所属类别，以利检索。

四、索引标目之后的阿拉伯数字是标目内容所在的页码，数字之后的小写拉丁字母表示索引内容所在的版面区域。本书正文的版面区域划分如右图。

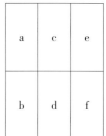

a	c	e
b	d	f

A

阿尔贝特·克劳德（Albert Claude） 3b

阿尔维德·卡尔松（Arvid Carlsson） 4b

阿克塞尔·胡戈·特奥多尔·特奥雷尔（Axel Hugo Theodor Theorell） 3a

阿兰·麦克劳德·科马克（Allan MacLeod Cormack） 3b

阿姆斯特朗病 103f

阿奇博尔德·维维安·希尔（Archibald Vivian Hill） 2a

埃德加·道格拉斯·阿德里安（Edgar Douglas Adrian） 2a

埃德蒙·亨利·菲舍尔（Edmond Henri Fischer） 4a

埃德温·格哈德·克雷布斯（Edwin Gerhard Krebs） 4a

埃尔斯沃思·C·多尔蒂（Ellsworth C. Dougherty） 88f

埃尔温·内尔（Erwin Neher） 4a

埃勒曼（Ellerman） 94b

埃里克·弗朗西斯·威绍斯（Eric Francis Wieschaus） 90a

埃里克·理查德·坎德尔（Eric Richard Kandel） 4b

埃米尔·阿道夫·冯·贝林（Emil Adolf von Behring） 1b

埃文斯（Evans） 49e

艾伦·奥斯本·特朗森（Alan Osborne Trounson） 179d

艾伦·劳埃德·霍奇金（Alan Lloyd Hodgkin） 3a

艾美尔属（*Eimeria*）球虫 125a

爱德华·阿德尔伯特·多伊西（Edward Adelbert Doisy） 2b

爱德华·巴茨·刘易斯（Edward Butts Lewis） 90a

爱德华·卡尔文·肯德尔（Edward Calvin Kendall） 2b

爱德华·米朗（Edward Mirand） 45a

爱德华·唐纳尔·托马斯（Edward Donnall Thomas） 4a

爱德华·英亚尔·莫泽（Edvard Ingjald Moser） 5a

爱德华·詹纳（Edward Jenner） 93f

安德烈亚斯·维萨里（Andreas Vesalius） 26d

安德鲁·菲尔丁·赫胥黎（Andrew Fielding Huxley） 3a

安德鲁·沙利（Andrew Schally） 3b

安德鲁·扎卡里·法厄（Andrew Zachary Fire） 89a

安东尼奥·埃加斯·莫尼斯（António Egas Moniz） 2b

安东尼·范·列文虎克（Antonie van Leeuwenhoek） 19e

安托万－洛朗·德拉瓦锡（Antoine-Laurent de Lavoisier） 53b

奥古斯特·克罗（August Krogh） 2a, 24d

奥利弗·史密西斯（Oliver Smithies） 4b, 81a, 82f

奥托·勒维（Otto Loewi） 2a

B

H

T

本卷主要编辑、出版人员

执行总编　谢　阳

编　　审　邬扬清

责任编辑　刘　婷

文字编辑　沈冰冰

索引编辑　张　安

名词术语编辑　陈　佩

汉语拼音编辑　王　颖

外文编辑　周传农　郭梦征

参见编辑　于　岚

绘图公司　北京心合文化有限公司

责任校对　李爱平

责任印制　陈　楠

装帧设计　雅昌设计中心·北京